全国中医药行业高等教育"十四五"创新教材

老年生理学

（供中医学、临床医学、老年医学、护理学、康复医学等相关专业用）

主 编 赵铁建 梁天坚

中国中医药出版社
·北京·

图书在版编目（CIP）数据

老年生理学／赵铁建，梁天坚主编 . —北京：中
国中医药出版社，2023.7
全国中医药行业高等教育"十四五"创新教材
ISBN 978-7-5132-8044-0

Ⅰ.①老⋯　Ⅱ.①赵⋯ ②梁⋯　Ⅲ.①老年人-人体
生理学-高等学校-教材　Ⅳ.①R33

中国国家版本馆 CIP 数据核字（2023）第 035977 号

中国中医药出版社出版

北京经济技术开发区科创十三街 31 号院二区 8 号楼
邮政编码　100176
传真　010 - 64405721
山东华立印务有限公司印刷
各地新华书店经销

开本 787 × 1092　1/16　印张 25.75　字数 576千字
2023 年 7 月第 1 版　2023 年 7 月第 1 次印刷
书号　ISBN 978 - 7 - 5132 - 8044 - 0

定价　95.00 元
网址　www.cptcm.com

服 务 热 线　010 - 64405510
购 书 热 线　010 - 89535836
维 权 打 假　010 - 64405753

微信服务号　zgzyycbs
微商城网址　https://kdt.im/LIdUGr
官 方 微 博　http://e.weibo.com/cptcm
天猫旗舰店网址　https://zgzyycbs.tmall.com

如有印装质量问题请与本社出版部联系（010 - 64405510）

全国中医药行业高等教育"十四五"创新教材

《老年生理学》编委会

汪　磊（广西中医药大学赛恩斯新医药学院）

汪江波（邵阳学院）

张雨薇（黑龙江中医药大学）

张绪东（牡丹江医学院）

罗天霞（河南中医药大学）

赵　妍（上海中医药大学）

赵焕新（山西中医药大学）

翁启芳（海南医学院）

高剑峰（河南中医药大学）

海青山（云南中医药大学）

黄丽娟（右江民族医学院）

梁志锋（广西医科大学）

蒋　筱（广西中医药大学）

蒋淑君（滨州医学院）

霍福权（西安交通大学医学部）

学术秘书　韩丝银（广西中医药大学）

王佳慧（广西中医药大学赛恩斯新医药学院）

前 言

本教材是为了全面贯彻《中共中央 国务院关于促进中医药传承创新发展的意见》和全国中医药大会精神，适应新形势下我国高等中医药教育教学改革和培养高素质、高水平医学人才的需要，由全国20余所中西医高等医药院校联合编写的创新教材，主要供中医学、临床医学、老年医学、护理学、康复医学等相关专业开设老年生理学课程教学使用或作为生理学课程的参考用书。

我国老年人口多，老龄化速度快，老年人口的快速增长给家庭和社会带来了巨大的养老和医疗压力。老年生理学作为一门新的学科，在全球兴起不过数十年，我国的老年病学和老年生理学都处在起步阶段，特别是老年生理学，无论是老年患者，还是临床医生和医护工作者，对老年的生理功能改变缺乏正确的认识。为此，中国中医药出版社组织编写了《老年生理学》教材。

本教材的编写是以揭示和发现老年生理功能的改变与疾病发生的联系，促进老年医学与基础医学的结合，推动老年生理科学与临床科学的协同发展为目的，有助于提高临床医务工作者和医学生对老年生理功能的改变和老年相关性疾病的认识，也可为临床医护实践提供有价值的参考信息。

本教材的具体编写分工如下：第一章由赵铁建、梁天坚、蒋筱编写，第二章由李中华、汪磊、翁启芳编写，第三章由罗天霞、杜联、汪磊、高剑峰编写，第四章由杨胜昌、黄丽娟、汪江波编写，第五章由霍福权、吕常旭、闵建新、明海霞编写，第六章由谭俊珍、何国珍、韩曼编写，第七章由赵焕新、张绪东、谭俊珍、李育编写，第八章由李爱萍、李育、赵妍、闵建新编写，第九章由韩曼、刘永平、梁志锋编写，第十章由闵建新、刘永平、吴江、海青山编写，第十一章由张雨薇、梁志锋、明海霞编写，第十二章由李美平、印嫒君、韩曼编写，第十三章由王海英、蒋淑君、金昌洙编写，第十四章由罗天霞、刘旭东、海青山、金昌洙编写。

本教材作为系统介绍老年生理功能改变及常见老年性疾病的中西医防治的教材，适用于在校本科生、研究生和医学院校相关专业学生使用，也可为从事老年病学、老年医学等专科中西医医生、研究人员提供参考。

在教材编写过程中所有编者都认真负责，为本教材的顺利出版付出了辛勤的汗水，特此向各位编者表示诚挚的谢意！由于本教材内容较新、涉及面较广，限于编者的水平及时间的仓促，错误和疏漏在所难免，如在使用过程中发现不足之处，恳切希望广大读者和同仁提出批评和意见，以便再版时修订提高。

《老年生理学》编委会

2023 年 3 月

目　录

第一章 绪 论 ▷▷▷▷

随着年龄的增长，人体必然会出现老化的生物学过程。衰老是机体细胞、组织、器官乃至整个机体，随时间推移而表现出的一种不可逆的进程。老龄期是人生的一部分，在增龄的同时伴随着进行性生理功能的改变，对各种急慢性疾病产生高易患性，即使不伴有疾病和残疾，也常有不同程度的体能障碍或功能缺损。不少改变还可能是各种慢性疾病与人体生理潜能降低之间相互作用的结果，这种降低既可能是患有多种急慢性疾病的结果，也可能与疾病并无相关性。

第一节 老年生理学概述

一、老年生理学及其相关学科概念

老年生理学（the physiology of aging）是研究人体的衰老、衰老机制、老年后机体功能改变，以及延缓人体衰老的一门科学。其研究内容是人体衰老的现象、衰老的功能改变以及这种改变的机制和过程。老年生理学研究的目的是寻找衰老的原因及其发生机制，寻找延长人类寿命的方法，提高老年人健康水平及生活质量。老年生理学需要以分子生物学、细胞遗传学、组织胚胎学、解剖生理学、生物化学、免疫学、流行病学、医学统计学和行为科学等方面的知识作为基础。老年生理学需采用多种学科的研究方法，从宏观到微观研究衰老的过程和机制，寻找延缓衰老的规律和方法。

（一）人口老龄化与人群平均寿命

国际上通常认为，当一个国家或地区 60 岁以上老年人口占总人口数的 10%，或 65 岁以上老年人口占总人口数的 7%，即意味着这个国家或地区处于老龄化社会。2021 年 5 月我国公布的第七次全国人口普查结果显示，60 岁及以上的人口占比超过 18%，人口老龄化程度加剧，我国已经步入老龄化社会。

1. 人口老龄化 人口老龄化是指人口生育率降低和人均寿命延长导致的总人口中因年轻人数量减少和老年人数量增加，进而导致的老年人口比例相应增长的现象。其含义有两个方面：一是指老年人口相对增多，在总人口数所占比例不断上升；二是指社会人口结构呈现老年状态而进入老龄化社会。

2. 人群平均寿命 人群平均寿命（mean life span）或称平均期望寿命（mean expectancy of life）是指某一段时期某一地区的社会人群平均可以达到的寿命值，如 1990 年中国人的平均寿命是 71 岁，意思是说现在不到 1 岁的婴儿，预计平均还可能再活

71 年。

3. 人群平均寿命的测算及应用 英国统计师 Gompertz 在 1825 年提出死亡率与寿命的计算方法，首次提出平均预期寿命的数学表达式，并且提出 35 岁之后的死亡概率每 8 年增长 1 倍的结论。

表达式为：

$$Rm = \frac{1}{n}\frac{dn}{dt} = R_0 e^{at}$$

其中 t 为时间，单位为年；n 是 t 年的存活数；R_0 是 t = 0 的死亡率；e 为平均预期寿命；a 是系数；Rm 是 t 时或 t 年的死亡率。

平均期望寿命是根据人口调查得出的一系列数据指标，经过理论计算预测出在当地或当时不同年龄的个体，可能继续生存的平均年限。

单一个体的平均寿命还受个体所处的自然和社会环境的影响。社会的生活条件、经济状况、战争与瘟疫、科学技术水平等因素对人的平均寿命有较明显的影响。

随着人类生活条件的改善、科学技术的进步和医疗卫生事业的发展，人的平均寿命显著延长。1950—2025 年，世界人口从 25 亿预计将增长至 82 亿，增加 2.5 倍。人口增加的原因：出生率增加、死亡率下降、平均寿命延长。

（二）老年人的年龄划分标准

人体从胚胎发育到出生后经过生长、发育、成长阶段，然后逐渐衰老死亡。人的整个生命根据时间进程可以划分为几个时期。

通常是这样划分的：0～5 岁为幼年期，6～11 岁为童年期，12～17 岁为青春期，18～24 岁为青年期，25～44 岁为壮年期，45～59 岁为老年前期，60～89 岁为老年期，90 岁以上为长寿期。也有人主张这样划分：0～18 岁为生长发育期，19～45 岁为青壮年时期，46～65 岁为渐衰期，66～89 岁为老年期，90 岁以上为长寿期。

1994 年以前，国际上对人口的划分标准为：0～14 岁为少儿期，15～64 岁为劳动力人口，64 岁（中国 60 岁）以上为老年人。1994 年世界卫生组织（WHO）对年龄的划分标准作出了新的规定：44 岁以下为青年人，45～59 岁为中年人，60～74 岁为年轻的老年人，75～89 岁为老年人，90 岁以上为长寿老年人。2020 年 WHO 又推出了人类年龄划分新标准：0～17 岁为未成年人，18～65 岁为青年人，66～79 岁为中年人，80～99 岁为老年人，100 岁以上为长寿老人。这 5 个年龄段的划分，将人类的衰老期推迟了 5～10 年，对人的心理健康和延缓衰老的意志产生着积极影响。

1. 日历年龄 根据日历顺序计算年龄是普遍接受的客观方法，可以称为日历年龄（或时序年龄）。根据日历年龄划分老年期和长寿期，既受人群平均寿命的影响，也受传统观念的影响。老年期起始年龄的划分只是相对而言的。有关生命过程的分期还可能随平均寿命的延长、机体状态的改变而发生相应的改变。

2. 生理年龄 人的个体衰老的起始年龄不同，衰老的速率不同，不同器官、组织衰老的状态也不相同。日历年龄相同的人，衰老程度也存在较大的差别。因此，根据实际的生理功能改变计算年龄，称为生理年龄（或生物学年龄）。以 30 岁时各器官的生理功能为 100%，在 30 岁之后，某种功能为 30 岁的百分数计算尚存的功能，可以进行生理年龄的比较。如有人 40 岁时头发斑白，有人到 70 岁还满头黑发。生理功能变化的个体差别很大，可见生理年龄在一定程度上反映人的健康状态和相当的实际年龄。

3. 心理年龄　人类的个体受心理因素的影响很大，有的人人老心不老，有的人未老先衰，因此有人根据心理活动和智力水平的改变来划分年龄，称为心理年龄。还有依据某个人在社会中的角色和所起的作用划分年龄，称为社会年龄。

（三）老年人的生理学特征

1. 衰老与老化的定义　衰老（senescence）是机体的生殖功能停止之后一段时期的变化过程，这些变化能导致个体生活能力的下降。老化（aging）是个体渐老时，对内外各种致死性因素变得敏感的状态。从生物学角度来看，衰老与老化的含义是略有不同的，衰老是个体在晚年身体各系统功能的普遍退化过程，而老化是机体生长、性成熟、思维与智慧等随时间进程逐渐减退的结果。

2. 衰老现象的特点　衰老现象有以下特点：①普遍性：所有多细胞生物都会发生衰老，机体每一种正常的组织、细胞都会发生衰老。衰老可以是整体水平上的，也可以是组织与器官水平上的，还可以从细胞、分子水平发现衰老的痕迹。②内源性：衰老是生物体内在发展的必然表现，机体的衰老存在结构和功能的改变，但这种改变不是由目前已知的明确病因引起的，还不能叫作病理性改变。③进行性：衰老是一种随着时间的推移而逐渐发展加深的过程，通常在过了生长期（30 岁）之后各种细胞、组织及器官的结构和功能会逐渐出现衰退的现象。例如人体皮下组织含水量减少，肾血流量、肺通气量、脑神经元数量都呈现减少的趋势。④有害性：衰老对于机体的正常功能以及生存是不利的，各种生理功能下降会增加发病的机会，并能最后导致死亡。

3. 衰老现象的性质　衰老是机体在生长期结束后，尤其是生殖期停止（多数人在 55～60 岁）之后，多种组织细胞普遍表现出来的生理功能逐步下降或丧失，对机体内、外损害性刺激的适应能力下降，罹患疾病的机会大大增加，并最终导致机体死亡的过程。衰老有两个特性：①个体的差异性：同一物种的不同个体衰老的进程、衰老的速度是不相同的，尤其在接近生命的后期，这种个体差异更加明显，衰老速度慢的人寿命可能会更长。②可干预性：有许多因素可以加速或者推迟衰老的进程，可以通过各种方法来延缓衰老的进程，延长人的寿命。

二、老年生理学研究的任务与方法

（一）老年生理学的研究任务

我国是当今世界老年人口最多的国家，至 2019 年年底已有 60 岁及以上老年人口 2.54 亿，预计 2025 年将突破 3 亿，2033 年将突破 4 亿，2053 年将达到 4.87 亿的峰值。加强老年医学的基础研究和学习、加强老年医学相关学科建设已刻不容缓。进一步加强面向全体医学类专业学生和全社会公众的老年医学教育和科普知识开展是非常重要的。

随着社会老龄化进程的加快，人们对衰老的生理学知识、老年性疾病的诊断和治疗方法的需求也在快速增长。老年生理学以老年群体为研究对象，利用基础医学理论、中医药基础理论、现代临床诊疗技术探讨和研究老年性疾病的发生、发展，明确老年生理功能之间的相互变化规律及机制，探讨老年性疾病的症状体征、诊断治疗、疾病规律和转归等方面问题。

老年生理学的主要任务是研究老年人生命活动过程中，衰老的发生过程及变化规律，以及衰老的发生机制与老年性疾病的关系，从而为后续的基础医学和老年病学科的学习奠定必要的理论基础。医学生在学习了正常人体结构、生理功能以及生物化学等知识后，通过学习老年生理学的相关理论，运用病案分析、案例讨论、临床示教等形式，掌握老年生理学知识和老年性疾病的发生机制和发展规律，为今后学习和研究老年常见病的发病原理和疾病特点，以及更有效地防治老年性疾病奠定基础。

（二）老年生理学的研究方法

老年生理学是一门综合性科学，不但需要有生理学、解剖学等基础医学方面的支持，还要有临床医学、心理学、行为科学，甚至计算机大数据分析等科学，从多角度利用多种方法，从群体、生物个体、器官组织以及细胞分子水平，从现象到本质进行多方面的研究，目前对老年生理学的主要研究方法有以下几种。

1. 寿命调查与分析　人类的最长寿命与平均期望寿命是寿命与衰老研究的基本数据。因此，对长寿（尤其是百岁以上）老人、长寿地区的情况调查尤为重要。分析长寿老人的生活方式、长寿地区的环境状况等的共同特点，以及长寿者的基本健康状况，各种必要的形态学、生理学、生物化学、心理学和细胞遗传学等主要指标和状态。从基本事实和统计数据出发分析寿命和衰老的基本规律是一种重要的研究方法。

2. 衰老的标志和定量测定　衰老的标志和定量是老年生理学研究中的重要问题。其不仅对衰老进程、衰老机制的研究有重大意义，也是比较各种延缓衰老措施的有效性和筛选抗衰老药物的依据。但是衰老的标志和定量测定比较复杂，影响因素较多。从器官和组织水平对各种衰老指标进行研究，就研究对象的年龄变化而言，包括纵向研究（不同时代同一年龄组）和横向研究（同一时代不同年龄组）两个方面。在研究不同年龄组人群随日历年龄的衰老和老化过程中，要排除特定的社会和自然环境因素变化所带来的差异。

3. 动物实验和动物模型的建立　研究衰老过程、衰老机制以及延缓衰老药物等实验，需首先通过动物进行。常用动物有大鼠、小鼠、热带鱼，果蝇等。实验动物应符合以下几项要求：①已知最长寿命和平均寿命，并选择寿命短者以便加速实验周期。②具有良好的抗病能力，生理功能和病理改变基本与人类相似或接近。③食物类型和营养条件与人类大致相近，容易饲养，价格便宜。④能同时进行多项指标的观察和检测。⑤动物模型具有代表性，能说明衰老的现象和本质。

4. 细胞和分子水平的研究　细胞培养可用于研究衰老过程中细胞的分化、分裂过程和分裂次数、正常细胞功能的衰退等与细胞死亡的关系，观察若干因子对细胞生理病理衰老过程的影响。分子水平研究主要采用分子生物学和物理化学分析的方法研究衰老过程中分子、酶和细胞内某些物质的变化；衰老进程中线粒体的氧化磷酸化改变，脂褐素的含量测定，超氧化物歧化酶活性改变；蛋白质和 DNA 大分子的交联对衰老的影响等。

5. 基因分析　近年来对遗传基因与衰老的相关性研究受到重视，试图分析基因损伤、基因修复、基因突变对衰老的影响和作用，还试图分离衰老基因、死亡基因或长寿基因，并在不同程度上得到了重要的发现。在对果蝇的各种形状基因进行深入分析，用选育法培育出的能制造出更多超氧化物歧化酶基因的果蝇，其寿命比其他果蝇长约一倍。还发现线状染色体末端的特殊结构对维持染色体稳定有重要作用的端粒酶（telomerase），在 DNA 的复制中有重要作用。研究发现缺乏端粒酶的衰老细胞、血细胞和结肠黏膜细胞中端粒的平均长度不断减少。基因分析是衰老研究中极其重要和活跃的领域。

第二节　衰老的生理学特征与机制

人体的衰老现象可以从整体水平、器官与组织、细胞和分子水平上表现出来，不同层次的衰老表现各有其特点，不同水平的衰老可以从微观和宏观结构上，以及从生理、生化等方面反映出来。

一、衰老的生理学特征

在研究衰老的各种表现时，最好能区分生理性衰老和病理性衰老，但这往往是有困难的。衰老过程中容易发生各种各样的疾病。有人尽量把正常的衰老过程与病理过程或疾病分开来研究，并对研究对象作出了认真的筛选，把发现有某种疾病的人剔除，希望了解真正的自然衰老过程。但长期的研究实际上是困难的，衰老与疾病常常并存，衰老引起疾病，疾病又促进衰老，互为因果。因此，在研究衰老中应该重视病理因素加速衰老进程的问题。

1. 生理性衰老的主要特征　生理性衰老主要反映在人体形态学、人体机能学、生物化学、行为学和心理学方面。①人体形态学的衰老：是从人的外表和内部结构上观察到的衰老表现，如头发变灰白、脸上皱纹增加，如果深入到机体内部器官，组织细胞乃至更微细的结构，都能找到随着年龄增长所发生的各种结构的变化，如脑重量减轻、神经细胞体积变小、胸腺萎缩、细胞线粒体崩解等，这些都是形态结构的老化。②人体机能学的衰老：能从人体的生理活动变化观察到的衰老现象，如随着年龄的增长，运动能力降低、肌肉萎缩乏力、视力和听力明显下降、肺通气量减小、血管弹性降低、胸腺和性腺萎缩、免疫功能减退等，这些都是生理功能的衰老。③生物化学指标的衰老：在生理功能改变的同时伴有生物化学方面的变化，如某些酶的异常减少或增加、递质或激素的合成和分泌的改变，以及 DNA 修复、mRNA 转录、蛋白质合成的障碍等。④行为学的衰老：衰老可经由若干器官系统，尤其是神经系统功能自然变化导致，也可能是由于机体与社会环境周围人们的行为、语言影响而造成的行为学上的变化。⑤心理学的改变：心理的衰老包括记忆能力减退、感情变化、智力和思维方式的改变，以及与心理活动相关的行为模式变化。许多心理衰老是通过观察其行为和语言的改变来确定的，所以，行为和心理的衰老很难绝对地划分。

2. 病理性衰老的主要特征　有人认为不存在衰老死亡的问题，即无疾而终。任何个体的死亡都有某种疾病的原因。每个个体死亡都有其病理性原因，几乎所有的老年人都是罹患某种疾病而死，但不能否定各种组织器官的衰老普遍存在于老年人的客观事实。确实也有许多人仅仅先出现各种衰老的迹象而无明显其他的疾病。衰老本身就很容易诱发某些疾病或增加疾病的严重性。在衰老的基础上，又有某种疾病的发生而导致死亡是很常见的现象。由于衰老的改变几乎涉及全身各种组织细胞，又有许多病理性原因可引起衰老，因此没有明确的证据说明衰老是一个独立的疾病。在衰老的过程中应重视对疾病加速衰老进程这个重要问题的认识。

二、衰老的生理学机制

千百年来人类一直在关注衰老的问题，而对衰老机制进行认真的科学研究，却是近百年的事。有关衰老的学说至少约有200多种，如此众多的学说，既说明人们对衰老研究的关注和热情，也说明对衰老本质的了解还很不够。

不同物种的动物甚至同一物种的不同个体衰老速度和寿命同其代谢率高低存在着明显的相关性，因而，衰老的生理学机制认为：代谢速度快的生物，寿命短，代谢速度慢的生物寿命长。影响代谢率的因素有环境温度、运动食物、热量性别等，对一些现象的观察和动物实验，为这一学说提供了若干证据。

1. 环境温度与寿命　对变温动物来说，环境温度的变化直接影响着机体的代谢率，环境温度升高，代谢加速；温度降低，代谢减慢。许多变温动物的寿命与其代谢率有着密切的关系。恒温动物的情况复杂得多。环境温度低，其代谢率反而加快，因为只有这样才能维持其体温恒定，确保内环境的稳定性。如果强迫降低机体温度，例如低温麻醉使温度降至28℃，可降低脑的耗氧量，延长脑细胞对缺氧的耐受性。

2. 氧消耗量（代谢率）与寿命　动物的耗氧量可以反映机体的代谢速率。单位体重的耗氧量与动物的总体重呈负相关，即体重越大，单位体重的耗氧量越低，动物寿命越长；反之，动物寿命越短。这种现象称为降低代谢法则（law of diminishing metabolism）。但也有些动物的寿命与代谢率的关系并不符合这一法则，如蝙蝠。代谢率与寿命关系描述的只是观察到的现象，并未揭示衰老的机制。代谢率高而寿命短，可能通过其他机制发挥作用，如代谢率高可产生更多的自由基，对线粒体和其他细胞器产生更多的损伤或诱发突变等。

3. 运动与寿命　对果蝇的实验研究发现，经常飞翔的果蝇，由于其代谢率高，比处于经常静止状态的果蝇寿命要短，运动度越大其寿命越短。但大数据研究表明，人的适量运动对保持中老年整体健康，促进体力与功能，防止骨质疏松，维持心理平衡，防止认知功能衰退，改善免疫功能，以及防治某些老年性疾病均有极其重要的作用。运动可对神经内分泌系统起良好的作用，改善代谢（包括自由基代谢）及重要器官功能，延缓整体衰老及认知功能衰退，增强免疫功能。有研究表明习惯性运动可能降低人群中心脑血管的危险度，并显示规律的有氧运动有延缓心血管衰老的作用。

4. 性别与寿命　无论从人口的平均寿命或者是从长寿老人的数目来看，均发现女性的平均寿命比男性长，女性中长寿老人的数目也比男性多。女性寿命为什么会高于男性，原因尚不清楚。女性寿命长的可能机制：①遗传因素，参与修补脱氧核糖核酸的修补基因是与 X 染色体有关的基因，女性修补基因比男性多一倍，女性较男性生命力更强。②女性免疫功能优于男性，有资料显示男性寄生虫感染的病死率约为女性的两倍。睾酮能抑制雄性动物的免疫力。③男女性别间的基础代谢率不同，男性基础代谢率总是高于同年龄组的女性，这可从我国正常基础代谢平均值的分析结果得到证实。

三、有关衰老机制的主要学说

有关衰老发生机制的学说很多，至少有 200 多种，可归纳为两大类：随机损伤学说和遗传程序自然演进学说。

（一）随机损伤学说

认为衰老是由于机体外部和内部各种随机性损伤的积累所致。随机性损伤积累到一定程度就会导致机体衰老、疾病和死亡。这些损伤包括长期运动磨损、某些代谢产物（自由基、氧化产物、毒素等）的长期作用、蛋白质合成的随机性错误积累、各种原因所致的体细胞突变、异常蛋白产生等内外环境因素造成机体的损害。机体本身的修复机制存在缺陷，不能对所受的损伤进行有效修复，损伤事件积累到严重的程度，导致细胞生理功能降低、机体激素水平变化、免疫系统功能减弱等，因而逐渐衰老，最终死亡。随机损伤学说主要有以下几种。

1. 自由基学说 该学说认为，机体随着增龄而发生的退行性变化是由于自由基对机体各组织细胞普遍的损伤作用所致。自由基具有活性高、极不稳定、易被激发而与其他物质反应生成新的超氧化自由基的特点。正常状态下，机体内自由基的产生与清除处于动态平衡，随着增龄过程内外环境发生变化，使自由基的产生大于清除，过剩的自由基可能对构成细胞的大分子结构产生破坏性效应，随着破坏层次的逐步扩展，损伤了正常组织形态和功能的完整性。当损伤程度超过修复或丧失修复能力时，组织器官的功能就逐步发生紊乱及障碍，而机体就逐渐表现出衰老的各种特征。

2. 端粒缩短学说 端粒含有特殊重复的 DNA 序列（TTAGGG），能防止 DNA 降解和融合，其主要功能是维持染色体结构的稳定，防止染色体的重组和丢失，保证生物遗传性状的稳定。研究表明，端粒长度与细胞生命周期的长短有关。DNA 复制一次端粒就会缩短一些，端粒随细胞分裂而缩短，当端粒过短时细胞就停止分裂。端粒越长细胞传代次数越多，由这些细胞组成的器官及个体寿命就越长。端粒缩短是人体衰老和细胞衰老的关键，细胞每分裂一次，端粒丢失 50～200 个核苷酸。增龄到一定限度，当端粒缩短到一定长度细胞出现复制性衰老现象，停止增殖，细胞发生衰老并死亡。而端粒酶能催化端粒合成，对端粒长度的维持有重要作用，端粒酶受多种因素的调控。端粒酶活性和端粒长度的维持可能有助于延缓衰老。

3. 细胞衰老学说 该学说认为，衰老的原因可能存在于细胞内，因为细胞分裂能力有一定限度，正常细胞并非永生。细胞传代有一定次数，提示衰老细胞（如细胞凋亡）的进行性积累与整体衰老进程有关。动物实验研究发现，传代次数越高寿命越长，并提出细胞分裂次数与分裂周期的乘积即为动物的正常自然寿命（图 1-1）。如人胚成纤维细胞约一年时间可传代（50±10）次，人体细胞周期为2.4年，推测人的最高寿限约为120年。细胞衰老学说在研究衰老过程中发挥了巨大开创性的作用，但该学说尚不能反映衰老的全部机制。

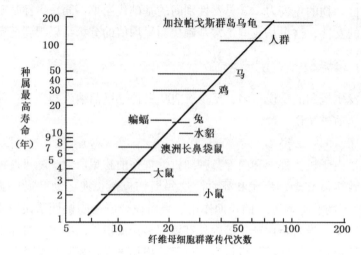

图1-1　不同种属动物胚胎成纤维细胞培养的最高传代次数与各种数动物寿命大致成比例

4. 线粒体突变学说　随着增龄线粒体的结构、形态和数量都会发生变化。许多实验证明，线粒体呼吸酶的活性随增龄而下降，老龄果蝇线粒体酶（如细胞色素 C 氧化酶）的活性明显下降。该学说提出，由于体内外的因素造成线粒体 DNA（mtDNA）的突变和线粒体能量产生障碍导致衰老。mtDNA 占细胞 DNA 总量的 1%，mtDNA 是裸露的大分子，不与组蛋白结合，没有内含子，又缺乏 DNA 损伤修复系统，mtDNA 的正常表达是维持线粒体功能所必须的。mtDNA 很容易受到线粒体所产生的大量自由基的攻击发生损伤或突变。突变的 mtDNA 通过线粒体膜逸出，可以漂移进入细胞核内，然后整合到核基因组中导致核 DNA 突变，随时间的推移 mtDNA 在核内逐渐积累，导致细胞核基因组的突变进而引起衰老或癌症。

（二）遗传程序自然演进学说

遗传程序自然演进学说认为衰老主要源于机体的遗传特性，是细胞遗传物质内在规律（或叫作程序）不可避免的结果，机体即使没有受到天敌、暴力伤害、感染和疾病等因素影响，但由于体细胞遗传程序内在变化，必需的正常物质不能产生或产生不足、异常物质积累，细胞正常功能无法进行，最终也必然导致衰老和死亡。越来越多的分子生物学证据表明，衰老的发生与遗传程序密切相关，因此，遗传程序学说已成为目前衰老发生机制研究领域的关键主题。

1. 密码子有限学说　该学说认为，机体在发育的不同阶段，调控蛋白质合成的一个重要途径是各种基因编码同样的氨基酸所用的密码子不同。如果在早期发育的不同阶段，密码子的使用发生了改变或其数目有限，这些必需基因产物的功能改变或数量减少将会导致衰老的发生。

2. 终端分化学说　该学说认为，某些特定基因在细胞经历若干次分裂后被激活。

这些特定基因可能编码合成某些抑制细胞进入 S 期的特殊蛋白质。由于这类蛋白质的存在，细胞不能进入 S 期，便失去增殖能力而导致细胞衰老。终端分化细胞失去继续增殖的能力，因此人们试图通过对细胞终端分化的研究来解开衰老发生的奥秘。

衰老机制研究中不同学说不应相互对立，也不应相互排斥。如基因决定着不同的端粒同工酶进行表达，端粒缩短也可能是随机的事件，即端粒缩短是端粒酶活性随着增龄而下降的结果，而端粒酶活性下降则可能是其转换率下降，以及相继发生的翻译后修饰损伤积累所引起的。愈来愈多的证据表明许多损伤或衰退过程都是由基因调控的，是多种因素的综合作用最终导致了衰老。

四、老年生理学研究的三个水平

人体的各种功能活动是以相应的结构为基础的。为探索人体衰老的过程、规律及原理。将老年生理学研究划分为整体、器官与系统、细胞与分子等三个水平。衰老过程在整体、组织、细胞乃至分子水平皆有所体现，随着年龄增加，器官、组织的实际细胞数、反应敏感性及功能均逐步下降，但不同的器官老化速度及老化方式有所不同。衰老时细胞增殖能力下降，功能细胞数逐渐减少，蛋白酶活性降低，胶原纤维、弹力蛋白、结缔组织充斥其间、互相交联，使脏器萎缩，功能下降。

（一）整体水平的老化

整体水平以人或动物整体作为研究对象，探讨机体功能衰老的过程、机体内部各种功能退化的相互关系，以及环境、社会因素对机体功能衰退的影响。随着年龄的增长，机体整体的老化表现为机体对外环境适应能力的降低和内环境稳态性的紊乱。

1. 体态和体表的老化 由于结缔组织和椎间盘的萎缩，以及骨关节的退变和畸形，老年人的身高会较年轻时稍矮，并可能有驼背和肢体变形；老年人多半会有头发变白，稀疏或秃顶，胡须、鼻毛变白，额头、眼角出现皱纹，眼睑组织松弛，上睑松垂、下睑出现眼袋，眼角膜周围出现"老人环"，牙龈萎缩、牙齿松动并脱落等，由于机体组织水分减少，皮肤弹性下降，皮肤皱褶较多，皮肤可出现老年斑和色素沉着。由于视力和听力下降以及神经系统的老化而行动缓慢，反应迟钝，平衡能力较差，容易跌倒等。

2. 整体结构的老化 整体结构组织的老化主要表现为体内脂肪组织增多，皮肤组织老化，肌肉组织和水分减少。①脂肪组织增多：脂肪组织占机体组织的比重由年轻时的14%增加到30%，女性脂肪增加尤为明显，老年人的脂肪分布也不均匀，腹部、臀部的脂肪最多，面部脂肪较少，小腿和前臂的脂肪减少最为明显。②皮肤组织的改变：机体暴露部位的皮肤老化明显加速。老化原因主要是紫外线作用的累积，以长波紫外线损害作用最强。皮肤细胞 DNA 结构发生变化或基因突变，DNA 修复能力下降，真皮和表皮细胞逐渐退化；自由基产生增多对皮肤细胞的损伤是加速老化的重要原因；性激素在皮肤老化中也起重要作用，雌激素缺乏使表皮和真皮的结构变薄，弹性下降。③体内水分和矿物质减少：体内的水分随增龄而减少，水分由年轻时的61%减少到53%。水分的减少主要是细胞内液的减少。体内的矿物质，如钙、铁、镁等也有所减少，大约从6%减少到5%。钙的减少导致老年人的骨质量减少，骨密度下降，脆性增加易发生骨折等。

3. 体重的增龄变化 在增龄过程中，随着脂肪组织的增加，体重一般是增加的，但是到了高龄期之后，老人的体重则有所减轻。不仅超重和肥胖是老年的一种表现，而且消瘦者也易于发生衰老，因此应注意保持理想体重。60 岁以后，男女体重皆逐步降低，女性降低更为明显。体重的变化与种族、生活习惯、体育锻炼等有很大关系。老年人体重下降的原因有肌纤维萎缩，内脏器官组织细胞萎缩、数目减少及骨质疏松等。

（二）器官与系统水平的老化

器官与系统水平主要研究器官和系统在机体衰老过程中的规律和原理，探讨某器官或某个功能系统衰老的改变，以及其在整体衰老过程中的影响与作用。在增龄过程中，机体各系统的组织器官的老化起始时间有早有晚，老化的进展速度也不尽一致。生理功能下降最明显的有最大呼吸量和标准肾血浆流量，下降居中的是心脏指数、肾小球滤过率和肺活量等，下降幅度较小的是神经传导速度（图1-2）。

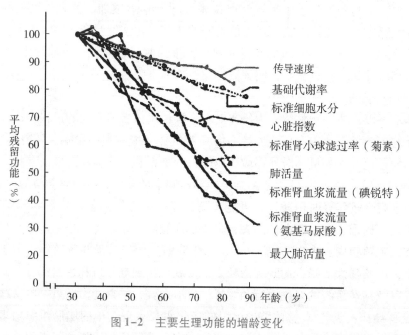

图1-2 主要生理功能的增龄变化

（三）细胞与分子水平的老化

从细胞与分子水平研究机体的老化。细胞是组成人体最基本的结构和功能单位。机体的各种衰老改变，最终都体现在细胞内进行的物理变化与化学反应，细胞与分子水平的研究对揭示机体衰老过程的本质十分重要。

1. 细胞水平的老化 细胞依据其增殖与否可分为三种类型：①增殖细胞：这类细胞有骨髓细胞、消化道黏膜细胞等，能不断从 G_1 期转入 S 期。②不增殖细胞：这类细胞有高分化神经细胞、心肌细胞、某些肌细胞和成熟红细胞等，能一直处于 G_1 期，不再分化增殖。③暂不增殖细胞：这类细胞有肝细胞等，也称为休止期（G_0）细胞。

（1）细胞周期的改变：细胞周期的长短与增龄有一定关系，一般来说，细胞周期的时间随增龄而延长。因此，老年人的细胞增殖率也随之下降，进而导致细胞数量的减少、组织器官的萎缩和生理功能的降低。在衰老过程中增殖的细胞容更易发生变异，老年人细胞的异质性（heterogeneity）明显高于青年人，因而老年期的细胞癌变增多，癌症的患病率也明显增高。细胞的生长调控是研究机体衰老的重要方面。

（2）细胞的凋亡：细胞凋亡（apoptosis）又称程序性细胞死亡（programmed cell death，PCD），是人体组织细胞普遍存在的一种生理现象，也是机体调节细胞生长和消亡平衡的手段，对清除无功能的细胞有重要意义。细胞凋亡与一般的细胞死亡不同，受许多细胞因子的诱导和某些基因的调控。随着年龄的增长，体内的某些细胞凋亡促进因子逐渐增多，细胞的生长繁殖与细胞凋亡之间的平衡受到破坏，凋亡细胞和衰老细胞增多，细胞数量减少，从而加速了机体的整体衰老。

（3）细胞器的衰老：在增龄过程中细胞的超微结构（包括细胞核、线粒体、溶酶体、内质网、高尔基复合体等）均会发生不同程度的老化改变，这些改变是渐进的和不可逆的。①细胞核老化：主要是由于 DNA、RNA、蛋白质等大分子交联的逐渐积累，进而导致核结构的退行性改变。②线粒体老化：表现为线粒体总数的减少，线粒体嵴也随之减少，更容易出现肿胀和嵴断裂以及基质钙化，严重时出现空泡，最终整个线粒体崩解。③生物膜老化：主要由于自由基的损伤，产生的脂质过氧化物和丙二醛能与脂膜、脂蛋白上的氨基相互交联，降低膜的流动性，甚至破坏膜的完整性，还可能表现为膜蛋白的聚合和断裂，破坏生物膜的正常功能。

2. 分子水平的老化 衰老的分子水平改变表现为：①DNA 的损伤增多：DNA 是机体的重要生命物质和遗传物质，在衰老过程中 DNA 会受到各种有害因子的损害，而发生复制误差，导致基因突变，其是机体老化分子水平的主要改变。②大分子交联增加：DNA、RNA、蛋白质、氨基酸等发生交联，直接影响了蛋白质的合成和细胞的更新，使这些重要的生命物质失去生物学活性，其结果是加速了机体的老化进程。③基因转录的老化：包括 RNA 总量减少，细胞核糖体外转录活性的降低，染色质模板结构和活性的改变，蛋白质翻译后的氧化、脱氨基、水解构象变化及糖基化等。④染色体端粒的缩短：对端粒与衰老的关系研究中发现，端粒是随着细胞的分裂而不断缩短，当端粒缩短到一定程度时，则向细胞发出信号以停止其分裂，因此，有人认为端粒的缩短是启动衰老的生物钟。

第三节 中医药对衰老的研究

衰老是机体生理过程的必然趋势，是一个全身性、缓慢的、渐进的、十分复杂的衰退过程，不可避免，但可延缓。古往今来众多医家都高度重视衰老理论的研究，这些研究对确立延缓衰老的治则和方法，以及指导延缓衰老的实践，具有极其重要的意义。

一、中医药对衰老生理机制的研究

中医学对衰老机制有多种不同的观点和看法，提出了 100 多种不同的衰老学说，形成了中医学独特的衰老理论，概括起来可以分为正气虚弱学说、虚实夹杂学说、综合衰老学说等三大类。

（一）正气虚弱学说

正气是指人体抗邪的能力。正气是中医学中最重要、最基本的概念之一。指人体的功能活动（包括脏腑、经络、气血等功能）、抗病能力和康复能力。人体的功能活动是正气主要的、根本的功能和抗病能力的基础。正气包括的种类很多，主要有肾气、阳气、脏腑之气等。

1. 肾虚致衰老　《素问·上古天真论》有关于肾气盛衰直接影响人体生长发育的论述，形成了肾气虚致衰老的理论。此理论认为肾虚是衰老的主要原因，而且肾虚致衰老在中医衰老理论中占主导地位。"丈夫八岁，肾气实，发长齿更；二八，肾气盛，天癸至，精气溢泻……"何谓"天癸"？中医学认为，天癸为阴精，属于精血一类，是促进性腺发育成熟的物质。天癸来源于肾精，肾气盛而天癸至，肾气衰而天癸竭。人的生长发育和衰老的全过程均由肾气及天癸的盛衰所主导。肾气是决定人的生、长、壮、老、已等生命活动的主要条件，主宰着人的寿命和生命质量。衰老的速度和寿命的长短在很大程度上取决于肾气的盛衰。中医学对藏象的研究认为，"肾"包括肾脏、骨骼、神经及各种内分泌腺的功能。补肾法可调整内分泌系统，提高性腺功能，调整免疫和加强脑功能，从而达到延缓衰老之功效。

2. 脾胃虚弱致衰老　脾胃虚损与衰老相关的理论亦源于《黄帝内经》，唐、宋、元、明、清诸医家均对其有所发展。该理论认为，脾胃为后天之本，气血生化之源，脾胃虚弱，化源不足，元气失养，机体抵抗力下降，外邪乘虚致病，因病而衰。同时，脾胃是一身气机升降之枢纽，脾胃健运，能使心肾相交（水火既济），左（肝）升右（肺）降，犹如天地交泰。若脾胃虚弱，升降失调会产生一系列病变，从而影响健康长寿。李时珍倡导"脾乃元气之母"，他在《本草纲目》中说："土者万物之母，母得其养，则水火既济，木金交合，而诸邪自去，百病不生矣。"在《本草纲目》调补脾胃、益气培土的药物中，记载有养生延年作用的达70余种。脾胃在人体的生命活动和衰老进程中起着重要作用，脾胃健旺对人寿命有至关重要的作用。通过调理脾胃，延缓脾胃之衰老是延缓机体衰老的重要一环。

3. 津液不足致衰老　《素问·阴阳应象大论》曰："年四十而阴气自半，起居衰矣。"该理论认为，体内津液是随着年龄增长而逐步减少的，体内水液失去平衡是导致机体衰老的主要原因。"阴气"是指人体的津液、阴精及血液。这是人体生命活动的物质基础。阴气不足可对人体生理病理过程产生直接的影响。主要表现在脏腑功能、气血运行、阴阳平衡诸方面。同时津液不足与老年性疾病的发生发展有着密切的关系，老年养生保健必须重视津液的培护。随着年龄的增长，体内固有的水分逐渐减少，进入老年期会降至60%以下，容易出现生理性缺水现象。一般而言，老年人的血液在总容量方面有所减少，若津液不足会使血液黏性增大、凝聚力提高，血液浓缩，血流缓慢，同时消化液分泌不足等，而易发生心脑血管疾病、便秘等。

（二）虚实夹杂学说

中医学认为，虚实夹杂是老年人的生理病理特点。其虚者，阴精、气血不足；其实者，乃瘀郁积滞、痰饮动风等。虚实夹杂学说认为，老年人如"积秽沟渠"而"必多壅塞"，因此需要修补疏通。

1. 气虚血瘀致衰老 "血"主要由营气和津液组成，有营养和滋润作用，以供给各脏腑组织器官的需要。瘀血是血液不在血管内正常运行，溢于脉外或阻滞于经脉及脏腑内的血液，属于病理产物。由于心、肺、脾脏的虚衰导致气虚行血无力，出现气虚血瘀的病理改变。血瘀证发病率与虚证的发病率呈显著正相关。研究发现，随增龄而血液流变性逐渐呈黏、浓、凝、聚之血瘀样改变，说明衰老时机体表现为阴液虚而夹瘀的体质。临床研究表明，老年常见病如动脉硬化、高血压病、冠心病、脑卒中、阿尔茨海默病、前列腺增生、皮肤色素沉着、皮肤黄褐斑等多与血瘀相关，这些都是引起衰老的原因。在临床上采用益气活血法对改善老年病症状是非常有效的，也是延缓衰老的可靠途径之一。

2. 脾肾两虚夹瘀致衰老 脾肾虚弱夹瘀可能是衰老的主要原因，虚与瘀相互影响，加速衰老的过程。肾气虚衰是衰老之本，血瘀为其标。血瘀又进一步影响气血的运行、津液输布和五脏调和，从而加速了衰老。同时脾胃虚损，气血生化之源不足，肾之精气得不到充分供养而虚衰，也加速了衰老过程。随着增龄使新陈代谢下降或紊乱，不断产生的代谢产物堆积，日久引起组织器官的增生、变性和退行性变，如动脉粥样硬化、骨质增生、色素沉着等都是在衰老过程中出现"瘀"的表现。中医基础与临床研究均表明，脾肾双补，兼以活血化瘀是延缓衰老的基本法则。

3. 脏腑虚损与痰浊致衰老 中医强调整体观，人体是有机整体，各脏腑之间在生理病理上相互影响。老年人随着衰老的进程，脏腑的生理功能减退，新陈代谢的病理产物增多，多脏器可能同时受到影响。随着增龄，以肾为主的脏器组织的生理功能逐渐减退，导致血瘀、痰饮等病理产物的产生，瘀、痰一旦留于体内，又进一步损伤正气，影响脏腑的气化功能，结果脏腑功能衰弱，痰和瘀积累，机体越来越衰老。

痰浊是衰老的病理产物，痰浊生成的病理基础在于老年气血亏虚、脏腑功能失常，导致水谷津液不能正常输布，聚而成痰浊。痰浊既是脏腑衰弱的病理产物，又是导致脏腑功能进一步减退的病因。在衰老过程中，由于阳气阴精渐衰，气机不利，易发生肝郁、脾虚、肾亏等，以致气血津液运行不畅，聚而生痰，而痰浊则进一步加重衰老过程，并促进多种老年性疾病的形成。

（三）综合衰老学说

人体的衰老不是由单因素所决定的，而是由多因素综合作用的结果。这些因素包含情志因素、生活方式、环境因素、遗传因素、社会因素等。

1. 情志因素 喜、怒、忧、思、悲、恐、惊为七情，中医理论认为怒伤肝、喜伤心、思伤脾、忧伤肺、恐伤肾。《吕氏春秋》指出："而年寿得长焉。长也者非短而续之也，毕其数也。毕数之务在乎去害。何谓去害……大喜、大怒、大忧、大恐、大哀，五者接神则生害矣。"正常的情志活动对人体不构成伤害，长期的精神刺激或突然受到剧烈的精神创伤，超过了人体生理功能所能调节的范围，就会出现体内阴阳气血失调，脏腑经络的功能紊乱，从而导致疾病的发生，促进衰老的进程，由此可见，情志异常是衰老的重要原因之一。

2. 生活方式 《素问·上古天真论》指出："以酒为浆，以妄为常，醉以入房，以欲竭其精，以耗散其真，不知持满，不时御神，务快其心，逆于生乐，起居无节，故半百而衰也。"所谓妄作妄为，包括范围很广，如饮食不节、劳逸失度、房劳过度、起居无常、过度安逸等。在现代社会里，生活方式所致的疾病将成为影响人们健康的头号杀手。随着人们生活水平的提高，不科学的生活方式是产生"文明病"（或称"生活方式病"）的主要原因。生活节奏快、运动量减少、压力增大、高热量饮食、摄入脂肪过多、饮酒吸烟等均会导致许多疾病发生，如心脑血管疾病、高血压病、脂肪肝、肥胖症、糖尿病、骨质疏松症、慢性肺部病、癌症等。目前慢性病的死亡人数已占我国总死亡人数的 2/3 以上，心脑血管疾病、恶性肿瘤和精神疾病已构成居民的三大死因，成为威胁健康与长寿的主要因素。科学的生活方式是保证健康长寿的基础。每个人都应制定出一套符合自己的精神、营养、运动、休闲、锻炼等综合性的健康长寿方案。

3. 环境因素 《素问·五常政大论》言"高者其气寿，下者其气夭"。高者，是指高山、丘陵地带，气候寒冷，环境优美，空气清新，生物生长缓慢，寿命也较长；下者，是指地势低下，气候炎热地带，生物生长较快，寿命也相应较短。现代研究认为，自然环境对人体的健康长寿影响很大。现代工业带来的污染，如空气污染、水质污染、土壤污染、农药污染等都会导致很多疾病，对健康带来极大的损害。因此，提倡回归大自然，顺应自然规律，选择高质量的优美环境生活，这样有助于颐养天年健康长寿。

4. 遗传因素 人类的寿命与遗传有着密切关系，因遗传特点不同，衰老速度也不一样。正如王充在《论衡·气寿》中说："强寿弱夭，谓禀气渥薄也。……夫禀气渥则其体强，体强则其命长；气薄则其体弱，体弱则命短，命短则多病寿短。"禀气是指天赋的气性，是一个人的遗传特性。先天禀赋与体质有直接关系，先天禀赋强则体质强壮，精力充沛，不易衰老；反之，体质虚弱，则可多病，提前或加速衰老。因此，在延年益寿、养生保健的实践中，必须改善不良的体质、强壮体魄，才能促进健康长寿。

5. 社会因素 《素问·疏五过论》指出："故贵脱势，虽不中邪，精神内伤，身必败亡。"由于社会地位和环境的急剧变化，在没有充分稳定的心理准备下，会给身心带来负面的影响，导致疾病发生和加速衰老。现代研究表明，很多心身疾病都与激烈的社会竞争和过度紧张的心理状态有直接关系。不合理的社会制度、恶劣的社会习俗、落后的意识形态、社会逆境、家庭不和，以及人与人之间种种斗争与矛盾等，都可使人体代谢功能紊乱，导致早衰。为了适应社会环境，就必须培养自己的竞争意识，保持良好的、稳定的、平和的心态，增强心理的负荷力，与社会保持动态平衡。

二、延缓衰老的调养方法

衰老虽不可阻挡，但通过主观努力，能延缓衰老。中医学对于延缓衰老有丰富的论述，并记载了很多行之有效的方法。《素问·上古天真论》中有论述："法于阴阳，和于术数，食饮有节，起居有常，不妄作劳，故能形与神俱，而尽终其天年，度百岁乃去。"

（一）食饮有节可养精防衰

《黄帝内经》对饮食方面的论述非常丰富，《素问·脏气法时论》中提出"五谷为养，五果为助，五畜为益，五菜为充，气味合而服之，以补精益气"的观点。以谷物为主食，蔬菜为充食，肉类为副食，水果作辅助营养，适合国人的饮食习惯。"五谷为养"是指黍、稷、菽、麦、稻等谷物、豆类作为养育人体的主食。"五果为助"指枣、李、杏、栗、桃等水果和干果，是平衡饮食中不可缺少的辅助食品。"五畜为益"是指牛、犬、羊、猪、鸡等禽畜肉食及海产品，是机体生长、组织修复及增强抗病能力的重要营养物质。"五菜为充"是指葵、韭、薤、藿、葱等植物蔬菜类，富含多种微量元素、维生素、纤维素等，也是不可缺少的辅助食品。

目前我国居民膳食结构的金字塔也来源于《黄帝内经》。主张"饮食有节""食不过饱"，反对"以酒为浆"的恶习，饮食要定时定量，不能暴饮暴食。重视饮食卫生，应"食不厌精，脍不厌细，鱼馁而肉败，不食；色恶，不食；恶臭，不食；失饪，不食；不时，不食"，这些均对预防肠道传染病的流行具有积极意义。

合理膳食是健康四大基石之首，生活中饮食搭配合理、定时定量、五味调和，不仅能提高机体的抗病能力，还可以治疗疾病。如《素问·生气通天论》曰："是故谨和五味，骨正筋柔，气血以流，腠理以密，如是则骨气以精，谨道如法，长有天命。"各种食物具有各自不同的性味、归经和功效，对人体的阴阳、气血、脏腑的作用各不相同，如果食物与身体相宜则有利于身体健康，反之则损害健康、加重疾病。饮食的科学化、合理化，在人们的实际生活中非常重要。

（二）起居有常可顺时养生

唐代养生学家孙思邈指出："善摄生者，卧起有四时之早晚，兴居有至和之常制。"一年有四季，一日有四时。根据季节变化和个人的具体情况制定符合生理需要的作息制度，与自然界阴阳消长变化规律相适应，使人体的生理功能保持在稳定平衡的良好状态，才能有益于健康长寿。中医认为一年四季气候变化的规律为春温、夏热、秋燥、冬寒，生物也必然发生春生、夏长、秋收、冬藏的相应变化，依照中医"春夏养阳，秋冬养阴"的观点，春夏为生发的季节，万物欣欣向荣，在人体应鼓舞阳气，如夜卧早起、多做运动、亲近大自然、放松形体、精神外向、意气舒展、对周围事物充满兴趣等。秋冬为收藏的季节，秋季万物成熟收获，冬季景象萧条，人体应固护阴精、收敛神气、保持心志宁静等。

《素问·四气调神大论》记载："春三月……夜卧早起，广步于庭……夏三月……夜卧早起，无厌于日……秋三月……早卧早起，与鸡俱兴……冬三月……早卧晚起，必待阳光……去寒就温，无泄皮肤……"这段四季养生法是提倡春夏人们夜卧早起，积极地锻炼身体，深秋严冬，多接触阳光，避免风寒之邪侵袭肌肤，减少不必要的体力消耗。古人在日常生活中体会到自然界气候的变化，对人体的精神和脏腑功能均有密切的联系，强调春夏养阳、秋冬养阴，在"天人相应"的整体观念上创造了科学养生的理论和方法。

现代研究认为，人体进入成年后，随着年龄增长，身体的形态、结构及其功能开始出现一系列的退行性变化。通过起居有常的养生法可以延缓衰老。但作息无规律、恣意妄行、逆于生乐、以酒为浆、以妄为常、起居无节等会加速衰老。

（三）七情调和可藏神延寿

孙思邈指出："多思则神殆，多念则志散，多欲则损志，多事则形疲，多语则气争……神旺则色旺，神衰则色衰。"《黄帝内经》曰："得神者昌，失神者亡。"因此，延缓衰老首先需养神，要做到静以养神。《素问·上古天真论》强调："恬惔虚无，真气从之，精神内守，病安从来。"首先要做到少思寡欲，明确思心之害，正确看待得失。其次要抑目静耳，即耳无妄听，口无妄言，身无妄动，心无妄念，目无妄视。

中医学认为，"喜怒不节则伤脏"，如《素问·阴阳应象大论》中所言之"怒伤肝""喜伤心""思伤脾""悲伤肺""恐伤肾"。亦有说"为无为之事，乐恬淡之能，从欲快志于虚无之守，故寿命无穷，为天地终……"相反，七情过激、大喜大悲，不论哪一种情志伤及内脏，均可导致脏腑功能的紊乱而发生疾病。

三、延缓衰老的治法方药

中医学在数千年发展过程中，对延缓衰老做了长期的探索和努力，形成了独特的基础理论和保健方法，积累了丰富的经验，总结了许多延缓衰老的治法与方药，具有很高的实用价值。

1. 延缓衰老的常用治法　中医根据衰老的不同机制采用不同的延缓衰老治疗方法，常见的有补肾缓衰法、健脾延衰法、疏肝抗衰法、活血抗衰法、化浊抗衰法。

（1）补肾缓衰法：滋补肾阴肾阳的药物和方剂可延年益寿。常用方有六味地黄丸、金匮肾气丸、左归丸、右归丸、大补元煎等。常用单味中药有熟地、何首乌、仙茅、黄精、鹿茸、杜仲、淫羊藿、枸杞等。

（2）健脾延衰法：补气健脾的药物和方剂也可延年益寿。常用方剂为四君子汤、六君子汤、补中益气汤、人参养荣丸、归脾丸等，常用单味中药有黄芪、党参、茯苓、白术、山药等。

（3）疏肝抗衰法：疏肝理气的药物和方剂也可延寿抗衰老，是针对老年肝郁患者常用的治疗方法。常用方剂如小柴胡汤、逍遥散、越鞠丸、柴胡疏肝散等，常用药物有柴胡、白芍、枳壳、黄芩、砂仁、陈皮、厚朴、佛手等。临床上从疏肝着手，调畅气机、舒缓情志、调和气血，治疗抑郁症、更年期综合征，应用十分广泛。

（4）活血抗衰法：活血化瘀药物和方剂可达到延寿抗衰的作用。代表方剂有血府逐瘀汤、桃红四物汤、通瘀煎、大黄䗪虫丸等，单味中药有桃仁、红花、大黄、山楂、川芎、赤芍、水蛭等。老年多瘀，常以兼夹气虚、肾虚的形式出现，临床上尤以肾虚血瘀证多见。补肾化瘀联用已成为中医界公认的延缓衰老和治疗许多老年疾病如阿尔茨海默病、脑卒中等的常用方法。

（5）化浊抗衰法：通过降浊化痰的药物和方剂，以达到延寿抗衰的作用。常用方剂有承气汤、二陈汤、温胆汤、涤痰汤等。单味中药如大黄、厚朴、枳实、法半夏、陈皮、胆南星、竹茹、礞石、海藻、昆布等。

2. 延缓衰老的常用方药 药物方面发现了许多具有调和阴阳、延年益寿的药物和方剂。比如五味子、枸杞子、黄芪、黄精、鹿茸、天门冬汤、枸杞根方、黄精膏、枸杞酒、二黄丸、二至丸、不老丹、胡桃丸等方药，在实践中已经取得很好疗效。药膳中有米仁粥、山药粥、白术酒、琼玉膏等通过补肾健脾来延缓衰老。

第二章 细胞的基本功能与衰老 ▷▷▷▷

细胞是人体最基本的结构和功能单位。体内所有的生理活动和生化反应及疾病变化都是在细胞及其产物的基础上进行的。所以，要了解生命活动的变化规律和循行特点，以及临床疾病发生、发展过程也必须从研究机体的基本单位——细胞开始。

人体的细胞有二百余种，每种细胞都分布于特定部位，执行特定的功能，发生特有的变化，但是它们的基本功能活动具有共同的特征。细胞的重要功能主要表现有生物膜的物质转运功能、跨膜信号转导功能、细胞生物电现象、肌细胞收缩功能等，这些重要的生理功能发生改变就可能引起衰老与疾病。

第一节 概述

细胞的形态和功能差异甚大，但都是由细胞膜、细胞质和内部的细胞器、细胞核组成。了解各种细胞的基本生理功能是认识机体及其各系统、器官活动的基础，也是从细胞或分子水平认识疾病的基础。

一、细胞膜的化学组成和分子结构

跨膜物质转运和信号转导功能与细胞膜的结构和组成密切相关。细胞膜是半透膜，电镜下有三层结构：内外两侧是一层致密带，中间夹有一层透明带。此结构是细胞最基本的膜结构形式，也称单位膜或生物膜，见于各种细胞的细胞膜和各种细胞器的膜性结构，如核膜、线粒体膜、高尔基复合体膜、内质网膜等。

细胞膜主要由脂类、蛋白质和糖类组成。各种物质分子在膜中的存在和排列形式是决定膜的基本生物学特性的关键因素。1972 年 Singer 等提出液态镶嵌模型（fluid mosaic model），其基本内容：细胞膜是以液态脂质双分子层为基架，其中镶嵌着具有不同生理功能的蛋白质和糖类。

（一）脂质双分子层

膜的脂质有三类：磷脂、胆固醇和少量的糖脂。膜脂质分子的双嗜性决定其在体液的水相环境中以双分子层的形式排列，形成细胞膜的基本构架，而且在体温环境中具有流动性。

（二）膜蛋白

膜蛋白分子以 α 螺旋或球形结构分散镶嵌在膜的脂质双分子层中，主要以表面蛋白和整合蛋白两种形式与膜脂质结合：①表面蛋白以肽链中带电的氨基酸或基团与膜两侧的脂质极性基团相互吸引而附着于膜的表面。②整合蛋白的肽链一次或多次反复贯穿整个脂质双分子层，两端露出在膜两侧。不同的膜蛋白质具有不同的分子结构和功能。

生物膜所具有的各种功能，在很大程度上取决于膜所含的蛋白质。细胞膜蛋白质的功能包括：①参与物质的跨膜转运：如载体蛋白、通道蛋白、离子泵等。②参与信息传递：如分布在膜外表面的受体蛋白能将环境中的特异性化学物质或信号传递到细胞内，引起细胞功能的相应改变。③与能量转化有关：如 ATP 酶能分解 ATP 而提供生理活动所需的能量。膜内侧存在着腺苷酸环化酶系统，既与能量转化有关，又起信息传递的作用。

（三）膜的糖类

细胞膜含有少量的糖类，不超过细胞膜重量的 10%，主要是一些寡糖和多糖链。它们都以共价键形式和膜的脂质或蛋白质结合，形成糖脂或糖蛋白，其糖链大多数裸露在细胞膜的外侧。由于这些糖链具有特异的化学结构，使所在的细胞或所结合的蛋白质具有特异性，可作为所在细胞或所结合的蛋白质的特异性"标志"。如有的作为抗原决定簇，表示某种免疫信息；有的作为膜受体的"可识别"部分，能特异性地与某种递质、激素或其他化学信号分子相结合。在人红细胞 ABO 血型系统中，红细胞的不同抗原特性就是由结合在脂质的鞘氨醇分子上的寡糖链所决定的。细胞膜的化学组成及主要功能归纳如图 2-1。

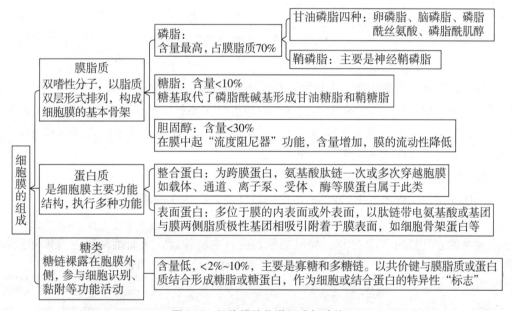

图 2-1　细胞膜的化学组成与功能

二、细胞膜的物质转运功能

细胞膜的物质转运有以下几种形式。

（一）被动转运

被动转运是指物质从细胞膜浓度高的一侧向浓度低的一侧，不耗能的转运方式。

1. 单纯扩散　单纯扩散是指脂溶性小分子物质，顺浓度梯度，由膜的高浓度侧向低浓度侧扩散的方式。如 O_2、CO_2 和小分子药物等。

2. 易化扩散　易化扩散是指某些非脂溶性小分子物质借助于膜结构中的特殊蛋白质（载体或通道）的帮助所实现的顺电-化学梯度的跨膜转运。易化扩散形式有载体介导和通道介导两种：①葡萄糖、氨基酸等的转运方式是以载体介导的易化扩散。②Na^+、K^+、Ca^{2+}等离子的转运方式是以通道介导的易化扩散。将载体转运与通道转运进行比较如表2-1。

表2-1　载体转运与通道转运的比较

	载体转运	通道转运
转运物质	有机物小分子，如葡萄糖、氨基酸、核苷酸等	无机盐离子，如 Na^+、Ca^{2+}、K^+、H^+、Cl^- 等
转运特征	①结构特异性 ②饱和性 ③竞争性抑制	①离子选择性 ②无饱和性 ③具有门控特性（电压门控、化学门控、机械门控）
转运速度	相对较慢	较快
转动方向	①被动转运（顺浓度差、顺电位差） ②主动转运（逆浓度差、逆电位差）	只能被动转运（顺浓度差、顺电位差）

（二）主动转运

主动转运是指细胞膜通过本身的某种耗能过程，将某种分子或离子逆电-化学梯度的转运。可根据转运能量的来源不同分为：原发性主动转运和继发性主动转运（表2-2）。主动转运是依靠细胞膜上的离子泵完成。离子泵是特殊的膜蛋白质，具有 ATP 酶的活性，可分解 ATP 释放能量，供离子转运。

Na^+-K^+泵定义：Na^+-K^+-ATP 酶，简称钠泵。

细胞膜两侧钠钾浓度不同：Na^+ 浓度的膜外高；K^+ 浓度的膜内高。

Na^+-K^+泵功能：摄钾排钠。

钠泵的意义是使 ATP 分解，释放能量，进行主动转运，从而维持膜内高钾和膜外高钠的离子分布。现将上述原发性与继发性主动转运总结归纳为表2-2。

表2-2　原发性主动转运和继发性主动转运的比较

	原发性主动转运	继发性主动转运
转运方向	逆浓度差、逆电位差	逆浓度差、逆电位差
是否耗能	必需消耗能量	必需消耗能量
膜蛋白协助	需要（如，离子泵）	需要（多种转运蛋白）
能量来源	直接利用 ATP 分解供能	利用 Na^+ 在膜两侧的浓度势能
举例	钠-钾泵、钙泵、质子泵转运	葡萄糖、氨基酸的吸收和重吸收

（三）膜动转运

膜动转运，即胞吐（出胞）和胞吞（入胞）。大分子物质和物质团块不能穿越细胞膜，可通过形成质膜包裹的囊泡，借助细胞膜的运动以出胞或入胞的方式完成跨膜转运。膜动转运方式有两种：①胞吐（出胞）：指某些大分子物质或物质团块通过细胞膜从细胞排出的过程。②胞吞（入胞）：指某些大分子物质或物质团块进入细胞的过程（表2-3）。

表2-3 膜动转运特征与举例

分类		特征	举例
出胞	持续性出胞	细胞固有的出胞	小肠黏膜杯状细胞持续分泌黏液的过程
	时相性出胞	细胞受调节的出胞	神经末梢递质释放受胞质 Ca^{2+} 的调节
入胞	吞噬	被转运物质为固体，形成的吞噬泡较大	单核细胞、巨噬细胞和中性粒细胞等少数细胞具有的吞噬功能
	吞饮（分两类）	被转运物质为液体，形成的吞饮泡较小 液相入胞和受体介导入胞	可发生于体内几乎所有的细胞 如，铁的肠道吸收为受体介导入胞

三、细胞的跨膜信号转导

细胞外液中的信息分子（配体，ligand），同靶细胞膜上或膜内的特异性受体相结合，再通过跨膜信号转导系统使靶细胞发生变化。

跨膜信号转导路径：细胞外信号→细胞膜受体→效应器酶→第二信使→靶点细胞器→细胞效应/功能改变。

细胞的跨膜信号转导系统中最重要的有以下3种：①G蛋白偶联受体介导的信号转导。②离子通道型受体介导的信号转导。③酶耦联受体介导的信号转导。

配体是指能与受体发生特异性结合的活性物质，如神经递质、激素、细胞因子、代谢产物、某些药物等。激素可通过定位于靶细胞膜上或靶细胞膜内的受体的介导而实现细胞的信号转导。亲水性激素（主要为胺类、肽类和蛋白类激素）和亲脂性激素（主要为类固醇、固醇类、脂肪酸类激素）的作用机制不同。亲水性激素与细胞膜受体结合呈现作用（图2-2A），以膜受体介导激素的细胞调节效应；亲脂性激素与细胞内受体结合呈现作用（图2-2B），以核受体介导激素的细胞调节效应。

四、细胞的兴奋性和生物电现象

细胞在生命活动中都伴随的电现象，称细胞生物电。是由一些带电离子（如 Na^+、K^+、Cl^-、Ca^{2+} 等）跨细胞膜流动而产生的，称跨膜电位（简称膜电位）。细胞的膜电位主要有两种表现形式，即静息电位和动作电位。临床诊断疾病所用的心电图、脑电图、肌电图、胃肠电图和视网膜电图等是器官水平上记录的生物电现象，是细胞生物电活动基础上发生总和的结果。

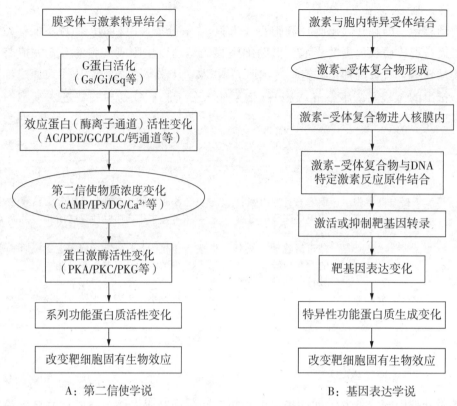

图 2-2　细胞膜受体（G 蛋白偶联受体）与细胞内受体介导的信号转导途径

1. 静息电位　静息电位是细胞在安静（未受刺激）时存在于细胞膜内外两侧的电位差。静息电位膜内电位较膜外电位为负。静息电位的意义：静息电位是细胞产生兴奋的基础；静息电位是细胞安静的标志。

（1）静息电位的形成条件：①安静时细胞膜两侧存在离子浓度差。②安静时细胞膜主要对 K^+ 通透。

（2）静息电位的形成机制：促使 K^+ 外移的浓度势能差同已移出 K^+ 造成的阻碍 K^+ 外移的电势能差相等，不再有 K^+ 净移动。由已移出的 K^+ 形成的膜内外电位差，称为 K^+ 平衡电位，就是静息电位。静息电位接近于 K^+ 的平衡电位。静息电位的大小主要由细胞内外的 K^+ 浓度差决定。

（3）膜电位的几个重要定义：①极化：膜内为负，膜外为正的状态称为极化状态。②超极化：静息电位的数值向膜内负值加大的方向变化的过程称为超极化。③除极化：静息电位的数值向膜内负值减少的方向变化的过程称为除极化。④复极化：细胞膜除极化后，又恢复极化状态的过程称为复极化。⑤超射（值）：膜电位高于零电位的部分（数值）。

2. 动作电位及其形成原理　活细胞都具有产生动作电位的能力。动作电位发生时膜电位的波动实际上是某些带电荷的离子通过离子通道跨膜移动的结果。

（1）概念：动作电位指可兴奋组织或细胞受到有效刺激时，发生快速的、可逆的、可传播的膜电位变化。神经、肌细胞及某些腺细胞表现出较高的兴奋性，它们只需接受较小程度的刺激，就能产生动作电位，称为可兴奋细胞。

（2）时相：动作电位可分两个时相：①去极相：上升支，即 $-70 \sim -90mv$ 至 $+20 \sim +40mv$。②复极相：下降支，即 $+20 \sim +40mv$ 至 $-70 \sim -90mv$。超射值：膜内电位由零变为正的数值，接近于钠离子的平衡电位。

（3）动作电位的形成：①去极相：有效刺激激活 Na^+ 通道，膜对 Na^+ 通透性突然增大，Na^+ 大量内流，直至膜内正电位接近 Na^+ 平衡电位（超射值）。Na^+ 内流→阈电位→形成动作电位上升支。②复极相：K^+ 通道的开放，细胞膜对 K^+ 通透性的增大，K^+ 外流，是动作电位复极化的主要原因。K^+ 外流→动作电位下降支。

（4）动作电位特点：①动作电位的"全或无"现象：即刺激未达到一定强度，动作电位就不产生；动作电位的幅度不随刺激强度变化而变化，这种现象称"全或无"现象。②不衰减传播：动作电位在同一细胞上的传导，其动作电位的幅度不因传导距离增加而减小。③脉冲式发放：连续刺激，多个动作电位不融合。

临床许多的药物是通过作用于离子通道，影响其功能呈现作用的：①钠通道阻断剂：如普鲁卡因（procaine）直接作用神经纤维电压门控钠通道激活，而抑制动作电位产生和传导，发挥麻醉作用。②钙通道阻断剂：如硝苯地平（nifedipine）可阻断血管平滑肌电压门控钙通道，减少 Ca^{2+} 内流呈现舒张血管作用，用于高血压病的治疗。③钾通道阻断剂：如胺碘酮（amiodarone）通过阻断心肌细胞钾通道使动作电位时程和不应期延长，发挥抗心律失常作用。人类许多遗传性疾病和自身免疫性疾病也与离子通道的功能缺陷有关，形成所谓的离子通道病。

3. 兴奋性和刺激引起兴奋的条件

（1）兴奋性：兴奋性可被理解为组织或细胞对刺激产生动作电位的能力。

（2）刺激引起兴奋的条件：条件有三个参数：强度、持续时间及强度-时间变化率。刚能引起细胞兴奋所需的最小刺激强度，称为阈强度或阈值。

阈强度与兴奋性成反比关系，是衡量兴奋性的简便指标。刺激的强度可分三种：①阈刺激：强度等于阈值的刺激。②阈上刺激：强度大于阈值的刺激。③阈下刺激：强度小于阈值的刺激。

（3）兴奋性的变化：细胞在接受一次刺激产生兴奋的一段时间内兴奋性将经历下列变化：①绝对不应期：兴奋性为零，任何强刺激不能使细胞再次兴奋。②相对不应期：兴奋性低于正常，阈上刺激才可引起兴奋。③超常期：兴奋性超过正常，阈下刺激可引起兴奋。④低常期：兴奋性又低于正常水平。

4. 动作电位（兴奋）的引起

（1）阈电位：细胞膜电位只要除极达阈电位，即可引起动作电位。当膜内负电位必须去极化到某一临界值时，导致膜对 Na^+ 通透性突然激增，引发一次动作电位，这个临界值大约比静息电位的绝对值小 $10 \sim 20mV$，称为阈电位。

（2）局部电位（局部兴奋）：指细胞受到阈下刺激时，细胞膜两侧产生的微弱电变化。局部电位可以是除极电位，也可以是超极电位。与动作电位比较见表2-4。

局部电位特点：①等级性：指局部电位的幅度与刺激强度正相关。②无不应期：可总和，指两个以上的局部电位在时间和空间上的叠加。③电紧张性扩布：局部电位只能以电紧张方式，影响邻近膜的电位。

5. 兴奋在同一细胞上的传导　动作电位是以局部电流的方式使周围除极达阈电位，从而产生动作电位而进行传导的。动作电位是向周围双向传播的。

表 2-4　局部电位与动作电位的比较

	局部电位	动作电位
所需刺激	阈下刺激	阈刺激或阈上刺激
Na$^+$ 通道开放数量	较少	大量（受刺激部位 Na$^+$ 通道突然大量开放）
电位变化幅度	小（阈电位以下）	大（阈电位及以上）
不应期	无	有
等级性	有大小之分	无
总和	有，有时间或空间总和	无
"全或无"现象	无	有
传播特征	1. 呈电紧张性扩布 2. 幅度随距离增加而衰减 3. 不能传播很远	1. 以同等幅度向远处传播，直到整个细胞膜兴奋为止 2. 不衰减传导：不随距离延长而衰减

五、肌细胞的收缩功能

肌组织分为骨骼肌、心肌和平滑肌三类，其中骨骼肌和心肌属于横纹肌。

肌组织又分随意肌（骨骼肌）和非随意肌（心肌和平滑肌），前者受躯体运动神经的支配和控制，后者则受自主神经的支配和控制。

（一）骨骼肌的收缩原理

尽管骨骼肌和心肌都属于横纹肌，但心肌属于非随意肌，骨骼肌属于随意肌。骨骼肌的收缩需在中枢神经系统控制下完成，只有神经纤维发放兴奋时支配的骨骼肌才产生收缩活动，骨骼肌细胞收缩功能的实现还依赖于多个亚细胞生物网络系统的协调活动。

1. 骨骼肌细胞的微细结构　骨骼肌细胞的结构特征是细胞内含有大量的肌原纤维和发达的肌管系统。

肌原纤维是呈纵向平行排列、可见明暗交替的横纹，分别称明带和暗带。暗带中央有条横向 M 线，M 线两侧有相对较亮的 H 带；在明带中央也有条横线，称 Z 线。相邻的 Z 线之间的区段称为肌小节。肌小节是收缩和舒张的基本单位。肌原纤维由粗肌丝和细肌丝构成。

肌管系统有横管和纵管两种。横管又称 T 管，是与肌原纤维垂直走向的膜性管道。纵管也称 L 管，是与肌原纤维平行走向的膜性管道，即肌质网（SR），其中包绕肌原纤维周围并交织成网的称纵行肌质网（LSR），其膜上有钙泵；与 T 管膜相接触末端呈膨大或扁平状的称连接肌质网（JSR）或终池。JSR 内储有高浓度的 Ca^{2+}，其膜中嵌有钙释放通道，也称 ryanodine 受体（RYR），与 T 管膜或肌膜中 L 型钙通道相对应。T 管与其两侧的终池形成三联管结构，这是兴奋-收缩耦联的关键部位。

2. 骨骼肌的收缩机制 骨骼肌的收缩机制可用肌丝滑行理论解释：即肌肉的缩短或伸长是粗肌丝与细肌丝在肌节内相互滑行所致，而粗肌丝和细肌丝的长度不改变。

肌丝的分子结构：①粗肌丝是由肌球蛋白或肌凝蛋白分子聚合而成。肌球蛋白分子呈豆芽状，有杆部和球形头部。头部与相连的杆部从粗肌丝中向外伸出形成横桥。每条粗肌丝约有300～400个横桥。横桥具有ATP酶活性，并能与肌动蛋白结合。②细肌丝是由肌动蛋白（或称肌纤蛋白）、原肌球蛋白（或称原肌凝蛋白）和肌钙蛋白三种蛋白质构成。肌动蛋白为球形，聚合成螺旋状链，构成细肌丝主干。肌动蛋白上有与粗肌丝横桥结合的位点。原肌球蛋白呈长杆状，缠绕成双螺旋结构的长链。肌肉舒张时，原肌球蛋白掩盖肌动蛋白上的横桥结合位点。肌钙蛋白是由肌钙蛋白T（TnT）、肌钙蛋白I（TnI）和肌钙蛋白C（TnC）构成。当胞质Ca^{2+}升高时，Ca^{2+}与TnC结合使肌钙蛋白构象变化，引起原肌球蛋白向肌动蛋白深部移动，暴露肌动蛋白的结合位点，引发横桥与肌动蛋白的结合，导致肌肉收缩。

因肌球蛋白和肌动蛋白直接参与肌肉收缩，故称收缩蛋白；而原肌球蛋白和肌钙蛋白调控收缩蛋白的相互作用，故称调节蛋白。

肌丝滑行过程：结合、扭动、解离、复位。

3. 肌细胞的兴奋-收缩耦联 将骨骼肌细胞产生动作电位的电兴奋过程与肌丝滑行的机械收缩联系起来的中介过程，称兴奋-收缩耦联。兴奋-收缩耦联的耦联因子是Ca^{2+}。其结构基础是三联管结构。

兴奋-收缩耦联的基本步骤是：①T管膜的动作电位传导，并激活L型钙通道。②JSR内Ca^{2+}的释放，即钙触发钙释放。③Ca^{2+}与TnC结合而触发肌肉收缩。④JSR回收Ca^{2+}，引起肌肉舒张。是一次电变化到机械运动的过程。

（二）神经-骨骼肌接头的兴奋传递

1. 传递的过程 神经末梢兴奋到达，使接头前膜发生除极→膜对Ca^{2+}通透性增加→膜外Ca^{2+}内流→神经末梢释放递质（ACh）→ACh通过接头间隙扩散到接头后膜（终板膜）并与N型受体结合→终板膜对Na^+通透性升高→产生终板电位（终板膜产生的局部除极电位）→使周围肌膜达到阈电位→肌细胞产生动作电位。从运动神经兴奋引起骨骼肌收缩的过程归纳为表2-5。

表2-5 运动神经兴奋引起骨骼肌收缩的过程

步　骤	过　程
1. 神经-肌肉接头的信号传递	①运动神经兴奋，动作电位到达神经末梢 ②神经末梢膜上的电压门控Ca^{2+}通道打开，Ca^{2+}进入神经末梢，促使末梢释放乙酰胆碱至接头间隙 ③乙酰胆碱与终板膜上的N_2化学门控离子通道结合并通道开放，使Na^+内流以及K^+外流 ④Na^+内流量大于K^+外流量，终板膜去极化产生终板电位 ⑤终板电位刺激肌细胞膜产生动作电位

续表

步　骤	过　程
2. 兴奋-收缩耦联的过程	①动作电位沿横管进入骨骼肌细胞内，传导到三联管 ②肌质网终末池释放 Ca^{2+}，使胞质中 Ca^{2+} 浓度升高 ③Ca^{2+} 与肌钙蛋白结合，解除原肌球蛋白的位阻效应 ④粗细肌丝之间形成横桥联结，横桥牵拉细肌丝向粗肌丝的中心方向滑行，使肌肉缩短 ⑤Ca^{2+} 被泵入肌质网，Ca^{2+} 与肌钙蛋白分离，粗细肌丝分离，细肌丝回位、肌肉舒张

2. 传递的特点　①单向传递；②传递延搁；③易受环境等因素影响。

3. 要点说明　电-化学-电的过程；递质释放的关键是 Ca^{2+} 内流；终板电位的关键是：ACh 和受体结合导致终板膜 Na^+ 内流的增加；终板电位是局部电位；兴奋传递是一对一的，影响神经-肌肉接头兴奋传递的相关因素见表 2-6。

表 2-6　影响神经-肌肉接头兴奋传递的相关因素

作用部位/靶点	相关药物/疾病	作用机制
突触前膜钙通道	Lambert-Eaton 综合征（LEMS）	是一种自身免疫性疾病，体内的自身抗体破坏了轴突末梢膜上钙通道
突触前膜释放 ACh	肉毒杆菌中毒	肉毒杆菌毒素阻断了突触前膜 ACh 的释放
终板膜 N_2 受体阳离子通道	筒箭毒和 α 银环蛇毒	是终板膜上的 ACh 受体通道的特异性阻断剂，常用作实验研究的工具药或见于临床中毒
同上	重症肌无力	是一种自身免疫性疾病，患者体内自身抗体破坏了终板膜上的 ACh 受体通道
胆碱酯酶	新斯的明等	抑制胆碱酯酶，ACh 水解减少，在突触间隙大量积蓄
同上	有机磷酸酯类	使胆碱酯酶发生磷酰化而丧失活性，造成 ACh 在突触间隙大量积蓄，引起中毒
同上	碘解磷定等	胆碱酯酶复活剂，能恢复胆碱酯酶的活性

（三）骨骼肌的收缩形式

肌肉收缩是长度缩短和张力增加，一次收缩可分为三个期：潜伏期、收缩期、舒张期。骨骼肌的收缩形式，按长度和张力分为等长收缩与等张收缩；按刺激频率分为单收缩与强直收缩（完全强直与不完全强直）。

影响收缩的因素：前负荷、后负荷、肌肉收缩能力。

第二节　细胞的衰老及其机制

通过研究细胞的衰老过程，以达到或反映研究整体衰老的机制受到重视。以细胞衰老学说、细胞衰老模型以及相关的研究，特别是细胞器、细胞内酶系统与细胞衰老相关的研究进展，为研究整体的衰老以及延缓衰老药物的研究奠定了基础。

一、细胞衰老的生理表现

组织细胞可以分为可再生组织细胞和不可再生组织细胞。可再生组织细胞是指机体内不断有新生细胞来置换衰老死亡的细胞，如上皮细胞、造血细胞、表皮细胞等，这类细胞都有一定的寿命，在增龄过程中这类细胞的再生能力不断下降，更新的时间不断延长，细胞逐渐衰老直至死亡。不可再生组织由高度分化的细胞所组成，这类细胞有神经细胞、心肌细胞、骨骼肌细胞等，在增龄过程中，这类细胞随着机体的衰老而逐渐老化，主要表现为细胞数量的减少，细胞结构的改变，细胞质的紊乱等，如在老化过程中，脑细胞一般是不再生的。人的 140 亿个脑细胞随着增龄而减少，40 岁后减少速度加快，脑组织重量减轻，继而出现脑萎缩，这是人体细胞老化中最突出的问题。

（一）衰老过程细胞周期的改变

细胞周期的长短，因细胞种类而异。细胞周期（cell cycle）是指细胞从一次分裂完成开始到下一次分裂结束所经历的全过程，分为间期与分裂期两个阶段。间期又分为三期，即 DNA 合成前期（G1 期）、DNA 合成期（S 期）与 DNA 合成后期（G2 期）。分裂期（M 期），即细胞分裂期。细胞分裂增殖后，有的停留在 G1 期不再增殖（即延长的 G1 期），有的暂时停止增殖（即 G0 期）（图 2-3）。

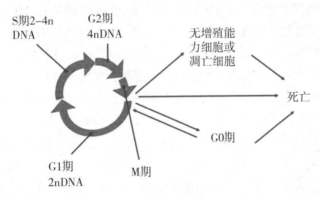

图 2-3 细胞周期图

细胞周期的长短与增龄有一定关系。一般来说，细胞周期的时间随增龄而延长。实验表明，93 天的小鼠十二指肠上皮细胞周期为 11.5h，而 940 天的老鼠细胞周期增加到 15h。在衰老过程中，细胞周期的 G2 和 M 期无明显变化，而 G0、G1 和 S 期则随增龄而明显延长。细胞的分裂指数一般随增龄而下降。据研究表明，老年人淋巴细胞有丝分裂指数为 6.02，明显低于年轻人。由于细胞周期随增龄而延长，因此，老年人的细胞增殖率也随之下降，进而导致细胞数量的减少，组织器官的萎缩和生理功能的降低。

另外，细胞生长的调控也是研究机体衰老的一个重要方面。实验发现，正常人二倍体成纤维细胞在体外传代培养时，胚胎肺成纤维细胞可分裂传代 48～50 次，而成人肺成纤维细胞只能分裂传代 20 次左右，表明细胞供体的年龄与细胞分裂的次数呈负相关。研究还表明，不同物种的最大寿命与其成纤维细胞在体外培养的分裂次数呈正相关，分裂次数愈多，其寿命愈长。这一结果证实，物种的最大寿命与细胞的寿命是一致的。

（二）细胞凋亡与衰老的关系

细胞凋亡是在生理和病理条件下，由基因控制的自主有序的死亡过程，是人体组织细胞普遍存在的一种生理现象，也是机体调节细胞生长和消亡平衡的手段。生理条件下，凋亡用以清除单个细胞，继而由巨噬细胞内吞，最后再由溶酶体执行降解功能。凋亡和自噬（autophagy）都是细胞内重要的生理过程。对清除无功能的细胞有重要意义。

1. 细胞凋亡的性质　细胞凋亡与一般的细胞死亡不同。细胞凋亡具有三个方面的特征：①细胞凋亡后仍保持完整的细胞膜结构，整个细胞固缩，胞质内出现特异性大泡，染色体浓缩，核破裂后被形成凋亡小体（apoptosis body）。②内源性的 Ca^{2+} 和 Mg^{2+} 依赖性内切酶被活化并将双键的 DNA 切断使之失去活性，这是一个主动过程。③细胞凋亡过程中，既无能量产生也无代谢障碍，膜内外渗透压仍保持正常，不引起炎症反应。因此，细胞凋亡是涉及一系列基因的激活、表达以及调控等的自体损伤现象，是为更好地适应生存环境而主动发生的一种死亡过程。细胞凋亡有三个方面的生理意义：①确保正常的生长发育，根据代谢需要调节细胞数量，保持机体器官正常体积，如指（趾）间隙的形成。②维持内环境的稳定，如清除受损、突变或衰老的细胞。③具有防御功能，如使被病毒感染的细胞凋亡。

2. 细胞凋亡的诱导与调控　细胞凋亡涉及细胞内许多复杂的生化过程，有多种细胞分子参与、多重信号转导通路介导其调控过程。生理性诱导因素有：①细胞因子，如肿瘤坏死因子（TNF）、转化生长因子等。②神经递质，如谷氨酸、多巴胺等。③基质失去黏附特性等。细胞凋亡的诱导发生有两条通路：①膜受体通路：死亡受体介导的细胞凋亡（外源性）。②线粒体通路：即线粒体相关的细胞凋亡途径（内源性）。研究表明，细胞凋亡的诱导机制过程包括：占据受体合成特异性蛋白质、Ca^{2+} 内流、内切酶活化、DNA 链断裂和凋亡小体的形成等。一般认为，细胞凋亡的诱导因子和刺激因素是通过第二信使传递信号起作用的。

（1）促进细胞凋亡的因子：诱导细胞凋亡的促进因子有 TNF、神经酰胺、白介素 2（IL-2）、白介素 4（IL-4）和兴奋性氨基酸类神经介质等。研究发现：阿尔茨海默病和帕金森病患者的脑组织中，存在较多的核转移因子，并诱导大量的脑细胞凋亡。另外，一些生长因子和激素，如糖皮质激素、转化生长因子 β（TGF-β）、表皮生长因子（EGF）、肾素血管紧张素 Ⅱ（Ang-Ⅱ）、神经酰胺等。当细胞凋亡促进因子在体内过多的情况下，如果同时出现 Ca^{2+} 内流和营养因子减少，则细胞凋亡极易发生。体外培养的心肌细胞也可因缺氧而发生凋亡。

（2）抑制细胞凋亡的因子：诱导细胞凋亡的抑制因子有神经生长因子（NGF）、粒细胞-巨噬细胞集落刺激因子（GMCSF）和粒细胞集落刺激因子（G-CSF）等。当这些因子在血清中浓度较高时，细胞凋亡的诱导过程被抑制。

3. 细胞凋亡的基因调控　研究发现，促进细胞凋亡的基因有 C-myc 基因、S-myc 基因、Apo-1/Fas 和野生型 P33 基因等。C-myc 基因具有促进细胞增殖与凋亡的双重作用，当血清生长因子增多和丝裂原等激活刺激信号存在时，可通过激活相应的信号转录系统抑制凋亡，促进细胞增殖，反之，则促进细胞凋亡。S-myc 基因能促使细胞由 G0/G1 期转到 S 期，但是如果缺少了促进细胞凋亡的因子等刺激信号，则细胞分裂停留在 G0/G1 期，从而导致细胞的凋亡。

4. 细胞凋亡对增龄的影响 一般认为，随着年龄的增长，体内的某些细胞凋亡促进因子逐渐增多，细胞的生长繁殖与细胞凋亡之间的平衡受到破坏，凋亡细胞和衰老细胞增多，细胞数量减少，从而加速了机体的整体衰老。在衰老过程中骨骼肌出现肌纤维数量和体积的减小，肌肉质量和收缩能力进行性下降，称为肌少症（或称肌肉减少症，sarcopenia）。其发生机制与细胞凋亡有关，在增龄过程中线粒体功能紊乱，导致肌细胞凋亡速度加快，造成骨骼肌肌纤维数量减少。诱导凋亡的抑制基因表达水平升高，与肌肉萎缩程度成正比。骨骼肌中卫星细胞负责肌纤维生长和修复，增龄过程中的肌肉减少可能与卫星细胞凋亡速度加快有关。卫星细胞凋亡速度加快，造成增龄的机体损伤修复的能力下降。在心脏的衰老过程中，心肌细胞发生坏死和凋亡，造成心肌细胞数量减少，重塑性降低，收缩功能受损。心肌细胞凋亡速度加快，是导致心脏质量减轻和功能退化的重要原因。

（三）细胞膜的老化改变

细胞的老化是机体衰老的基础，而细胞膜的衰老机制是细胞老化不可忽略的重要部分。细胞膜与其他生物膜一样是由蛋白质、脂类、糖类等形成的一类膜系结构，具有多种生物功能。生命现象中许多基本问题，如物质转运，信息传递及生物能量转换、激素作用、神经传导、细胞识别、细胞分化和肿瘤等都离不开膜系统结构和功能的改变。因此生物膜在衰老机制研究中的地位是不可忽视的。对于衰老机制的研究就是"膜损伤学说"。生物膜的老化原因主要是自由基损伤，膜结构中的不饱和脂肪酸受到自由基等因素的损伤后，可产生脂质过氧化物和丙二醛。丙二醛的醛基能与膜脂、膜蛋白上的氨基形成含有亚胺或甲亚胺特性基团（-RC = N-）的化合物，使膜脂、膜蛋白之间或相互交联，降低膜的流动性，甚至破坏膜的完整性；还可表现为膜蛋白质的聚集和断裂，直接影响了 Na^+-K^+-ATP 酶和 $Ca^{2+}-Mg^{2+}-ATP$ 酶的活性，破坏了生物膜的正常功能。

（四）细胞器的老化改变

在增龄过程中，细胞的超微结构（包括细胞核、线粒体、溶酶体、内质网、高尔基复合体等）都会发生不同程度的老化改变，这些改变一般是渐进的、不可逆的（图2-4）。

1. 细胞核的老化改变 细胞核的老化主要是由于 DNA、RNA 和蛋白质等大分子物质的交联逐渐积累，进而导致细胞核结构的退行性改变。在形态上表现为核固缩、核结构模糊不清和染色体着色加深。核内染色质减少是细胞核老化改变的主要表现形式，反映了核酸合成的某些差错的累积。核膜内陷形成皱襞，表明 DNA 的含量有所降低。染色体的老化改变还表现在肝、肾、心、胰、前列腺等器官出现大量超二倍体细胞（反映细胞凋亡程度和细胞的衰老），并随年龄增加而增多的现象。

2. 线粒体的老化改变 线粒体是细胞内物质进行氧化磷酸化产生能量的场所。在细胞老化的初期，表现为线粒体数量的减少，线粒体嵴也随之减少。在缺氧的条件下，

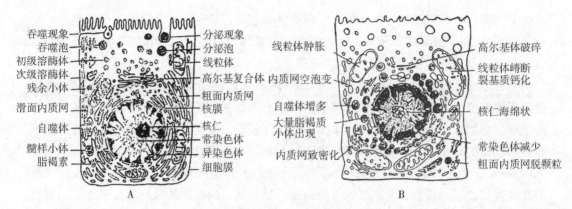

图 2-4 正常的细胞结构与细胞器衰老的改变

老化的线粒体更易出现肿胀、线粒体嵴的断裂和基质钙化，严重时线粒体可变为空泡样，最终整个线粒体发生崩解。在线粒体形态改变的同时，线粒体的氧化磷酸化过程也发生紊乱，细胞的能量供应障碍或不足，组织器官的功能活动也随之下降，这些变化在心肌和自主神经节细胞中表现更为突出。

3. 内质网的老化改变 内质网是膜性结构的细胞器，是相互连通的管道、扁平囊和潴泡所组成的膜系统。主要功能是参加蛋白质和脂质的合成、加工、包装和运输。分为粗面内质网和滑面内质网两种类型。粗面内质网的表面附着有核蛋白体，是蛋白质合成的地方。在衰老过程中内质网的数量常有减少，并可肿胀成空泡状。粗面内质网还常有核蛋白颗粒丢失，内质网膜的密度增厚。神经细胞的粗面内质网随增龄而失去典型结构。

4. 高尔基复合体的老化改变 高尔基复合体也是膜性细胞器。主要功能是将合成的蛋白质进行加工、分类、浓缩和包装，并分泌到细胞外。在衰老过程中高尔基复合体可出现肿胀、空泡和变性，甚至膜结构断裂崩解。神经细胞内的高尔基复合体可破碎不成网状；心肌细胞老化时表现为高尔基复合体增多，形态异常。高尔基复合体的老化可导致细胞功能的下降，以分泌功能下降更为明显。

5. 溶酶体的老化改变 溶酶体是散在于细胞内由单层膜包被的囊状结构。溶酶体含有丰富的多种水解酶，具有溶解和消化多种物质的功能，包括细胞内损坏或衰老的细胞器。当细胞老化时，溶酶体的活性下降，故常见残余小体增多。溶酶体摄入残存细胞器后所形成自噬泡。当细胞衰老时，其溶酶体破裂，释放出水解酶，消化整个细胞而使其死亡。

此外，细胞水平衰老还有代谢产物的改变，其中有脂褐素和淀粉样变性较为特殊：①脂褐素的堆积是细胞衰老的常见现象，也是机体衰老的重要标志。脂褐素在细胞内堆积过多时可影响细胞的正常功能，以心肌、骨骼肌和神经细胞较为常见。细胞内脂褐素的堆积一般随增龄而增多，但个体差异较大。②淀粉样变性一般沉积在细胞外，镜下呈半透明状，遇碘液变为蓝紫色，故名淀粉样变性，HE 染色为品红色，淀粉样变性呈不规则"岛状"分布。淀粉样变性常见于老年人的脑、心脏、胰、脾、肾和肝等组织，并随增龄而增多。阿尔茨海默病、帕金森病等脑组织中的淀粉样变明显高于正常人群。

二、细胞衰老的基本机制

细胞随着分裂次数的增加而逐步丧失分裂能力的现象被称为细胞复制性衰老。这是个体衰老在细胞水平上的表现形式，并在与老年相关性的疾病中起重要的作用。解释细胞有限分裂能力的假说有许多种，端粒学说是其中之一。本节主要介绍端粒学说和自由基学说。

（一）端粒学说

1. 端粒 端粒缩短及终末复制障碍，可导致机体衰老及多种老年性疾病。完整无缺的端粒对基因组稳定性及染色体的完整性是必要的，对细胞繁殖寿限的延长同样是必要的。人体组织端粒酶活性及端粒损伤与增龄性病理改变存在相关性，端粒缩短导致早衰。可能影响端粒长度的因素：①端粒酶活性能稳定端粒长度并有其他重要的功能。②端粒长度与体内抗氧化防卫活性也有关，氧化应激可加速端粒缩短。③端粒长度与年龄成反比，如不同年龄人皮肤细胞端粒长度测定随增龄而缩短。④端粒动力学与体细胞生长、复制及无疾存活的可能性有关。⑤端粒长度与遗传型变异相关的候补基因无明显相关。

2. 端粒酶 端粒酶是 RNA 核酸蛋白复合物，具有 RNA 依赖性 DNA 聚合酶活性，催化合成端粒，对端粒长度的维持有重要作用。正常体细胞端粒酶活性处于抑制状态，但在肿瘤形成和发展的过程中可被激活。端粒酶的调控是多因素的。端粒酶活性和端粒长度的维持可能有助于延缓衰老。端粒酶可以修补端粒，随着细胞衰老，端粒酶及端粒存在损耗。由于端粒酶活性随年龄增长而减低，导致端粒长度缩短及衰老，调控端粒酶活性可能有助于延缓衰老与防治老年性疾病。端粒酶还可以促进发育中脑神经元的存活。抑制端粒酶活性可促进神经元凋亡，如能设法提高体内端粒酶活性，稳定端粒长度，可能有助于延缓衰老和延长寿命。

3. 端粒学说的基本内容 端粒是染色体末端的重复 DNA 序列，能防止细胞将天然染色体末端识别为染色体断裂，起着保护和稳定染色体的作用。随着细胞的不断分裂，在没有补偿的情况下，端粒会变得越来越短。端粒缩短的假说，认为细胞内存在监测端粒长度的机制，当染色体端粒因分裂而缩短到一定临界长度时，细胞的内在监测机制会发生作用，使细胞停止分裂。启动细胞衰老的分子机制，可能与端粒 DNA 末端形成的高级结构有关。

（二）自由基学说

关于衰老的学说有 300 多种，各有其理，各执一词，唯有自由基学说不断涌现新证据，日臻完善，并能阐明其他学说所不能解释的现象。自由基致衰学说概括地说就是氧化应激导致衰老，所以自由基学说常与氧化损伤并列一起来讨论，从分子水平直到整体水平来证实。

1. 自由基的概念 自由基（free radical）在化学上称"游离基"，是指化合物的分子在特定条件下共价键发生均裂而形成的具有不成对电子的原子或基团。自由基的化学性质极不稳定、寿命极短、活泼性很强，特别是氧化作用强，具有强烈的引发脂质过氧化的作用。生理情况下细胞内存在的抗氧化物质可以及时清除自由基，使其生成与降解处于动态平衡，对机体并无伤害的影响。病理情况下由于活性氧生成过多或机体抗氧化能力不足，则引发链式脂质过氧化反应损伤细胞膜，进而使细胞衰老死亡。

2. 自由基的类型、功能及生成

(1) 自由基的类型：自由基的种类很多，主要包括氧自由基和脂性自由基。机体中重要和常见的自由基有单线态氧自由基（O_2^{-}）、羟自由基（$\cdot OH$）、一氧化氮自由基（$NO\cdot$）等。还有一些物质本身虽不是自由基，但却是自由基反应产物，如过氧化氢（H_2O_2）、脂类过氧化物（LOOH）等，活泼性极强，统称活性氧（reactive oxygen species，ROS）。

(2) 自由基的功能：自由基在机体内起信号分子和基因开关作用，具有调控细胞分裂、分化、生长、生殖和发育等多方面的生理功能，在维持机体正常功能中不可或缺。但当自由基产生过多，或防御自由基能力太弱时又会造成广泛的疾病，并引起衰老产生。

(3) 自由基的生成：机体中自由基的主产地为线粒体，是电子传递链的产物，在正常代谢时仅有少量自由基产生。造成自由基生成增加的因素有三大类：①物理因素（射线、紫外线、超声波和极端温度等）；②化学因素（药物、毒物、致癌物、缺氧、金属离子和污染物等）；③生物因素（正常代谢产物、线粒体生物氧化、酶催化、炎症、细菌和病毒感染等）。

3. 机体的主要防御机制　实验将人成纤维细胞放在不同氧浓度中培养，在很宽的氧浓度范围中（5%~95%），细胞的寿命都缩短了。一般而言氧浓度越大，ROS 生成越多。肾、心和肝的细胞线粒体产生 O_2^{-} 和 H_2O_2 的速率与最大寿命间呈高度负相关，也就是说，在单位时间内 ROS 产生得越多，最大寿命就越短。机体为防止 ROS 产生过多，存在有多重防御机制，如在 ROS 生成的源头线粒体上有细胞色素氧化酶、解耦联蛋白、ATP 合成酶和腺苷酸移位酶等，能控制 ROS 的产生。在细胞和体液中还有抗氧化酶和抗氧化剂以清除 ROS。重要的抗氧化酶有超氧化物歧化酶（SOD）、过氧化氢酶（CAT）、谷胱甘肽过氧化物酶（GP）、谷胱甘肽还原酶（GR）、葡萄糖-6-磷酸脱氢酶（G_6PDH）等。重要的抗氧化剂有维生素 C、维生素 E、β 胡萝卜素、硫辛酸、胆红素、胆固醇、褪黑素、肾上腺素、雌激素和维生素 A 等。蔬菜、水果和中药中也含有多酚类、黄酮类和萜类等多种抗氧化剂。

当 ROS 过多或防御能力减弱时称为氧化应激（oxidative stress），又称氧化性胁迫，正是这种氧化应激状态能引起机体的衰老和疾病。

4. 自由基的病理生理作用　正常情况下，机体内自由基的产生与清除处于动态平衡。过剩的自由基可能对构成细胞的生物大分子的化学结构发生破坏性效应，随着破坏层次的逐步扩展，损伤了正常组织形态和功能的完整性。当损伤程度超过修复或丧失其代偿能力时，组织器官的功能就逐步发生紊乱及障碍，而机体也就逐渐表现出衰老的各种特征，主要有以下三种。

（1）自由基对机体生物膜的氧化损害：生物膜是细胞膜和各种细胞器膜的总称。生物膜主要成分是脂类和蛋白质，含不饱和脂肪酸较多。自由基攻击膜的不饱和脂肪酸使 C＝C 键断裂，生成过氧化脂质。过氧化作用能使膜不饱和脂肪酸减少，从而使膜的通透性增加，流动性降低，脆性增高，进而使双层结构发生断裂，生物膜破溃。

（2）自由基作用导致脂褐素生成增多：自由基与膜的脂类成分发生过氧化反应，产生醛基或羰基、丙二醛等，与蛋白质一级氨基团反应，并与蛋白质交联。大分子交联的结果是导致不溶性脂褐素的形成。脂褐素广泛存在于各种组织中，随增龄在体内逐渐堆积增多，脂褐素在大脑、脑干、脊髓神经节等部位的细胞内，大量堆积给神经细胞造成损害，引起脑功能及神经功能不全是老年性疾病的重要病因。

（3）自由基对机体内蛋白质的氧化损害：自由基作用于脂质产生丙二醇，能使蛋白质发生交联，成为变性的高聚化合物，使正常蛋白质功能丧失或产生异常蛋白。如自由基与 α 和 β 晶状蛋白发生交联，产生不溶性过氧化脂质沉积在晶状体核中，这是引起老年性白内障的主要原因。人体内自由基过剩会对细胞造成伤害，甚至导致细胞死亡，诱发各种心血管疾病、神经性疾病及肿瘤等 200 多种疾病。还可使组织器官衰老，90% 以上的老年性疾病是由自由基的过剩引起的。因此，自由基是人体衰老的决定性因素之一。

5. 自由基促进衰老机制 自由基促进衰老的原因有多种解释，现主要讨论自由基加速染色体端粒缩短的机制。细胞染色体两端都有一个特殊的结构称为端粒，端粒的 DNA 序列是由简单的 n 个序列（5′–TTAGG–3′）重复组成。人 n＝450，总长 5 ～ 15kbp。细胞每分裂 1 次，端粒就缩短一段。当端粒长度缩短到 4kbp 时，细胞就完全丧失了分裂的能力，在形态和功能上都表现出衰老，所以端粒长度成为判断衰老的标志。实验表明，人成纤维细胞在正常氧分压下能传 44 ～ 45 代。氧分压稍高，细胞就停止分裂，形态表现衰老，色素堆积。在高压氧下自由基增多，端粒 DNA 单链断裂增多，加速衰老。SOD 减慢端粒缩短，延缓细胞衰老，而敲除 SOD 则引起衰老加速。研究表明，自由基专一性地缩短端粒的长度。人端粒（TTAGGG）$_{81}$ 中的 AGGG 对 ·OH 特别敏感，最易断裂。

第三节 细胞衰老与相关疾病

随着增龄，老年人的细胞增殖率随之下降，导致细胞数量减少和功能改变，增殖细胞的变异造成组织器官的萎缩和生理功能的降低，加速机体的整体衰老和老年性疾病及肿瘤患病率的明显升高。

一、细胞衰老调控机体衰老

细胞衰老（cell aging）是指细胞在执行生命活动过程中，随着时间的推移，细胞增殖与分化的能力和生理功能逐渐发生衰退的变化过程。细胞的生命历程都要经过未分化、分化、生长、成熟、衰老和死亡几个阶段。衰老死亡的细胞被机体的免疫系统清除，同时新生的细胞也不断从相应的组织器官生成，以弥补衰老死亡的细胞。细胞衰老死亡与新生细胞生长的动态平衡是维持机体正常生命活动的基础。

（一）细胞衰老与细胞凋亡

细胞衰老和凋亡是两个不同的概念，但两者有密切关系。细胞衰老是随着时间的推移，细胞增殖能力和生理功能逐渐下降的变化过程。细胞在形态上发生明显变化，细胞皱缩，质膜透性和脆性提高，线粒体数量减少，染色质固缩、断裂等。细胞凋亡则是指为维持内环境稳定，由基因控制的细胞自主有序的死亡。

细胞凋亡不是一件被动的过程，而是主动过程，它涉及一系列基因的激活、表达以及调控等的作用，它并不是病理条件下，自体损伤的一种现象，而是为更好地适应生存环境而主动争取的一种死亡过程。

（二）细胞衰老的形态学特征

细胞衰老在形态学上表现为结构的退行性变。①细胞核的改变：首先是核膜凹陷，最终导致核膜崩解，染色质结构变化，超二倍体和异常多倍体的细胞数目增加。②细胞膜的改变：细胞膜表现为脆性增加，选择性通透能力下降，膜受体种类、数目和对配体的敏感性等发生变化。③细胞内结构功能的改变：脂褐素在细胞内堆积，色素沉积，多种细胞器结构改变和数量减少，细胞内多种结构和功能退行性变，如各种酶活性也逐渐降低。

（三）细胞衰老和机体衰老的关系

细胞衰老在生理学上的表现为功能衰退与代谢低下，导致细胞的核膜崩解、染色质解体，最终细胞出现死亡。细胞衰老是机体衰老和死亡的基础。机体衰老的基础是构成机体的细胞在整体、系统或器官水平的衰老，但不等于构成机体的所有细胞都发生了衰老。

正常生命活动中细胞衰老死亡与新生细胞生长更替是新陈代谢的必然规律，也避免了组织结构退化和衰老细胞的堆积，使机体延缓了整体衰老。不同种类的细胞其寿命和更新时间有很大的差别，如成熟粒细胞的寿命仅为 10 余小时，红细胞寿命约为 4 个月，胃肠道的上皮细胞每周需要更新 1 次，胰腺上皮细胞的更新约需要 50 天，而皮肤表皮细胞的更新则一般需要 1～2 个月。由此可见细胞的寿命总是比人的寿命短很多。发育生物学理论认为，哺乳动物自然寿命约为其生长发育期的 5～7 倍。由此推论，人类完成生长发育在 20～22 周岁，自然寿命应是 100～150 岁，但事实上大多数人都很难达到这个理论寿命。

（四）机体衰老与疾病的关系

虽然自然衰老不是疾病，但衰老与许多老年性疾病关系紧密。随着年龄增长，衰老机体在应激和损伤状态下，保持和恢复体内稳态的能力下降，因此，罹患心血管疾病、恶性肿瘤、糖尿病、自身免疫疾病和阿尔茨海默病等概率增大。人们往往把老年性疾病认为是衰老的必然结果，这是不准确的。还是要强调生理性衰老与病理性衰老有本质区别：①生理性衰老是一个缓慢的过程。生理性衰老应该基本上能够老而无疾，老而不衰，甚至老当益壮。②病理性衰老是指常年身体虚弱，疾病缠身，疾病促使机体加速老化。然而，当前人们对衰老生物学机制的认识尚浅，无论是生理性衰老，还是病理性衰老都是以机体细胞总体水平的衰老为基础，要阐明机体衰老的机制必须从研究细胞衰老的机制开始。尽管衰老死亡是不可避免的自然规律，但延缓衰老，尤其是努力避免病理性衰老却是可以做到的。

据报道，2050 年全球 60 岁以上老年人达到 20 亿，为总人口的 20%～30%。面临人口老龄化进程加快和人口寿命普遍提高的趋势，保障老年人享有良好的健康和较高的生活质量已成为社会科学和生命科学共同关注的重大问题。因此，开展老年生理学和延缓衰老的研究具有重要的科学意义和社会价值。

二、细胞衰老与慢性炎症

细胞死亡可以根据性质起源和生物学意义区分为两种完全不同的类型：凋亡和坏死。凋亡是程序性细胞死亡，是受基因调节的自主控制过程；坏死是细胞处于剧烈损伤条件下发生的细胞死亡。两者最明显的区别是，细胞凋亡不能引起机体炎症反应，而细胞坏死则可引起机体炎症反应。

（一）慢性炎症加速衰老

慢性炎症可能是衰老过程的关键因素之一。开始炎症以一种温和的形式作用于机体，炎症引起的一系列的损伤会变得越来越频繁，最终成为慢性炎症。这种慢性炎症并不存在明显的伤害，但能促进释放一些强大的信号分子，引起疼痛和发热。这些强大的信号分子包括氧自由基或活性氧等的释放，自由基和活性氧都是已知的与老龄化进程有关的因素。研究还发现，快速衰老往往与慢性炎症的活化标志物相关，炎症可能有加速老化的潜在驱动作用。

（二）衰老机体的慢性炎症状态

衰老机体的氧化应激状态介导慢性炎症的产生。研究证实，健康老年人躯干脂肪量明显增加。脂肪组织作为一个促炎的内分泌器官，可分泌血管紧张素原、血管紧张素 II（Ang II）、TNF-a 和 IL-6 等，使其与血管的炎症、增生和重构密切相关。较为肯定的慢性炎症标志物有以下几种。①C 反应蛋白（CRP）：具有直接促进内皮细胞炎症、凋亡及抑制血管新生的作用。CRP 不仅是血管慢性炎症的生物学标志物，也是炎症过程的媒介物。②可溶性 P-选择素（P-selectin）：大规模前瞻性研究发现，可溶性 P-选择素是独立的心血管风险因子，血清可溶性 P-选择素高的女性心血管事件风险较低。③白细胞介素-6：白细胞介素-6（interleukin 6，IL-6）是 CRP 产生的主要刺激因素，其水平升高心肌梗死的发生率增高。④纤维蛋白原：既作为凝血状态的指标，也可反映炎症状态，能反映血管损伤和动脉硬化的程度。

（三）衰老是全身的炎症过程

衰老是一种极其复杂的损伤修复失衡的病理生理过程。有人提出，衰老是一种全身性的慢性"代谢性炎症综合征"理论，认为细胞衰老在于慢性炎症周围环境产生的"炎症因子"作用。由于免疫功能下降，老年人对外来抗原的应答反应下降。如，对破伤风类毒素血清的抗体反应随年龄增长而下降，65 岁以上老人患破伤风其死亡率接近 80%。

三、细胞衰老与恶性肿瘤

恶性肿瘤被认为是一种失控的细胞增殖，但在很多恶性肿瘤的早期阶段，致癌基因的表达与细胞衰老有关。有研究报告，由致癌基因诱导的衰老与 DNA 损伤之间有密切的联系。被激发的致癌基因能引起异常的 DNA 复制，从而引起 DNA 的损伤，DNA 损伤又能导致细胞衰老。细胞衰老以前被发现在活体中是肿瘤形成的一个障碍，所以由致癌基因诱导的衰老可能是对癌症的一种先天性防御。但其效果却经常因进一步的突变而丧失。了解细胞衰老与肿瘤形成之间的多层次关系，有助于开发基于衰老标记的诊断和预后工具。

肿瘤是一种衰老疾病。在整个生命过程，体细胞不断发生突变。一个细胞的每一次突变都会在这个细胞的基因组中留下印记。大部分突变对机体影响甚微，但有些突变却能改变重要的细胞功能。早期体细胞突变可能引起发育异常，而后期的累积突变能导致肿瘤和衰老，基因组测序已经揭示了突变基因驱动肿瘤和衰老的过程。肿瘤与衰老发生机制的相似性提示肿瘤可能是衰老的自然结果，而肿瘤足够的生长信号和复制能力更可能是抵抗衰老的方式。

（一）肿瘤与衰老的相关性

1. 肿瘤与衰老相似的发生机制 衰老和肿瘤密切相关显而易见。衰老是肿瘤发生的一个重要风险因素，DNA 损伤修复减退、表观遗传变化和衰老基质可能是其分子机制。衰老是生理完整性进行性丢失并导致功能损伤和逐渐死亡的过程，衰老的特征包括基因组不稳定、端粒缩短、表观遗传改变、蛋白稳态丧失、营养敏感性失调、线粒体功能异常、细胞老化、干细胞枯竭和细胞内信号改变。

衰老的发生机制和特征与肿瘤极为相似。癌细胞生产与发展和衰老过程的生物学基础也是相似的，即肿瘤细胞的线粒体功能异常与衰老过程线粒体功能下降相一致。衰老细胞可以触发机体的炎症反应，后者与肿瘤发生密切相关。

通过研究分析人类肿瘤基因组鉴定出衰老相关突变模式。发现衰老相关突变量大约每 8 年增加一倍，这与肿瘤发生大约需要 15 年的时间相一致。无疑衰老是肿瘤发生的一个重要风险因素。研究认为，代谢的累积改变伴随机体适应性减退提示可能存在一种"代谢钟"控制着衰老。出生时多种代谢缺陷促进衰老，反之长寿的遗传基因可能影响代谢，衰老的特征概括起来就是代谢改变。无疑这些群体更易导致肿瘤的发生。

2. 肿瘤是衰老的自然结果 异常的 DNA 甲基化可发生于细胞恶性转化之前或之后，但更多发生在正常衰老的组织细胞亚群，这群细胞也更容易形成肿瘤。衰老的微环境也会驱动肿瘤转移并诱导治疗耐受。研究发现，衰老的人成纤维细胞分泌——分泌型卷曲相关蛋白，从而激活多步骤级联反应，导致 β 链蛋白、先天性畸形相关转录因子降低和氧化还原反应效应剂脱嘌呤脱嘧啶核酸内切酶丢失，后者减弱了黑色素瘤细胞对 DNA 损伤的反应而促进肿瘤形成，所以肿瘤可能就是衰老的自然结果。

（二）研究肿瘤与衰老的意义

1. 诱导肿瘤细胞衰老 诱导肿瘤细胞衰老可能成为肿瘤治疗的方法之一，有多种方法可以诱导肿瘤细胞衰老，如抑制原癌基因过表达人细胞 S 期激酶相关蛋白 2 或增加 CD^4 辅助细胞。诱导肿瘤细胞衰老使细胞生长周期延长或完全停止，可能较单纯的"寻找和消灭"的治疗策略更有效。

2. 调控肿瘤抵抗机体衰老 对人类预期寿命和最高死亡年龄的人口分析显示，人类寿命存在极限。如果要突破人类寿命的自然极限，利用肿瘤的"永生性"是一个不错的选择。细胞老化并不是稳定的终点，而是在最初的生长阻滞后还呈现多样的细胞状态。研究证实，衰老也可能逆转，其方法包括使某些癌基因失活，诱导细胞周期依赖性蛋白激酶的一些基因过表达，增加细胞多倍性，促使肿瘤干细胞存活和细胞核置换等。

3. 重构自噬逆转衰老 随着衰老干细胞的自我更新能力逐渐下降，最后从静止进入不可逆的衰老状态。研究发现细胞自噬可以维持干细胞的"干性"从而预防衰老，自噬障碍可能通过蛋白质失衡、线粒体功能减退和氧化应激增加导致细胞功能和数量的下降。重构自噬可以逆转衰老和恢复干细胞的"干性"，年轻是抵抗肿瘤最好的方法，因此长寿基因和长寿干预可以预防肿瘤。

（三）调控肿瘤与衰老的方法

既然肿瘤与衰老有共同的机制，那么调控肿瘤细胞与衰老就既可治疗肿瘤，又能实现抵抗衰老。

1. 线粒体置换 线粒体在肿瘤与衰老过程中发挥重要作用，将有缺陷或功能失调的线粒体置换无疑会抵抗机体衰老。线粒体融合蛋白 2 有融合限制和许可两种构象，有人研究通过重构融合蛋白构象纠正线粒体功能缺陷。非典型钙黏蛋白 fat1 作为线粒体的"分子刹车"控制线粒体功能，调节细胞生长和细胞代谢。利用基因编辑重构 fat1 功能也可能调控线粒体，间接控制肿瘤与衰老。

2. 基因组编辑 通过基因编辑技术介导的 DNA 核酸内切酶已经带来了生命科学的新突破。基于 CRISPR 基因组编辑技术，使活细胞基因编辑成为可能。目前，基因组编辑面临的最大挑战是如何使外源基因有效地靶向整合入细胞中。应用同源非依赖性靶向整合策略实现了靶向基因编辑。可以设想，将调控肿瘤细胞生长的基因通过基因组编辑技术整合入衰老细胞中，将可能抵抗衰老；另将控制衰老的基因整合入肿瘤细胞，可以诱导肿瘤细胞衰老。此外，包括骨髓抑制和基因重组等细胞或基因治疗也能够抵抗免疫衰老。

3. 端粒维护 端粒维持着正常细胞基因组的稳定性，但在细胞分裂过程中端粒逐渐缩短可以诱导染色体不稳定。在大多数肿瘤细胞中，端粒长度的维持依赖端粒酶，这样端粒酶活性和端粒长度对于肿瘤存活至关重要。基因突变可能激活端粒酶，重构的端粒酶促进了肿瘤发生和发展，而端粒酶抑制剂已经成为肿瘤精准治疗的靶标。大约 $10\% \sim 15\%$ 的人类癌症通过端粒延长替代机制进行同源 DNA 修复来维持端粒长度。

4. 免疫编辑 免疫衰老表现为细胞介导的免疫功能减退、年龄相关的体液免疫下降和年龄依赖的 T 细胞、B 细胞功能缺陷。自然杀伤细胞（natural killer cell, NK）是先天性细胞毒性免疫细胞，可以特异性地杀灭肿瘤细胞和病毒感染细胞。NK 细胞的细胞毒性作用是激活受体和抑制受体平衡的结果。NK 细胞的免疫衰老表现为 NK 细胞亚群中激活受体的低表达，导致其细胞毒性降低，而激活受体低表达的 NK 细胞常见于肿瘤患者。免疫衰老成为限制基于 NK 细胞肿瘤免疫治疗的主要原因。重新编辑免疫系统，逆转机体免疫衰老，不仅能够抵抗衰老，更是治疗肿瘤的有效方法。

肿瘤和衰老都是各种不可逆的功能减退的累积结果，其原因是 DNA 和细胞内损伤。许多抗肿瘤药物在诱导肿瘤细胞凋亡的同时也诱导细胞衰老。研究肿瘤与衰老的关系意义深远，不仅可以改变人们对肿瘤与衰老的认识，更可能改变抵抗肿瘤与衰老的策略。

四、细胞衰老与器官纤维化

据美国酒精滥用与成瘾研究所调查，8 万因肝病死亡的人中有半数与酒精性肝病（alcoholic liver disease，ALD）有关。长期饮酒引起的肝脂肪变性和肝纤维化，可能是导致肝炎、肝硬化甚至肝癌的重要因素。关于细胞衰老引发肝脏过度纤维化的机制，以及抑制这些变化的手段均被重视。

（一）纤维化的概念

纤维化是组织修复损伤的病理生理过程，可发生于各个器官，持续、过度的纤维化严重影响器官功能，器官纤维化是导致疾病和死亡的重要原因。老化是器官纤维化发展的重要危险因素，器官纤维化是衰老的相关疾病，细胞衰老在纤维化发生、发展中起重要作用。

（二）细胞衰老与酒精性肝病

在慢性肝损伤中细胞衰老与增龄相关的组织退化有关。细胞衰老是一种不可逆的细胞周期停滞，加上促炎性细胞因子的分泌以及肝细胞功能的障碍。细胞衰老的因素也是 ALD 的关键介质。研究酒精性脂肪性肝炎的肝组织，以确定细胞衰老的生物标志物，表明 microRNA-34a 上调肝纤维化的发生，增加细胞衰老，并使肝星状细胞（Hepatic stellate cells，HSC）活化，产生过量纤维化物质。而抑制肝脏 microRNA-34a 的表达，能减少 ALD 中的肝脏损伤和肝纤维化。

（三）细胞衰老与肝纤维化

随着增龄过程细胞增殖与分化能力和生理功能逐渐发生衰退。肝纤维化是肝脏对各种慢性刺激损伤进行自我修复的病理过程，可能发展为肝硬化。这一过程以 HSC 活化增殖为关键环节，而肝细胞、胆管上皮细胞及其他各类细胞也可促进肝纤维化的发生。研究肝内各类细胞的衰老可了解肝纤维化和肝硬化的发生过程。不同类型细胞衰老对肝纤维化的影响不同。①肝星状细胞衰老：促进活化 HSC 衰老对调控肝纤维化有重要意义。研究发现，敲除衰老基因 P53 的途径促进 HSC 衰老而抑制肝纤维化。过氧化物酶体增殖物激活受体（peroxisome proliferators-activated receptors，PPARs，是核激素受体家族中的配体激活受体）与细胞凋亡和细胞衰老均有关，可激活衰老机制从而减少肝细胞纤维蛋白原的表达。HSC 衰老能通过 P53 信号通路抑制肝纤维化发展，实现肝纤维化的逆转。②肝细胞衰老：肝细胞的衰老由依赖端粒的 p53-p21-pRb 信号通路和不依赖端粒功能障碍的 p16-pRb 信号通路介导。研究表明，端粒缩短仅限于肝细胞。肝细胞衰老后分泌多种炎症因子，如 IL-6，引起其他细胞的衰老，使肝脏内环境发生改变，进而通过反馈调节促进其他肝细胞启动衰老。衰老肝细胞参与肝纤维化的发展过程，肝细胞的炎症坏死是肝纤维化的启动和促进因素，衰老的肝细胞可诱导 HSC 活化进一步加剧肝纤维化。③胆管上皮细胞衰老：胆管上皮细胞衰老是胆汁淤积性肝纤维化的始动因素和中心环节。一方面可诱导 HSC 的活化和细胞外基质（ECM）的生成；另一方面在炎症刺激因子作用下，分泌多种细胞因子，包括 TGF-β、TNF-α、血小板源生长因子等，促进 HSC 活化，加剧肝纤维化的进展。因此，防止胆管上皮细胞的老化，减少 ECM 的沉积，从而抑制肝纤维化的发生与发展。④免疫细胞衰老：在各种慢性炎症刺激下，肝内各种免疫细胞，如 Kupffer 细胞、单核巨噬细胞和 T 淋巴细胞等向肝脏聚集浸润，参与衰老细胞的清除。诱导 HSC 衰老或加快衰老 HSC 的清除可减少其通过自分泌、旁分泌的方式对自身细胞的激活，最终可能逆转肝纤维化的进展。随着细胞衰老与肝纤维化关系的深入研究，有效控制肝纤维化从而防止肝硬化和肝癌的发生将成为可能。

（四）细胞衰老与心肌纤维化

多种心血管疾病如高血压、充血性心力衰竭以及心房颤动等都与细胞衰老和器官衰老相关，而这些疾病常伴有心肌纤维化的发生，提示细胞衰老与心肌纤维化密切相关。在衰老过程中发生心肌纤维化，是心脏老化的一个重要特征。细胞和器官的衰老可造成心脏结构和功能的改变，包括心肌细胞增大、凋亡和坏死导致的心肌细胞损失以及基质结缔组织增加。心肌纤维化是指各种病理因素导致成纤维细胞转化为肌成纤维细胞，胶原的合成与降解失衡，胶原比例失衡，细胞排列紊乱，细胞外基质沉积，是诸多心血管疾病发展到一定阶段共同的病理改变。心肌纤维化的结果是导致心肌结构紊乱、僵硬度增加、心脏顺应性和心肌舒缩功能下降等。细胞衰老致心肌纤维化作用及其机制尚未明确，研究发现可能与肾素-血管紧张素-醛固酮系统（RAAS）、转化生长因子 β1、基质金属蛋白酶与金属蛋白酶组织抑制物、活性氧类、纤溶酶原激活物抑制剂和 C 型利钠肽等有关。

五、细胞衰老与心血管疾病

心脏（动力器官）和血管（运输管道）组成血液周而复始在其中流动的心血管循环系统。细胞衰老对心血管系统的结构和功能有着重要的影响作用，如心肌的收缩舒张功能、心自律性的传导作用和血管顺应性改变等多方面因素的变化。细胞衰老综合因素的变化增加了心血管疾病发生的风险性。

（一）心肌细胞老化与心室壁顺应性

正常成年人的心大约由 25% 的心肌细胞和 75% 的结缔组织细胞构成。随着年龄的增加，心肌细胞会出现减少趋势，在 30～70 岁约有 35% 的心肌细胞数量的丢失。心肌细胞的老化表现在心肌细胞纤维化、胶原增多、脂褐质和淀粉样物质沉积等典型特征。心室肌细胞纤维化并发硬化的原因，来自增龄性的 I 型胶原蛋白和纤维粘连蛋白浓度的增加及异常聚集。I 型胶原蛋白增加的比率将导致左心室僵硬，进而引发舒张功能障碍。心肌细胞老化也表现在心外膜脂肪浸润沉积及瓣膜钙化等结构变化方面。另因衰老的心肌细胞的核膜凹陷、胞核内染色质的凝集或细胞核缩小溶解、线粒体功能减退，均促使组成心肌肌原纤维的肌节老化。以上所述的因素都可导致心室肌壁顺应性降低，使心肌收缩与舒张功能下降，继而容易发生充血性心力衰竭和心律失常等临床疾病。

（二）起搏和传导细胞老化与传导系统疾病

特殊分化的心肌细胞构成心的传导系统，包括有窦房结、房室交界、房室束及其分支和浦肯野纤维网等。窦房结是人体心的正常起搏点，表现出心自动有节律性搏动的特点。随着年龄的增加，窦房结起搏 P 细胞数量逐渐减少，传导系自律细胞间的弹力纤维或胶原纤维增生增多，并伴有脂质浸润，导致心肌的自律性、兴奋性和传导性等电生理功能均降低，继而引发房性期前收缩、房室传导阻滞、阵发性房颤和窦性心动过缓等多种传导系统疾病的产生。

（三）冠状血管细胞硬化与冠心病

起自于升主动脉根部的左、右冠状动脉具有营养心的作用。血管由外膜、中膜和内膜三部分构成，而血管内皮细胞和血管平滑肌细胞是内膜和中膜主要的结构功能细胞。随着增龄性的血管变化，血管异位的钙盐沉积和增多的胶原蛋白的相互交连作用促使内膜下基质硬度增加；另外，血管内皮细胞的衰老使保护血管的内皮依赖性舒张因子（一氧化氮）合成减少和（或）蛋白质稳态失衡对应激性抵抗能力的钝化反应加剧冠状动脉血管的硬化，从而导致心肌收缩舒张功能受限引发冠心病。

（四）心肌细胞顺应性改变与高血压

由血管平滑肌细胞老化的单纯收缩期高血压，是因为胶原蛋白的变性，弹性纤维和胶原蛋白的代谢失调，导致动脉血管管壁的增厚、硬化，致使主动脉和大动脉的弹性作用明显减弱所致，继而引发左心室后负荷增加致使收缩期血压升高，表现为收缩压升高、舒张压略降低和脉压增大等特征。因动脉硬化产生的高血压，尤其是主动脉的硬化，其结果表现为主动脉扩张、主动脉瓣关闭不全、左心房扩大、心输出量降低等。

可因主动脉硬化导致的后负荷增加引起的高血压征，加上年龄老化心肌细胞肌质网内钙离子减慢释放的因素，引起心肌兴奋后左室舒张缓慢，继而引起心室肌壁顺应性失调，左室舒张早期充盈量减少而有损于左室舒张功能。

第四节　中医脏腑理论对衰老的认识

随着老年人口的迅速增长，现在我国的老年人口已突破 1.3 亿，约占人口总数的 10%，我国将成为一个老年型国家。因此，加强和完善对老年病的研究已成为一个十分迫切的课题。衰老既是一种病理变化，又是一种不可避免的生理过程。早在两千多年以前，中医对人体的衰老机制就作出了比较系统的论述，随后各医家不断补充完善，逐渐形成了以脏腑功能虚损为中心的有关衰老机制的理论。

一、脏腑虚衰与气血失常的衰老学说

人的生命现象是以人体脏腑功能及其之间协调为基础的反映，对衰老生理功能的变

化，认为主要是脏腑衰老的体现。五脏是形体强壮的根本，若五脏衰败则有相应的表现。随着五脏的衰老，则发生形体、肢体功能的衰败变化。《灵枢·天年》说："五脏坚固……故能长久。"如《素问·脉要精微论》认为"头倾视深"，是精神衰败之征象；"背曲肩随"，是心肺失强之征象；"转摇不能"，是肾脏衰败之征象；"屈伸不能，行则偻附"，是肝脏精气衰败之征象；"不能久立，行则振掉"，是肾精亏损之征象。

衰老是一种全身性、进行性衰弱的状态，脏腑虚损为衰老主要成因，五脏皆衰是衰老的整体特征。

（一）肾气盛，人延寿

藏象学说认为，肾藏精起亟，故《素问·金匮真言论》言"夫精者，身之本也"。《素问·六节藏象论》说肾主蛰伏，是封藏经气的根本，为精所居之处。肾精是维持生命的主要物质基础，如《灵枢·本神》说"故生之来谓之精"，肾藏精，精化气，肾精所化之气为肾气，肾精足则肾气充足，肾精亏则肾气衰。《灵枢·天年》讲述了人体生长发育的过程，"人生十岁，五脏始定，血气已通，其气在下，故好走；二十岁，血气始盛，肌肉方长，故好趋；三十岁，五脏大定，肌肉坚固，血脉盛满，故好步；四十岁，五脏六腑，十二经脉，皆大盛以平定，腠理始疏，荣华颓落，发颇斑白，平盛不摇，故好坐；五十岁，肝气始衰……目始不明；六十岁，心气始衰……故好卧；七十岁，脾气虚，皮肤枯；八十岁，肺气衰，魄离，故言善误；九十岁，肾气焦，四脏经脉空虚"。《素问·上古天真论》记述了肾气由产生到逐渐充盛，再由充盛到逐渐衰少继而耗竭的演变过程，"女子七岁，肾气盛，齿更发长……丈夫八岁，肾气实，发长齿更……"《医学正传》曰："肾气盛则寿延，肾气衰则寿夭。"此外《医学入门》亦说"人至中年，肾气自衰"。叶天士《临证指南医案》记载"花甲以外年岁……到底下元衰矣""男子向老，下元先亏""高年下焦根蒂已虚"。肾气为"造化之枢纽，阴阳之根蒂，脏腑之根本，生命之源""五脏之阳气，非此不能发""五脏之阴气，非此不能滋"。在人体生命过程中，肾之精、气、阴、阳与他脏精、气、阴、阳，存在着相互资助和相互为用的动态关系。在生理状态下肾中之精气具有化生脑髓的生理功能，肾精足则髓化有源，脑髓足则神旺；在病理状态下肾精虚则髓不足，不能上充于脑，则表现为健忘、神衰等。由此可见肾虚与衰老和增龄关系密切，肾精不足可引起机体气血不足、经络之气运行不畅、脏腑功能减退、阴阳平衡失调等，以上变化均会导致和加快衰老，表现为精神不振、健忘、形寒肢冷、纳差少眠、发脱齿摇、气短乏力、驼背弯腰、动作缓慢、骨质疏松、痴呆健忘、发堕面焦、腰膝酸软、二便失调、甚则面目浮肿等。故人体衰老与肾的关系尤其密切，肾气衰是导致衰老的重要原因。

（二）脾胃和，人添寿

脾为后天之本，肾为先天之本。脾主运化受纳，为气血生化之源。肾精依赖脾胃化生的后天水谷精微充养才能发挥作用。《灵枢·五味》曰"五脏六腑皆禀气于胃"。李东垣也在《脾胃论》中总结出："阴精所奉，谓脾胃既和，谷气上升……故其人寿"。张景岳在《景岳全书》中曰："盖人之始生本乎精血之原，人之既生，由乎水谷之养，非精血无以立形体之基，非水谷无以成形体之壮。精血之司在命门，水谷之司在脾胃……"张志聪在《黄帝内经素问集注》中曰:"受五脏六腑之精而藏之……是以老年之人,能饮食而脾胃健者,尚能筋骨坚强,气血犹盛。"由此可见脾胃的重要性,脾升胃降,贯通上下,是气机升降之枢纽;脾胃健运,心肺之阳下降,肝肾之阴上升,天地交泰;"脾宜升则健,胃宜降则和"。脾的清阳上升,胃的浊阴下降,维持机体正常营养代谢。脾胃升降,相辅相成完成饮食物的消化、吸收和输布。脾胃化生精微"灌溉四傍",心、肝、肾均受其益。脾胃虚弱则化源不足,元气失养,致机体抵抗力下降,外邪乘虚致病而衰。若脾胃升降失调,则气血亏虚出现头目昏花、脘腹胀满、脾虚泄泻、水湿内停等一系列病变,从而影响健康长寿。衰老与脾胃虚损相关学说源于《素问·上古天真论》"女子五七,阳明脉衰,面始焦,发始堕"。由此可见衰老是从阳明开始,阳明是多气多血之经,脾胃是气血生化之源,后天之本。《素问·平人气象论》亦曰:"人无胃气曰逆,逆者死"。李东垣创立脾胃学说,提出"内伤脾胃,百病由生"的思想,脾虚则"血气虚弱""气促憔悴""皮毛枯槁"等见解,说明延年益寿的重要原则是调养脾胃之气。孙思邈提出"五脏不足调于胃",调理脾胃可使"气得上下,五脏安定,血脉和利,精神乃居";张景岳在《景岳全书》中指出"凡欲察病者必先察胃气""胃气无损,诸疴无虑",强调脾胃的重要性。李时珍提出"脾乃元气之母"的观点,他在《本草纲目》中曰:"土者万物之母,母得其养,则水火既济,木金交合,而诸邪自出,百病不生矣。"上述中医论述皆说明脾胃后天之本的重要性,先天肾气依赖后天脾胃运化的水谷精微的濡养,认为脾胃气衰是导致衰老发生的又一重要原因。

二、精气神衰弱与津液不足的衰老学说

中医学认为精、气、神是人体生命活动的根本,保养精、气、神是健身、抗衰老的主要原则,精、气、神三者的状态标志着一个人的健康状态,精充、气足、神旺是健康的标志,精亏、气虚、神萎则是衰老的表现,从精、气、神三方面,完全可以反映出人体衰老的程度。津液具有滋润濡养、化生血液、调节阴阳、排泄废物的功能。津液不足是一种病理状态,老年期津液不足则属衰老所致的生理改变。津液不足,不仅会使血液在总容量上有所减少,而且会使血液黏度增大,凝聚力提高,血液浓缩,血液瘀滞,导致诸多老年性疾病。

1. 精气神虚衰 中医学认为,精、气、神为人之三宝,是生命的根本,其状态标志着一个人的健康,精充、气足、神旺即是健康,精亏、气虚、神萎则衰老。《灵枢·本藏》曰:"人之血气精神者,所以奉生而周于性命者也……五脏者,所以藏精神血气魂魄者也……然有其独尽天寿,而无邪僻之病,百年不衰……"

2. 气化减弱 气化指精、气、血、津液各自的代谢及其相互转化。伴随年龄的增长,脏腑气化功能日趋低下,任何一个脏(腑)气化异常都可最终导致三焦整体气机失常,气血津液升降出入的通道不畅,阴阳平衡失调、脏腑功能低下,从而导致或加速衰老。

3. 元气亏虚 元气是激发和维持生命活动的基本物质和原动力。清代徐灵胎提出:"盖人之生也……当其受生之时,已有定分焉。所谓定分者,元气也。"程静等认为元

气与衰老密切相关，顾护元气是延缓衰老的关键。

4. **精血津液虚衰** 中医学认为，衰老与精血耗竭密切相关。《素问·上古天真论》曰"以欲竭其精，以耗散其真"，不良生活方式容易导致精亏而化血乏源，半百而衰。《灵枢·邪客》言"营气者，泌其津液，注之于脉，化以为血"，以荣四末，内注五脏六腑。衰老的机制在于肾中精血和真元的耗竭，致使脏腑虚弱及气血失常。随着年龄增加，首先是精血不断衰耗，继之气虚、神散、形坏等诸老态至矣。

第三章 血液系统的功能与老化 ▷▷▷▷

　　血液（blood）在心血管系统内循环流动，运输物质和沟通各部分组织的活动，这对于保证新陈代谢和机体各部分生理功能活动的顺利进行，乃至维系生命等具有极其重要的作用。随着年龄的增长人体的血液系统功能有所改变，出现造血功能减弱，红细胞计数和血红蛋白含量下降，白细胞增生性反应能力下降。老年人的血液黏度增高，促凝血因子增加，抗凝血因子减少，纤溶活性降低，容易促进高凝状态的发生和发展，可能是老年性心脑血管系统形成血栓的重要因素。

第一节　血液系统的生理功能

　　血液是一种由血浆和血细胞组成的液体组织，在心脏的推动下在血管内循环流动，若器官血流量不足可能造成严重的组织损伤，甚至危及生命。

一、概述

（一）血液的组成
　　血液由血浆和血细胞所组成（图3-1）。

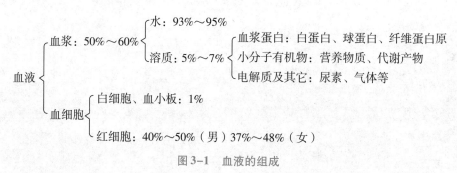

图3-1　血液的组成

（二）血液的理化性质
　　血液的理化特性涉及比重、黏滞性、血浆渗透压与血浆的pH值等。血浆渗透压由溶解于血浆中的溶质所形成，血浆晶体渗透压和胶体渗透压分别具有不同的生理作用（表3-1）。

表 3-1 血液的理化特性

理化特性	正常值	临床意义
比重	全血 1.050~1.060 血浆 1.025~1.030 红细胞 1.090~1.092	血中红细胞数量越多全血比重越大 利用红细胞和血浆比重的差异，可以测定血细胞比容、红细胞沉降率，以及分离血细胞与血浆
黏度	全血相对黏度为 4~5（以水为1） 血浆相对黏度为 1.6~2.4	全血黏度与血细胞比容呈正变关系，与切变率呈反变关系；血浆黏度主要决定于血浆蛋白含量。血液黏度升高，血流阻力增大
渗透压	血浆渗透压 300mOsm/(kg·H_2O) 晶体渗透压 298.7mOsm/(kg·H_2O) 胶体渗透压 1.3mOsm/(kg·H_2O)	血浆透压主要取决于晶体渗透压 晶体渗透压主要由 Na^+、Cl^- 等吸附水分所形成，可保持细胞内、外的水平衡和细胞正常体积；胶体渗透压主要由白蛋白吸附水分所形成，可维护血管内、外的水平衡和维持正常血浆容量
pH 值	pH 值为 7.35~7.45	主要取决于血浆 $NaHCO_3/H_2CO_3$ 的比值（正常为 20:1），pH 值低于 7.35 为酸中毒，pH 值高于 7.45 为碱中毒

（三）血液的一般生理功能

1. 运输功能 通过血液及血浆蛋白的运输作用，可以将氧气、营养物质、激素等运送至各器官、组织、细胞，同时将细胞、组织、器官产生的代谢废物、二氧化碳等运送至排泄器官而排出体外。

2. 维持内环境相对稳定 血液中含有多种缓冲酸碱平衡的物质，具有缓冲功能，可以维持血液的酸碱平衡；同时血液中的水比热较大，有利于运送热量，参与维持体温的相对恒定。故血液在维持内环境稳态、实现机体各部分生理功能的正常进行方面起着极其重要的作用。

3. 防御和保护功能 血液中的白细胞进入组织，成为吞噬细胞，可以吞噬炎症部位的细菌或病毒等。血液中的抗体、补体以及白细胞产生的白介素等，参与炎症和免疫反应的调控，实现机体的防御和保护功能。

二、血细胞生理

血细胞分为红细胞、白细胞和血小板三类，其中红细胞数量最多，约占血细胞总数的 99%，白细胞数量最少。

（一）红细胞生理

1. 红细胞的形态和数量 正常红细胞为双凹圆碟形，直径 7~8μm。我国成年男性红细胞数量为 (4.5~5.5)×10^{12}/L，女性为 (4.0~5.0)×10^{12}/L；新生儿最多，为 6.0×10^{12}/L 以上。红细胞内的蛋白质主要是血红蛋白（hemoglobin, Hb）。我国成年男性 Hb 含量为 120~160g/L，成年女性约为 110~150g/L；新生儿可达 200g/L 以上。

2. 红细胞的生理特性

（1）可塑变形性：红细胞可变形挤过口径比它小的毛细血管和血窦孔隙，通过后又恢复到原状的特性称为可塑变形性，主要受到红细胞双凹圆盘形结构的影响。这与红细胞膜表面积/体积的比值有关。

（2）悬浮稳定性：将装了抗凝血的血沉管垂直放置，红细胞能较稳定地悬浮于血浆中不易下沉的特性，称为红细胞悬浮稳定性。用魏氏法检测，其正常值男性为 $0 \sim 15mm/h$，女性为 $0 \sim 20mm/h$。红细胞沉降率越大，表示红细胞的悬浮稳定性越小。当血浆中球蛋白和纤维蛋白原增多时，红细胞能较快地相互以凹面相贴而发生叠连，使血沉加快，常见于活动性肺结核、风湿热等疾病。

（3）渗透脆性：红细胞在低渗盐溶液中发生膨胀、破裂、溶解的特性，称渗透脆性。正常人的红细胞在 0.42%（$76.5mmol/L$）的盐溶液中开始出现溶血，在 0.35%（$59.5mmol/L$）的盐溶液中时完全溶血。这与红细胞膜表面积/容积的比值有关。

3. 红细胞的生理功能　红细胞的生理功能主要有两方面：一方面是参与 O_2 和 CO_2 的运输；另一方面是对机体代谢过程产生的酸、碱物质起缓冲作用。

（二）白细胞生理

1. 白细胞的数量和分类　白细胞是一类有核的血细胞。正常成年人白细胞数是 $(4.0 \sim 10.0) \times 10^9/L$。白细胞不是均一的细胞群，根据其形态、功能可分为粒细胞、无粒细胞两类。其中粒细胞根据胞质中颗粒的嗜色性质不同又分为中性粒细胞、嗜酸性粒细胞和嗜碱性粒细胞。无粒细胞又分为单核细胞和淋巴细胞。

2. 白细胞的生理特性和功能　白细胞能伸出伪足做变形运动，从而穿过血管壁，这一过程称为白细胞渗出。渗出后白细胞具有趋向某些化学物质游走的特性，称为趋化性。当白细胞游走到这些物质的周围时，可把异物包围起来并吞入胞质内的过程称为吞噬。白细胞的主要功能是通过吞噬作用和免疫功能对机体实现防御、保护作用，具体生理功能见表 3-2。

表 3-2　白细胞分类及生理功能

分类	百分含量（%）	功能特性
中性粒细胞	50 ~ 70	吞噬细菌，介导非特异性免疫反应
嗜碱性粒细胞	0 ~ 1	介导变态反应
嗜酸性粒细胞	0 ~ 7	介导抗变态反应；参与对蠕虫的免疫反应
单核细胞	2 ~ 8	具有强大的吞噬能力；抗原递呈，参与特异性免疫反应；参与体内铁代谢和胆色素代谢
淋巴细胞	20 ~ 40	特异性免疫反应： T 淋巴细胞（胸腺来源，主要参与细胞免疫） B 淋巴细胞（骨髓来源，主要参与体液免疫）

（三）血小板形态和数量

1. 血小板的形态和数量　血小板是骨髓巨核细胞裂解脱落下来的具有生物活性的胞质小块，无细胞核，为双凸圆盘形，直径为 $2 \sim 4\mu m$。正常成年人的血小板数量是

$(100 \sim 300) \times 10^9/L$。

2. 血小板的生理特性　血小板的生理特性包括黏附、释放和聚集等。

（1）黏附：血小板与非血小板表面的黏着，称为血小板黏附，当血管内膜受损伤暴露出胶原组织时，血小板便黏附在血管内膜上。

（2）聚集：血小板黏附在血管壁后，可互相聚合在一起，称为聚集。

（3）释放：血小板受到刺激后，将贮存在致密体、α-颗粒或溶酶体内的许多物质排出的现象，称血小板释放。

（4）吸附：血小板表面可吸附血浆中的许多凝血因子（如凝血因子Ⅰ、Ⅴ、Ⅺ、ⅩⅢ等），使局部凝血因子增高后有利于血液凝固和生理性止血。

（5）收缩：在血小板内存在收缩蛋白，因此血小板具有收缩功能。血小板活化后，胞质内 Ca^{2+} 浓度增高，通过类似于肌肉收缩的机制引起血小板的收缩反应。如果血小板数量减少或功能降低，可使血块回缩不良。

3. 血小板的生理功能

（1）参与生理性止血：机体内的小血管因损伤会引起出血，但经过一定的时间出血会自然停止，这种出血自然停止的现象即生理性止血。生理性止血过程可分为三个时期：①小血管收缩；②松软的血小板血栓形成；③纤维蛋白血凝块的形成。三个时期无明显的界线，而是相互重叠，相互影响。

（2）保持血管内皮细胞完整性：血小板能融合进入内皮细胞，促进内皮细胞的修复。当血小板减少到 $50 \times 10^9/L$ 以下时，就可引起出血倾向，甚至出现出血性紫癜。

（四）红细胞的生成和调节

红细胞由红骨髓内的造血干细胞分化成为红系定向祖细胞，再经过红系前体细胞→原红细胞→早、中、晚幼红细胞→网织红细胞发育成熟。促红细胞生成素（erythropoietin，EPO）是调节红细胞生成的重要激素。衰老红细胞主要在脾、肝和骨髓中被破坏。红细胞的生成与破坏维持着动态平衡，从而保持其细胞数量的稳定（表3-3）。

表3-3　影响红细胞生成和破坏的因素及其与贫血的关系

	影响因素	功　能	与贫血的关系
生成	造血部位	红骨髓是出生后唯一的造血部位	骨髓造血功能异常可致再生障碍性贫血
	造血原料	铁和蛋白质是合成 Hb 的基本原料 铁：内源性，Hb 分解所释放（25mg/d） 外源性，来自食物（$1 \sim 2$mg/d）	铁缺乏可致缺铁性贫血
	成熟因子	叶酸和 VB_{12} 是合成 DNA 的重要辅酶 叶酸：还原成四氢叶酸后参与 DNA 合成 VB_{12}：参与叶酸转化，促进叶酸利用	缺乏叶酸或 VB_{12}，引起 DNA 合成减少，幼红细胞分裂增殖减慢，引起巨幼红细胞贫血
	调节因子	EPO：促进晚期红系祖细胞增殖，抑制凋亡，并向原红细胞分化 性激素：雄激素与雌激素分别促进和抑制红细胞的生成	肾疾病时 EPO 生成减少，引起肾性贫血

续表

影响因素		功　能	与贫血的关系
破坏	血管外破坏	90%的衰老红细胞在肝脾被巨噬细胞吞噬处理	脾功能亢进引起脾性贫血
	血管内破坏	10%的衰老红细胞在血管中因血流机械冲击而破损	血型不合输血，引起急性溶血性贫血

三、血液凝固和纤维蛋白溶解

生理性止血过程，包括血管收缩、血小板止血栓形成和纤维蛋白血凝块的形成三个时期。而凝血酶原酶激活物的形成，通过内源性和外源性凝血途径两种方式实现。在凝血系统激活的同时，也有抗凝与纤溶系统的激活，限制凝血和防止血凝块增大，确保正常的血液循环。

（一）血液凝固

1. 凝血因子　血浆与组织中直接参与血液凝固的物质，统称为凝血因子（coagulation factor，或 clotting factor）。目前已知的凝血因子主要有 14 种，其中已按国际命名法依发现的先后顺序用罗马数字编号的有 12 种（表3-4），此外，还有前激肽释放酶、激肽原以及血小板磷脂等。

表3-4　凝血因子编号与同义名

编号	同义名	编号	同义名
凝血因子 I	纤维蛋白原	凝血因子 VIII	抗血友病因子
凝血因子 II	凝血酶原	凝血因子 IX	血浆凝血活酶
凝血因子 III	组织因子	凝血因子 X	斯图亚特因子
凝血因子 IV	钙离子	凝血因子 XI	血浆凝血活酶前质
凝血因子 V	前加速素易变因子	凝血因子 XII	接触因子
凝血因子 VII	前转变素稳定因子	凝血因子 XIII	纤维蛋白稳定因子

凝血因子的特点有：①除 FIV 是 Ca^{2+} 外，其余的凝血因子均为蛋白质，绝大多数在肝脏内合成，其中，凝血因子 II、VII、IX、X 的合成过程中需要维生素 K 的参与，又称维生素 K 依赖因子。②除 FIII（又称组织因子 tissue factor，TF）由组织损伤释放外，其余的凝血因子均存在于血浆中。③血液中具有酶特性的凝血因子都以无活性的酶原形式存在，凝血因子被激活后习惯上在被激活的因子代号的右下角标上"a"表示活化型。

2. 血液凝固过程　凝血过程可分为凝血酶原酶复合物（也称凝血酶原激活复合物）的形成、凝血酶的激活和纤维蛋白的生成 3 个基本步骤（图3-2）。

（1）凝血酶原酶复合物的形成：根据凝血酶原酶复合物的生成途径不同可以分为

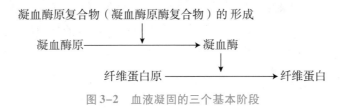

图 3-2　血液凝固的三个基本阶段

内源性凝血途径和外源性凝血途径。

1）内源性凝血途径：内源性凝血途径（intrinsic pathway）是指参与凝血的因子全部来自血浆，由 FⅫ被激活所启动。在临床上可看到，缺乏 FⅧ和 FⅨ的患者凝血过程缓慢，轻微外伤即可引起出血不止，分别称为血友病 A（hemophilia A）和血友病 B（hemophilia B）。

2）外源性凝血途径：由损伤的血管外组织释放的组织因子Ⅲ所启动的凝血过程，称为外源性凝血途径（extrinsic pathway），又称组织因子途径。当血管损伤时，暴露出组织因子，后者与 FⅦ结合；与组织因子结合的 FⅦ通过尚未阐明的机制迅速转变为FⅦa，称为 FⅦa-组织因子复合物。通过 FⅦa-组织因子复合物的形成，使内源性凝血途径和外源性凝血途径相互联系，相互促进，共同完成凝血过程。

由内源性和外源性凝血途径所生成的 FⅩa，在 Ca^{2+} 存在的情况下可与 FⅤa 在磷脂膜表面形成 FⅩa-FⅤa-Ca^{2+} 磷脂复合物，即凝血酶原酶复合物（prothrombinase complex），进而激活凝血酶原。由于外源性凝血途径所涉及的因子少，反应步骤短，活化生成 FⅩa 的速度比内源性凝血途径快。

（2）凝血酶原的激活和纤维蛋白的生成：凝血酶原在凝血酶原酶复合物的作用下激活成为凝血酶。凝血酶原酶复合物中的 FⅤa 为辅因子，可使 FⅩa 激活凝血酶原的速度提高 10000 倍。凝血酶也能激活 FⅩⅢ，生成 FⅩⅢa。在 Ca^{2+} 的作用下，FⅩⅢa 使纤维蛋白单体相互聚合，形成不溶于水的交联纤维蛋白多聚体凝块（图 3-3）。

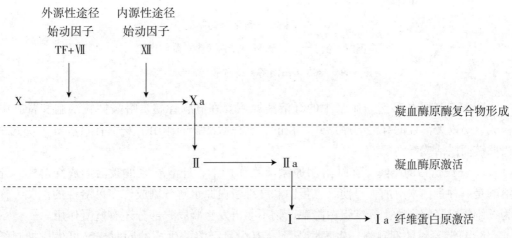

图 3-3　血液凝固过程示意图

血液凝固后 $1 \sim 2$ 小时，因血凝块中的血小板激活，使血凝块回缩，释放出淡黄色的液体，称为血清（serum）。由于在凝血过程中一些凝血因子被消耗，故血清与血浆的区别在于前者缺乏纤维蛋白原及 FⅡ、FⅤ、FⅧ、FⅩⅢ等凝血因子，但也增添了少量凝血过程中血小板释放的物质。

（二）抗凝系统

1. 抗凝血酶Ⅲ　抗凝血酶Ⅲ由肝脏和血管内皮细胞产生，通过与凝血酶及凝血因子 FⅨa、FⅩa、FⅪa、FⅫa 等分子活性中心的丝氨酸残基结合而抑制其活性。在缺乏肝素的情况下，抗凝血酶Ⅲ的直接抗凝作用慢而弱，但与肝素结合后，其抗凝作用大大增强。

2. 肝素　肝素能增强抗凝血酶Ⅲ与凝血酶的亲和力，而阻止血凝过程的发生。无论在体内还是体外，肝素都是一种很强的抗凝物质，故临床上广泛用作抗凝剂。此外，蛋白质 C 系统、组织因子途径抑制物均有抗凝作用。

血液在体内和体外之所以不会发生凝固，还和许多延缓或阻止血液凝固的因素有关：①血管内膜光滑，减少血小板的聚集和解体。②血液循环流动，不断稀释和运走少量被激活的凝血因子。③降低温度至 $10℃$ 以下时，凝血酶的活性降低，而延缓血液凝固。④用枸橼酸钠、草酸铵、草酸钾等作为抗凝剂，可以去除 Ca^{2+}，而阻断凝血过程。

（三）纤维蛋白的溶解

血凝块中的纤维蛋白被血浆中的纤维蛋白溶解系统降解液化的过程称为纤维蛋白溶解（fibrinolysis），简称纤溶。纤溶包括：纤溶酶原激活物和抑制物、纤溶酶原（纤维蛋白溶解酶原）和纤溶酶（纤维蛋白溶解酶）。其基本过程分为两个阶段：①纤溶酶原的激活。②纤维蛋白的降解（图 3-4）。

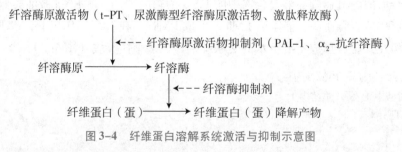

图 3-4　纤维蛋白溶解系统激活与抑制示意图

1. 纤溶酶原的激活　血浆中的纤溶酶原主要在肝、骨髓、嗜酸性粒细胞和肾脏中合成，是以无活性的纤溶酶原形式存在的。其在激活物的作用下发生有限水解，脱下一段肽链而激活成纤溶酶。

2. 纤维蛋白的降解　在纤溶酶原激活物作用下，纤溶酶原被激活形成纤溶酶。纤溶酶是一种蛋白水解酶，可使纤维蛋白和纤维蛋白原水解分割成许多可溶性的小肽，称为纤维蛋白降解产物。纤维蛋白降解产物不会再发生凝固，部分还有抗凝作用。

3. 纤溶系统的抑制物　生理情况下，有少量纤溶酶生成的同时，又可生成抑制纤溶系统活性的物质，称为纤溶抑制物。临床常用的止血药氨甲苯酸（aminomethylbenzoic acid）、氨基己酸（aminocaproic acid）等均属纤溶抑制物，其止血机制就是抑制纤溶酶原激活物，使纤溶酶原不能被激活，纤维蛋白不易降解。

四、血型和输血

血型（blood group）是指血细胞膜上特异性抗原类型。通常所谓的血型，主要指红细胞血型，即红细胞膜上特异性抗原的类型。

（一）血型与红细胞凝集

血型不相容的两个人的血液若滴在玻片上混合，其中的红细胞即聚集成簇，这种现象称为红细胞凝集（agglutination）。红细胞凝集的本质是抗原-抗体反应。凝集原（agglutinogen）的特异性取决于镶嵌于红细胞膜上的特异蛋白质、糖蛋白或糖脂，它们在凝集反应中起抗原作用，故称血型抗原。能与红细胞膜上的凝集原起反应的特异性抗体称为凝集素（agglutinin），即血型抗体。如果将血型不相容的血液输入人体时，在血管内也可发生红细胞凝集，造成溶血反应和微循环的阻塞，其结果可危及生命。

（二）红细胞血型

自发现 ABO 血型系统以来，至今已发现 35 个不同的红细胞血型系统。其中与临床最为密切的是 ABO 血型系统和 Rh 血型系统。

1. ABO 血型系统

（1）ABO 血型系统的分型：ABO 血型是根据红细胞膜上存在的凝集原（即 A 抗原、B 抗原）的不同将血液分为四种血型。在人类血清中存在与其相对应的抗体，即能与 A 抗原凝集的抗 A 抗体、能与 B 抗原凝集的抗 B 抗体。ABO 血型系统还有几种亚型，其中主要以红细胞膜含有 A_1 凝集原为依据，将 A 型血分为 A_1 和 A_2 两个亚型。同样，将 AB 型血分为 A_1B 和 A_2B 两个亚型（表 3-5）。

表 3-5　ABO 血型系统中的凝集原和凝集素

血型（型）		红细胞膜上的凝集原	血清中的凝集素
A	A_1	$A + A_1$	抗 B
	A_2	A	抗 B + 抗 A_1
B		B	抗 A
AB	A_1B	$A + A_1 + B$	无
	A_2B	$A + B$	抗 A_1
O		无 A、无 B	抗 A 和抗 B

（2）ABO 血型系统的特点：血型抗体有天然抗体和免疫性抗体两类。ABO 血型系统存在天然抗体。天然抗体多属 IgM 抗体，分子量大，不能透过胎盘。因此，血型与胎儿血型不合的孕妇，胎儿体内不会发生红细胞凝集和破坏。

免疫性抗体是机体接受了自身不具有的红细胞抗原刺激后产生的血型抗体。免疫性抗体属于 IgG 抗体，分子量小，能够通过胎盘。因此，母体的血型与胎儿的血型不合，而母体曾有外源性 A 抗原或 B 抗原进入体内而产生免疫性抗体,则母体的免疫性血型抗体可能进入胎儿体内而引起胎儿红细胞凝集,胎儿出生后出现黄疸、贫血等表现,称为新生儿溶血。

2. Rh 血型系统 红细胞表面还发现一类凝集原,为 Rh 抗原(D 抗原)。这种血型系统称为 Rh 血型系统。在我国汉族人中 Rh 阳性的约占 99%,Rh 阴性的只占 1%,但少数民族中 Rh 阴性的人较多,如苗族为 12.3%,塔塔尔族为 15.8%。

(1) Rh 血型系统的抗原与分型:Rh 血型系统是红细胞血型中最复杂的一个系统。在 5 种抗原中,其抗原性的强弱依次为 D、E、C、c、e。因 D 抗原的抗原性最强,故临床意义最为重要。医学通常将红细胞上含有 D 抗原者称为 Rh 阳性,而红细胞上缺乏 D 抗原者称为 Rh 阴性。

(2) Rh 血型的特点及其临床意义:Rh 血型系统不存在天然抗体,但可有免疫性抗体,其临床意义即溶血风险见表 3-6。ABO 血型系统与 Rh 血型系统的特点比较见表 3-7。

表 3-6 Rh 血型系统的溶血风险

	Rh 阴性人	Rh 阴性母亲
血中有无 Rh 抗体	无	无
致敏方式	首次输入 Rh 阳性血	首次孕育 Rh 阳性胎儿
致敏结果	可产生抗 Rh 抗体	可产生抗 Rh 抗体
反应诱因	再次输入 Rh 阳性血	再次孕育 Rh 阳性胎儿
反应结果	可发生血液凝集-溶血反应	可发生胎儿血液凝集-溶血反应,患新生儿溶血性贫血

表 3-7 ABO 血型系统与 Rh 血型系统的比较

	ABO 血型系统	Rh 血型系统
分型	A、B、AB 和 O	Rh 阳性和 Rh 阴性
是否存在天然抗体	是	否,但可产生免疫抗体
抗体能否通过胎盘	不能	能
输血反应	立即发生	第二次输错血很快发生
临床意义	所有血型的输血	Rh 阴性的患者,Rh 阴性的孕妇

(三)输血原则

1. 基本原则 在准备输血时,必须鉴定血型,保证供血者与受血者的 ABO 血型相合,且每次输血前必须做交叉配血试验。对于在生育年龄的妇女和需要反复接受输血的患者,还必须使供血者和受血者的 Rh 血型相合,特别要注意 Rh 阴性受血者产生抗 Rh 抗体的情况。异型血慎输,但在紧急而又无同型血源时可少量缓慢输入选用的异型血,如将 O 型血输给其他血型的受血者，或 AB 型受血者接受其他血型的血液，输血速度要慢，且要密切观察受血者的情况，若发生输血反应，必须立即停止输注。

2. 交叉配血实验　　交叉配血试验有主侧、次侧之分，将供血者的红细胞与受血者的血清进行配合试验为主侧；将受血者的红细胞与供血者的血清进行配合试验为次侧。若主侧、次侧均不出现凝集反应，则为配血相合，可以进行输血；若主侧出现凝集反应，则为配血不合，不能输血；如果主侧不出现凝集反应，而次侧出现凝集反应，则为配血基本相合。这样既可检验血型鉴定是否有误，又能发现供血者和受血者的红细胞或血清中是否还存在其他不相容的血型抗原或血型抗体。目前临床提倡进行成分输血。成分输血是用各种方法分离出红细胞、粒细胞、血小板及血浆的不同成分，进行再输入。这样可增强治疗的针对性，提高疗效，减少不良反应，节约血源。

第二节　血液系统功能的老化

血液系统包括血液、骨髓、脾、淋巴结及全身各部位的淋巴系统。随着年龄增长，人体的血液系统会发生相应的改变，具有造血功能的骨髓逐渐减少，细胞分裂次数减少，骨髓造血细胞数目减少，血细胞也发生生理和化学变化，血容量减少，血细胞比容增加，血液黏稠度增加，红细胞可塑变形性、渗透性和抗机械性减低等，老年人血细胞和血浆的相关数值、特性和功能均可发生一定范围的波动。

一、老年人造血功能的老化

老年人造血功能的变化并不明显，血液及其组成成分的衰老变化也较小，但某些因素可间接影响血细胞及其功能。随增龄而引起的胃肠道功能减退，铁的吸收障碍、造血组织减少、造血功能降低等易发生继发性贫血以及失血后血液的再生延缓；营养不良或活动障碍等引起循环血细胞数量减少；血液系统恶性肿瘤的发生随增龄而增多等造成多种血液学方面的异常。

1. 骨髓功能的改变　　出生之后主要由红骨髓造血。骨髓中的多潜能造血干细胞具有向各种血细胞分化的能力。实验表明，多潜能造血干细胞自我更新的能力随增龄而降低。多潜能造血干细胞的分化、增殖和成熟与骨髓的微环境有密切的关系。随年龄的增长，骨髓微环境逐渐退化改变，其造血功能也发生相应的变化。老年人的红细胞系定向干细胞对促红细胞生成素（EPO）的敏感性降低，但红细胞数量变化并不明显。

2. 造血功能减退的原因　　造成老年人造血功能减退的主要原因有 2 个。

（1）红骨髓总量减少：通常在少年期以后，红骨髓即呈向心性退化，逐渐被黄骨髓（脂肪组织）所替代。在 60 岁之前红骨髓退化处于相对稳定状况。从 60 岁之后脊椎骨的造血组织开始发生脂肪变性，使红骨髓体积减小。据造血组织定量分析显示：红骨髓细胞成分在少儿期高达 79% 左右，60 岁之后开始减少，70～79 岁仅为 29% 左右。

（2）造血组织的储备功能减退：在应激情况下成人的部分黄骨髓可由红骨髓替代，以增加其造血功能，而老年人的这种应激能力降低，其造血组织的储备功能减弱，可生成血细胞的造血干细胞的储备容量减少。此外，60岁之后粒系细胞和红系细胞有一定的成熟障碍。

3. 慢性疾病对造血系统的影响 老年慢性疾病对造血系统的影响是多方面的：①慢性消化系统疾病造成营养物质如必需氨基酸、叶酸、维生素B_{12}、铁与钴等缺乏。②慢性肾脏损害造成促红细胞生成素产生不足，造血系统功能减弱。③严重肾功能受损致代谢产物蓄积，如酚类、胍类及其衍生物可抑制骨髓的造血功能或缩短红细胞生存期。

二、老年人血容量与血浆的改变

（一）血容量的改变

血容量可影响心排血量和组织血液供应。成年女性每公斤体重的血容量约为62mL，男性约68mL。老年人由于肌肉组织的体积减小及机体代谢功能降低，血容量可能减少。观察老年人直立体位时的基础血压和心率情况，是判断其血容量是否充足以及（或）神经调节作用是否健全的重要临床指标。

（二）血浆成分的改变

随年龄的增长，机体的血浆中水分呈进行性减少，致使全血及血浆黏滞度可稍增加；血浆电解质如Zn、Cu、Zn/Cu、K、Mg、P和一些非电解质含量降低。血浆亮氨酸、酪氨酸、赖氨酸、甲硫氨酸、丝氨酸和丙氨酸的含量都显著下降，异亮氨酸和苯丙氨酸的含量也有不同程度的下降。

1. 血浆蛋白的改变 进入老年期后，血浆白蛋白含量下降，球蛋白含量升高，约有5%～13%的老年人血浆白蛋白低于0.51mmol/L（3.5g%），而球蛋白总量逐年升高，其中主要是γ-球蛋白增高，免疫球蛋白中以IgG及IgA的增加最明显。由于白蛋白浓度降低，导致白蛋白与球蛋白比值降低，血浆蛋白总量轻度减少。红细胞沉降率也逐年增高，65岁以上者中约有75%的人血沉可高达20mm/h，这可能与球蛋白含量升高有关。随着衰老的发展，机体的自身抗体也有增加趋势，这可能与一些自身免疫性疾病有关，而机体对外来抗原刺激产生抗体的免疫反应能力则下降。随着年龄的增长，血清铁及铁结合力均有所下降，血清铁蛋白含量则有增加趋势，这与单核-巨噬细胞系统被激活以及老年人对铁的贮备量增加有关。女性50岁后及男性60岁后，血浆凝血因子和纤维蛋白原含量增加。凝血因子XI在男性从17～29岁的101%增加至60～79岁的132%；女性则从89%升高至105%。

老年人蛋白电泳中的γ-球蛋白和血沉都有明显的升高，饱和脂肪酸聚积以及载脂蛋白B（apolipoprotein B，apoB）水平均表现异常。脂蛋白易与胆固醇结合并沉积在血管壁上，产生动脉粥样变性。低密度脂蛋白（low density lipoprotein，LDL）对血小板或红细胞的作用，以及血小板或红细胞对LDL的反应均随年龄的增长而升高。血浆cAMP含量显著降低，cGMP值亦有下降。低密度脂蛋白和胆固醇水平随年龄的增长而升高，极低密度脂蛋白水平则相反。

2. 血浆pH值的改变 老年人血浆pH值偏低，$PaCO_2$明显增高，动脉血氧分压（PaO_2）和动脉血氧饱和度（SaO_2）随年龄的增长有下降趋势，在60岁之前，其下降速率较快，而 60 岁以后则逐渐减慢。实验显示老年大鼠血清超氧化物歧化酶（superoxide dismutase，SOD）和过氧化氢酶（catalase，CAT）活性显著下降，过氧化脂质（LPO）含量显著增高。老年人血清 NO 含量显著升高，而 SOD 和谷胱甘肽过氧化物酶（GSH-Px）活性则下降。调查表明，与青年人相比，40～59 岁的人群血清 SOD 显著下降。60 岁以后女性的 SOD 值高于男性，单胺氧化酶（MOA）含量增高。老年人血清总胆固醇（total cholesterol，TC）和甘油三酯（triglyceride，TG）随增龄而上升，而到 80 岁后则逐渐下降，血清总胆固醇升高可引起 LDL 受体活性降低。

3. 血浆电解质和其他成分的改变

（1）血浆电解质的改变：人体中有 20 余种必需的无机盐，每日需要量超过 100mg 以上的称为常用元素，包括钙、磷、镁、钾、钠、氯、硫等七种，其主要功能是构成人体组织结构。比较重要的有以下几种离子。

1）钠离子：主要生理功能是调节体内的水分，维持酸碱平衡，维持钠泵的作用，维持血压的正常，增强神经肌肉的兴奋性。老年人膳食摄入量为每日 2200mg，食盐每日宜 <6g。钠存在于各种食物中，主要有酱油、盐渍或腌制。由于食盐与胃癌的死亡率成正相关，与高血压亦有关，老年人的每日食盐用量和腌制食品宜适当控制。

2）钾离子：在体内维持碳水化合物、蛋白质的代谢，维持细胞内的渗透压，维持神经肌肉的应激性，维持心肌的正常功能，维持细胞内外的酸碱平衡，有降低血压的作用。缺乏时可出现心律失常，肌肉无力甚则瘫痪、肾功能障碍等。正常膳食不易引起摄入不足，疾病或使用利尿剂时可出现钾的不足。老年人的钾适宜摄入量，每日为 2000mg。蔬菜和水果是钾的最好来源。

3）钙离子：钙磷构成骨骼、牙齿等硬组织，体液中调节渗透压和酸碱平衡，保持机体稳定的内环境，有利于代谢与生理功能参与酶的组成和激活。老年人的钙适宜摄入量，每日为 1000mg。钙离子主要来源是奶和奶制品，还有蛋黄、大豆、虾皮、海带、紫菜等食物。老年人对钙的吸收率较低，婴幼儿对钙的吸收率为 60%，老年人则小于 20%，缺乏时易造成骨质疏松。

4）铁离子：铁是铁卟啉成分，参与组成血红蛋白，是携带氧的重要物质，又是多种电子传递体和过氧化氢酶的成分。老年人铁的适宜摄入量为每日 15mg。老年缺铁性贫血患病率约为 40%，其原因除铁的摄入量不足以外，吸收利用率差仅为 10%，还与蛋白质、叶酸、维生素 B_{12} 等营养不良有关。含铁丰富的食物有动物血、肝脏、黑木耳、芝麻酱等。

5）硒元素：为人体必需微量元素。在体内与蛋白质结合成"硒蛋白"，人体已发现 14 种硒蛋白。硒有防止动脉粥样硬化和防癌的作用，还有提高细胞免疫的功能。资料表明，人群中血硒的水平与癌症的死亡率呈负相关。硒的每日推荐摄入量为 50μg，老年人每日摄入 100μg 可达到体内饱和水平。含硒丰富的食物有动物内脏和海产品，如海带、紫菜、海鱼等。

（2）血浆其他成分的改变：血浆其他成分主要是指血浆中微量成分，有维生素类、血浆脂类物质、血中葡萄糖和尿素氮等。

1）维生素类：维生素 B_2 参与生物的氧化与能量的产生，在氨基酸、脂肪酸和碳水化合物的代谢中起重要的作用，老年人的维生素 B_2 不足时，体内的抗氧化能力显著下降。维生素 B_6 参与氨基酸代谢，是催化多种氨基酸反应酶的辅助因子，作为辅酶参与同型半胱氨酸到半胱氨酸的转硫化途径，血浆中的同型半胱氨酸水平是动脉粥样硬化的危险因素，血浆中同型半胱氨酸与维生素 B_6 浓度呈负相关，因此老年人维生素 B_6 摄入水平与预防慢性血管性疾病显著相关。维生素 B_{12} 以甲基 B_{12} 和辅酶 B_{12} 两种形式参与生化反应，当维生素 B_{12} 缺乏时，可出现巨幼红细胞贫血、神经系统的损伤和高同型半胱氨酸血症，因此老年人摄入足量的维生素 B_{12} 非常重要。

2）血脂：血脂是指血中总胆固醇、甘油三酯和脂蛋白。总胆固醇有随年龄逐渐增高的趋势，男性在 50 岁左右达高峰，女性在 60 岁左右达高峰，至 90 岁后血脂的总胆固醇、甘油三酯、低密度脂蛋白均低于前期水平，而高密度脂蛋白则高于前期水平。血脂升高是动脉粥样硬化的危险因素，也是衰老的主要危险因素，被认为是衰老的重要指标。血脂一般随增龄而升高，为延缓衰老的进程，必须控制血脂在正常范围内，目前老年人的血脂正常范围与成年人相同。

3）血糖：血糖是特指血中的葡萄糖含量。有关生化研究表明，糖代谢对机体衰老进程有着举足轻重的影响。体内过多的糖可与蛋白质发生非酶促糖基化反应，可降低 SOD 活性，促进体内自由基增多，使小动脉发生痉挛等，为延缓衰老，必须十分重视对血糖水平的控制。

4）尿素氮：血中尿素氮的含量与肾脏的老化有关，随年龄的增长，血中的尿素氮含量不断升高，80 岁时可达 21mg/dL（7.5mmol/L），虽然超过了 7.0mmol/L 的上限，如没有肾脏疾患，仍属于正常老化。

三、老年人血细胞的改变

循环血液中的细胞有红细胞、白细胞和血小板等。白细胞包括中性粒细胞、嗜酸性粒细胞、嗜碱性粒细胞、单核细胞和淋巴细胞。

（一）红细胞与血红蛋白的增龄改变

老年人平均红细胞数量随增龄而下降，红细胞直径及平均容积可轻度增加，这与老年人因活动较少导致耗氧量降低以及促红细胞生成素合成分泌减少，从而影响红细胞生成有关。

1. 红细胞的改变　老年人血液红细胞的渗透脆性轻度增加，细胞膜的 Na^+-K^+-ATP 酶活性随增龄而递减，细胞内 ATP 酶减少，膜脂流动性较小，与青年人相比有显著差异。红细胞中 MDA 和 LPO 含量随增龄而升高，而 SOD 活力则较低。红细胞比容增大，当其大于 40% 时，血黏度增高，血流变慢，红细胞聚集指数明显升高，电泳时间延长。血细胞变形能力逐年下降，与年龄呈显著负相关，糖基化血红蛋白（GHb）含量随年龄的增长而升高，老年 GHb 值明显高于中年者。随年龄的增长，葡萄糖耐量降低，大鼠红细胞膜上的胰岛素受体（IR）减少，血浆胰岛素（insulin, Ins）水平增高，红细胞的 IR 和血浆 Ins 水平呈反向调节，即血浆 Ins 浓度升高，则红细胞膜上的 IR 减少，而血浆 Ins 水平的升高则可能是红细胞膜上的 IR 减少所引起。

2. 血红蛋白的改变　老年人的血红蛋白对氧的亲和力也有所下降。与青年人相比，老年人的血沉略有加快，可能与纤维蛋白原随增龄而升高有关。老年男性的血红蛋白含量有所降低，可能与增龄导致雄激素减少有关，而对女性则影响较小。因此，老年期男性与女性的血红蛋白量并无明显性别差异。调查表明，老年人血红蛋白量和红细胞数与青年人相比无显著差异，其数值仅略有下降。贫血（anemia）在老年人中比较多见，虽与衰老有一定关系，但更主要的是由于营养摄入不足或慢性疾病引起的贫血。在老年贫血患者中，以缺铁性贫血最多见。缺铁性贫血（iron deficiency anemia，IDA）是指体内铁的贮存减少，影响血红蛋白合成所引起的贫血。老年人 IDA 占贫血发病率的 36%～66%，多由饮食中铁含量较少或吸收障碍及慢性失血等原因引起。老年人由于牙齿脱落、咀嚼困难和偏食等致使对铁的摄入不足；或由于胃肠道黏膜萎缩以及胃酸缺乏等易造成铁的吸收不良。

（二）白细胞的改变

1. 白细胞数量的改变　通常认为随年龄的增长，血液中白细胞总数无改变或略有下降，骨髓中生成粒细胞的干细胞并不随增龄而减少，仅是骨髓的粒细胞的储存池少于青年人。中性粒细胞生成缓慢，释放减少。血液中的中性粒细胞数目变化不大，但中性粒细胞在白细胞总数中所占的百分比有明显升高，杆状核和 2 叶核细胞明显减少，4～5 叶核的衰老细胞则显著增多。

2. 白细胞功能的改变　老年人白细胞功能可能减弱，炎症后的白细胞增多反应不如青年人明显，中性粒细胞的趋化性、吞噬和杀伤等功能均有所减弱，这也许是老年期对炎症易感性增高的原因之一。中性粒细胞的 DNA 断链重接修复能力明显下降。中性粒细胞内过氧化物酶活性下降，中毒性颗粒含量增多，表明老年人骨髓粒细胞系的老化和功能退化。

3. 白细胞的病理生理学改变　老年人患糖尿病和自身免疫疾病、营养不良以及一些药物等均可影响中性粒细胞功能。老年人淋巴细胞的数量减少，并以 T 淋巴细胞减少为主，用白细胞化学染色方法显示淋巴细胞酸性非特异性酯酶（ANAE）随增龄而显著下降，淋巴细胞的免疫功能亦减低，因此淋巴细胞数目减少可能是老年人血常规检查的特征之一，尤其以 T 淋巴细胞减少最为明显，这种变化可能与胸腺萎缩、免疫功能降低有关。

（三）血小板的改变

1. 血小板数量与功能　老年人从 60 岁起血液中的血小板数量减少，黏附和聚集能力升高，也有报道称老年人血小板数无明显变化。血小板聚集率反映血小板代谢产生的血栓素 A_2（thromboxane A_2，TXA_2）含量与血栓形成的可能性，凝血功能亢进则有形成血栓倾向。正常情况下，当血小板膜上 β 受体激活后，腺苷酸环化酶活性增高，引起 cAMP 升高，从而抑制血小板聚集和释放发生。如血小板膜上 $α_2$ 受体被激活，则腺苷酸环化酶活性降低并引起 cAMP 减少。老年人血小板膜上 β 受体减少，$α_2$ 受体增多，cAMP 呈增龄性减少。β-血小板球蛋白（β-thromboglobulin，β-TG）是一种血小板特异性球蛋白，血浆中 β-TG 的含量可反映血小板特异的释放反应。血小板活化以及由 ADP 诱导的 β-TG 和由肾上腺素诱导的 ATP 释放均增强。老年人的血小板易于活化。老年人血液中纤维蛋白原含量和纤维蛋白裂解产物（FDP）与青年人相比明显增高，且老年人抗凝血酶Ⅱ（ATⅡ）活性下降，这些都与老年人机体的高凝状态有关。

2. 老年人血小板改变的临床意义　老年人血小板聚集率随增龄而增强，血小板功能亢进与小动脉痉挛、动脉粥样硬化、血栓形成、缺血性心脏病、一过性脑缺血、呼吸窘迫综合征等的发生与发展均有密切关系。血小板聚集率的测定有助于上述老年病发病机制的研究并有助于预测病情发展。部分病例的血小板聚集性增高可出现在血黏度增高之前，有助于早期诊断与阐明高凝及血黏度增高的机制。因更年期综合征而服用雌激素引起高黏滞综合征也与血小板聚集率增高有关。对老年患者应同时做血凝、纤溶及血小板聚集性的观察，可更全面地掌握病情。

3. 血小板与血栓性疾病　老年人血小板功能亢进，其黏附作用以及对肾上腺素、ADP 诱导的聚集功能增强，易发生血栓栓塞，如脑血栓形成、心肌梗死等。衰老过程中凝血倾向增强及纤溶活力减低，如伴有高血压病、动脉硬化症、糖尿病以及肥胖等，更易出现这种倾向。这些疾病常有小血管改变以及血液流变学改变，血小板黏附性能增加，ADP、肾上腺素以及胶原诱导的血小板聚集性增加。上述因素均可促发血栓梗死倾向。所以老年人的脑梗死、心肌梗死、肺梗死和血栓性静脉炎等血栓性疾病明显增多。

4. 血小板与出血性疾病　随着年龄增长血小板的结构和功能也发生改变，多数研究认为老年人的血小板数与青壮年无明显差别，但血块收缩时间有所延长，毛细血管脆性增加，血管内皮较易损伤，易引起体内凝血功能亢进。内皮合成 PGI_2 能力随增龄而降低，而血浆纤维蛋白原含量则增高，70 岁老人可增高至年轻人的 2 倍左右，从而使全血黏度增加。老年人血浆Ⅷ因子和血管血友病相关抗原随增龄而升高，这是因血管内皮损伤所引起的反应。

5. 血小板与老年性紫癜　血小板具有对血管壁的修复支持作用，能融入血管内皮细胞以填补内皮细胞脱落留下的空隙，从而维持血管屏障。血管内皮细胞的完整性是维持正常凝血功能的重要因素，血管壁的老化随增龄而逐渐明显，主要表现为动脉粥样硬化和内膜粗糙、脱落，静脉瓣萎缩。而血小板对血管壁有修复支持作用，能融入血管内皮细胞以填补内皮细胞脱落留下的空隙，从而维持血管的屏障作用。由于老年人皮下脂肪组织减少，皮肤弹力松弛导致皮肤血管缺乏支撑，加之毛细血管脆性增加，因而易受外伤而渗血，出现老年性紫癜（senile purpura）。渗血、瘀点及瘀斑常位于四肢远端伸侧，直径 1～2cm，持续 1～3 周。由于皮下组织内吞噬反应较差，吸收缓慢，常表现为棕色色素沉着斑。

（四）血液流变学与血流成分变化

1. 血液流变学变化　血黏度的增高可使血液流变学发生相应的变化从而促进血栓形成。老年人血浆及全血黏度增加，血流阻力增大导致血流速度减慢，血流淤滞。血黏度与血液中纤维蛋白原及球蛋白含量呈正相关。但不同的血浆蛋白对血黏度的影响不同，这与蛋白的分子量大小及形态有关。分子量大、星链状的蛋白对血黏度的影响比分子量小、呈球形的蛋白的影响大。血浆蛋白中，以纤维蛋白原的影响最大，球蛋白次之，白蛋白对血黏度的影响最小。分子量大的蛋白不仅直接影响血黏度，而且还可通过增加红细胞聚集作用来进一步加重血黏度。但是，血液流变学的变化具有季节及昼夜节律性，并受多种因素及伴随疾病的影响，因此，对于老年人的血液流变学的变化，特别是部分老年人仅表现为亚临床状态，即其血液流变学的实验学检查数值位于临界状态时，也需给予定期及长期临床随访，以观察其动态变化。老年人的肥胖、高脂血症、吸烟、焦虑状态等因素与易出现高黏滞综合征密切相关。

2. 血流成分变化

（1）红细胞：红细胞占全血细胞总体积的95%，是影响血黏度的最重要因素。红细胞数量增多时，红细胞聚集的机会及程度也相应增多，红细胞的变形能力也有所下降，可导致全血黏度增高。因此，老年人外周血红细胞总体积增高和变形性能力下降，也是其易发生高黏滞综合征的主要原因。这是由于随着年龄的增长，老年人外周血红细胞的总数虽然没有明显的增加，甚至有些老年人外周血红细胞数还会有所下降，但老年人红细胞膜的 Ca^{2+}-Mg^{2+}-ATP 酶功能下降，使红细胞内钙离子增加，红细胞变形能力下降，从而使全血黏度增高。

（2）白细胞：白细胞在全血细胞中所占比例相对较小，对血黏度的影响不是很大。但白细胞的硬度高于红细胞，当其数量明显增多时，如白血病仍可使血黏度有所增高。但此类患者往往同时伴有不同程度的贫血，一般可抵消由于白细胞增多对血黏度的影响。

（3）血小板：老年人血小板数量一般无明显变化，但其血小板运转周期缩短、新生的血小板体积较大，血小板的黏附率高于青年及中年人，血小板对 ADP 诱聚的聚集率增加，血小板的释放反应在老年人也增强，表现为血浆中 β-TG 及血小板因子4（platelet factor 4，PF4）增高。随着增龄纤维蛋白原也随之增高，这可能也是血小板活化的原因。

（五）温度的变化

机体内，血液黏度在一定程度上受体表温度影响。温度相对较高的部位血黏度低，而温度低的部位血黏度则相对较高。由此解释了高黏滞综合征患者发病部位多位于四肢的远端。但温度对血黏度的影响还可因其他因素的影响而有所改变。如各种原因导致的机体水分丢失，从而导致红细胞比容增高使血黏度增高；暑热时可因大量出汗而使红细胞比容升高，红细胞聚集，最终导致全血黏度增高。

除上述因素外，老年人体弱、活动少，尤其是冬季老年人户外活动受限，也是老年性高黏滞综合征发生的潜在诱因。

四、凝血与抗凝功能的老化

老年高血压患者存在明显的凝血、抗凝及纤溶功能失衡现象，这与老年人易患出血性或血栓性疾病有密切相关，因此，早期干预和防治具有重要的临床意义。

1. 老年人凝血与抗凝功能改变　老年人凝血指标与青年人比较有明显的变化。随增龄体内凝血活性增强或抗凝血活性减弱，是导致高凝状态和血栓形成以及血栓性心脑血管事件的主要原因和重要机制。凝血指标的检测对老年人的健康具有十分重要的意义。对老年人的凝血酶原时间（PT）、活化部分凝血活酶时间（APTT）、凝血酶时间（TT）、纤维蛋白原（Fib）进行检测分析有重要临床意义。其中 PT、APTT、TT 是凝血功能的筛选指标，Fib 是凝血活性的重要影响因素，具有血流动力学特征并与血小板聚集有关。PT、APTT 缩短与内外源性凝血系统中的主要凝血因子Ⅶ、Ⅸ、Ⅹ、Ⅷ的浓度增加有关；Fib 对凝血酶敏感，TT 缩短，Fib 升高，血浆 Fib 含量升高，可使血液黏度增高，红细胞和血小板聚集增强，这成为心脑血管疾病血栓形成的危险因子，对评估老年人的血凝状态和预防血栓形成具有一定的实用价值。因此定期进行凝血指标的检测对预防和早期发现血栓性疾病，避免血栓性心脑血管事件有积极意义。

2. 老年人凝血系统的改变　老年人的血小板数量与青壮年无明显差别，但血块收缩时间有所延长，毛细血管脆性增加。血小板黏附和聚集性均有所增高。血小板对 ADP、胶原等诱导剂的反应性增高。老年人血浆纤维蛋白原浓度增高，Ⅵ因子促凝活性、血管性假血友病因子（vWF）、纤维蛋白肽 A 和纤溶酶原激活物抗原等的血浆浓度均随增龄而升高。在纤溶活性方面老年人的纤维蛋白降解产物和纤溶酶－抗纤溶酶复合物水平也升高，以致老年人有不同程度的高凝倾向，易患血栓及血管栓塞性疾病。

第三节　血液系统功能老化的相关疾病

衰老机制是综合性而非单因素的相互作用，各器官衰老速度不一，且有关其病理生理环节中可因果交替，错综复杂，故而形成恶性循环。血液系统功能改变也是如此，凝血系统和抗凝系统及纤溶系统三者之间既相互协调、对抗，又动态平衡，从不同水平和部位调节着血液的流动与凝固，既可以防止组织损伤时发生大量出血，又可防止轻微损伤引发广泛的血栓形成，保证血液的正常流动。

一、血液系统老化的特征

血液系统由血液和造血组织组成，老年人在这方面出现生理病理性变化都会影响老年性血液病的诊治及其预后。由于老年人生理上的变化，身体功能衰退，应变能力降低，修复能力下降，急慢性损伤及后遗症也随之增多。

（一）血液系统功能的老化

1. 血凝功能的改变　老年人由于血凝功能亢进，有血栓形成倾向，因而易导致脑血管、心血管疾病，也易诱发弥散性血管内凝血（disseminated intravascular coagulation，DIC）。在一些有常见病的老年人，如糖尿病、癌症、肝硬化、严重感染等，也常出现血凝功能亢进及继发纤溶状态。此外，老年人的血黏度增高，血小板功能亢进也与某些重要器官如脑、心、肺的衰老进程（功能减退）增速有关。

2. 纤溶功能的改变　研究发现一般健康老年人纤维蛋白原升高，Ⅷ因子活性增加，血小板聚集性增强及继发纤溶过程亢进，高血压、冠心病、糖尿病等病的患者更显著地高于正常人，还有研究发现健康人血浆纤维蛋白原、血小板聚集率、Ⅷ因子相关抗原、α_2-巨球蛋白及组织型纤溶酶原激活物（t-PA）等随着年龄增加而呈现持续上升的倾向。老年人的抗凝血酶（antithrombin，AT）活性较青年人显著低下。

3. 凝血因子的改变 老年人纤维蛋白原及Ⅷ因子等增高的机制，可能由于血管硬化及隐性组织损伤，导致纤维蛋白原在血管壁上沉着、溶解同时进行，因而形成慢性持续性凝血亢进及继发性纤溶状态，也就是慢性隐性DIC过程，最后形成纤维蛋白原的生成增加（慢性轻型DIC导致纤维蛋白原增加），继之因DIC而发生纤溶亢进，进而出现反馈性抑制纤溶过程的改变。

4. 血液黏度的改变 老年人随着增龄全血黏度、全血还原黏度、血浆黏度均增高。老年人的红细胞聚集体参数、聚集级数均较青年人为高，而解聚速率低于青年人，这些均有利于血栓的发生与发展，加速心脑血管疾病的发生。纤维蛋白原增加还可能通过增加血浆黏度继发或加重其他有关疾病，老年人易患肺性脑病也与缺氧诱发的高凝及高黏状态有关。

（二）造血物质与激素的老化改变

1. 铁代谢的改变 有研究显示血红蛋白在正常的人群中，血清铁水平在20～30岁以后开始逐步下降，男性及女性血清铁平均水平分别为28μmol/L和21μmol/L。而在老年组（71～80岁年龄组）其平均值分别下降至13μmol/L和12μmol/L，总铁结合力也有所下降。老年人对口服铁剂的利用率下降。老年人血清铁蛋白的含量增高，这可能是含铁组织（如肝、脾、骨髓及全身网状内皮系统）被激活、崩解和释放的结果。

2. 维生素 B_{12} 和叶酸浓度的改变 根据资料报道，65岁以上无贫血的老年人中有部分血清维生素 B_{12} 浓度低于正常水平，同时发现有3%～7%的老年人血清和红细胞中叶酸浓度也低于正常水平。另外，老年人胃肠功能减退，胃酸缺乏，对营养物质（如铁、叶酸、维生素 B_{12} 等）吸收较差。食欲降低，膳食失衡等也会影响营养物质的吸收而致营养不良。因此，老年人适量补充维生素 B_{12} 和叶酸，有利于防止动脉粥样硬化、心脑血管疾病及各种类型贫血。

3. 血清促红细胞生成素的改变 促红细胞生成素（EPO）是骨髓生成红细胞所必需的激素，受组织中需氧量的调节，雄激素也可促其水平增高。由于老年期雄激素分泌减少及老年人活动能力降低、耗氧量减少，因而EPO的产生也可受到影响。但多数研究认为，在没有贫血的老年人中，血清EPO的水平未见有明显改变。

（三）老年人血液系统疾病防治

1. 抗凝治疗的特点 鉴于老年人有高凝及血栓前状态，给予降低血凝、增强纤溶功能的某些药物（包括活血化瘀中药），有助于保健及防治某些老年心血管疾患。对肝素治疗无效且AT-Ⅷ降低的DIC，给予AT-Ⅷ能收到较好效果。用重组的组织型纤溶酶原激活物（R-tPA）及尿激酶治疗血栓性疾病（包括急性心肌梗死及脑血栓）能收到较好疗效。蛇毒制剂（如抗栓酶-3）、大剂量维生素E，也能加强纤溶、抗凝、减轻血小板聚集而呈现辅助治疗的作用。

2. 血液病防治的特点 临床所见的老年血液病多为获得性，主要由于老年人退行和衰老过程中机体结构与功能变化所致，先天性或遗传性血液病较少见；老年血液病症状不典型，易误诊误治。老年人由于反应迟钝、注意力不集中、病情进展缓慢，血液学异常往往引起的症状不典型，易被忽略或导致误诊。如老年人贫血多表现在心血管、脑血管的症状，如乏力、呼吸困难、心动过速、心前区疼痛、眩晕等，出现上述症状常认为是心脑血管所致，而忽略贫血的检查及诊断；老年血液病治疗耐受性差，药物易过量或蓄积，老年患者抵抗力、免疫力低，易患各种疾病，因此对治疗的耐受性较差。老年人肝血流减少、结构改变均会导致细胞色素 P450 酶氧化还原作用活性下降，肾血流减少，肾小球滤过率下降，会导致药物排出减少。因此，应密切关注药物代谢，防止药物过量或蓄积。

二、老年性凝血功能障碍

凝血功能障碍性疾病是指凝血因子缺乏或者功能障碍所导致的疾病。生理性止血是一个复杂的过程。临床上常见的凝血功能障碍性疾病有原发免疫性血小板减少症、血栓性血小板减少性紫癜、血友病和弥散性血管内凝血等。血管、血小板、凝血因子、抗凝成分及纤溶系统的协调作用共同维持了正常的止血过程与内环境的相对稳定。老年人随着年龄的增加，各组织器官均有退行性变化，生理功能与生化反应均有改变，从而影响了正常的止血过程。同时，老年人多病，服药多样化，加重了止血机制的紊乱。凝血机制异常可引起出血性疾病。凝血过程所需要的凝血因子先天性或获得性缺乏均可引起出血。先天性凝血因子缺乏多见于青少年，老年凝血机制障碍主要是获得性凝血因子缺乏，包括合成减少及自身免疫性凝血因子降低导致的出血。

（一）病因与发病的生理学机制

凝血功能障碍性疾病主要分为遗传性和获得性两大类，血友病为常见的遗传性凝血功能障碍性疾病；其他由药物、毒物和疾病等因素引起的凝血功能障碍，称为获得性凝血功能障碍性疾病。

1. 凝血因子缺乏　血友病有 3 种类型，血友病甲（或血友病 A）、血友病乙（或血友病 B）和血友病丙（或血友病 C）。其中血友病甲称为凝血因子Ⅷ缺乏症或称抗血友病因子 A 缺乏症；血友病乙称为凝血因子Ⅸ缺乏症；血友病丙称为凝血因子Ⅺ缺乏症。在先天性出血性疾病中以血友病最为常见，其中血友病甲，约占 85%，其次是血友病乙，最少见的是血友病丙。

2. 维生素 K 缺乏　维生素 K 在凝血过程中起重要作用，缺乏时可引起维生素 K 依赖性凝血因子（凝血因子Ⅷ、Ⅸ、Ⅹ，以及凝血酶原）缺乏，这些凝血因子在肝脏合成时需要维生素 K 的参与。

3. 血管性血友病　遗传性出血性疾病，其发病机制是患者的血管性血友病因子（von Willebrand factor，vWF）基因突变，导致血浆 vWF 数量减少或质量异常。

（二）老年人凝血功能障碍的特点

1. 流行病学特点　老年人血小板减少者并不少见，国外研究报道 >50 岁者发生率约为 54%，70 岁以上者的发生率为 25%。大多为继发性，如药物影响或继发于其他疾病。老年人原发性血小板减少症也不少见。老年人除有各种血栓性疾病外，也有出血性问题，其中凝血功能障碍多发生于老年人。

2. 病理生理特点　老年人凝血功能障碍导致出血，其病理生理学机制主要由后天获得性凝血因子缺乏、血小板减少或自身免疫性凝血因子降低引起。

（1）维生素 K 缺乏：肝脏合成凝血酶原和 FⅦ、FⅨ、FⅩ 均需要维生素 K 参与。老年人由于以下生理性或者病理性原因容易发生维生素 K 缺乏：①进食减少；②长期服用广谱抗生素抑制肠道正常菌群导致合成减少；③阻塞性黄疸或胆道术后引流导致胆道瘘管；④肠瘘、慢性胰腺炎、广泛小肠切除、慢性肠炎和慢性腹泻；⑤长期服用润滑剂减少吸收；⑥老年人肝脏硬化、萎缩，肝功能减退，合成维生素 K 依赖性凝血因子受抑制。

（2）血小板减少：血小板生成减少、破坏增多都可导致血小板减少。另外出现继发性血小板功能异常，与某些疾病与药物有关。老年人多需要长期服用抗血小板药物治疗心脑血管疾病。这些药物主要通过抑制血小板黏附聚集功能发挥抗凝作用，如阿司匹林，容易引起消化道损害和出血，特别是使用抗凝血药，老年人出血危险性是青年人的两倍。

（3）获得性凝血因子Ⅷ抑制物：获得性血友病 A 是以循环血中出现抗凝血因子Ⅷ的自身抗体为特征的一种自身免疫性疾病。其特点为既往无出血史和无阳性家族史的患者出现自发性出血或者在手术、外伤、侵入性检查时发生异常出血。有多种原因可以产生凝血因子Ⅷ抑制物，如血友病患者反复输Ⅷ因子；非血友病患者可由妊娠、自身免疫病（如系统性红斑狼疮、类风湿关节炎及皮肤病）、恶性肿瘤、药物反应（如霉素、磺胺类药过敏）等引起。

（4）毛细血管缺陷：老年人皮下脂肪减少，毛细血管脆性增加，结缔组织呈现退行性病变，致使皮下组织松弛，血管缺乏支持而易发生损伤性或自发性出血。

3. 临床特点

（1）诱发因素多样化：凝血因子多在肝脏内合成，肝脏疾病常使凝血因子合成减少。老年人患病较多，动脉硬化、高血压、高脂血症、糖尿病等均高发，血小板易呈活化状态，黏附性和聚集性增强，这些疾病可影响血小板功能继而造成凝血功能障碍。

（2）血栓性疾病伴有凝血功能障碍：弥散性血管内凝血是许多疾病发展过程中的一种复杂的病理过程，其可首先出现短暂的高凝状态，血小板聚集、纤维蛋白沉着，形成广泛的微血栓，继而出现消耗性低凝状态并继发纤溶亢进。临床表现为出血、栓塞、微循环障碍及溶血等。

三、老年性贫血

贫血是单位容积外周血中的血红蛋白（Hb）、红细胞计数（RBC）及血细胞比容（HCT）低于同龄同性别正常人的最低值。一般认为在平原地区，成年男性 Hb < 120g/L，RBC < 4.5×10^{12}/L 及 HCT < 0.42；成年女性 Hb < 110g/L，RBC < 4.0×10^{12}/L 及 HCT < 0.37 可诊断为贫血。

　　血红蛋白浓度和红细胞计数是在标准单位容积中的取样测定。当在病理情况下，如失血或血容量减少时，血液浓缩，血红蛋白浓度及红细胞计数均偏高，故贫血可能会被掩盖；当有低蛋白血症、充血性心力衰竭、全身性水肿时，由于血浆量增加，血液稀释，导致血红蛋白浓度及红细胞计数均偏低，可能出现"假性贫血"。这些病理状态在老年人中均常见，在诊断贫血时应当予以排除。

（一）病因与发病的生理学机制

　　很多原因可导致贫血，贫血的发病机制主要归于红细胞生成不足、红细胞破坏过多和慢性失血等因素。

　　1. 红细胞生成不足　造血原料如铁、叶酸或维生素 B_{12} 缺乏都可导致红细胞生成障碍；造血干细胞数量减少或质量异常；骨髓微环境异常，包括由骨髓基质细胞、淋巴细胞、造血调控因子、微循环、神经内分泌因子等所构成的复杂网络，当微环境遭到破坏时，造血干细胞将无法得到自我更新、成熟分化的必需条件和场所。如慢性肾功能不全、垂体或甲状腺功能低下、肝病等均可导致红细胞生成不足而导致贫血。

　　2. 红细胞破坏过多　红细胞寿命缩短所导致的溶血性贫血，主要有红细胞内在缺陷和红细胞外在异常。红细胞内在缺陷有遗传性和获得性两种，遗传性缺陷有红细胞膜缺陷，如遗传性球形红细胞增多症、遗传性椭圆形细胞增多症；代谢酶缺陷，如葡萄糖-6-磷酸脱氢酶缺乏症；珠蛋白异常，如镰刀型细胞贫血病（α-珠蛋白生成性障碍贫血）。红细胞外在异常有免疫因素如抗体介导的溶血，自身免疫性溶血性贫血；非免疫因素如机械因素、化学因素、物理因素和生物因素，如微血管病溶血、烧伤、毒蛇咬伤、脾功能亢进等。

　　3. 急性和慢性失血　急性失血主要造成血容量减少，导致血流动力学的改变；慢性失血是导致贫血最常见的原因，也是缺铁性贫血的主要原因。

（二）老年性贫血的特点

　　1. 流行病学特点　近年来对老年人贫血的发病率报道不一，从 2%～44% 不等。老年人的贫血发生率随着年龄增长而增高，尤以 85 岁以上发病率最高。老年性贫血主要以缺铁性贫血（iron deficiency anemia，IDA）和巨幼红细胞贫血（megaloblastic anemia，MA）两种疾病的发病率最高，其次有铁粒幼细胞贫血、骨髓病性贫血（多数与恶性血液病有关）、再生障碍性贫血和溶血性贫血。我国居民 60 岁以上农村人群超过 1/4 被调查者患贫血，60 岁以上城市人群也有 15%～20% 贫血。卧床老人贫血发生率高于生活自理老人，住院老人贫血发生率高于社区居住老人。

　　2. 病理生理特点　老年性贫血的发病主要是老年人红细胞系造血功能下降，铁、维生素 B_{12} 和叶酸摄入减少，以及免疫器官及其活性衰退引起的。

　　（1）红细胞系造血组织功能下降：①造血组织能力降低：成人大约有 1500mL 骨髓，进入老年期后，造血组织逐渐减少，并被脂肪组织和结缔组织所替代。这种退化依次发生于长骨、扁骨和椎骨；在造血代偿方面，青壮年人在应激情况下黄骨髓可转变为具有造血活力的红骨髓，使机体尽快恢复造血能力，而老年人这种应激能力明显降低；健康老年人的红细胞系（简称红系）爆式集落形成单位、红系集落形成单位等集落数均低于健康非老年人，说明老年人骨髓红系等造血组织的增生能力降低；此外，健康老年人骨髓红系对 EPO 的反应能力也明显降低。老年男女之间血红蛋白浓度的差别越来越小，老年男性可能是由于睾丸的萎缩致雄性激素分泌减少而对造血的刺激作用减弱所致。②红细胞形态及活性改变：老年人红细胞平均体积和分布宽度随年龄的增加而略有增加，红细胞体积的均一性会发生一些改变。老年人红细胞的生物学活性同样会发生一系列改变：红细胞内的 2,3-二磷酸甘油酸含量随年龄的增长而降低；红细胞渗透脆性随年龄增长而增加；红细胞对 K^+ 的转运能力、红细胞的渗透性和抗机械性能降低，红细胞寿命降低；红细胞膜流动性在老年健康人中明显低于非老年健康人，影响细胞信号传递过程；老化红细胞胞质中的蛋白激酶 C（PKC）活性降低，而细胞膜上的 PKC 活性增加，后者使膜结构趋于松散。③铁水平降低：老年人血清铁水平随年龄增加而降低，骨髓铁储备减少，血清转铁蛋白水平及血清总铁结合力降低，放射性铁吸收率随年龄增长而减退等老年生理学改变。

（2）铁、维生素 B_{12} 和叶酸缺乏：老年人各种原因导致进食肉类等固体食物减少，致使铁摄入不足。由于衰老胃肠道黏膜萎缩使胃酸分泌减少，造成铁吸收不良。除生理衰退过程中的因素之外，最主要的因素还有病理性的、继发于诸多疾病中的出血及由此对铁的摄入和吸收造成的不利影响，这些疾病主要有胃和十二指肠溃疡、胃癌、出血性胃炎、食管及胃底静脉曲张破裂出血、食管裂孔疝及结肠的肿瘤、息肉、痔疮出血等。此外，老年人胃壁细胞萎缩、胃酸和内因子分泌不足，造成维生素 B_{12} 吸收不良；老年人食欲降低，进食少或有偏食等，可造成叶酸摄入不足。以上三者的摄入不足或吸收不良均可致其缺乏从而引起贫血。

（3）免疫器官活性衰退：老年人的免疫器官及其活性都趋向衰退，T 淋巴细胞数量减少，功能低下，抗原刺激后免疫反应下降。血清 IgG 和 IgA 水平随年龄增加而增长，IgM 水平下降，自身免疫活性细胞对机体正常组织失去自我的识别能力，给自身免疫性溶血性贫血的发病提供了条件。

3. 临床特点 老年性疾病具有起病隐匿，发展缓慢，症状体征不典型，多种疾病同时存在，易出现并发症和后遗症等共性，老年性贫血还具有以下几点特性。

（1）耐受力低：老年人由于各器官有不同程度衰老，且常有心、肺、肝、肾及脑等脏器疾病，造血组织应激能力差，因而对贫血的耐受力低，即使轻度或中度贫血，也可以出现明显的症状，特别是在迅速发生的贫血时。

（2）诊断困难：老年人贫血多为综合因素所致，如有的患者既有胃肠道疾病导致的巨幼红细胞贫血，又同时有慢性失血所致的缺铁性贫血。因而在临床表现和实验室检查方面均表现不典型，给诊断治疗带来困难。老年人贫血易出现中枢神经系统症状而误诊，一些老年患者往往以精神、神经等首发症状就诊，看似与精神疾病无异，实为贫血所致。老年人贫血时皮肤、黏膜表现不典型，主要是老年人常伴有皮肤色素沉着、眼睑结膜充血，使皮肤、黏膜色泽与贫血程度不呈平行关系。

（3）继发性贫血：老年人贫血以继发性贫血最为多见，这与老年人伴发的疾病和经常使用的药物有关，如感染、肿瘤、肾功能不全、慢性失血及某些代谢性疾病等。

（三）治疗中的生理学原理

老年性贫血的治疗包括对症治疗和对因治疗。对症治疗包括输血、抗感染，以及对功能障碍器官的支持治疗等。对因治疗根据不同类型的贫血，包括补充叶酸或维生素 B_{12}，应用糖皮质激素，脾脏切除术及造血干细胞移植等。

1. 铁剂　治疗性铁剂有无机铁和有机铁两类。无机铁以硫酸亚铁为代表，有机铁是指有机铁盐和含蛋白铁。有机铁剂的不良反应主要指胃肠道不良反应相对无机铁盐轻。一般二价铁盐比三价铁盐易于吸收，口服铁制剂较注射铁制剂更安全，故首选口服铁制剂。有机盐铁有富马酸亚铁、葡萄糖酸亚铁和右旋糖酐铁等。若老年人口服铁剂不能耐受或吸收障碍，可静脉注射或肌内注射右旋糖酐铁，口服铁剂时应注意谷类、乳类和茶等会抑制铁的吸收，而鱼类、肉类、维生素 C 可促进铁的吸收。

2. 维生素类　老年性贫血应注意补充维生素 B_{12} 和叶酸。①维生素 B_{12} 有肌内注射和口服两种形式。维生素 B_{12} 缺乏单用叶酸治疗是禁忌的，因会加重神经系统的损害。老年人如考虑到有胃肠道疾病，可优先使用肌内注射剂型。②叶酸在胃肠道吸收及体内生物利用度良好，可口服使用。胃肠吸收不良者，可肌内注射甲酰四氢叶酸钙。临床上对难以明确哪一种营养物质缺乏，主张维生素 B_{12} 和叶酸联合应用，否则可加重神经系统损伤。

3. 刺激红细胞生成的药物　药物有司坦唑醇、十一酸睾酮、达那唑、丙酸睾酮及促红细胞生成素（EPO）等。司坦唑醇和睾酮对部分慢性再障有治疗作用；有部分老年人的贫血病因不明，可能是由于促红细胞生成素分泌减少所致，因此建议试用小剂量的基因重组 EPO 治疗。

4. 免疫抑制剂　此类药物有肾上腺皮质激素、环孢素、抗胸腺球蛋白和抗淋巴细胞球蛋白，常用于治疗急性再障。皮质激素和达那唑或环磷酰胺或硫唑嘌呤常用于治疗自身免疫性溶血性贫血。

四、老年人血栓性疾病

在活体的心脏或血管腔内，血液发生凝固或血液中的某些有形成分互相黏集，形成固体质块的过程，称为血栓形成（thrombosis），在这个过程中所形成的固体质块称为血栓（thrombus）。血栓形成是病理性因素引起的过程，作用范围广泛，在时间和空间上超越了抗凝系统的正常范围，最终导致血栓性疾病的发生。随着年龄的增长，心脑血管疾病发病率、危险性逐渐增高，在心脑血管疾病中血栓性疾病占大多数，因此，对于中老年血栓性疾病的预防和治疗，需给予高度的重视。血栓形成过程复杂，主要由血管壁、血液中的各种成分、血流速度、血液黏稠度及凝血、纤溶活性等因素造成。

（一）病因与发病的生理学机制

血栓形成是血液在流变的状态下，止血机制过度激活的一种病理性结局。这与血管内皮损害、血液成分改变和血流改变三方面关系失衡有关。

1. 血管壁损伤　这是绝大多数血栓形成的首要原因。血管内皮的抗血栓特性源于：①血管内皮细胞合成和释放前列腺素和一氧化氮，抑制血小板活化。②血管内皮细胞合成以硫酸乙酰肝素为主的葡胺聚糖，抗凝血酶与之结合，使血管内膜表面具有灭活丝氨酸蛋白酶（如凝血酶）作用。③血管内皮细胞合成组织因子途径抑制物，灭活 FVIIa/TF 和 FXa，抑制凝血过程启动。④血管内皮细胞合成和释放组织型纤溶酶原激活物（t-PA），促使纤溶酶原活化为纤溶酶。在血管壁受到病理损害后，血管内皮抗血栓特性改变，表现为促血栓特性，可通过促进血小板活化、黏附和聚集；促进凝血过程的启动与进行；抑制 t-PA 对纤溶酶原的激活作用等。引起血管内皮细胞损伤的因素包括物理因素、化学因素、生物因素、免疫因素和局部因素等。

2. 血液成分　血小板、白细胞、凝血因子及纤维蛋白原的增多，抗凝物质与纤溶物质的减少，这些血液成分的改变促使血栓形成。具体表现为血小板的黏附和聚集作用增强；血小板的释放反应导致凝血活性增强；血小板源性物质对血管内皮细胞造成损伤；白细胞数量增高、黏附和聚集性增高；白细胞产生的促凝物质及释放的细胞毒性物质增多；红细胞比容升高易使血小板与活化的内皮细胞相互作用，促进止血或血栓形成；凝血和抗凝因子改变，如血浆纤维蛋白原水平增高和抗凝蛋白减少；纤溶系统改变，动脉粥样硬化部位内膜中 t-PA 含量减少，纤溶活性降低；血脂异常可通过多种途径促进血栓形成，引起血管内皮细胞及白细胞、血小板等功能改变，凝血活性增加及纤溶系统抑制。

3. 血液流变学　血液在血管内的速度可影响血栓的大小、位置和结构。在正常流速和流向的血液内，红细胞和白细胞在血液层流的中轴，外层是血小板，较红细胞和白细胞流动缓慢，外围是一层血浆带，将血液的有形成分和血管壁隔绝，阻止血小板和内膜接触。血流缓慢可有更多的血小板接触管壁，产生边流并依据线性方向黏附于血管壁。血流的淤滞或涡流激发血小板的活化，血小板与内皮细胞相互作用，被激活的凝血因子和凝血酶在局部达到凝血过程所必需的浓度即可形成血栓。

（二）老年人血栓性疾病的特点

1. 流行病学特点　心脑血管疾病好发于老年人，在西方国家与我国城市的发病率和死亡率都很高。目前，心脑血管疾病为城乡居民总死亡原因的首位原因，其中农村占比为 45.01%，城市为 42.61%。中国心脑血管疾病患病率处于持续上升阶段，估算目前心脑血管疾病患者约 2.9 亿，给社会和家庭造成了沉重的负担。而在心脑血管疾病中血栓性疾病最为常见，因此，对于中老年血栓性疾病的预防和治疗，应给予足够的重视。

2. 病理生理学特点　与一般成年人比较，老年人更容易形成血栓，导致血栓性疾病。并且血栓栓塞性心脑血管疾病已成为老年人的主要疾病。老年人易发生血栓性疾病的机制主要有以下几个方面。

（1）血管内皮损伤：随着年龄的增长，老年人由于大动脉弹性缓冲作用减弱，主动脉压升高等因素，致使血管壁老化严重，血管内皮受损，抗血栓功能降低，促血栓因子增加或不变，血栓易于形成。动脉突出表现为粥样硬化与内膜凹凸不平，静脉表现为血管内膜粗糙与静脉瓣的萎缩。另外，老年人多发的高血压、高血糖和高胆固醇血症等均可加重血管内皮损伤。

（2）血小板的改变：老年人血小板的数量虽无明显不同，但血小板的质量却有显著变化。老年人血小板膜上 β 肾上腺素能受体减少，而 α_2 肾上腺素能受体增多，使得 cAMP 减少，促进血小板聚集与释放，这可能是老年人血小板反应性增高的主要原因；另外，老年人血小板不仅合成 NO 减少，而且对其反应性降低，故老年人血小板易于活化。

（3）凝血与抗凝系统的改变：由于老年人血浆中纤维蛋白原、FⅦ、FⅧ/vWF 均较高，故有不同程度凝血功能的亢进。研究证明血浆纤维蛋白原含量随年龄的增长而进行性升高，这主要是老年人血管内皮损伤，纤溶活性降低所致。老年人抗凝系统也有不同程度改变，老年人抗凝血酶（AT）活性下降，其原因可能是受损的血管内皮细胞 AT 合成和分泌减少。因此，凝血-抗凝系统之间的不平衡是老年人易形成血栓倾向的重要原因之一。

（4）纤溶-抗纤溶系统的改变：有老年性疾病者一般存在不同程度的纤溶亢进，表现为血浆纤溶酶原减少，纤维蛋白降解产物增多。由于同时存在血浆纤维蛋白原增多，因此老年人纤溶亢进属于继发性。

（5）血液流变学的改变：老年人血流缓慢，血液中纤维蛋白原、血清球蛋白、血脂等增高，均可使血浆黏稠度增高；另外，红细胞数量增多、平均压积增加，或红细胞聚集性增高时，也可使血浆黏稠度增高，容易引起血栓形成。

3. 临床特点

（1）静脉血栓形成：老年静脉血栓栓塞包括深静脉血栓形成和肺栓塞，发病率随年龄增长呈指数增加，临床多见于股静脉及髂静脉，可表现为下肢浮肿、疼痛及皮肤颜色改变。血栓脱落可随血流进入肺动脉，引起肺栓塞。

（2）动脉血栓形成：老年动脉血栓性疾病威胁生命的主要有急性心肌梗死和急性脑梗死。动脉血栓形成常见的原因有心肌缺血、梗死、脑动脉栓塞、肠系膜动脉栓塞及肢体动脉栓塞，表现为心绞痛、偏瘫、意识障碍、肢端疼痛及肢体缺血性坏死等。血栓脱落可随动脉血流进入较小的动脉内引起栓塞，常见于脑、脾和肾等重要器官缺血梗死。

（3）微循环血栓形成：老年微循环血栓形成常见的有弥散性血管内凝血、溶血性尿毒症综合征、血栓性血小板减少性紫癜等，此类病情复杂并伴严重并发症，应特别注意。

（三）治疗中的生理学原理

对于老年人血栓性疾病尚缺乏特效疗法，可通过抑制血小板聚集，纠正脂肪代谢紊乱，扩张局部血管，改善血液循环来减轻症状，治疗上基本是针对调节凝血与抗凝平衡，调节血管舒缩性能，纠正脂代谢紊乱，降低血脂浓度，溶栓、抗凝、活血化瘀等方法。

1. 抗血小板药物 ①阿司匹林：通过抑制环氧合酶而阻止血栓素 A_2（TXA_2）的生成，达到抗血小板聚集的作用。②双嘧达莫：抑制血小板磷酸二酯酶，使 cAMP 增多，与阿司匹林合用可提高疗效。③噻氯匹定：通过抑制血小板膜上纤维蛋白原受体，从而抑制血小板聚集。④苯磺唑酮通过抑制环氧合酶活性，抑制血小板功能。⑤低分子右旋糖酐可防止血小板黏附于血管内皮细胞，并阻止血小板聚集，对血小板功能有一定影响。

2. 抗凝血药物 抗凝血药物主要分为胃肠外抗凝血药和口服抗凝血药。①胃肠外抗凝血药，如普通肝素，首选静脉给药；低分子肝素，如那曲肝素钙、依诺肝素钠、达肝素钠、磺达肝癸钠等，为选择性 Xa 因子抑制剂，通过与抗凝血酶特异性结合，介导对 Xa 因子的抑制作用。②口服抗凝血药，有维生素 K 拮抗剂华法林；直接作用的如利伐沙班、阿派沙班和依度沙班，这类药物并非依赖于其他蛋白，而是直接抑制某一靶点产生抗凝作用，目前这类药物主要包括直接 Xa 因子抑制剂和直接 IIa 因子抑制剂。抗凝治疗的主要并发症是出血，临床过程中需注意监测。

3. 溶栓药物 按对纤溶酶激活的方式可分为：①非特异性纤溶酶原激活剂，如链激酶、尿激酶。②特异性纤溶酶原激活剂，如阿替普酶、尿激酶原、瑞替普酶、替奈普酶。特异性纤溶酶原激活剂可选择性激活血栓中与纤维蛋白结合的纤溶酶原，其溶栓治疗的血管再通率高，对全身性纤溶活性影响较小，且出血风险低，因此溶栓效果优于非特异性纤溶酶原激活剂。

4. 活血化瘀中草药 具有止血、抗凝、溶栓等功能的中草药主要有三七、当归、蒲黄、白及、仙鹤草等。中草药通过以下方面改善微循环：使在微血管淤滞或缓慢流动的血细胞加快流速；降低血液黏度，使红细胞不易聚集；不同程度地促进血细胞解聚；具有抗凝和调整纤溶的作用；抑制白细胞-内皮细胞相互作用。

第四节　造血功能衰老与中医药相关研究

中医学认为血液是构成人体和维持人体生命活动重要的基本物质，如《素问·调经论》曰："人之所有者，血与气耳。"造血功能衰老的相关疾病属于中医学"虚劳""血证""血虚""亡血""髓枯""髓劳"等范畴。中医学有"肾主骨生髓""脾为气血生化之源"等理论，所以认为造血功能老化多从肾、脾、气、血等方面进行论治。

一、造血功能衰老的中医学研究

人体的血与气是一对阴阳矛盾，气为血之帅，血为气之母，两者相辅相成。气包括阳气和阴气，是人体脏腑生理功能的总体表现，血的生成、运行、生理功能发挥等均离不开气的作用。

（一）造血功能与五脏的关系

造血功能，相当于中医学所说的"血的生成"理论，中医学认为人体血液的生成是由精化生的，即在五脏生理功能的共同作用下，肾精、水谷之精和清气得以化生成为新鲜的血液。

1. 生理性造血功能与五脏 人体的五脏参与血液的化生过程。

（1）脾主运化，化谷生血：脾胃的运化功能起到了重要的作用，是人出生之后的主要消化器官，担负着消化吸收水谷之精之责，故称为"后天之本"，是气血生化之源，血液中的营气和津液两种成分，是由脾胃的运和化功能把饮食水谷中的精微物质转化而来。日常的饮食物质经过胃的受纳、腐熟后，再经过小肠的泌别清浊和主液功能，进一步转化成精微物质，这些精微物质必须要经过"脾气散精，上输于肺"，再经过心脏输送到全身。如《灵枢·痈疽》谓："中焦出气如露，上注谿谷，而渗孙脉，津液和调，变化而赤为血……"

（2）心主血脉，行血生血，肺主宣发，滑利血脉：心肺在化生血液中也发挥着积极的作用，《素问·阴阳应象大论》明确提出"心生血"。《灵枢·营卫生会》曰："化其精微，上注于肺，乃化而为血"。清代名医张志聪也说："血乃中焦之汁……奉心化赤而为血。"

（3）肾主骨生髓，藏精化血，肝疏泄藏血，调节血量：肝肾在化生血液中起到关键性的作用，肾藏精，精生髓，髓化血，故有"血之源头在乎肾"一说。《素问·六节藏象论》也说"肝者……以生血气"。肝藏血，肾藏精，两者为精血同源（乙癸同源），相互化生。《素问·生气通天论》曰："骨髓坚固，气血皆从"。故肾主骨、生髓、藏精，血为精所化。

2. **造血功能老化与五脏**　造血功能老化，则血液的生成、运行和生理功能出现衰退和病变，中医学称之为血的失常，常表现为"血虚""血瘀""出血"等症状。造血功能老化的病位在髓，根本病机在肾，与肝、脾密切相关。五脏亏虚为造血功能老化之根本，《类证治裁》言虚损"多起于脾胃"，劳损"多起于肾经"。造血功能老化以脾肾亏虚为主，脾为后天之本，气血生化之源；肾为先天之本，寓元阴元阳，肾阳能够温养脾阳，肾藏精，精能化血，精亏则血少，精足则血旺。

（1）脾肾虚弱，生血之源：中医学认为脾胃为后天之本，气血生化之源；肾为先天之本，藏精，精化为血，故脾和肾在血液的生成过程中扮演着十分重要的角色。若脾虚，脾之气血生化功能减弱而血虚。若肾虚，精亏难以化生为血，则血虚之象明显，故而肾虚为造血功能老化之根本。

肾虚及脾，脾失健运，水谷精微不能运化；脾虚受纳失司，食少纳呆，气血生化乏源而致后天之精生成不足，致使肾中先天之精得不到滋养，最终导致脾肾两虚，因此中医"精血互生"理论说明一旦脾肾两虚，则气血生化无源。

（2）肾不藏精，精不化血：《素问·上古天真论》记载："岐伯曰：女子七岁，肾气盛，齿更发长；二七而天癸至，任脉通，太冲脉盛，月事以时下，故有子……肾者主水，受五脏六腑之精而藏之，故五脏盛，乃能泻。今五脏皆衰，筋骨解堕，天癸尽矣，故发鬓白，身体重，行步不正，而无子耳。"认为人体的衰老，包括造血功能老化等，归根结底是由于肾虚所致。肾为先天之本，肾主藏精，肾之精、气、阴、阳在血液生成的过程起着非常重要的作用，是血液化生的本源和动力。肾阴肾阳为五脏阴阳之本，维持着五脏的正常生理功能，五脏生理功能旺盛，则血液的化生与运行正常，肾虚则精少，其余四脏皆衰，导致人体"精气神"不足，不仅出现血虚，亦可引起瘀血、出血等病理改变。

（二）造血功能与气血的关系

"气为血之帅，血为气之母"，两者相辅相成。气机是人体脏腑生理功能的总体表现，血的生成、运行、生理功能发挥等均离不开气的作用。

气血是人体最基本的两大类物质，维持着人体的生命活动。气对人体有推动、调控、温煦、凉润、防御、固摄及中介的作用，而血对人体有濡养及化神的作用。气血的紊乱是疾病发生的根本，同时骨髓的造血功能低下，也必将影响气血的正常运行及生理功能，会导致人体免疫力下降，从而导致各种疾病的发生。

二、中医药防治造血功能老化的研究

造血功能老化的中药学相关性问题，一方面是指药源性造血功能损害和衰弱，另一方面是指一些中草药具有增强造血功能，改善血液运行的功效。

（一）中医药防治造血功能老化的方法和方剂

在应用中医药防治造血功能老化方面，各大医家往往从脾、肾、气、血等方面论治，并且取得较好的临床疗效。

1. 从肾论治　基于"肾精化血""肾生髓，髓养血""肾虚髓损，精血亏虚"等理论，许多医家认为：骨髓是造血的场所，肾主骨生髓，故肾的功能强弱，直接影响着骨髓生精造血功能。《素问·金匮真言论》："夫精者，身之本也。"精气盛则血旺，精气亏则血少，因此补益肾精是治疗造血功能老化的根本大法。

补肾填精之药众多，如菟丝子、补骨脂、锁阳、桑椹等；此外《素问·阴阳应象大论》中所论"精不足者，补之以味"，龟甲胶、鹿角胶二者皆血肉有情之品，滋阴补肾精之力较之草木之药更强。所以，龟鹿二仙胶加味促进骨髓增殖，改善骨髓微环境，并对造血干细胞增殖分化，抑制凋亡有明显作用，是应用补肾填精法防治造血功能老化的代表方。

2. 从脾论治　脾为后天之本、气血生化之源，结合脾主统血的生理功能，各大医家在造血功能老化的治疗过程中非常重视脾气的培补。唐容川在《血证论》中也提出五脏以脾为运，治血以脾为主的观点。现代医家常用的补血健脾方多由四物汤，归脾汤加减化裁而来，通过补脾、健脾，发挥益气补血之功，改善造血功能。

3. 从气论治　"气为血之帅，血为气之母"。气机与血的生成、运行、生理功能发挥等关系密切。造血功能低下的患者，常伴有气虚的表现；因此，从补气入手治疗造血功能老化有其理论基础。

人参作为常用的补气药，在提高骨髓造血能力，改善造血微环境方面也有显著作用。此外，临床常用于联合化疗可显著改善造血功能的参麦注射液，正是由典型的补气剂——生脉散加减而来；益气扶正的参芪扶正注射液能明显改善造血功能。所以，诸多医家在治疗造血功能老化相关疾病时，常加入补气药，以维固正气，辅助补血药发挥改善造血功能的作用。

4. 从血论治　《神农本草经》等历代中草药著作均记载有大量补血类中药。补血类代表药物有当归、熟地黄、白芍、阿胶、何首乌、龙眼肉、鸡血藤等，常用补血方剂则有四物汤、当归补血汤、归脾汤等。从血论治是治疗造血功能老化的常用治法，临床常用补血活血之当归，可恢复造血功能，抑制细胞衰老，进而促进造血干细胞增殖并改善其活力。此外，具有补血滋阴润燥之效的阿胶，活血化瘀药川芎、三七等能够提高造血相关因子水平，改善造血功能。

（二）单味中药防治造血功能老化

1. 当归　当归乃"补血之要药"，其性温，味辛、甘，具有补血活血、调经止痛、润肠的功效。《本草备要》言："甘温和血，辛温散内，苦温助心、散寒（诸血属心，凡通脉者，必先补心，当归苦温助心）。入心、肝、脾（心生血，肝藏血，脾统血），为血中之气药。"现代药理学研究表明，当归用于造血系统相关疾病时，可通过促进造血细胞的增殖和分化，以及促使造血微环境释放造血生长因子而达到改善机体造血功能的作用，当归对衰老模型大鼠骨髓造血功能具有积极作用。

2. 阿胶　阿胶别名驴皮胶，具有"补血圣药"之美称，其味甘、性平，具有滋阴补血、润燥止血之功效。阿胶临床应用广泛，多应用于补血、止血、增强免疫、耐缺氧、抗疲劳等方面。此外，阿胶在改善贫血小鼠造血功能上疗效显著。

3. 何首乌　何首乌在临床应用时有生首乌、制首乌之别。据《本草纲目》记载："此物气温味苦涩，苦补肾，温补肝，能收敛精气，所以能养血益肝、固精益肾、健筋骨，乌发，为滋补良药，不寒不燥，功在地黄、天门冬诸药之上。"其中制首乌在补益精血方面效果明显；有研究表明何首乌能改善机体造血功能，同时对造血干细胞的增殖具有促进作用。

综上所述，中医学论血必不离精与气，精化气，气生血，故在临床上除了单纯使用补血药外，通过辨证论治，灵活选用填精、补气、活血等中药能更好地改善脏腑、组织的生理功能，从而巧妙地解决精亏血少、气血亏虚、瘀血等一系列造血功能衰退老化的问题。临床实践也证实，中医药能明显改善造血功能，提高老年血液病患者的生活质量。

第四章 循环系统的功能与老化 ▷▷▷▷

　　心脏和血管组成机体的血液循环系统，又称心血管系统。在心脏搏动的驱动下，血液在循环系统中按一定的方向循环流动，周而复始，这一过程称为血液循环（blood circulation）。血液循环的主要功能是物质运输，运输代谢原料和终产物，保证机体新陈代谢的正常进行；运输内分泌腺分泌的各种激素或其他体液因子至相应的靶细胞，实现机体的体液调节。机体内环境稳态的维持和血液防御功能的发挥，也有赖于血液循环的有效进行。循环系统疾病包括心脏和血管病，合称心血管病。据调查显示，2018 年我国城乡居民心血管病死亡居总死亡原因的首位，农村占比为 46.66%，城市为 43.81%，是威胁人类健康和生命最大的一类疾病。

第一节　循环系统功能概述

　　循环系统包括心血管系统和淋巴系统，其中起主要作用的心血管系统由心脏和血管组成。在心肌生物电活动基础上发生的心脏节律性收缩和舒张实现心脏的泵血功能，而由动脉、毛细血管、静脉组成的血管系统实现血液运输和物质交换的生理功能。心血管活动在神经、体液及自身调节作用下，维持正常的心输出量、心率、血压及血流量相对稳定并适应代谢活动改变的需要。

一、心肌细胞的生物电现象与生理特性

　　心脏的主要功能是泵血。心房和心室协调有序地收缩与舒张，将血液从静脉吸入心室，并射入动脉，实现其泵血的功能。心肌细胞膜的兴奋是触发心肌细胞收缩的始动因素，而心肌的兴奋和兴奋的传导均是以心肌细胞膜的生物电活动为基础的。因此，掌握心肌生物电活动的规律，对于理解心肌的生理特性、心脏收缩的规律性及心律失常的发生机制等具有重要意义。

（一）心肌细胞的生物电现象

　　与神经纤维和骨骼肌细胞相比，心肌细胞的生物电现象更为复杂，各类心肌细胞的跨膜电位及其形成机制也不尽相同。

　　根据组织学特点、生理特性和功能的不同，将心肌细胞分为普通心肌细胞和特殊心肌细胞。普通心肌细胞包括心房肌和心室肌，主要执行收缩功能，又称工作细胞（working cell）。特殊心肌细胞组成心脏特殊传导系统（cardiac specialized conduction system），主要包括窦房结、房室交界、房室束和浦肯野纤维，可产生自动节律性兴奋，又

称自律细胞（autorhythmic cell）。

1. 工作细胞的跨膜电位及其形成机制　工作细胞包括心房肌细胞和心室肌细胞。两者的静息电位和动作电位及其形成机制基本相同，以下着重介绍心室肌细胞的跨膜电位及其形成机制。

（1）静息电位：人和哺乳动物心室肌细胞静息电位约$-90mV$，其形成机制与神经纤维和骨骼肌基本相同，是K^+顺浓度梯度向膜外扩散形成的K^+平衡电位、构成静息电位的主要成分。

（2）动作电位：心室肌细胞的动作电位与神经、骨骼肌细胞的动作电位明显不同，复极过程更复杂，持续时间长，且动作电位的升支与降支不对称。心室肌细胞的动作电位可分为0、1、2、3、4五个时期，如表4-1所示。

表4-1　心室肌细胞动作电位产生的机制

分期	名称	产生机制
0 期	去极期	刺激使细胞膜去极化达到阈电位，电压依赖性 Na^+ 通道突然大量开放，Na^+ 迅速内流
1 期	快速复极初期	电压依赖性 Na^+ 通道关闭，K^+ 外流增加
2 期	缓慢复极期	Ca^{2+} 内流，K^+ 外流，正电荷在膜两侧的移动相平衡，使膜内电位稳定在 $0mV$ 左右而形成平台期
3 期	快速复极末期	Ca^{2+} 内流停止，K^+ 外流增多
4 期	恢复期	Na^+-K^+ 泵活动将 Na^+ 排出细胞外，摄入 K^+；Na^+-Ca^{2+} 交换和 Ca^{2+} 泵活动恢复细胞内的钙离子浓度

心房肌细胞动作电位的形成机制与心室肌细胞大致相同。由于心房肌细胞膜对K^+通透性大于心室肌，故平台期和动作电位时程较短。

2. 自律细胞的跨膜电位及其形成机制　在没有外来刺激时，工作细胞不产生动作电位，4期膜电位稳定。而在自律细胞，当动作电位在3期复极末达到最大值，即最大复极电位（maximum repolarization potential）（图4-1）之后，4期膜电位并不稳定，立即开始自动去极化，当去极达到阈电位时，爆发新的动作电位。因此，4期自动去极化是自律细胞产生自动节律性兴奋的基础。不同类型的自律细胞，其动作电位的特征和产生机制不完全相同。

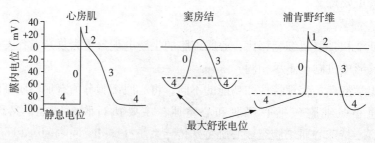

图4-1　自律细胞最大复极电位

（二）心肌的生理特性

心肌细胞的生理特性包括兴奋性、自律性、传导性和收缩性。其中兴奋性、自律性和传导性是以心肌细胞膜的生物电活动为基础的，故又称为电生理特性。心肌细胞的这些生理特性共同决定着心脏的活动。

1. 自动节律性 心肌细胞在无外来刺激的情况下，能自动发生节律性兴奋的特性称为自动节律性（autorhythmicity），简称自律性。通常用单位时间（每分钟）内自动发生兴奋的次数，即自动兴奋的频率来衡量自律性的高低。

（1）心脏起搏点：心脏特殊传导系统中不同部位的自律细胞自律性高低不一。其中窦房结、房室交界、房室结、浦肯野细胞，每分钟自动兴奋的频率分别为100、50、40、25次左右。心房和心室依当时自律性最高的兴奋频率而搏动。正常情况下，由于窦房结自律性最高，控制了整个心脏的活动，称为正常起搏点（normal pacemaker），所形成的心跳节律称为窦性节律（sinus rhythm）。其他自律细胞的自律性较低，通常处于窦房结的控制之下，其本身的自律性并不表现出来，只起传导兴奋的作用，故称为潜在起搏点（latent pacemaker）。当潜在起搏点控制部分或整个心脏的活动时，就成为异位起搏点（ectopic pacemaker）。

（2）窦房结控制潜在起搏点的机制：①抢先占领：潜在起搏点的自动去极化尚未达到阈电位前，已被窦房结的兴奋抢先激活，产生动作电位。②超速驱动阻抑：窦房结的快速节律对潜在起搏点较低频率的兴奋有直接抑制作用，并具有频率依从性。当窦房结兴奋停止或传导受阻时，可由自律性相对较高、受超驱动阻抑较轻的房室交界来替代，而不是由自律性更低的心室传导组织来替代。临床上，在人工起搏的情况下，如需要暂停人工起搏器，应先逐渐减慢起搏频率，以免发生心搏停止。

2. 兴奋性 兴奋性（excitability）指心肌细胞受刺激时具有产生动作电位的能力或特性。兴奋性的大小可用阈值作为衡量指标，阈值与兴奋性呈反变关系。如前所述，心肌细胞在一次兴奋过程中，膜通道依次经历备用、激活、失活和复活等过程，因此，兴奋性也随之发生周期性的改变。这一系列的变化过程，可分为以下几个时期，见表4-2。

表4-2 心肌一次兴奋过程中兴奋性的周期性变化

	有效不应期		相对不应期	超常期
	绝对不应期	局部反应期		
时间及电位	由去极至复极化-55mV	复极-55mV至-60mV	复极-60mV至-80mV	复极-80mV至-90mV
兴奋性	接近于0	极低	低于正常	高于正常
对刺激的反应	对任何刺激不起反应	强刺激只能引起局部反应	强刺激能产生低幅度动作电位	弱刺激能产生幅度稍低的动作电位
机制	钠通道开放后即完全失活；此时外向钾电流极强，即使有内向电流也很难使膜发生去极化	很少量的钠通道恢复到备用状态	备用状态的钠通道进一步增加，但仍较少	钠通道基本恢复；膜电位接近阈电位

在一次兴奋过程中，兴奋性发生周期性的变化，是所有神经和肌肉组织的共同特性。与神经纤维和骨骼肌细胞相比，心肌细胞的有效不应期长，一直延伸到机械反应的舒张期早期。心肌细胞的这一特点使心肌不会像骨骼肌那样发生完全强直收缩，而是始终做收缩与舒张相交替的活动，从而使心脏既有收缩射血又有舒张使血液回心充盈的时期，有利其泵血功能。

3. 传导性　心肌细胞均具有传导兴奋的能力，即传导性（conductivity）。与神经纤维、骨骼肌细胞相同，同一心肌细胞膜上兴奋的传导也是通过局部电流来实现，并通过缝隙连接（闰盘）扩布到相邻的心肌细胞，从而引起整块心肌兴奋。闰盘的存在，使得在形态结构上彼此隔开的心肌细胞，在功能上如同一个细胞，构成功能上的合胞体。由于在心房和心室之间有结缔组织将它们彼此分开，除房室交界外无其他心肌细胞连接心房肌和心室肌，故心房和心室各自构成一个功能合胞体。

（1）心脏内兴奋传播的途径和特点：正常情况下，窦房结发出的兴奋通过心房肌传播到整个右心房和左心房，并通过由窦房结与房室交界之间方向一致、排列整齐的心房肌细胞所组成的"优势传导通路"传播到房室交界，再经房室束、左和右束支、浦肯野纤维网传到心室肌，引起心室兴奋（图4-2）。

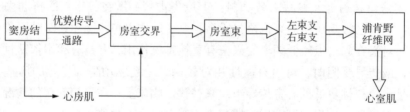

图4-2　心脏内兴奋传播的途径

（2）各种心肌细胞的兴奋传导速度各不相同：心室内传导系统的传导速度最快（2~4m/s），由房室交界下传的兴奋能迅速传遍左、右心室肌，保证全部心肌细胞能几乎同时兴奋和收缩，有利于心脏泵血和左、右两侧心室活动的同步化；房室交界区细胞的传导速度很慢，其中又以结区（0.02m/s）最慢，兴奋通过房室交界区所需时间较长，称为房室延搁（atrioventricular delay）。由于房室交界是正常时兴奋由心房传至心室的唯一通路，房室延搁有利于心室的血液充盈和射血。房室交界处是传导阻滞的好发部位，房室传导阻滞在临床上极为常见。

4. 收缩性　心肌的收缩性是指由参与收缩的心肌细胞共同表现出的一种内在的能力和特性。

（1）心肌收缩的特点：和骨骼肌细胞一样，通过兴奋-收缩耦联引起肌丝滑行，最终产生心肌收缩。但心肌细胞的结构和电生理特性与骨骼肌不完全相同，使心肌的收缩还具有其自身的特点：①全或无式收缩，又称同步收缩。②不发生强直收缩。③对细胞外液 Ca^{2+} 的依赖性高。

（2）影响心肌收缩的因素：有前负荷、后负荷和心肌收缩能力，以及细胞外液 Ca^{2+} 浓度等。当细胞外液中 Ca^{2+} 浓度过低时，心肌细胞仍能产生动作电位，但不能发生收缩，这一现象称为兴奋-收缩脱耦联。

二、心脏的泵血功能

心脏在循环系统中起着"泵"的作用。机体依靠心脏节律性的收缩和舒张活动及其瓣膜的导向作用，推动血液按一定方向流动，实现泵血功能。

（一）心动周期和心率

1. 心动周期 心脏每收缩和舒张一次，构成一个机械活动周期，称为心动周期（cardiac cycle）。一次心动周期中，心房和心室均经历一次收缩期（systole）和舒张期（diastole）。心动周期的长短与心率有关，心动周期与心率呈反变关系。心率加快，心动周期缩短，收缩期和舒张期均相应缩短，但舒张期缩短更明显，这不利于心脏的持久活动。

2. 心率 心脏每分钟搏动的次数称为心率（heart rate，HR）。正常成年人安静状态下心率为 60～100 次/分，平均每分钟 75 次。心率因年龄、性别和生理情况不同而有差异。女性心率略快于男性。经常进行体育锻炼或从事体力劳动的人，心率较慢。同一个人的心率则随生理状态不同而波动，安静或睡眠时心率减慢，运动或情绪激动时心率加快。

（二）心脏泵血过程及其机制

左、右心室的泵血过程几乎同时进行，且过程相似。与左心室相比，右心室收缩力量弱、室内压低，但肺循环途径短、阻力小、肺动脉压低，因此，两心室的射血量几乎相等。以下以左心室的射血和充盈过程为例，说明心脏泵血的过程和机制。

1. 心室收缩与泵血 此过程分为等容收缩期、快速射血期和减慢射血期。

2. 心室舒张与充盈 此时期分为等容舒张期、快速充盈期、减慢充盈期和心房收缩期。心脏泵血过程中分期与心脏瓣膜和心室内压力及容积的变化见表4-3。

表4-3 心动周期中瓣膜和心室内压力及容积的变化

周期	分期	瓣膜情况	容积压力特点
收缩射血	等容收缩期	房室瓣、动脉瓣关闭	容积不变，压力上升最快
	快速射血期	房室瓣关闭，动脉瓣开放	压力达到最高值
	减慢射血期	房室瓣关闭，动脉瓣开放	容积降到最低
舒张充盈	等容舒张期	房室瓣、动脉瓣关闭	容积不变，压力下降最快
	快速充盈期	房室瓣开放，动脉瓣关闭	压力达到最低值，大部分血液流入
	减慢充盈期	房室瓣开放，动脉瓣关闭	容积、压力缓慢增加
	心房收缩期	房室瓣开放，动脉瓣关闭	容积增至最大

综上所述，心室肌收缩和舒张是造成室内压变化，导致心房和心室之间以及心室和主动脉之间产生压力梯度，推动血液流动的根本原因。心脏瓣膜的结构特点保证了血液

的单向流动。

（三）心脏泵血功能的评价

心脏不断泵血，并能进行适当调节以保证机体代谢的需求。因此，心脏泵血功能是衡量心脏功能的基本指标。

常用的心脏泵血功能评价指标见表4-4。

表4-4　评价心脏功能的指标

指标	说　明
搏出量	指心脏每一次收缩所射出的血量，正常人为 $60 \sim 80mL$
射血分数	指搏出量占心室舒张末期容积的百分比，正常人为 $55\% \sim 65\%$
心输出量	指单位时间内（每分钟）一侧心室收缩所射出的血液总量。心输出量等于搏出量与心率的乘积
心指数	指单位体表面积的心输出量，正常人为 $(3.0 \sim 3.5)$ $L/(min \cdot m^2)$
每搏功	每搏功 = 搏出量×血液比重× （平均动脉压−左心房平均压）
每分功	每分功 = 每搏功×心率

（四）影响心输出量的因素

如前所述，心输出量是每搏输出量与心率的乘积，因此，凡能影响每搏输出量和心率的因素均可影响心输出量。其中，每搏输出量的多少受前、后负荷和心肌收缩能力的影响。影响心输出量的因素见表4-5。

表4-5　影响心输出量的因素

影响因素	说　明
前负荷	①左心室前负荷相当于左心室舒张末期容积 ②在一定范围内，前负荷增加，心室肌初长度增加，心肌收缩力增强，心搏出量增加，心输出量增加
后负荷	①左心室后负荷相当于主动脉压 ②心室后负荷增加，等容收缩期延长，射血期缩短，心输出量减少
心肌收缩力	①心肌收缩力是存在于心肌内部的与心肌前、后负荷无关的一种内在收缩特性，受神经、体液因素影响 ②心肌收缩力增加，心输出量增加，相反，心输出量减少
心率	①在一定范围内，心率增加，心输出量增加 ②超过一定范围如大于 $160 \sim 180$ 次/分，由于心舒张期显著缩短，心室血液充盈明显不足，心搏出量锐减，心输出量减少

（五）心泵功能的贮备

心输出量随机体代谢的需要而增加的能力，称为心泵功能贮备（cardiac reserve）或心力贮备。健康成年人安静时，心输出量约为5L/min。剧烈运动或强体力劳动时，心输出量可达 25 ~ 30 L/min。可见正常心脏的泵血功能有相当大的贮备量。

心泵功能贮备来源于心率和搏出量两方面的贮备。

1. 心率贮备 心率贮备是提高心泵功能贮备的主要途径。在生理情况下，机体充分动用心率贮备，可使心输出量增加 2 ~ 2.5 倍。但心率过快，超过 180 次/分时，由于每搏输出量会明显减少，从而影响心输出量。

2. 搏出量贮备 搏出量的贮备包括收缩期贮备和舒张期贮备。收缩期贮备是通过增强心脏收缩能力，提高射血分数来增加搏出量；而舒张期贮备则是通过增加舒张末期容积来增加搏出量的。安静时，舒张末期容积约 125mL，由于心室扩大程度有限，一般只能达到 140mL，舒张期储备仅 15mL；收缩期贮备可达 35 ~ 40mL。

心力贮备的意义在于当机体增强活动时，心输出量能够相应地增加，以满足代谢活动的需要。坚持体育锻炼能够增加心力贮备，可能是通过增强心肌收缩能力、改善心肌血液供应、提高心肌对急性缺氧的耐受力等途径而实现的。

三、血管生理

血管是一个连续且相对密闭的管道系统。血液由心室泵出，依次流经动脉、毛细血管和静脉，最后返回心房，循环往复。

（一）各类血管的结构及功能特点

血管起着运送血液和物质交换的作用。按形态学分类，血管可分为动脉、静脉和毛细血管，动脉和静脉可进一步分为大、中、小动脉或静脉。各类血管因其在整个血管系统中所处的部位不同，具有不同的结构和功能特点。根据不同血管的生理功能，可将主要的血管分为五类（表4-6）。

表4-6 各类血管的功能特点

血管	动脉			毛细血管	动-静脉吻合支	静脉
	大动脉	中动脉	小动脉			
性质	弹性贮器血管	分配血管	阻力血管	交换血管	短路血管	容量血管
主要功能	缓冲收缩压，维持舒张压，实现连续血流	将血液分配到各器官	影响外周阻力	物质交换	与体温调节有关	贮存血液，调节回心血量

（二）血流量、血流阻力、血压及其相互关系

血液在血管内流动的一系列物理力学称为血流动力学（hemodynamics）。血流动力学的最基本内容是流量、阻力与压力及其相互之间的关系。由于血管有弹性，不是硬性管道，血液是含有血细胞及胶体物质等多成分的液体，因此，血流动力学除与一般流体力学有共同点外，还具有其自身特点。

1. 血流量 在单位时间内流过血管某一截面的血量称为血流量，也称容积速度，用每分钟的毫升数或升数（mL/min 或 L/min）来表示。血流量大小取决于血管两端的压力差和血流阻力。

机体内供应不同器官血液的动脉血压基本相同，而供应该器官血流量的多少则主要取决于该器官对血流的阻力，因此，器官血流阻力是调节器官血流量的重要因素。

2. 血流阻力　血液在血管内流动时所遇到的阻力称为血流阻力。血流阻力主要来源于两方面：①血液内部的摩擦力；②血液与血管壁之间的摩擦力。血流阻力与血管口径、长度及血液黏度也有关。小动脉及微动脉是产生外周阻力的主要部位。小动脉及微动脉受交感神经纤维的支配，交感神经冲动增加时可使血管收缩，口径变小；反之则可使血管舒张，口径变大。因而神经系统可以通过改变阻力血管口径来调节血流阻力，从而调节动脉血压。

3. 血压　血压（blood pressure，BP）是指血管内流动的血液对单位面积血管壁的侧压力，即压强。各类血管都有血压，分别称为动脉血压、静脉血压及毛细血管血压。通常所指的血压系指动脉血压。血压形成的基本因素有两方面：①血液对血管的充盈是形成血压的前提；②动脉血压的形成是多种因素相互作用的结果。动脉血压的形成因素见表4-7。

表4-7　动脉血压的形成因素

影响因素		内容说明
两个前提：封闭的管道系统和足够充盈的血量		心血管系统是一个封闭的管道系统，此系统中有足够的血液充盈，是血压形成的前提
三个条件	①心脏的周期性射血	心脏在循环系统中起着泵的作用。心肌收缩所做的功，一方面成为推动血流流动的动力；另一方面是血液对动脉管壁产生侧压的能量来源
	②外周阻力	如果不存在外周阻力，则心脏释放的能量将全部表现为动能，射出的血液全部流向外周，因而不能使动脉血压升高
	③大动脉的弹性贮器作用	主动脉具有弹性贮存器作用，一方面可使心室间断的射血变为动脉内持续的血液流动；另一方面能缓冲血压的波动，使每个心动周期中的动脉收缩压不会升得太高，舒张压不会降得太低

由表4-7可见，外周阻力和弹性贮器血管的弹性（包括可扩张性和弹性回缩力两个方面）也是形成动脉血压的必要条件。如果没有外周阻力，在心脏收缩期，心脏收缩所释放的能量将全部变成推动血液流动的动能，而射出的血量将全部流向外周，因而不能形成对血管壁的侧压力；在心脏舒张期，由于射血停止，血管内将无血液流动，因此也不能形成血压。如果弹性贮器血管无弹性，则动脉血压随心室射血而显著升高，随射血停止而跌落至零，甚至更低。因此，外周阻力和弹性贮器血管的弹性作用不仅缓冲了动脉血压的大幅度波动，并且使一个心动周期中，心脏的间断射血变为动脉中的持续性血流。

（三）影响动脉血压的因素

每搏输出量、心率、外周阻力、大动脉管壁的弹性、循环血量与血管容量的关系等，都能影响动脉血压（表4-8）。

表 4-8　影响动脉血压的因素

影响因素	作用				说明
	收缩压	舒张压	脉搏压	平均动脉压	
①每搏输出量增加	明显升高	升高	升高	升高	每搏输出量增加，收缩期射入动脉血量增加，因此收缩压明显升高。正常人收缩压的高低可反映每搏输出量的多少
②心率加快	升高	明显升高	下降	升高	心率加快，心室舒张期明显缩短，舒张期从动脉中流走的血量相对减少，存留的血量相对增多，故舒张压升高较明显
③大动脉弹性减弱	升高	下降	明显升高	下降或不变	大动脉弹性减弱时，对血压的缓冲作用减弱，故收缩压升高，舒张压下降，脉搏压明显增大
④外周阻力增加	升高	明显升高	下降	升高	正常人心室舒张期长于心室收缩期，心室收缩射入动脉的血液主要是在舒张期流走的。外周阻力增加时，舒张期内从动脉流走的血量减少，存留在舒张期的血量增多，故舒张压升高很明显。正常人舒张压的高低可反映外周阻力的大小
⑤循环血量减少	明显下降	下降	下降	明显下降	当循环血量减少时，血压下降，严重时会发生失血性休克

上表所述是在其他因素不变的情况下，对单个影响因素所做的分析。而实际上，往往是多种影响因素同时发生变化的，因此在某种生理或病理情况下，动脉血压的高低取决于多种因素相互作用的综合效应。

（四）静脉血压和静脉回心血量

1. 静脉血压　静脉系统位于毛细血管网与右心房之间，因此，静脉血压既能影响毛细血管的功能，又能影响心脏的功能。

（1）外周静脉压和中心静脉压：静脉血压远低于动脉血压。当体循环血液经毛细血管到达微静脉时，血压已降至 15～20mmHg，血液最后流入右心房时，血压已接近于零。通常将各器官静脉的血压称为外周静脉压，而把右心房和胸腔内大静脉的血压称为中心静脉压（central venous pressure）。人中心静脉压正常为 4～12cmH$_2$O。中心静脉压的高低取决于两个因素：①心脏射血能力：当心脏射血功能减弱（心力衰竭）时，右心房和腔静脉淤血，则中心静脉压升高。②静脉回流速度：静脉回流速度慢，则中心静脉压下降。中心静脉压过低，常表示血量不足或静脉回流障碍。输血、输液过多超过心脏负担时，中心静脉压将升高。由于中心静脉压的测定可反映静脉回心血量和心脏的功能状态，因此常作为临床控制输液速度和输液量的重要指标。当中心静脉压超过 16cmH$_2$O 时，输液要慎重或暂停输液。

（2）重力对静脉血压的影响：心血管系统内的血液除受心脏收缩做功的推动力作用外，还受到地球重力场的作用，所以各部分血管的血压还应加上该血管所处水平的静水压。静脉管壁薄而柔软，内外压差较小，易受重力的影响。平卧时，身体各部位血管的位置大致与心脏处于同一水平，由重力作用产生的对静脉管壁的压力也大致相等。体位改变时除引起静脉血压改变外，还使全身血量重新分配。

2. 静脉回心血量及其影响因素　单位时间内由静脉回流入心脏的血量，取决于外周静脉压与中心静脉压的差，以及静脉对血流的阻力。在稳定状态下，由微静脉到右心房的压力差约为 15mmHg，静脉对血流的阻力则很小，而静脉回心血量应等于心输出量。影响静脉回心血量的因素见表 4-9。

表 4-9　影响静脉回流的因素

影响因素		静脉回流变化
心肌收缩力（心泵）↑		增加
呼吸运动（呼吸泵）↑		吸气时增加，呼气时减少
骨骼肌活动（肌泵）↑		增加
循环血量↑		增加
体位改变	卧位→立位	总回流量减少
	立位→卧位	总回流量增多

（五）微循环

微循环（microcirculation）是指微动脉和微静脉之间的血液循环，是血液与组织液进行物质交换的场所。

1. 微循环的组成和血流通路

（1）微循环的组成：由于各组织器官的形态与功能不同，其微循环的组成和结构也不相同。典型的微循环一般由微动脉、后微动脉、毛细血管前括约肌、真毛细血管、通血毛细血管、动静脉吻合支和微静脉 7 个部分组成。微动脉与微静脉之间的血管通道，构成了微循环的功能单位。

（2）微循环血流通路：血液可通过以下三条通路从微动脉流向微静脉。① 直捷通路：是指血液从微动脉→后微动脉→通血毛细血管→微静脉的通路。这一通路的意义在于使一部分血液迅速通过微循环，以满足体循环有足够的静脉回心血量。直捷通路在骨骼肌组织中较为多见。②动静脉短路：血液从微动脉→动静脉吻合支→微静脉的通路。这一通路途径最短，血流速度快，管壁较厚，基本无物质交换作用，意义是具有体温调节作用。在人的皮肤，特别是手掌、足底、耳郭等处分布较多。③迂回通路：血液从微动脉→后微动脉→毛细血管前括约肌→真毛细血管网→微静脉的通路。这一通路的意义在于血液与组织细胞进行物质交换，故又称营养通路，是进行物质交换的主要场所。

2. 微循环的调节　微动脉位于微循环的起始部位，也是微循环的阻力血管，其舒缩活动控制着这一功能单位的血流量。微动脉被看作是微循环的总闸门。

小动脉、微动脉、小静脉和微静脉均受交感肾上腺素能缩血管神经支配，又接受体液因素的作用，而后微动脉和毛细血管前括约肌主要受体液因素的调节。肾上腺素、去甲肾上腺素和血管紧张素 Ⅱ 等体液因素可使其血管平滑肌收缩。组织细胞的代谢产物如 CO_2、腺苷、乳酸及 H^+ 等可舒张微动脉、后微动脉及毛细血管前括约肌，故对微循环有调节作用。

真毛细血管呈轮流交替开放，毛细血管前括约肌的舒缩活动主要受局部代谢产物的影响。在一般情况下，毛细血管前括约肌这种交替舒缩活动 5～10 次/分。当组织代谢水平增高时，局部的代谢产物增多，开放的真毛细血管数量增加，流经微循环的血量也增多，以与组织代谢水平相适应。

（六）组织液的生成和回流

组织液存在于组织细胞的间隙中，绝大部分呈胶冻状，不能自由流动。组织液是血浆滤过毛细血管壁而形成的。在生理状态下，组织液的生成和回流保持着动态平衡。

1. 组织液生成和回流的原理　组织液是血浆经毛细血管壁滤过而形成的。促使液体进出毛细血管壁两侧的因素共有四个，即毛细血管血压、组织液胶体渗透压、组织液静水压和血浆胶体渗透压。前两个因素是促使液体滤过、促进组织液生成的力量，而后两个是阻止滤过、引起重吸收、促进组织液回流的力量。这两种力量的对比，决定着组织液进出的方向和流量。滤过的力量和重吸收的力量之差，称为有效滤过压（effective filtration pressure）。当有效滤过压为正值时，有液体被滤过到毛细血管外，即生成组织液；当有效滤过压为负值时，则有液体被重吸收入毛细血管内，即组织液回流。少量的组织液可进入毛细淋巴管，形成淋巴液，再经淋巴系统流入血液循环。

2. 影响组织液生成和回流的因素　组织液的生成和回流是平衡的，所以循环血量和组织液量均维持相对稳定。凡能影响有效滤过压、毛细血管通透性和淋巴回流的因素，都能影响组织液生成和回流（表4-10）。

表4-10　影响组织液生成及回流的因素

影响因素		组织液生成与回流	机制	例证
①毛细血管血压	微动脉扩张	生成增加	毛细血管血压增高	炎症部位
	静脉回流受阻	回流减少	静脉压增高	右心衰竭
②血浆胶体渗透压		生成增加	有效滤过压增加	严重营养不良、肝病、肾病综合征
③毛细血管壁通透性		生成增加	血浆蛋白进入组织液，使组织液胶体渗透压增高	烧伤、过敏
④淋巴回流受阻		回流减少	组织液聚积，因为正常时部分组织液经淋巴回流入血液循环	丝虫病、癌细胞阻塞淋巴管或手术清除局部淋巴结

四、心血管活动的调节

机体在不同的生理状况下，各器官组织的代谢水平和对血流量的需求都会发生一定的改变，心血管活动能够对此做出相应的调整，主要通过神经和体液调节改变心输出量和外周血管阻力，以适应机体代谢的需要。

（一）神经调节

心肌和血管平滑肌主要受自主神经支配。机体对心血管活动的神经调节主要是通过各种心血管反射而实现的。

1. 心脏和血管的神经支配

（1）心脏的神经支配：心脏活动受心交感神经和心迷走神经支配。

1）心交感神经及其作用：心交感神经的节后纤维释放去甲肾上腺素，作用于心肌细胞膜上的 β_1 受体引起心脏活动加快加强（正性变力作用），使心率加快、房室传导加速、心肌收缩力增强，该效应能被 β 受体阻断剂如普萘洛尔等所阻断。

2）心迷走神经及其作用：心迷走神经节后纤维释放 ACh，作用于心肌细胞膜上的 M 受体，从而抑制心脏活动（负性变力作用）。可引起心率减慢、传导速度降低、收缩力减弱等效应，能被 M 受体的拮抗剂阿托品等所阻断。

心交感神经和心迷走神经对心脏的作用是相拮抗的。但当两者同时对心脏发生作用时，其最终效果并不等于两者分别作用时效果的代数和。平时，心交感神经和心迷走神经都有紧张性活动。在安静状况下，心迷走神经的作用比心交感神经更强，称迷走优势。

（2）血管的神经支配：血管平滑肌的舒缩活动称为血管运动。支配血管平滑肌的神经纤维称为血管运动神经纤维，分为缩血管神经纤维和舒血管神经纤维两类。

1）缩血管神经纤维：缩血管神经纤维都是交感神经纤维，故称交感缩血管纤维，主要作用于血管平滑肌细胞膜上的 α 肾上腺素能受体（α 受体），产生缩血管效应，该效应能被 α 受体拮抗剂酚妥拉明所阻断。

2）舒血管神经纤维：体内多数血管仅接受交感缩血管神经纤维的单一支配，还有部分血管接受舒血管神经纤维支配。舒血管神经纤维多为局部性的支配，种类较多，主要有交感舒血管神经纤维和副交感舒血管神经纤维。

2. 心血管反射 神经调节以反射的形式进行，心血管的神经调节也不例外。人体有多种心血管反射，以下仅介绍几种比较重要的心血管反射。各种心血管反射的生理意义在于使循环功能适应于当时机体所处的状态或环境的变化。

（1）颈动脉窦和主动脉弓压力感受性反射：人和许多哺乳动物的颈动脉窦和主动脉弓血管壁的外膜下存在着对机械牵张刺激敏感的感觉神经末梢，它们是压力感受性反射（又称降压反射）的感受器，称为压力感受器。颈动脉窦压力感受器的传入神经是窦神经，窦神经加入舌咽神经，而主动脉弓压力感受器的传入纤维（主动脉神经）则行走于迷走神经干内。它们都首先到达延髓的孤束核，然后再到达心迷走中枢、心交感中枢和交感缩血管中枢；传出神经分别为心迷走神经、心交感神经和交感缩血管神经纤维；而效应器则是心脏和几乎全身所有的血管。

当动脉血压升高时，感受器处血管壁所受到的机械牵张刺激增大，于是传入神经冲动增多，使心迷走中枢紧张性加强，心交感和交感缩血管中枢紧张性减弱，再通过相应的传出神经，结果使心迷走神经传出冲动增加，心交感神经传出冲动减少，心率减慢，心输出量减少，交感缩血管神经纤维传出冲动减少，血管扩张，外周血管阻力降低，因而动脉血压回降。反之，当动脉血压降低时，感受器受到的刺激减小，传入冲动减少，通过降压反射的减弱发生相反的效应，于是心率加快，心输出量增多，外周血管阻力增高，血压回升（图4-3）。压力感受性反射是一种负反馈调节，其生理意义在于保持动脉血压的相对稳定。

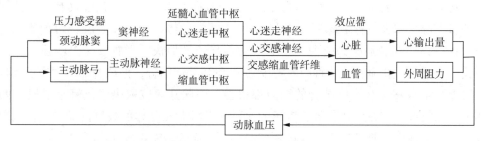

图4-3　颈动脉窦和主动脉弓压力感受性反射途径示意图

　　（2）颈动脉体和主动脉体化学感受性反射：在颈总动脉分叉处和主动脉弓区域存在一些小体，小体血供丰富，能感受血液中某些化学成分的变化，对缺 O_2 及 H^+、CO_2 敏感，称为颈动脉体和主动脉体化学感受器。在保持自然呼吸的情况下，化学感受器传入冲动可直接引起呼吸加深加快，并可间接引起心率加快，心输出量增加，外周血管阻力增大，血压升高，因此该反射又称升压反射。化学感受性反射只有在低氧、窒息、失血、动脉血压过低和酸中毒等情况下才发生作用。压力感受性与化学感受性反射的比较见表4-11。

表4-11　压力感受性（减压）反射与化学感受性（升压）反射的比较

项目	压力感受性反射	化学感受性反射
感受器	颈动脉窦、主动脉弓压力感受器	颈动脉体、主动脉体化学感受器
感受的刺激	血压搏动性变化	缺 O_2、$CO_2\uparrow$、pH 值$\downarrow$
中枢作用	交感缩血管紧张性↓ 心迷走紧张性↑ 心交感紧张性↓	交感缩血管紧张性↑ 呼吸中枢紧张性↑
总体作用	血压↓	血压↑（是呼吸中枢兴奋的间接作用及局部因素参与）
特　点	平时经常起作用（血压 60 ～ 180mmHg 时），颈动脉窦区比主动脉弓敏感	平时不发生作用，仅在缺氧、$CO_2\uparrow$、酸中毒或血压低于 60mmHg 时才起作用
生理意义	是一种负反馈调节，能维持正常动脉血压的相对稳定	呼吸加深加快；是维持血压稳定的第二道防线

（二）体液调节

心血管活动的体液调节（humoral regulation）因素包括由激素以及局部组织形成的生物活性物质和代谢产物。以下着重介绍一些重要的体液因素。

1. 肾上腺素和去甲肾上腺素 血液中的肾上腺素（epinephrine，E）和去甲肾上腺素（norepinephrine，NE）主要由肾上腺髓质分泌，其中前者约占80%，后者约占20%。此外，交感肾上腺素能神经末梢释放的递质——去甲肾上腺素也有少量进入血液循环。肾上腺素和去甲肾上腺素同属儿茶酚胺类物质，因而其生物活性具有许多共同之处，如肾上腺素和去甲肾上腺素都能与 α 和 β 两类受体结合。在心脏，两种激素与 β 受体（β_1受体）结合后，都能使心率和心内传导速度加快，心肌收缩力增强，从而导致心输出量增加。在血管，两种激素都能与 α 和 β 受体结合，但结合的能力有所不同。

肾上腺素与 α 和 β 受体结合的能力都很强，因此其效应取决于血管平滑肌上两种受体的分布情况。如在皮肤、肾、胃肠的血管平滑肌上 α 受体的数量占优势，肾上腺素对这些血管的效应以收缩为主；而在骨骼肌和肝的血管，β 受体（β_2受体）占优势，肾上腺素对这些血管的效应则以舒张为主。静脉注射肾上腺素，在小剂量时常以兴奋 β_2 受体的舒血管效应为主，但在大剂量时则由于同时兴奋 α 受体而出现缩血管效应。去甲肾上腺素与 α 受体结合的能力较强，而与 β_2受体结合的能力较弱，因此主要引起缩血管效应。静脉注射去甲肾上腺素，可使全身血管广泛收缩，动脉血压升高，此时由于压力感受性反射对心脏的抑制效应超过了去甲肾上腺素对心脏的直接兴奋作用，结果导致心率减慢。为此，临床上常将肾上腺素用作强心药，将去甲肾上腺素用作升压药。

2. 肾素-血管紧张素系统 肾素（renin）是由肾近球细胞合成和分泌的酸性蛋白酶。它可将血浆中的血管紧张素原（angiotensinogen）转变为血管紧张素 I（angiotensin I），在肺循环内，血管紧张素 I 经血管紧张素转换酶的作用，再转变为血管紧张素 II，血管紧张素 II 可在血管紧张素酶 A 的作用下转变为血管紧张素 III 与血管紧张素 IV。肾素-血管紧张素系统（renin-angiotensin system，RAS）是人体内重要的体液调节系统。血管紧张素 II 在众多的血管紧张素家族成员中作用最为重要，是一种具有强烈缩血管活性的肽类物质。对心血管活动有以下调节作用：①直接收缩阻力血管和容量血管，引致血压升高和静脉回心血量增加。②促使交感神经末梢释放去甲肾上腺素，加强交感神经对心血管的作用。③增加交感缩血管中枢紧张性，从而使外周阻力增加，血压升高。④刺激肾上腺皮质球状带合成并释放醛固酮，通过后者促进肾小管对 Na^+ 的重吸收，扩充血量，升高血压。血管紧张素 III 的缩血管作用较弱，仅为血管紧张素 II 的1/5 左右，但对肾上腺皮质合成与释放醛固酮的作用较强。

3. 血管升压素 血管升压素（vasopressin，VP）是由下丘脑视上核和室旁核的神经元合成的肽类物质。VP 作用于血管平滑肌细胞上的 V_1受体，使血管平滑肌强烈收缩，引起血压升高，是已知最强的缩血管物质之一。但在一般情况下，VP 的作用主要是与肾远曲小管和集合管管周膜上 V_2受体结合促进肾远曲小管和集合管对水的重吸收，所以又称抗利尿激素（antidiuretic hormone，ADH）。VP 在禁水、失血等应激情况下，释放大量增加时才发挥其升压效应。

4. 血管活性物质和心房钠尿肽　血管内血流对血管内皮应切力的影响可生成和释放引起血管平滑肌舒张和收缩的两类血管活性物质：①一氧化氮（NO），其作用是激活血管平滑肌细胞内的鸟苷酸环化酶，呈现血管舒张作用。②内皮素，由血管内皮细胞产生，是目前已知最强的缩血管物质之一。心房钠尿肽（atrial natriuretic peptide，ANP）是由心房肌细胞合成和释放的多肽，能使血管平滑肌舒张，外周阻力降低，使心率减慢，搏出量减少，血压降低。

第二节　循环系统功能的老化

心血管系统从 30 岁开始出现衰老，由衰老引起的心血管结构及功能的改变也是老年人心血管疾病发生率高的主要原因。同时，老年人作为心血管疾病的高发人群，又进一步加剧了心血管储备功能的下降。衰老本身不仅可能造成心血管的功能减退，同时也是心血管疾病的主要风险因子，如高血压病、冠心病、心功能不全、脑卒中等心血管疾病发生率随增龄急剧上升。因此，老人心血管疾病风险的增加是增龄与疾病相互作用的结果。某些老年人虽然没有明显的心血管疾病，但可因手术等应激因素而引起心功能不全。因此，外科医生术前必须充分了解老年人的心血管疾病状况，以便在术前、术中及术后采取相应措施，降低手术风险。在机体衰老的过程中，心血管系统的结构也发生着相应的变化，最终导致其功能逐渐降低。同时，疾病的发生和生活方式的改变也会影响心血管系统的结构和功能。与衰老有关的心血管系统结构与功能改变主要包括左心室肥厚、心肌间质脂肪浸润和淀粉样沉积、胶原纤维和弹性纤维增生、左室顺应性减低、心室舒张晚期充盈增加、心排血量降低、动脉硬化和血压升高以及心血管系统的自主调节能力降低等变化。

老龄化社会的标准是 60 岁以上人口比例大于 10%。1999 年后我国进入老龄化社会，老龄人口比例以每年 3% 的速度递增，2020 年我国老龄人口已高达 2.6 亿。针对这一庞大的特殊人群，心血管衰老即增龄心血管系统结构和功能发生的特征性改变成为研究热点。

心血管系统功能的调节因素复杂多样且相互影响，有时老龄和疾病引起的一些变化可被心血管系统调节机制所代偿，但这些变化也可危害心血管系统的功能。因此在评估完整的心血管系统功能时，很难对其每一种因素的作用加以量化。心血管系统的"衰竭"是一个相对的概念，因为它可能仅限定于休息时的表现，也可作为分级负荷活动时所测得的反应，因此需要在大范围的负荷条件下进行研究，以测定和评估老龄对心血管功能损害的证据。

血管衰老的进程改变了各种心血管疾病的病理生理机制，从而改变了疾病发生的阈值、严重程度和预后，因此学习老年期循环系统的结构与功能改变及特点，对老年性心血管疾病的认识、诊治和保健具有十分重要的意义。

一、心脏衰老的结构性改变

心血管系统由心脏、动脉、静脉和毛细血管以及结缔组织组成，这些器官随着年龄增长逐渐出现衰老，呈现解剖学上的结构变化。心血管疾病如动脉粥样硬化、高血压、心力衰竭和脑卒中在老年人群中发病率很高。因此，了解随着增龄而发生的心脏、血管老化，对理解这些疾病的病理生理机制和掌握临床治疗原则非常必要。但是，要确定是否由老龄本身所导致的心血管结构和功能的变化并不是一件容易的事。其他因素如生活方式（是否体育锻炼、吸烟及其他）、多种疾病均可对心血管系统的结构和功能产生实质性的影响，进而改变由增龄本身所引起的心血管系统的改变。

（一）衰老心脏重量、大小及比例变化

研究表明，从 30～90 岁人的心脏重量会逐渐增加，男性平均每年增加 1.0g，女性增加 1.5g，同时心脏重量和体重之比亦有所增加。老年人的室间隔增厚一般大于左室游离壁的增厚，在无心脏疾患且活动量不多的人，心动超声波显示左室壁的厚度和估计的心脏重量在男性和女性中均随增龄而不断增加，其原因多为心肌细胞的平均体积增加。利用同位素铟标记测量舒张末期和收缩末期的左心室腔大小在血压正常而活动少的老年健康男性有轻度增加，但在女性并不随年龄增长而增加。然而在高龄老人和长寿老人中，左室的重量会有减轻，这可能是因为高龄老人活动减少的生活方式可伴有心脏器官的退化，或在这些高龄或长寿老人中从未有过左室重量的增加。胸部 X 线检查常见到老年人的心胸比例有增加，男性心胸比例的增加是因心脏直径的增加，而女性的增加多因胸腔直径减小所致。

（二）衰老心脏的组织学结构改变

有些健康老年人，左室重量虽然随年龄增大而有减少，但心肌细胞体积仍有增大而心肌细胞的数目则有所减少。随着增龄，心肌内肌肉与胶原的比例仍维持恒定，心肌细胞结构却出现老化改变，胞质内的脂褐素增加。超过 50% 的 70 岁及以上老年人心脏内可发现有淀粉样蛋白，且随年龄增加而逐渐增多。随着年龄的增长，心肌细胞间胶原结缔组织增多，胶原纤维交联亦发生改变。约半数病例只有少量的淀粉样物质局限在心房上，但这种心脏内的淀粉样物质能否认为是老年人的正常特点尚不确定。但是，相关证据也提示原发性心脏淀粉样变（伴有肌纤维的萎缩和硬化的蜡样大心脏）中淀粉样物质的积聚形状与老年健康人心脏的淀粉样沉积并不相同。

（三）衰老心脏的传导系统改变

随着年龄的增长，窦房结内纤维组织增加，传导细胞减少，使得心脏搏动的间隔时间延长，可导致心率减慢和心输出量减少。并且，传导系统各部分的弹力组织和胶原组织均有增加，脂肪积聚在窦房结周围，有时会部分或全部将窦房结与心房肌分开。60岁及以上老年人窦房结内起搏细胞的数目显著减少，至 75 岁时只剩年轻成年人的 10%以下。心脏构架的左侧包括主动脉和二尖瓣环、中央纤维体、室间隔的顶端在老龄时会发生不同程度的钙化，而有些结构如房室结、房室束及其分支近端的左右束支都靠近它的近端，所以均可受到影响。

窦房结的起搏细胞的数量随着年龄的增加而减少，窦房结出现纤维化及脂质浸润，影响了窦房结的生理功能，加上神经纤维支配的改变，导致心跳变慢和期前收缩的出现。心脏左侧结缔组织的硬化也可影响房室束等传导系统功能，致使老年人窦性心率随年龄增大而逐渐下降，并出现异常节律或心律失常。

在一般生活状态下，老年人可能自身感觉不到心脏功能变化的影响，但当心脏负荷额外增加时，如在运动、情绪激动等情况下，则可能出现心律不齐、心慌等感觉。并且由于心输出量减少，影响到各脏器的血液灌注，如脑血流量减少可导致眩晕及意识模糊，心脏的冠状动脉供血减少可致心功能进一步减退。

（四）衰老心脏的内膜和瓣膜变化

心内膜和心瓣膜主要由胶原纤维与弹力纤维构成，长年累月接受血液的冲击，随着老年人机体功能的衰退弹性也降低，心内膜也呈现出不同程度的增生，有的甚至出现斑块、瘢痕等改变，这也是导致心脏功能降低的原因。心瓣膜也会增生硬化，严重时呈现不规则的形状，所以老年人更容易导致瓣膜钙化或变性而引发的心脏瓣膜疾病。

老年人心瓣膜可出现退行性改变和钙化，心内膜胶原纤维和弹性纤维增生，呈弥漫性不均匀的增厚。心瓣膜由于长期受血流动力学的影响，出现肥厚和硬化，以左心较为明显。主动脉瓣因受血流冲击最大，以瓣膜增厚、钙化和硬化最为明显，其次是二尖瓣。三尖瓣和肺动脉瓣很少有钙化，增厚也轻微。瓣膜基底部的瓣环也随年龄的增长而出现肥厚和钙化。二尖瓣的瓣环和房室束密切相关，其瓣环的钙化可导致传导障碍。

二、心脏衰老的功能性改变

心脏的主要功能是泵血，右心将血液泵入肺循环，左心则将血液泵入体循环各个器官。心脏功能最常见的改变是心搏出量减少。心室肌随年龄增长而增厚，老年人心脏重量增加的主要原因是心肌细胞的肥大，而非心肌细胞增生，这样可保持正常室壁张力，提高每个心肌细胞缩短的范围。同时随着年龄的增长，心肌细胞间胶原结缔组织增多，胶原纤维交联发生改变，使得衰老心肌比成人心肌顺应性差。衰老心肌细胞将钙从肌质网周围肌浆中分离的能力降低，导致心肌细胞舒张能力降低。同时心肌增大并发生褐色萎缩，心脏内纤维组织增多以取代弹性组织，导致心肌硬化，舒张期顺应性降低。心脏左室壁增厚，致使心肌收缩力下降，搏出量减少。

衰老心肌对肾上腺素的刺激变力性和变时性反应降低。心肌兴奋-收缩耦联与年龄相关，决定了老年人静息和运动状态下左室收缩功能的状况。

（一）安静时老年人的心脏功能

静息时老年人的心脏功能主要是受到心交感神经和心迷走神经的双向调节，也受呼吸、药物等因素的影响。

1. 心率的变化　健康人平卧位基础心率不随年龄增长而改变，坐位时心率轻度降低。无冠脉病变的男性中一天内心率较少随年龄而发生变异，呼吸引起的窦性心率变异也较少。与静息心率相反，固有窦性心率（即在交感和副交感神经均阻滞时测到的心率）则随增龄而明显下降。

静息时心率随呼吸的变异大部分取决于自主神经张力的改变。随年龄增大而心率变异的减少是因副交感和交感神经调节的影响所致。在阻滞交感和副交感神经之后测定窦性心率，在老年人有显著的减少。在健康的老年人较年轻人其室上性和室性早搏亦有所增多。

2. 心律的变化 老年人心律失常的发生率相当高，24 小时动态心电图监测发现老年人均有不同程度的心律失常，主要包括窦性心动过缓、各种期前收缩、短阵室上速、房颤、室内传导阻滞等。老年人因心脏和各个器官老化，对心律失常的耐受性或适应性均较差。随着增龄，老年人用药的种类增加，许多药物对心律有影响，主要通过改变 4 期自动除极过程而呈现。如地高辛或儿茶酚胺和 β-受体阻滞剂等通过对 4 期自动除极的影响改变心律（图 4-4）。

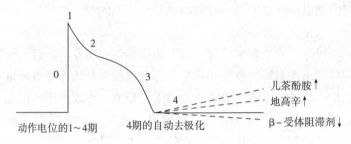

图 4-4 药物通过对 4 期自动除极的影响改变心律

3. 前负荷的变化 决定前负荷的是心室舒张末期血液充盈量，可用舒张末容量来测定。前负荷是左心室的充盈容量，前负荷由影响血流回到心脏的因素和左心室在舒张期充盈的机械因素所决定。

休息时左心室的舒张末容量在健康人不随年龄而变化，所以休息时前负荷不随年龄而变化，但左室的舒张早期充盈量是随增龄而降低的。

心肌等容舒张的时间即应用非侵入性方法测得主动脉瓣关闭到二尖瓣开放的时间，在男女老人中均有延长（增加 40%）。舒张早期左室血液充盈的高峰在健康的 20 ～ 80 岁男女性中随年龄增加而减少约 50%。

左室的被动充盈发生在舒张早期的快速充盈期，随年龄增加左室的硬度增加，顺应性降低，左室壁增厚，使左室舒张早期充盈减少。早期充盈的减少部分反映了伴随老龄心肌收缩的舒张相的延长，心室舒张期不同步程度也随老龄而增加，最终导致早期充盈率的减少，所以左室舒张早期充盈随老龄而减低可能受多因素的影响。

虽然左室舒张早期充盈减低，但由于左心房的收缩增加了左室舒张晚期的充盈，防止了左室舒张末容量的减低，使前负荷得以维持。对左室顺应性差的老年人，左房的收缩几乎能提供 50% 的左室充盈量，左房压力因老年人左室顺应性减低而增高，最后使左房扩张且是产生第四心音的基础。

老年人发生心房颤动时因左房不能正常收缩以提供在左室舒张晚期时足够的血液，特别在房颤伴心室率增快时，使左室舒张期充盈的时间缩短而加重左室充盈的减少，使心排血量显著减低。老年人对前负荷的减低常不能耐受，引起心搏出量减少和血压下降。

4. 后负荷的变化 后负荷起源于血管和心脏本身，是左心室射血时的阻力、周围血管的阻力和主动脉阻抗的总和。心脏方面在一定的舒张末容量时，每搏的容量是由心脏排空程度来决定的，它反映于收缩末容量，这部分决定于对心脏血流的反向力量和心肌的收缩程度或心肌细胞内兴奋收缩联结的效应。

血管后负荷由周围阻力、顺应性、脉搏折返波和血管的惰性四个部分组成。老龄对血管特性的改变使每次心搏时面对心脏的血管负荷增加。当假定血液循环是平稳或无搏动时，周围血管阻力（PVR）可用平均动脉压对心脏搏出量推算出来，即血管对心脏喷血的反向力。

动脉的弹性和脉搏的折返波均随年龄而有改变，这是由于伴随老龄动脉硬化所致。在主动脉内静止状态的血柱从主动脉瓣打开的即刻到心脏喷血前需要被加速，故血管的负荷中也有一些惰性成分，像其他三种成分一样亦随年龄而有变化，如主动脉的扩张和大的传输动脉均有较大的血容量，在每次心搏左室喷血时有较大容量的血液需要被加速。

5. 心肌收缩力　除前负荷和后负荷外，心室泵血功能还取决于心肌收缩状态（即心肌内的细胞做功、收缩力、变力状态或兴奋收缩耦联）。收缩期肌原纤维 Ca^{2+} 激活的范围，取决于其舒张期伸张的范围（前负荷）。肌原纤维在收缩时的缩短（后负荷）影响整个收缩过程中 Ca^{2+} 与肌原纤维结合时间的长短。在缩短之前和缩短期间心肌纤维长度是心搏力量的调节因素。前负荷和后负荷对改变肌原纤维 Ca^{2+} 激活的作用类似于各种变力性刺激的作用，后者也改变收缩前或收缩期间 Ca^{2+} 的激活。控制心肌兴奋收缩耦联的各种影响因素随年龄增长而发生改变，有些可能与基因表达的改变有关。研究显示年老时心肌仍保留着产生收缩力量的能力，但收缩期僵硬度确实增加。肌原纤维对 Ca^{2+} 的亲和力在年老的肌肉中仍然保留，肌浆内的 Ca^{2+} 在兴奋后的增高与年龄无关。在老年的心脏肌肉中收缩期延长，可能系收缩期 Ca^{2+} 被释放到肌浆中较慢之故。老年心脏肌肉中动作电位间期较长，动作电位的这些改变可反映出与年龄相关的心肌纤维的离子传导变化或由于兴奋使心肌细胞肌质网 Ca^{2+} 的暂时性释放延长所致。对强心苷的变力性反应和对 β 肾上腺素刺激的反应在老年期也有所降低。

6. 心输出量　心输出量 = 每搏输出量 × 心率。健康老人左心室射血分数平均只有 60% 左右，70 岁以上多在 50% 左右，这些老人心脏每搏输出量只有一半或不足一半被泵出，另一半则滞留于左心室内。因此老年人的每搏输出量明显减少，心输出量也就减低。研究显示人类在 65 岁之后心排血量每年平均下降 0.75%～1.01%。

衡量心功能的重要指标是心排血量，而每分钟心排血量主要取决于心脏收缩与舒张功能。按 Starling 定律，即心肌收缩力在一定范围内与心肌纤维长度成正比，另外心排出量与心率和心脏阻力负荷也密切相关。心指数、血容量及循环时间等均随增龄而逐渐呈下降趋势。心指数正常应 >2.85L/（min·m²），若老年人心指数 <2.34L/（min·m²），左心室射血分数 <35% 即可出现轻度心衰；若心指数 >2.07L/（min·m²），左心室射血分数 <25%，则出现重度心衰。当肺小动脉楔嵌压 >2.67kPa(20mmHg) 时，说明已有早期间质性肺水肿；>3.3kPa（25mmHg）时，可见到肺泡性肺水肿；>3.99kPa (30mmHg) 时，则出现明显肺水肿。

7. β 肾上腺素能受体调节的变化　心血管系统老化引人注目的变化之一是对肾上腺

素能调节的反应性减弱。与此相反，对 α 肾上腺素能反应则维持不变。β 肾上腺素能的刺激对心脏收缩有两种作用：收缩强度增加而收缩时间缩短。由于对 β 肾上腺素能刺激的反应，心率明显增快，收缩更敏捷，使心室在较短的舒张期中得到适当的充盈。起搏细胞在 β 肾上腺素能的调节下部分参与运动时心率的增快，迅速滴注 β 肾上腺素能激动剂（如异丙肾上腺素）曾被用于评估随增龄导致的心率反应性减低，滴注后射血分数的增加程度在老年男性也较年轻男性降低。动脉内输注异丙肾上腺素引起前臂血管扩张的反应在老年男性中也较年轻男性减少。有研究指出儿茶酚胺还可调节静脉张力，因而应激时静脉容量未受到明显影响。运动时 α 肾上腺素能介导的静脉收缩力不随年龄增长而下降，这是有利于血液回流心脏的主要因素。而 β 肾上腺素介导的静脉松弛作用则随年龄增长而减弱。

（二）运动时老年人的心脏功能

1. 运动状态下心脏功能变化 老年人左室顺应性差，在运动应激状态下，心率增快，左室充盈压明显增高，并可传至左房及肺静脉，产生运动时的呼吸困难。

运动状态下最大心排血量随年龄增长而减低，原因是老年人运动时心率增加较少。研究表明，经严格筛选除外隐性冠心病的老年群体，静息状态下心脏容量和心排血量不减低，但运动状态下每搏输出量增加的程度却大于年轻人，以此代偿心率增加较少的缺陷。因此运动状态下老年人比年轻人更依赖 Frank Starling 机制来维持心排血量。

冠心病患者运动时，左心室射血分数（left ventricular ejection fraction，LVEF）降低或不能随运动的进行而逐渐增加。通过非创伤性检查排除隐性冠心病的老年人，在极限量运动的情况下，LVEF 虽然未增加到与年轻人相同的程度，但运动时 LVEF 降低至基础水平以下的情况也极为少见。

2. 心脏贮备功能变化 从平卧位做体位变动时就会启动心血管的反射机制，可利用心血管的储备功能来进行调节。这种反射机制的最终结果是提高对某器官的血流量和维持其动脉血压。

（1）心率贮备：与年轻人比较，老年人在剧烈活动时的心率相对较慢，心脏贮备功能下降。左心室充盈率高峰值无论在年轻人和老年人运动过程中均增高。但静息时此高峰值在老年人与年轻人比较，约下降 50%。在老年男性剧烈运动时收缩和舒张末期可见心脏扩大，在患无症状性心肌缺血的老年人中，这种心脏扩大更为明显，因此舒张末期容量并不因为"僵硬心脏"所调和，无论在静息或运动时都是如此。

（2）舒张期贮备：舒张末期压力可能会随年龄的增长而增高，在剧烈运动时，左心室每搏输出量在健康老年人未见降低，最大心脏指数仅随增龄而有轻度降低。妇女运动时舒张末期容量相对较小，因此，踏车运动时的最大心排血量，在老年女性较男性下降更多。

（3）收缩期贮备：由于老年男性或女性在剧烈运动时都不足以减低左心室的收缩末期容量，故在剧烈运动时射血分数的增加较年轻人为少。这种现象在有隐匿性心肌缺血的老年人中更为严重。健康老年人和年轻人剧烈运动时周围血管阻力降低程度大约相等。作为心肌收缩力指标的收缩期血压与收缩末期容量的比率，在剧烈运动中随增龄而降低，但在静息时则不明显。左心室收缩力的明显降低，在老年人伴无症状性心肌缺血者中较健康老年人更为严重。

3. 老年人心血管的应激与体位　心血管疾病的发病率随着年龄增长而增多，故评估无疾病时心血管系统对运动和应激的反应能力相当重要，通常应用运动试验来鉴定是否有心血管疾病存在及其严重程度。

（1）应激反应：老年人的心血管应激反应（如血压增高、体位变动或体力活动），对老年人心血管潜力的维持有很重要的意义。心血管对应激的反应，对评估老年人对疾病的反应也很重要，在诊断和处理早期心血管疾病也有相当价值。

心血管的应激反应由许多相关因素所调节，例如，当从平卧位转到直立位或在进行日常运动时，胆碱能的调节降低而肾上腺素能的调节增高，血浆儿茶酚胺含量增高。最大运动量和最大氧耗量随年龄下降，但个体之间有程度差异。体格情况良好的老年人，其需氧量可相当于或超过体格不好的年轻人。在静坐少动的人中，体形瘦者心排血量可随增龄而降低10%～12%，从而可致动静脉血氧差减低。中年和老年男性的需氧量可通过持久的体育锻炼而增加。

（2）体位改变：从平卧位变到直立位时其平均动脉压由增加的周围血管阻力来维持。心脏的血流则依靠心率和收缩容量指数的乘积变化来维持，后者决定于舒张末期容量指数和收缩末期容量指数的变化。舒张末期容量指数的改变部分决定于静脉回流的变化，静脉回流则依赖于血管系统内血流的功能和收缩末期容量指数的改变。

虽然高龄对直立位的周围血管阻力影响尚无一致意见，但有研究提到60～70岁老年人（大部为男性）在做直立位应激试验期间，周围血管阻力能够维持或有增加。一般居住在社区的老年人均能在体位变动时维持其动脉压，而不发生直立性低血压或急性不能耐受直立的情况（如在做平卧位、直立或做倾斜试验时出现眩晕或昏倒）。

相对于健康的社区志愿者，不能耐受直立试验的现象常见于年龄70岁以上的体弱者或长期居住于敬老院的老人。在试验前就有左室充盈率高峰，舒张末期容量指数和收缩期容量指数在卧位时有显著减低者容易不能耐受直立试验。

（3）体位与应激：老龄者在直立应激试验时应引起的心率增加幅度有减少，且要等较长的时间才能达到。亦有报道直立位较平卧位老年人的心率变异较年轻人有减少，因为在直立位时动脉压力感受器的能力减少。压力感受器的灵敏度（即倾斜程度与心率改变和动脉压改变的关系）与年龄的增加和休息时动脉压的增加呈负相关。

老年人在体位应激试验时，心率的增加少于年轻者，收缩期容量指数的减低在老年人亦少于年轻人；因此体位改变时的心搏出量在老年人并无太大改变，因为心率增加较少与收缩期容量指数减少较少相互抵消。老年人较年轻人的静脉顺应性减低，以致在直立位时较少的体液被转移到周围，这可能是健康老人在直立位时能维持心脏充盈量和收缩期容量的机制。静脉对 β-肾上腺素能刺激（松弛）减弱但能维持对 α-肾上腺素能（收缩）的反应，可能导致老年人静脉顺应性减低。

也有研究显示老年人在倾斜试验时有持续的周围血管阻力增加以维持其动脉压，而年轻人则不发生周围血管阻力增加。伴随老年对体位应激的收缩期末容量指数反应不同，可在应用钙通道阻滞剂后减弱，可能与动脉阻抗中依赖钙的因子减少有关。

（三）老年人心肌的收缩功能

因为有多种因素相互作用以调节心脏的功能，而自然条件下不能对健康志愿者内在的心肌收缩力进行简单和正确的测定。目前被认为优于其他心肌收缩指标的是心室收缩末压力对收缩末容量所得出的抛物曲线，称之为最大弹性模量（maximumelastance，Emax）。Emax 是心室收缩末期压力-容积关系线的斜率，是反映在体心室肌收缩力的特异指标，是由一系列心搏的心脏容量和压力之间的关系所测得。在非侵入性研究中，一个粗略的指标就是收缩末期动脉压对收缩末容量指数（ESVI）之比，在健康男女休息时均不随年龄而减低。

年龄对内在心肌功能调节的作用多来自对动物心肌的研究，随年龄增长，可见到心肌兴奋-收缩耦联的机制在许多方面有特征性的变化。啮齿类动物的心肌在动作电位时有短暂的细胞质内的钙增加。钙转移由动作电位引起，钙转移延长是老龄鼠心肌舒张延长的一个原因。在健康老年人心脏的等容舒张期延长，使部分钙进入细胞内贮藏到肌质网的速度减慢，这也是钙泵蛋白基因密码下调的表现。钙调节方式的改变使老年人的心肌在激动后产生的力量持续更长的时间，使心脏在收缩后期仍能继续喷血，这是对血管硬度增加和折返波出现过早的适应性改变。

虽然随增龄钙稍有减少，但尚无资料提示在老年人舒张期的细胞质内有钙的改变。在等张收缩时对心肌的一端不予固定，此时用肉眼来观察心肌的收缩，在老年鼠较年轻鼠心肌收缩的速度和程度均有所减少。

老龄者的肌凝蛋白重链基因表达的转变，是老龄者轻负荷等张收缩速度下降的部分基础。心脏兴奋时肌丝的活动和收缩的机制在老龄者是相互联系的。基因表达和功能的许多变化可认为是一种适应。给予实验性的压力负荷于老龄者，或将新生动物的心脏细胞暴露于生长因子之后，在细胞内几乎产生相同的变化。

（四）老年人心肌的舒张功能

老年人会有等容舒张时间的延长、左室舒张早期充盈的减少和左室舒张晚期充盈的增加。老年人心肌被激动后钙从肌质网分离的速度减慢，引起左室的舒张减慢。在舒张开始时钙的积聚可损害左室舒张期的放松和舒张早期的充盈。老年人氧化磷酸化作用的减低和线粒体过氧化物的积聚亦会损害左室的舒张功能。

老年人因间质纤维化和胶原的交叉联结在心脏内增加可使左心室变硬，损害左室舒张期的放松和充盈。在虽无冠状动脉病变但因老年人毛细血管密度的减少、冠状动脉储备功能的减少而引起的心肌缺血，亦可加重老年人的左室舒张功能损害。

在充血性心力衰竭时，若伴有左室收缩功能不全则左室的射血分数会下降到低于50%。此时能收缩的心肌纤维减少，心脏每搏血量减少，左心室发生扩大，引起相应临床症状。假如心力衰竭是因左心室舒张功能不全所致而左心室收缩功能正常时，则表现为左室射血分数正常，但这类患者在运动时不能像正常人那样每搏输出量增加。

三、血管衰老的结构和功能变化

衰老不仅对心脏有影响，也对血管系统有很大影响，如衰老可造成主动脉增宽、弹性降低、血容量的增加和左室收缩期末负荷的增加等。

（一）衰老动脉弹性的改变和老年人血压变化的特点

1. 衰老动脉弹性的改变　弹性动脉包括主动脉、肺动脉、无名动脉、颈总动脉、锁骨下动脉等，其特点是富有弹性纤维。老年人动脉壁的弹性纤维和胶原纤维的代谢失常，表现为胶原蛋白变性，交链键增多。弹性动脉尤其是主动脉常比肌性动脉有更大的增龄性变化。主动脉硬化可引起主动脉扩张和屈曲、主动脉瓣关闭不全、左心房扩大、心排血量降低。在一般情况下，心排血量除维持全身循环的基本要求外，其储备能力降低时，其应激能力较差，一旦发生危机情况容易发生心力衰竭。

（1）动脉弹性作用减弱：老年人由于动脉管壁增厚、硬化，致使主动脉和大动脉的弹性作用明显减弱，左心室后负荷增加致使收缩期血压升高，此种高血压通常表现为收缩压升高，舒张压略降低，脉压差增大，称为单纯收缩期高血压。管壁增厚和管腔增大为衰老时弹性动脉结构的主要变化。管壁增厚主要是内膜的增厚。有研究发现大鼠大血管中层厚度随增龄增加。流行病学研究发现 90 岁人群颈动脉内膜中层厚度（intima-media thickness，IMT）比 20 岁人群增加 2～3 倍，而 IMT 增加是未来心血管事件的预测因子。在衰老大鼠的大动脉观察到增厚的内膜中层由胶原、纤连蛋白、蛋白多糖、平滑肌细胞（SMC）等组成。弹性硬蛋白的相对减少和胶原的增加也可导致内膜的增厚和动脉的硬化，而胶原蛋白分子分布会伴随老龄而发生改变，出现盘绕成圈的分子链减少、有效链长度的缩短，而胶原间横向连接的纤维束有增加。老龄时总黏多糖（间质的基础物质）量没有变化，但硫酸软骨素 B 和硫酸肝素会有增加，伴随透明质酸和软骨素含量会减少。

（2）动脉管壁的增厚：健康但不太活动的老年人，其弹性动脉呈现血管壁的增厚和动脉的舒张。血管壁的增厚是因血管中层的增厚和形成较厚的内膜所致，这可能是动脉粥样硬化变化过程中前临床期的特征。但也有人认为伴随老龄出现动脉中层增厚和传输动脉直径增大，这种在老年人中常见的血管病变是由于血管壁内的弥漫性变化所形成，不是动脉粥样硬化的基础。

随着年龄的增加和老龄化，弹力纤维内糖蛋白成分减少最后到消失，弹性蛋白被磨损和钙含量增加，弹性蛋白内磷酸钙增加会伴随极性氨基酸含量增多，使得老年人传输动脉扩张和管壁增厚导致动脉变硬。但老年人的全部动脉变硬不多见，远端的动脉一般不变硬。

（3）脉搏波速度的改变：近年来提出脉搏波速度（pulse wave velocity，PWV）是评价血管硬度的较好指标，PWV 随增龄明显增加，这与血管结构改变（胶原增加、弹性纤维减少和断裂、钙沉积等）和增龄相关的非酶促糖基化增加（引起纤维交联增加）有关。PWV 的增加反映了 3 个潜在的风险因子：收缩压的上升、脉压的增宽和血管壁性质的改变。老年性血管硬度的增加可作为独立于动脉粥样硬化而存在的因素。

大动脉的相对硬度可用测定的脉搏速度来评估，在每次心跳时脉搏波从心脏沿动脉壁在血流之前向下传，动脉壁愈硬则脉搏波的速度愈快。当脉搏下传到达肾动脉、股动脉分叉时，它就折返回到原出发点即主动脉和颈动脉。当动脉的硬度和脉搏波的速度正常时，折返的脉搏波在主动脉瓣关闭后传到大动脉的出发点，会使舒张压增大，有利于冠脉血流，因为左心室的冠脉血流大部发生在舒张期。

2. 老年人血压变化的特点　随着年龄的增加，因动脉管壁的硬度增加使脉搏波速度加快，其折返波在主动脉瓣关闭前即到达大动脉的起始点，使晚期的收缩压亦有所升高。在正常时发生在舒张期的折返波会使舒张压加强，老年人则因有大的传输动脉硬化加重，使脉搏波速度加快而引起舒张压减弱，舒张压的减弱会使冠状血流减少。由于动脉变硬和早期出现折返波使血压正常的老年人平均收缩期血压会有增加。

老年人的平均舒张期血压不像平均收缩期血压增高明显，伴随年龄的增长，舒张期血压增高到中年时已达稳定状态，甚至因有大血管的硬化和折返波影响可能会出现降低。舒张压有一大部分也反映了周围血管阻力的变化，有些老年人周围血管阻力增加，可能由于骨骼肌总量随老年而减少，使毛细血管的密度减少所致。在老年人心搏出量维持不变的人群中，其每克肾脏重量的血流量在 40 岁以后会不断减少，就是随年龄增加而有选择性地肾动脉阻力增加的结果。

有证据表明，伴随老龄的动脉变硬和血压增高与生活方式和膳食习惯有关。膳食中不同的氯化钠含量可能导致不同人群中老年人的血压有所改变，但在健康人群中也可见到长期消耗一般食盐量的膳食，仍然引起老年人动脉的变硬和收缩压升高。对有高血压和正常血压的老年人给以盐水负荷，发现其对动脉血压调节的敏感性均会增加。有一项研究表明，减少膳食中的盐量则伴随老龄的主动脉变硬指数不会增加。

体育锻炼可减轻增龄性的血管变硬，活动量少的人其有氧消耗量与动脉血压收缩晚期高峰的增加（动脉变硬的一个指数）呈逆相关。这种动脉变硬指数的增加，在有体育锻炼的老年人中只有活动量少者的一半，所以长期控制食盐摄入和经常体育活动可以有缓解老年人大动脉硬化和稳定血压的作用。

（二）衰老血管内皮的变化

内皮的增龄改变被认为是人类衰老和疾病的基础。研究显示内皮的增龄改变主要体现在以下几个方面。

1. 内皮细胞功能紊乱　内皮细胞功能紊乱是血管衰老的主要特征之一，研究发现衰老的大鼠主动脉游离一氧化氮（NO）水平降低，内皮型 NO 合酶（eNOS）成倍代偿性表达增高，NO 依赖性血管舒张反应减弱，eNOS 的代偿性增高失代偿后，eNOS 水平下降。

细胞因子诱导内皮细胞的迁移和增殖，介导新生血管的形成，动物模型证实随增龄血管新生能力受损，间接证明内皮功能受损。通过抑制端粒的功能诱导人主动脉内皮细胞衰老，衰老的主动脉内皮细胞 NO 合成及 eNOS 活性下降，细胞间黏附分子（CAM21）表达上调，显示了衰老引起的内皮功能失调。

2. 内皮细胞凋亡与通透性改变　动物实验研究显示，随年龄增长主动脉和股动脉内皮细胞凋亡明显增加。衰老的动脉壁内皮细胞通透性增强，血浆大分子物质进入内膜增多，而通过中层的流出受阻，导致其在内膜下积聚。

3. 细胞内氧化产物的积聚　在衰老模型中，通过检测蛋白氧化的标志物发现了细胞内氧化蛋白的积聚，以及被氧化的生物大分子分子内和分子间交联产物（cross link）

增加。

血管衰老与动脉粥样硬化（atherosclerosis，AS）病变不同，将血管内中膜厚度（IMT）增厚作为 AS 的替代指标是错误的。IMT 增厚与冠心病严重程度相关性很弱，增龄引起的 IMT 增厚及内皮功能失调在无 AS 人群同样存在。但衰老血管对 AS 风险因子（如高脂饮食）敏感性增高，可引起并加速动脉粥样斑块的形成，粥样斑块处衰老细胞也明显增加。有研究发现在粥样硬化的人群中，冠状动脉内皮细胞 β_2 半乳糖苷酶（SA2pG）活性增加，提示细胞衰老，并认为内皮细胞衰老功能下降，最终导致 AS 形成，二者交互影响，引起老龄人群心血管病发生率、严重程度的改变，增龄引起的血管改变等可能成为治疗和预防的重要因素。

（三）衰老微循环与微循环血流的变化

机体的整体衰老、脑衰老以及重要脏器的衰老都与包括脑微循环及微血流状态的增龄改变有关。重要脏器组织细胞再生（包括脑），特别是神经元再生与协调的毛细血管生长密切相关。

1. 衰老微循环　衰老状态下微血管纤细、迂曲、扭绞，血流缓慢、流态异常，还可见微血管结构改变和微血栓形成。衰老导致微血管密度降低及应对代谢需要的微血管可塑性的功能降低，导致组织与细胞结构及功能的进一步老化。正常的微血流状态是长寿的生理基础，正常的微血管可塑性及微血流状态的恶化可进一步加重脏器结构与功能性的老化改变，从而形成恶性循环。

2. 微循环血流的变化　微血流状态与氧损伤及体内 SOD 水平有相互关系，自由基损伤毛细血管及大、小循环血管内皮细胞，引起微循环障碍，并触发动脉硬化，最终自由基损伤、微循环障碍及动脉硬化共同促进体内重要脏器功能障碍，进而促进衰老。

研究显示应激、心理因素、性格类型与动脉硬化及心血管疾病发病密切相关，而应激、心理因素、性格类型、微循环状态与氧损伤之间都存在相互作用、互为因果，造成恶性循环，共同促使衰老及脏器功能障碍。

实验证实老年人确实存在高凝状态，血小板聚集性增高及血浆黏度增高，可进一步影响微循环而加重器官衰老进程。而长寿老人的血液流变、红细胞聚集级数及血小板聚集率均相对较好，并不比正常中、老年人差，表明较好的微血流状态可能与长寿相关。良好的微血流是长寿最重要的生理基础。一些中西药物包括血管扩张剂、抗血小板聚集及降低血黏度的制剂及某些近红外、远红外、纳米制品等理疗可有助于改善微循环状态。

四、老年人的心率与血压、心输出量

动脉血管壁内的胶原蛋白变性，使血管壁变硬变脆，并有脂类沉积在上面，导致动脉粥样硬化，管腔变窄。这不仅使血管易破裂出血，而且易使脑、心、肾等重要脏器供血不足，继而引起这些脏器的衰老和病变。心脏的衰老表现为心肌萎缩、心脏瓣膜增厚变硬、心功能减弱、代偿性降低。冠状动脉硬化使心肌供血不足，可出现心绞痛、心律不齐等。

（一）心率、血压与血管

1. 心率　心率随增龄逐渐增加，血压随年龄增长而增加，尤其是收缩压。一般人高血压患病率为2%～10%，而65岁以上老年人则为44.3%。成人收缩压平均每年增加0.5%，舒张压增加0.37%。尽管血压的个体差异较大，但对同一个体来说，坚持定期测量对于估计老化程度是有意义的。

2. 血压　主动脉弹性降低可导致收缩期血压上升，舒张期血压降低，称为收缩期高血压。也有的老年人为收缩期和舒张期血压均逐渐升高，这种双期高血压的出现率较收缩期高血压及舒张期高血压者均较少。双期高血压的发生原因可能主要由于外周血管阻力随增龄升高引起。根据国内报道以收缩期高血压者多见。而根据国外资料显示，收缩压随增龄逐渐增高，而舒张压的改变则尚不一致，可无明显变化、轻度增高或减低。

3. 血管　血管弹性随增龄而减弱，血管内阻力增加，影响大、小循环，血压升高，而静脉压反而下降（静脉血管床扩大，静脉壁张力和弹性降低是静脉压下降的重要原因）。毛细血管基底膜增厚，结构改变，管壁弹性降低，脆性增加，易通透，导致微循环障碍。

（二）心输出量

心输出量由每搏输出量和心率决定，健康老年男性在直立位休息时，心率有轻微降低，但心脏指数（cardiac index，CI）并不降低，因为舒张末期的扩张使每搏容量指数（stroke volume index，SVI）有增加。与男性相反，健康老年妇女心排血量在休息坐位时较年轻人有轻度减少，因为在休息时舒张末期容量指数（EDVI）和每搏容量指数（SVI）均不随老龄而增加以代偿中度减低的心率。这些性别的不同部分是由于男女对血流的需要不同所致。在休息时老年女性的周围血管阻力有增加但男性则无。心脏指数（CI）的性别不同部分也可能来自计算心排血量对体表面积标准化时发生的误差（如脂肪因素）。

老年心脏排出的血液量随着年龄的增加而减少，平均每年下降1%，60岁以上的老年人比25岁青年减少30%～40%。成年后，心搏出量每年降低0.7%，心脏收缩力每年降低0.9%。心脏的衰老变化导致射血能力降低。

（三）老年人心电图表现

老年人心电图表现与年轻人有一定差别，且随增龄异常心电图的检出率逐渐增加。常见各波形和时段的变化有：①P波：老年人可出现平坦或有切迹的P波，P波的时限在正常范围。②P-R间期：老年人P-R间期正常值为0.12～0.20秒。随增龄P-R间期有延长，但不明显。P-R间期明显延长或变短的老年人，多为疾病因素引起。③QRS波群：电轴左偏，顺钟向转位的检出率随增龄逐渐增多。QRS波电压随增龄低电压检出率逐渐增多。④ST段和T波：老年人心电图常可见ST段和T波的改变，多为心脏疾病的表现。不存在心脏疾患的老年人ST段和T波的改变未见随增龄而检出率增加的现象。⑤传导阻滞、窦性心动过缓、窦性心律不齐、窦性停搏和窦房传导阻滞等随增龄逐渐增多。主要是由于窦房结发生脂肪浸润和纤维化，致起搏细胞数减少，传导系统退行性变易出现各种类型的传导阻滞和心律异常等。

五、运动对老年人心血管活动的影响

在一般生活状态下，老年人可能自身感觉不到心脏功能变化的影响，但当心脏负荷额外增加时，如在运动、情绪激动等情况下，则可能出现心律不齐、心慌等感觉；并且由于心输出量减少，影响到各脏器的血液灌注。如脑血流下降，可导致眩晕及意识模糊；心脏的冠状动脉供血减少，可致心功能进一步减退。

（一）运动对老年人最大耗氧量的影响

与老龄有关的心血管系统变化，最初亦最明显见于运动的时候，此时心肺的活动大于基础水平。在做最大应激试验时最大摄氧量（maximal oxygen uptake，VO_2max）可较基础水平时增加9倍，心脏搏出量可增加4～5倍，组织氧的摄取率亦增加，使动静脉的 O_2 差在剧烈运动时增加2倍，这使心脏对运动的肌肉供血要增加15倍。体力活动能改善有氧代谢的能力，这种改善是由于同时有心排血量和氧利用率的增加，体力活动改善心排血量是由于每搏输出量增加。但是伴随年龄增长，最大心率减慢在锻炼后仍存在，甚至受过良好训练的运动员也会有。

各年龄组在做踏车运动试验时其耗氧量（VO_2）的高峰平均只有做活动平板运动试验时的80%，限制踏车运动试验强度的持续时间通常只产生下肢疲乏。

在非体力劳动的健康男性和女性，其做功率的高峰或 VO_2 随年龄的增长（从20～90岁）约下降50%。对这组人群的需氧能力分析提示 VO_2 下降因人而异，且受体力活动习惯的影响。年龄20～90岁间的健康人群在做踏车运动试验期间 VO_2 高峰的减低约50%，这是由于心搏出量约减少30%和 O_2 利用率约减少20%所致。

伴随老龄的身体组成成分和肌肉总量的变化似乎也与老年人最大氧耗率的减低有关。虽然老年人的骨骼肌量有所减少，然而总体重维持恒定。因为体内的脂肪有增加，皮下、腹膜内和肌肉内的脂肪均有增加。

（二）运动对老年人心搏出量的影响

锻炼后每搏输出量的增加大多由于心脏搏出血液的能力增加，反映为收缩末期容量减低和射血分数增加。老年人体育锻炼后心脏搏出血液的能力增加是因内在心肌的收缩力增加和血管后负荷的降低。迄今尚无确切的证据表明老年人神经和心脏间的沟通有障碍，即在体育锻炼后引起 β-肾上腺素能对心血管功能刺激的调节作用减低。

在运动期间心搏出量增加的机制变化，主要是在运动开始时迷走神经张力减低使心率加快，交感神经使静脉血管床收缩引起静脉回流增加而致心搏出量增加所致。此外心脏在射血期间的工作负荷增加，部分表现为收缩压增加。每次左心室搏出血量增加反映了心肌完成工作量的增加超越了左室收缩期负荷的增加。在做中等度运动时因心搏出量和左室负荷增加，使心率加快和左室心肌工作增加，此时心脏尚能适应。另一个因素即Frank-Starling机制，增加舒张末容量，能使每次心搏收缩容量增加。

老年人在做直立位踏车运动试验到筋疲力尽时出现心排血量的减少完全是由于心率的减慢所致，老年人每搏输出量不下降，然而每位老人在运动时的每搏输出量的差异较大。随着增龄心率和在舒张期间心脏充盈的程度是有变化的。在运动高峰时的左室充盈

的血液在各年龄组均有增加，但心室的早期充盈在老年人仍较缓慢，舒张末期的充盈量即心肌功能有效前负荷的决定因素和每搏输出量在老年人较年轻人为大。虽然"僵硬心"（老年心）阻碍在运动时二次心搏间的足够充盈，但此现象并不一定会发生于健康的老年人中。

在舒张末期由心室的扩张来维持每次心搏出量是利用了 Frank−Starling 机制，在健康老年人剧烈运动时舒张末期容量的增加部分是由于有一个较长的舒张间期（因心率的减慢）和在心脏收缩末期的残留血量增加。临床上常应用在休息时和运动时射血分数的改变作为诊断试验，以检测和衡量心脏疾病的严重程度，特别对缺血性心脏病具有重要的临床意义。

（三）运动对老年人射血分数的影响

健康老年人不能在剧烈运动时使左室收缩末期容量指数（ESVI）降低，是引起运动时射血分数较年轻人增加较少的原因。这种现象在无症状缺血者较之无冠心病证据者更为严重，因前者不能使收缩末容量明显下降所致。健康老年人在运动时不能使左室收缩末容量下降的可能原因包括：①心肌收缩力减弱；②老年人不能使心室的后负荷降低到年轻人的水平。在做剧烈运动时周围血管阻力在健康的老年人下降较健康的年轻人少。心肌收缩指数在休息时不随年龄而变化，但老年人在剧烈运动时有下降。由此指数显示伴随增龄的最大左室收缩力在隐性心肌缺血的老年人较健康老年人减低更多。这是由于冠状动脉病变与老年性生理变化相互作用的表现，不要与伴随老龄的心脏泵功能改变相混淆。

总之，老年人参与有规律的体育活动可减少或防止其功能的减退。耐力锻炼可改善不同的心血管功能，如最大摄氧量（$VO_2 max$）、心搏出量等，还能减少某些疾病的危险因子，如心脏疾病、糖尿病等，改善健康状态而延长寿命，减少正常老年人常有的肌肉量丢失，改善骨骼系统的健康，减少骨质疏松的发生，使体态维持稳定，减少由跌跤引起的骨折和外伤。体力活动对心理状态亦有益，可维持认知功能，减少抑郁症状，增强自控能力，改善生活质量。

第三节　循环系统功能老化的相关疾病

随着人口老龄化的进程，老年疾病也随之增多，而心血管疾病是老年人中最为常见、最为重要的疾病。因此，了解老年心血管系统常见疾病的特点、危险因素，对临床老年心血管疾病防治有非常重要的意义。

一、老年心血管系统的结构与功能改变

心血管系统老化作为整体衰老的一部分，先有解剖、代谢上的变化，继而出现生理功能的衰退。加上各种致病因素的影响，可导致老年心血管系统一系列病理生理变化。实际上，心脏的正常老化（normal aging）与心脏疾病之间很难截然分开，其病理生理变化可表现如下。

（一）老年人心血管系统的结构改变

1. 心肌细胞的结构改变 由于心肌供血渐减，使心肌细胞内亚细胞结构如线粒体随年龄增加而数量减少和体积膨大。细胞内脂褐质沉着及双核等，致使心肌细胞数逐渐减少。老化的心肌细胞核内出现染色质凝聚成块、固缩、碎裂、溶解等形态失常和色泽加深。核内包涵体增多，核与核仁变大，数量增多，核膜凹陷，二倍体数量增多。高尔基复合体破碎，并可见溶酶体膜破坏等。上述细胞超微结构的改变使细胞的能量代谢、物质合成与利用、异物清除等功能均受到不同程度的损害，并可能对自身产生自溶性损伤，是老龄心脏功能代谢变化的基础。而心肌细胞为有丝分裂后细胞，损伤后不能再生，唯有通过弹力纤维和胶原纤维增多和心肌细胞肥大，以适应生理的需要，因此老年人的心脏收缩和舒张时限均略见延长。

2. 心脏的结构改变

（1）心肌脂褐素沉积：心肌的老化典型表现为脂褐素沉积，其可引起细胞内蛋白质合成障碍。心肌间质易发生结缔组织增生、脂肪浸润及淀粉样变，左心室、室间隔增厚，但左心室腔容积的变化不明显。超声心动图显示 70～79 岁健康老年人较 20～29 岁者左心室后壁厚度增加 25%。老年人心肌淀粉样变发生率高达 40%～70%，90 岁以上者可达 100%。老年人心肌以弥漫性病变为主，主要累及心房心室肌、传导系统和冠状动脉。老年人心力衰竭及心律失常应考虑心脏淀粉样变可能。

（2）心包膜脂肪沉着与增厚：心包膜下脂肪沉着增加且分布不均，心包增厚、僵硬致使老年人左室舒张期顺应性降低。心内膜包括瓣叶、瓣环及其纤维支架进行性增厚钙化，主要发生在主动脉瓣基底部及二尖瓣环进而影响瓣膜功能。器质性心瓣膜病或伴心脏负荷突然增加时，易诱发心力衰竭。

3. 血管的结构改变 与年龄有关的血管变化见于动脉、静脉及毛细血管的组织结构的形态及功能变化，在人体衰老和老年疾病中起重要作用。动脉增龄所致老年性退行性变化与病理动脉粥样硬化常合并存在，难以区分，血管老化表现血管内腔逐渐扩大、管壁硬化及伸展性减低，导致血管功能低下。

（1）动脉老化形态学特点：①主动脉周径随增龄而增大；②主动脉弹性及伸展性随增龄而降低；③管壁增厚伴延长屈曲下垂；④主动脉中层细胞数减少，平滑肌变性；⑤间质中基质样沉着物随增龄而增加；⑥硬化的血管内壁所承受的负荷增加易诱发内膜损伤，导致动脉壁内膜脂质沉积。

（2）静脉系统老化：主要表现为静脉内膜增厚，弹性减退，管腔增大，使血管床扩大，全身静脉压降低。平均静脉压静脉与 20～40 岁时（95.0±4.4）cmH_2O 相比，60～70 岁时为（71.0±4.0）cmH_2O，80 岁以上仅（56.0±4.4）cmH_2O。增龄性大动脉阻力升高，静脉压降低，使心脏维持血液循环耗能增加，引起老年人左心室代偿性肥大。同时静脉瓣萎缩易引起静脉曲张。

随着增龄，单位面积有功能的毛细血管数目减少，部分毛细血管完全闭塞，可出现毛细血管袢区消失。此外，毛细血管弹性减退，脆性增加，通透性降低，代谢率降低，导致血流缓慢、组织供氧不足。

（二）老年人心血管系统的功能改变

老化进程在心脏血管系统表现出一系列退行性改变及生理功能的下降，这些变化是老年人心血管疾病的重要基础和病因之一，在老年人心血管疾病发生发展中起重要作用。了解这些变化特点可正确诊断、治疗、处理老年人心血管疾病。

1. 心脏传导系统功能的改变 心脏传导系统细胞成分随增龄减少，脂肪浸润及纤维组织增生是老年人病态窦房结综合征的重要原因之一。窦房结起搏细胞40岁前占70%，70岁后减少至10%～30%。房室束细胞由10～19岁的57%，降至70～79岁的43%。房室结老化和房室瓣环钙化易引起房室传导阻滞、室内传导阻滞、窦性停搏及心率减慢。因此，老年人心电图常见P-R间期和QT间期、QRS波群时间延长，束支阻滞及T波低平。室内传导系统与心脏纤维支架间的纤维化、钙化及退行性变所引起的心脏传导障碍称为原发性传导束退化症。

2. 心脏的生理病理学特征改变

（1）心脏顺应性降低：心肌肥厚、心肌间质纤维化、淀粉样变、脂肪浸润及心包增厚导致心室顺应性降低。80岁较20岁，舒张早期被动充盈率降低50%。通过加强左心房收缩使舒张末期主动充盈代偿性增加46%时，可产生第四心音，左心房轻度扩大。静息状态下左心室充盈压不升高，但运动时明显升高而引起呼吸困难。

（2）心肌收缩功能降低：心肌收缩功能随增龄而逐渐降低，每年降低1%，在体力负荷时更明显。老年人心脏储备能力降低，70岁时心脏收缩功能储备能力相当于40岁时的50%。储备能力降低与心肌肥大、冠状动脉供氧降低、心肌细胞线粒体老化有关。

（3）窦房结功能减退：窦房结老化自律性降低，表现为最大心率及固有心率增龄性降低。窦房结恢复时间稍延长。静息心率及运动最大心率降低，运动后恢复到静息心率的时间延长。老年人左心房扩大、心房肌纤维化、淀粉样变均易发生房性心律失常。

（4）心脏瓣膜功能与心输出量的改变：①心输出量减少：心输出血量是评价心功能的基本指标。老年人最大运动能力随增龄轻度下降，舒张末期容积轻度增加。心搏出量及心输出量均无明显变化。②心脏瓣膜功能障碍：单纯增龄的瓣膜增厚及僵硬一般不引起明显血流动力学障碍。

3. 血管的生理病理学特征改变

（1）血压变化的调节能力：随着增龄，血压变化的调节能力下降，血压呈升高趋势，尤其是收缩压。老年人运动时收缩压升高幅度高于中青年人，恢复至静息血压所需时间延长。动脉僵硬程度随增龄而逐渐增加，动脉扩张度差，舒张压降低，表现为单纯收缩期高血压、脉压增大。收缩压升高与冠心病、心力衰竭、脑卒中、终末期肾病呈连续独立及等级相关，是预后不良的预测因子及独立危险因素。

（2）血压调节的神经-内分泌变化：①压力感受器敏感性降低，易发生直立性低血压；②肾素-血管紧张素-醛固酮系统活性降低；③血液循环中加压素水平升高；④心房钠尿肽水平增高，与心脏和肾脏对其反应性降低有关。

（3）中心静脉压（CVP）调节功能：CVP调节功能随增龄而减退，导致老年人在热水浴后、进餐后血压降低。脱水、血容量丢失或感染等情况下，CVP调节障碍可导致心排血量急剧降低、组织灌注不足，极易发生意识障碍及衰弱状态。

（4）冠脉循环增龄性变化：心血管系统随增龄性变化在冠状动脉方面表现出来的特点有：①冠状动脉流量减少，增龄心脏舒张功能障碍，导致心肌供血不足。应激状态下可出现明显冠状动脉灌注不足现象。②冠状动脉血流灌注速度减慢，由于心肌顺应性降低，射血时间延长，舒张期充盈延长，充盈速度减慢。当心率加快时，心脏舒张期缩短，加重冠脉灌注不足。③心肌内冠状动脉血管床减少，老年人心肌纤维化、硬化及小冠状动脉硬化致血管床减少，导致冠状动脉储备能力降低。应激时会产生明显缺血、缺氧。总之，老年人心血管系统老化对老年心脏病发生、发展都有重要作用。

二、老年性慢性心力衰竭

心力衰竭（heart failure，HF）是由于任何心脏结构或功能异常导致心室舒张或收缩受损的一组复杂临床综合征，主要表现为呼吸困难和乏力（活动耐量受限），以及液体积聚（肺部、内脏充血，外周水肿），是各种心脏疾病终末阶段的临床表现（简称心衰）。随人口年龄化进程的加快和高血压、冠心病等常见心血管病发病率的上升，心衰的发病率正逐渐升高，是当今最重要的心血管病之一。研究显示，心衰主要是中老年疾病，在45～94岁年龄段，年龄每增加10岁，心衰的发病率增加2倍，50岁年龄段患病率为1%，而65岁以上人群可达6%～10%，到80岁增加了10倍，人群中心衰的患病率为1.5%～2.0%，在住院的心衰患者中80%年龄>65岁。我国心衰流行病学调查结果同样发现，心衰患者中≥60岁的占50%以上，同样属于中老年疾病，死亡年龄更为偏高。因此，心衰是一种严重危害人类健康的疾病，是老年人死亡的主要原因之一。

（一）病因与发病的生理学机制

1. 心力衰竭的病因　心衰是由于任何原因的初始心肌损伤（心肌梗死、心肌病、心肌炎、血流动力负荷过重、炎症）引起心肌结构和功能的变化，最后导致心室充盈或射血功能受损。

2. 心力衰竭发生机制　心衰的主要发病机制之一是心肌重塑（cardiac remodelling）。作为神经－内分泌系统的肾素－血管紧张素－醛固酮系统（RAAS）和交感神经系统，其激活和心肌细胞死亡是心肌重塑的关键因素。神经内分泌系统激活的初始阶段对心功能起一定的代偿作用，但长时间过度的激活却加速了心衰的进程，多种内源性的神经内分泌因子，如去甲肾上腺素（NE）、血管紧张素Ⅱ（Ang Ⅱ）、醛固酮（aldosterone，ALD）、内皮素（endothelin）、肽类生长因子（如纤维细胞生长因子）、炎症细胞因子（如肿瘤坏死因子、白细胞介素-1β）等，在心衰患者中均表达增加。逐步损害心肌细胞的活性和功能，刺激心肌纤维化，促进心肌重塑，加重心肌损伤和心功能恶化。心功能恶化又进一步激活神经内分泌因子的释放，形成恶性循环（图4-5）。

心肌损伤致心室扩张和肥大（心脏重塑），早期由于代偿作用，并不出现心衰症候群。最终，神经-内分泌系统激活失控，心室功能不全进一步恶化，导致血管收缩过度、水钠潴留及临床心衰表现。

由于"心脏老化"（presbycardia），心肌细胞凋亡、坏死（如心肌梗死、心肌炎）

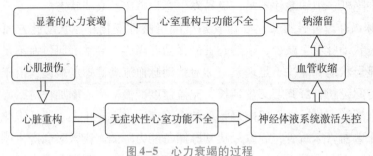

图 4-5　心力衰竭的过程

等导致的心肌细胞的丧失以及主动脉硬化、阻抗增加等因素，常导致代偿性心脏肥大和扩张。

（二）老年人心力衰竭的特点

1. 流行病学特点　心力衰竭是 65 岁以上老年人最常见的入院及再入院原因，其患病率及发病率随着年龄的增长而增加。在发达国家成年人群中，慢性心力衰竭的患病率为 1%～2%；而在 70 岁以上的人群中，慢性心力衰竭的患病率上升到 10% 以上。中国慢性心力衰竭的患病率为 0.9%，低于西方国家的 1.2%～2.0%。尽管诊断和治疗技术取得了巨大进步，但慢性充血性心力衰竭的病死率仍然居高不下。在 5 年随访中，75% 的男性和 62% 的女性慢性充血性心力衰竭患者会死亡。

2. 病理生理特点

（1）心排血量明显减低：正常情况下，由于心脏增龄性变化，老年人最大心排血量（17～20L/min）比成年人（25～30L/min）明显减少，老年人心衰时，心排血量较成年患者减少更为明显。运动负荷情况下，心脏泵血的反应能力减弱。

（2）较易发生低氧血症：老年患者由于增龄性呼吸功能减退、低心排血量、肺淤血、肺通气/血流比例失调等原因，容易出现低氧血症，即使轻度心衰就可出现明显的低氧血症。

（3）对负荷的心率反应低下：因窦房结等传导组织的退行性变，老年人心衰时心率可不增快，即使在运动和发热等负荷情况下，心率增快也不明显。

（4）舒张型心功能不全更常见：与年龄相关性动脉及心肌的硬化、心肌增生反应增加有关。

3. 临床特点　老年人心力衰竭的临床表现在许多方面与非老年成人相似，由于老年人解剖和生理功能的改变及某些特殊病因，故有其自己的特点。

（1）症状不典型：成年人心衰多有活动后气促，夜间阵发性呼吸困难和端坐呼吸等典型表现，而在老年人心衰中，即使已处于中度心衰也可完全无症状，一旦存在某种诱因，则可发生重度心衰，危及生命。

（2）常有非特异性症状：①疲乏无力：不少老年人即使有心衰存在，但活动时并不感到明显气短，而是表现为极度疲倦、虚弱、不能行走。②大汗淋漓：尤其是不寻常的面颈部大汗淋漓，往往是心衰的现象。③慢性咳嗽：有些老年慢性心衰患者，特别是单纯左心衰竭，主要症状可为干咳，平卧或夜间卧床后加重，肺部可闻及哮鸣音及湿啰音。④胃肠道症状明显：老年人心衰时恶心、呕吐、腹痛、腹胀等胃肠道症状较成年人多见，主要与肝、胃肠淤血有关。⑤尿量改变：白天尿量减少而夜尿增多是部分患者的首发症状，这与心排血量减少而夜间静脉回流增多及卧位时肾血流灌注增加有关。⑥精神神经症状突出：老年心衰患者，往往已有不同程度脑动脉硬化，脑供血减少，从而导致病史叙述不清、意识障碍和失眠比年轻人更为常见。由于低心排血量所致脑血流减少，从而引起的精神神经症状较突出，主要表现为神志不清、反应迟钝、嗜睡和烦躁不安，有时误认为脑血管病变。

（三）治疗中的生理学原理

1. 利尿剂的使用 老年心衰患者几乎都有程度不等的水钠潴留，因此应用利尿剂是处理心衰的重要一环。利尿剂不良反应较多，老年人各种生理代偿功能低下，尤易发生，故应严格根据适应证使用。

2. 血管紧张素转换酶抑制剂/血管紧张素受体拮抗药（ACEI/ARB） 此类药物具有扩张动静脉，减轻心脏前后负荷，抑制神经内分泌的作用，可逆转左心室肥厚，防止心室重塑，不仅能缓解心力衰竭的症状，而且可降低心力衰竭的死亡率，提高生存率。

3. β 受体拮抗剂 β 受体拮抗剂具有心血管保护效应，主要机制是对抗儿茶酚胺类肾上腺素能递质毒性，尤其是通过 $β_1$ 受体介导的心脏毒性作用；其他机制还有抗高血压、抗心肌缺血、通过抑制肾素释放而发挥一定的阻断肾素 – 血管紧张素 – 醛固酮系统作用、改善心脏功能和增加左心室射血分数、抗心律失常等。是具有降低心衰病死率和再住院率的有效药物。但老年人因肾上腺素受体功能相应降低，β 受体敏感性也降低，β 受体拮抗剂代谢 – 清除能力减弱，常同时合并其他疾病，因此更应严密观察，从小剂量开始，逐渐调整剂量，用药更应个体化。

4. 醛固酮受体拮抗剂 心衰患者心室醛固酮生成及活化增加，导致心肌纤维化及重构加重，心功能进一步恶化。ACEI 或 ARB 不能很好地抑制醛固酮生成（源于醛固酮的"逃逸现象"），而醛固酮受体拮抗剂能有效抑制醛固酮带来的不利作用。研究发现醛固酮受体拮抗剂，如螺内酯可降低心衰患者心源性猝死率，改善心衰预后。

三、老年性直立性低血压

直立性低血压（orthostatic hypotension，OH）是老年人一种常见的临床问题。经典的 OH 类型被定义为：站立 3 分钟内收缩压持续下降至少 20mmHg 或舒张压至少下降10mmHg，或头向上倾斜至 60°，并有临床症状或不出现症状。然而，高血压患者（仰卧位 SBP≥160）的 SBP 下降 30mmHg，以及低基线血压的绝对站立 SBP＜90mmHg 可能适用于 OH 的诊断。

初始 OH 定义为站立 15 秒内收缩压≥40mmHg 或舒张压≥20mmHg 的一过性下降。血流动力学改变发生在立位 3 分钟后的延迟性 OH 可能代表轻度或早期自主神经功能障碍，可能与血管抑制性神经性晕厥相混淆。

直立性低血压（OH）是跌倒和晕厥的重要危险因素，其导致脑血管和心血管疾病的发病率和死亡率增加，即使在无既往疾病的人群中也是如此，与各种原因的死亡率均有明显联系。此外，它还与慢性肾脏疾病有关，心脑血管风险增加可能是共同的血管风险因素造成的，例如普遍存在的高血压（包括仰卧位或夜间高血压）及糖尿病。由血压波动引起的动脉血流动力学改变导致的动脉粥样硬化加速被认为是另一种机制——所谓的全身血流动力学动脉粥样硬化综合征。

（一）病因与病理生理学机制

1. 直立性低血压的病因 老年人血压调节能力减退，血管弹性变差，自主神经功能紊乱，长期卧床状态血液调配能力下降，是出现直立性低血压的原因，即直立时本来血压应该上升，但反而下降，由平卧位站起后出现眼前发黑等大脑供血不足表现。引发OH的病理因素：①神经源性：帕金森病、多系统萎缩、自主神经功能衰竭、糖尿病等。②非神经源性：血管扩张剂、利尿剂、血容量不足、充血性心力衰竭、肾上腺功能不全等。

2. 直立性低血压的病理生理学机制 直立姿势会导致 500～1000mL 的血液在下肢容量血管和内脏循环中重力聚集，导致静脉回流减少、心输出量减少和血压降低。直立姿势还会促进血浆外渗，进一步影响静脉回流。这些变化触发压力感受器介导的自主神经、循环和体液代偿反应，导致心率、外周阻力和静脉返流增加。自主神经反应导致交感神经激活和副交感神经抑制。体液反应包括肾素-血管紧张素-醛固酮系统的激活，ADH 的分泌，以及血清 ANP 的减少，导致盐和水的潴留。

由于这些机制，正常人的直立姿势除了最初的一过性血压下降外，并不会导致血压的重大变化。根据年龄的不同，正位期间的正常反应包括：一过性 SBP 下降（10～15mmHg）；舒张压（DBP）轻微升高（5～10mmHg）；以及代偿性心动过速，最高可达每分钟 10～25 次。这种最初的血压下降被夸大了，这就是最初的 OH，这是由于心输出量和外周阻力之间的瞬时不匹配造成的。它发生在主动站立时，而不是被动站立时。

（二）老年性直立性低血压的特点

1. 流行病学特点 直立性低血压（OH）患病率一直有不同的报道，部分取决于人口的年龄及多种因素并存的情况。老年护理机构和急诊医院的患病率分别上升到 50% 和 41%。对 OH 的患病率有特别影响的共病有神经退行性疾病，如帕金森病（高达58%）、糖尿病（高达28%）和高血压（高达32%）。

2. 病理生理特点 OH 患者通常会出现体位不耐受的症状，通常在早晨、站立、体力活动和炎热天气时更明显，热水淋浴、进餐和饮酒时会加剧症状。老年患者可能会出现非典型症状，如意识模糊、乏力或疼痛。

在记录基线血压前，患者应仰卧 5 分钟，因为在休息 5 分钟后血压变化最小。体位压力应持续 3 分钟，如果怀疑延迟，则应持续更长时间。使用主动站立法或抬头倾斜台测试可进行评估。使用数字或手动血压计的间歇性血压测量是使用最为广泛的。非侵入性节拍技术的诊断率要高得多，尽管尚不清楚其常规使用是否会改善患者预后。这对于诊断初始 OH 至关重要。

由于血压下降的最低点发生在 1 分钟内，通常在 30 秒内。心率应同时测量，以帮助区分神经源性、非神经源性及其他原因。在解释心率反应时，年龄、仰卧时间和药物

（如 β 受体阻滞剂）是潜在的因素。

3. 临床特点

（1）症状特点：典型症状表现为与体位改变相关的头昏、晕厥、乏力、冷汗及面色苍白等。突发跌倒也很常见，患者临床可出现症状或无症状表现。

（2）诊断特点：最简单的诊断方法是测量仰卧位和直立位的血压，不典型者可做直立倾斜试验。重要的是通过详细询问病史、用药史和完善的相应检查明确病因诊断。

（3）病因诊断：首先应考虑可以消除的诱因，如脱水或失血等血容量不足的情况；而后考虑有无药物作用，其中利尿药、β 受体阻断剂、三环类抗抑郁药等；最后考虑基础疾病的诊断，需要进行与心血管疾病和神经系统疾病相关的检查以明确病因诊断。

（三）治疗中的生理学原理

治疗 OH 的目的应该是改善症状和提高生活质量，而不是达到目标血压，期望减少跌倒和晕厥等不良临床结果。

1. 非药物治疗措施 逐级变换体位，使机体自主神经有足够的时间进行调节；避免增加胸膜腔内压的动作，如用力咳嗽等，这些动作可以减少静脉回心血量，降低心输出量；避免卧位过久，可能加剧直立时的低血压；停用或减量使用降压药，可以允许卧位血压略高，以便维持立位时的血压。

2. 药物治疗 直立性低血压的处理原则以预防为主，改变生活方式。治疗以非药物治疗为主，必要时才使用药物。米多君（midodrine）是一种 α1 受体激动剂，可刺激动脉和静脉的肾上腺素受体。其半衰期较短（2～4 小时），可以在白天直立时用作短期血管加压药，夜间高血压几乎不会恶化。氟氢可的松是一种合成的肾上腺皮质激素，通过改善循环血容量和血管对升压药的敏感性而发挥作用。但由于其盐分和水分滞留以及较长的半衰期，不适用于心力衰竭和夜间高血压患者。

四、老年性高血压

流行病学数据表明，高血压的患病率随着年龄的增长而增加。高血压（hypertension，HBP）是老年人心血管疾病的重要危险因素。这是一种通常无症状的疾病，需要足够的生活方式控制和持续的药物治疗，以降低心血管疾病和肾脏疾病的风险。

按照 WHO 的建议，发达国家通常以年龄大于或等于 65 岁定义老年人。《中国高血压防治指南》已将老年高血压定义为大于或等于 65 岁人群中血压水平超过正常范围（表 4-12）。

表 4-12 血压水平分类和定义（单位：mmHg）

分类	收缩压（SBP）		舒张压（DBP）
正常血压	<130	和	<85
正常血压高值	130～139	和（或）	85～89
高血压	≥140	和（或）	≥90

续表

分类	收缩压（SBP）		舒张压（DBP）
1 级高血压	140～159	和（或）	90～99
2 级高血压	≥160	和（或）	≥100
单纯收缩期高血压	≥140	和	<90

注：1mmHg=0.133kPa。当收缩压和舒张压分属于不同级别时，以较高的分级为准。

（一）病因与病理生理学机制

目前面临的挑战不仅是延长寿命，而且需提高老年人的生活质量。高血压病是全世界最常见的可预防的死亡原因（每年约有700万人死于高血压病）。最重要的是，高血压病是导致残疾的第三大常见原因。老年人的高血压病是冠状动脉事件、急性脑血管疾病、心力衰竭和外周动脉疾病的主要危险因素。与年轻的高血压患者相比，老年人临床心血管疾病的患病率显著增加，新的心血管事件的发生率也显著增加。

1. 病因　导致老年人高血压病的原因很多，主要的致病因素有遗传因素、精神因素、肥胖、性格因素、膳食影响、长期饮酒等。

2. 病理生理学机制　由于大动脉弹性回缩能力下降，使左心射血阻力增加，导致收缩压升高；大动脉的顺应性降低而弹性回缩能力下降，血管弹性和储备能力下降，造成心收缩期流向外周的血流量增加，以及舒张早期弹性储备能力降低，导致舒张压升高等。此外，小动脉的硬化加重管腔变小甚至闭塞、外周阻力增加，从而加剧了动脉血压升高。

（二）老年性高血压的特点

老年性高血压增加了发生缺血性心脏病、脑卒中、肾衰竭、主动脉与周围动脉疾病等靶器官损害的危险，是老年人群致死和致残的主要原因之一。老年性高血压的特点决定了其临床诊治策略，应建立在充分的风险评估基础之上，并遵循安全有效和个体化的原则。

1. 流行病学特点　高血压（尤其是老年单纯收缩期高血压）的患病率随着年龄的增长而增加。我国成人高血压患病率约为20%。调查显示，我国老年高血压的患病率为49%，显著高于中青年人群的患病率。近年来随着老年人群的增加和生活方式的改变，老年高血压的患病率预计超过50%，但老年患者的血压控制率很低，总体达标率不足10%。

在45岁之前，女性的高血压患病率低于男性，但65岁以上的女性远高于男性。随着女性年龄的增长，高血压的严重程度也明显增加。老年妇女高血压患病率在61.3%～77.8%。此外，老年妇女更难实现血压控制。

2. 病理生理学特点　老年人高血压发病机制复杂，衰老改变在高血压发病过程中扮演着重要角色。

（1）顺应性改变与血压：随年龄增长表现出两个主要的生理变化：扩张和僵硬。每搏动一次，大动脉和近端弹性动脉比肌肉动脉扩张多三倍。这种伸展程度的差异可能解释了近端和远端动脉老化的差异。随着年龄的增长，弹性膜断裂发生在主动脉中，通过将应力传递到动脉壁更坚硬的胶原成分，可以同时产生扩张和僵硬。其结果是动脉容量减少，无法适应心脏周期中发生的变化。此外，在收缩期间，硬化的动脉血管不能充分缓冲心脏产生的压力，从而增加 SBP。反之，舒张期顺应性下降会降低舒张压。因此，即使在血压正常的受试者中，衰老的特征也是脉压增加。动脉僵硬不仅是动脉壁结构改变的结果，也是内皮源性血管活性介质（如内皮素-1）增加和一氧化氮（NO）生物利用度降低所致。

（2）动脉壁改变与血压：动脉壁主要由胶原蛋白和弹性蛋白组成。胶原提供了结构框架，而弹性蛋白提供了延伸性，但对血管的机械稳定性贡献很小。然而，胶原蛋白的弹性性能确实有限。例如，肌腱胶原蛋白可以被拉伸到大约 10% 的应变，超过这一比例就会发生不可逆转的损伤。相反，弹性蛋白在张力 >200% 的情况下伸长和拉直。在形态上，衰老导致动脉壁僵硬显著增加。功能丧失归因于与年龄相关的弹性蛋白的渐进性溶解和碎裂，以及大动脉内侧层的弹性钙化。在一些大动脉中，如主动脉，随着年龄的增长，弹性蛋白被不易膨胀的胶原蛋白取代，而高血压病和动脉粥样硬化加速了胶原蛋白的膨胀。在其他方面，如脑动脉，弹性蛋白的含量并没有随着年龄的增长而改变，相反，弹性蛋白的结构重组与其功能的丧失随着年龄的增长而发生。这些改变削弱了血管壁结构与功能。

（3）神经-体液调节的障碍：肾素-血管紧张素-醛固酮系统活性随年龄增长而下降，肾素活性随年龄增长而下降，这可能归因于肾硬化症对肾小球旁器的影响。因此，患有高血压的老年患者更容易发生药物引起的高钾血症。相反，交感神经系统活动随着年龄的增长而增加。老年人的外周血浆去甲肾上腺素浓度是年轻人的两倍，这种变化可能是随着年龄增长 β-肾上腺素能反应性降低的一种补偿机制。

3. 临床特点

（1）收缩压增高为主：老年人收缩压水平随着年龄的增长而升高，舒张压水平在 60 岁后呈现降低的趋势，在老年人群中，收缩压增高更常见，单纯收缩期高血压是老年高血压最为常见的类型，占 60 岁以上老年高血压的 65%，70 岁以上老年高血压的 90%。与舒张压相比，收缩压与心、脑、肾等靶器官损害的关系更为密切，是心血管事件更为重要的独立预测因子。

（2）脉压增大：脉压是反映动脉弹性功能的重要指标。脉压增大是老年高血压的重要特点。脉压高于 40mmHg 可视为脉压增大，老年人的脉压可达 50～100mmHg。大量研究结果表明，脉压增大是重要的心血管事件预测因子。

（3）血压波动大：老年人存在不同程度器官退行性病变，血压调节功能减退，使老年人高血压的波动范围明显大于其他成年人，尤其是收缩压。老年单纯收缩期高血压中直立性低血压的发生率为 10%～17%，常与卧位血压呈正相关。餐后低血压常见，老年单纯收缩期高血压患者中 70% 有餐后血压下降，其机制与老年患者压力感受器敏感性减低、交感神经代偿功能不全等有关。还有收缩压随季节的波动，约 1/3 老年高血压患者表现为夏季血压低而冬季血压高。

（4）血压昼夜节律异常：健康成年人的血压水平表现为昼高夜低型，夜间血压水平较日间降低10%～20%（即杓型血压节律）。老年高血压患者常伴有血压昼夜节律的异常，表现为夜间血压下降幅度小于10%（非杓型）或大于20%（超杓型），甚至表现为夜间血压反较白天升高（反杓型），使心、脑、肾等靶器官损害的危险性显著增加。老年人昼夜血压异常可高达60%以上（图4-6）。

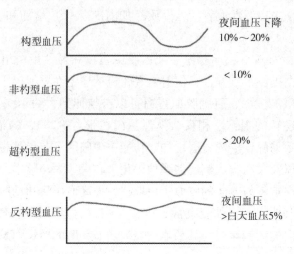

图4-6　血压昼夜节律变化曲线及类型示意图

（5）**并发症多，多种疾病共存**：老年人高血压的发病基础是动脉硬化，而收缩压的增加又会加重和加速动脉硬化。老年高血压患者常合并冠状动脉粥样硬化性心脏病（简称冠心病）、脑血管疾病、周围血管疾病、缺血性肾病、血脂异常、糖尿病、阿尔茨海默病等。这些疾病相互影响使老年高血压的诊治变得复杂。若血压长期控制不理想，更易发生或加重靶器官损害，显著增加心血管疾病的病死率。

（三）治疗中的生理学原理

1. 降压药物使用原则　①从小剂量开始，降压速度不宜过快，逐步降压，注意观察药物反应。②应有效防止靶器官损害，平稳降压，并防止夜间低血压到清晨血压突升而导致猝死、脑卒中和心脏病发作，最好选用长效降压药。③选择对合并症有益的药物，使降压效果增强而不增加不良反应，采用小剂量两种或两种以上药物联合治疗。④观察药物疗效的周期一般在1～2周，再调整药物剂量，而随诊周期应缩短，以随时观察药物治疗效果。

2. 降压药物的选择　降压药物选择受许多因素的影响，如患者既往用药史、药物费用、危险因素、有无靶器官受损、临床心血管疾病、肾脏疾病、糖尿病及患者意愿等。对于老年患者，应该结合危险因素、靶器官损害及老年人常见心血管疾病和非心血管疾病等情况合理选择降压药物，并应注意可能影响老年高血压患者药物治疗并发症的因素（表4-13）。

表 4-13 可能影响老年高血压患者药物治疗的并发症因素

影响因素	潜在并发症
压力感受器活动减弱	直立性低血压
脑自动调节受损	收缩压轻度下降即可诱发脑缺血
血管内容量减少	直立性低血压、容量减少、低钠血症
对低钾血症敏感	心律失常、肌无力
肝肾功能降低	药物蓄积
服用多种药物	药物间相互作用
中枢神经系统改变	抑郁、精神错乱

（1）利尿剂：以低剂量的利尿剂，特别是噻嗪类利尿剂为基础治疗老年高血压，能显著减少各种心脑血管事件发病率和总病死率。其作用温和且持续时间长，为治疗老年高血压的首选药物。小剂量利尿剂能避免低血钾、糖耐量降低和心律失常等不良反应，且利尿剂价格低廉，有利于长期服用。

（2）钙通道阻滞剂：通过阻断血管平滑肌细胞的钙通道，产生降低外周阻力血管的阻力而起到降压作用，无明显血糖、血脂代谢紊乱，对老年高血压患者特别有效，可作为一线降压药物。

（3）血管紧张素转换酶抑制剂（ACEI）：ACEI 的降压效果明确，其作用机制是：抑制血管紧张素转化酶，使血管紧张素 II 的生成减少，并可减少醛固酮分泌，使水钠潴留减轻，静脉回心血量减少，有利于减轻心脏前负荷。同时还减少缓激肽的降解，使血管扩张，外周阻力降低，心脏前后负荷减轻，心输出量增加。也能够降低心室壁张力，肾血管阻力下降，肾血流量增加，也有利于心功能的改善。用于老年高血压治疗更有降低心脏前后负荷、不增加心率、不降低心脑肾血流、对心肾有保护作用等特点。

（4）血管紧张素 II 受体拮抗药（ARB）：作用效果与 ACEI 相近，通过阻断血管紧张素 II（Ang II）的 AT1 型受体。拮抗 Ang II 介导的血管收缩、肾小管钠水重吸收的作用；抑制 RAS 对压力感受性反射的调控，提高敏感性，对交感神经兴奋具有抑制作用。此类药物显示出独特的强效降压作用和可靠的耐受性，具有高效、长效、平稳降压等特点，对单纯收缩期老年高血压有较好的治疗作用。

第四节 循环系统功能衰老与中医药相关研究

中医学与循环系统相关的论述包括心主血脉，肺朝百脉，完整的脉道系统，首尾相连，如环无端，构成了人体完整循环系统，肝主疏泄，调节血量，有利于维持正常的血压。《素问·痿论》言"心主身之血脉"。心主血脉是指心气推动和调控血液在脉管中运行，流注全身，对人体各脏腑组织器官起营养和濡润作用。

一、循环系统功能衰老的中医学研究

中医学认为：心气充沛，才能维持正常的心力、心率和心律，血液才能在脉道内正常地运行，周流不息，营养全身，则面色红润光泽，脉象和缓有力等。肺主一身之气，通过呼吸运动，呼浊吸清，与外界进行气体交换，同时生成宗气，贯心脉而行气血，走息道而司呼吸。肺主通调水道，亦主一身之气，气运于周身，气行则水行，故水道通畅，痰浊不生。肝藏血，主疏泄，具有调节周身血量的作用，即所谓"人动则血运于诸经，人静则血归于肝脏"，故肝血充足，则人动静有序，活动自如。

老年人出现面色㿠白、心悸、气短而汗出，神疲嗜卧，健忘，舌淡而舌体胖嫩，脉见沉弱或结代，则是心气虚弱的病理表现。正如《千金翼方》中所言，"心力渐退，忘前失后，兴居怠堕"。这就是老年人心气衰弱的生理变化特点。老年人心气不足，还常见气短力弱，语言无力；肺主皮毛，肺气虚则皮毛不荣，皮肤粗糙而干燥。同时肌表防御能力也减退，故老年人容易外感、肺气虚弱、吸纳不足、呼吸表浅，故觉得胸中气少。老年人肝血、肝气不足，其储藏血液及调节血量的功能降低，加之年老体衰，气血生化之源不足，故血藏少而调节力差。因而，筋脉的柔韧，视力的调节，均由此而发生变化，其病理改变的外在表现是：筋脉脆弱，动作缓慢，易疲劳，视力减退。

二、中医药延缓循环系统功能衰老的方法

如何延缓循环系统功能衰老？中医学认为主要从两方面入手，一是保养元气，二是调畅气机。元气充足，则生命有活力；气机通畅，则脏腑得以气血的濡养，才能发挥正常的生理功能，机体才能健康。保养正气，首先是顺四时、慎起居，如果人体能顺应四时变化，则可使阳气得到保护，不致耗伤。即《素问·生气通天论》所说："苍天之气清静，则志意治，顺之则阳气固，虽有贼邪，弗能害也。此因时之序。"故四时养生、起居保健诸法，均以保养元气为主。保养元气，多以固护先天，培补后天为基点，以饮食营养培补后天脾胃，脾胃健旺，水谷精微化生充盛，则能濡养五脏六腑，并能充养先天。而节欲固精，避免劳伤，则是固护先天元气重要方法。先天、后天充足，则正气得养，这是保养正气的又一方面。此外也要防止思虑过度，以免耗伤气血，也可以在一定程度上起到延缓循环系统功能衰老的作用。

三、中医药延缓循环系统功能衰老的方药研究

（一）延缓循环系统功能衰老单味药物的研究

随着我国老年医学的兴起和发展，从 70 年代末开始，国家对延缓衰老药物的研究日益重视，现将其与循环系统相关的单味药物概况简述如下。

临床上常用于延缓循环系统功能衰老的单味药物有灵芝、枸杞、人参、菊花、怀山药、黄芪、三七、丹参、赤芍、川芎、瓜蒌、薤白、山楂、麝香、生地等。这些药物有扩张冠状动脉，降低外周血管阻力，降低心肌耗氧量，增加心搏出量，抑制血小板聚集的显著作用。

1. 灵芝　灵芝扶正固本，补五脏之气。《神农本草经》记载灵芝："益心气，补中，增智慧不忘。久食轻身不老，延年神仙。"对心血管系统、呼吸系统都有很好的调节作用，并可通过抗肿瘤、清除自由基，减少细胞的变性和死亡以延缓衰老。

2. 枸杞　枸杞最初载于《神农本草经》，被誉为"养命仙药"，具有降低血压、降低胆固醇和防止动脉硬化作用，并能促进肝细胞的再生，调节和改善肝功能。

3. 人参　人参被誉为"百草之王，补药之王"，具有滋补强壮、抗肿瘤、调节脏腑功能、改善记忆、延缓衰老等功效。《神农本草经》记载："补五脏，安精神，定魂魄，止惊悸，除邪气，明目，开心益智。久服轻身延年。"

4. 菊花　菊花具有疏风清热，养肝明目，通利血脉，久服延年益寿，有预防脑血管疾病、冠心病的效用。

5. 怀山药　怀山药自古就被视为物美价廉的延寿佳品，具有除寒热邪气、长志安神、补中益气、长肌肉、化痰涎等功效，能预防心血管系统的脂肪沉积，保持呼吸道通畅等。

6. 黄芪　黄芪被誉为"补气诸药之最""益元气而补三焦"，补气之外兼具补气升阳、利水消肿之效。其主要成分是多糖和黄芪苷，可扩张冠状动脉，改善心肌供血，增强免疫力，提高抗氧化能力，清除自由基。

7. 三七　三七又被称为"金不换"，始载于《本草纲目》，具有补益气血、止血散瘀、消肿定痛等功效。三七总皂苷是其主要成分，可清除自由基，增加超氧化物歧化酶活性，减少脂质过氧化物，促进蛋白质及核酸代谢以抗衰老等。

8. 黄精　黄精滋阴润肺、补脾，首见于《雷公炮炙论》。《名医别录》中记载："主补中益气，除风湿，安五脏，久服轻身、延年、不饥。"可对抗自由基损伤，增强端粒酶活性，改善线粒体代谢，改善神经内分泌功能，增强免疫力和心肌收缩力，降血脂及抗动脉粥样硬化等。

（二）延缓循环系统功能衰老方剂研究概况

中医学对如何延年益寿有丰富的实践经验和文献记载。近年来，根据中医理论，研制出一些有效的延缓衰老的中成药，并从现代科学角度对其延缓衰老的原理作了一定程度的阐述。下面将延缓循环系统衰老部分方剂举例汇总如下。

1. 四君子汤　该方出自《太平惠民和剂局方》，由人参、白术、茯苓、炙甘草组成。实验研究证明，本方有调节神经系统、升高肝糖原、调整血液循环、促进骨髓造血、增强免疫功能和内分泌等作用，是常用的益寿延年方剂。

2. 生脉饮　该方出自《医学启源》，由人参、麦冬、五味子组成，已制成口服液或针剂。现代研究证明，生脉饮有强心作用，能改善心脏功能，增加心输出量，对抗休克有良好作用。用于年老体弱者，可增强免疫功能，降血脂，调整血液循环，还能改善老年人的智力。实验研究表明，本品可减低心肌耗氧量，改善心肌代谢，显著提高心肌RNA、DNA、蛋白质和糖原等的合成，保持心肌ATP量在较高水平，延长动物在常压低温缺氧时的存活时间。同时还具有升压、抗休克、抗感染的作用，可增强机体非特异性抵抗力；有降低高脂血症动物的胆固醇和升高高密度脂蛋白水平等作用。

3. 玉屏风散 该方出自《丹溪心法》，玉屏风散为补益剂，由防风、黄芪、白术配伍而成，可增强脾细胞增殖能力、提高 SOD 活性，降低衰老细胞数，延缓性腺衰老，改善衰老小鼠微循环，延缓肝肺老化。

4. 当归芍药散 该方出自《金匮要略》，由当归、芍药、茯苓、白术、泽泻、川芎配伍而成，为理血剂，具有养血调肝、健脾利湿之功效。研究表明，当归芍药散可促进抗氧化，增强小鼠心肌、卵巢、基底和前脑 SOD，清除自由基，对老年性神经退行性疾病有一定神经保护作用，从而延缓衰老。

5. 补中益气汤 该方出自《脾胃论》，由黄芪、人参、白术、当归、陈皮、升麻、柴胡、甘草 8 味药物组成，作用为补中益气、升阳举陷。研究证实，其能增强机体非特异性抵抗力，并有调节胃肠运动，抗胃黏膜损伤，兴奋子宫，增强心肌收缩力，影响消化液分泌，促进代谢，抗肿瘤，抗突变等作用。

6. 十全大补汤 该方出自《太平惠民和剂局方》，由当归、川芎，白芍、熟地黄、人参、白术、茯苓、炙甘草、黄芪、肉桂组成，温补气血。现代研究证明其具有增强免疫，改善及促进造血功能，抗放射损伤、抗肿瘤、抗衰老、调节中枢神经活动，提高机体适应性，促进代谢，强壮等作用。

第五章 呼吸系统的功能与老化 ▷▷▷▷

　　人体从外界空气中摄取氧和向外界呼出细胞代谢产生的二氧化碳的过程称为呼吸，呼吸的生理意义在于保证人体在不同状态下的供氧，排出人体多余的二氧化碳，维持人体内环境相对稳定，有利于机体新陈代谢及各种功能活动的顺利进行。人体的呼吸功能是由呼吸系统和循环系统共同完成的。20 岁之前为肺脏的生长和成熟期，10 岁到 12 岁时，肺泡数量达到最高峰，女性 20 岁、男性 25 岁时呼吸系统功能达到最佳状态。此后随着年龄增长肺的功能进行性衰减，除非受到疾病影响，呼吸系统仍能维持正常气体交换的功能。

第一节　呼吸生理概述

　　呼吸是维持机体新陈代谢和其他功能活动所必需的基本生理过程之一。了解呼吸的过程以及呼吸系统正常的结构和功能是认识呼吸系统疾病及其病理过程的基础。

一、肺通气

　　肺通气（pulmonary ventilation）是指肺与外界环境之间的气体交换过程。实现肺通气的主要器官包括呼吸道、肺泡和胸廓等。呼吸道是气体进出肺的通道；肺泡是肺泡气与血液之间进行气体交换的场所；胸廓的节律性呼吸运动是实现肺通气的动力。

　　（一）呼吸道的结构特征和功能

　　呼吸道包括上呼吸道（指鼻、咽、喉）和下呼吸道（指气管、支气管及其在肺内的分支）。

　　呼吸道的主要功能是通气，除此之外还具有以下功能：①调节阻力作用，在神经和体液因素下控制气道平滑肌活动，进而调节气道阻力（表 5-1）。临床上常使用拟肾上腺素类药物使支气管平滑肌舒张，缓解支气管哮喘。②湿润加温作用，借助鼻、咽部黏膜血流和黏液腺分泌黏液对吸入气体进行加温、湿润，对肺组织有保护作用。③过滤清洁作用，对气体微粒有阻挡、黏附和排出作用。④防止感染和维持黏膜的完整性，分泌物含有免疫球蛋白等物质。

表 5-1 神经和体液因素对气道阻力的调节

	调节因素	气道平滑肌	气道口径	气道阻力
神经	迷走神经兴奋释放 ACh 与气道平滑肌 M 受体结合	收缩	减小	增大
	交感神经兴奋释放 NA 与气道平滑肌 β_2 受体结合	舒张	增大	降低
体液	儿茶酚胺类、前列腺素 E_2	舒张	增大	降低
	组胺、5-羟色胺及过敏性慢反应物质	收缩	减小	增大
	呼吸道上皮释放内皮素	收缩	减小	增大

（二）肺泡的结构与功能

1. 肺泡和呼吸膜 肺泡是进行气体交换的场所，两肺约有 3 亿个大小不等的肺泡。肺泡上皮细胞主要分为两型：Ⅰ型细胞为扁平细胞，具有机械支持作用；Ⅱ型细胞为分泌上皮细胞，可合成和分泌肺表面活性物质。

呼吸膜是肺泡气与血液之间进行气体交换必须通过的组织结构。呼吸膜可分为 6 层，自肺泡内表面向外依次为：①含有肺表面活性物质的液体分子层；②肺泡上皮细胞层；③肺泡上皮基膜层；④组织间隙；⑤毛细血管基膜层；⑥毛细血管内皮细胞层。正常呼吸膜厚度不到 1μm，通透性极好；呼吸膜面积大，人两肺总面积可达 $70m^2$，有利于气体交换。但当呼吸膜发生病变时，使呼吸膜增厚或面积减小，可导致气体交换降低，如肺水肿、肺气肿等。

2. 肺表面活性物质 肺表面活性物质（pulmonary surfactant）是一种复杂的脂蛋白混合物，其生理作用及意义详见表 5-2。

表 5-2 肺表面活性物质

来源	肺泡Ⅱ型细胞合成和分泌
主要成分	起作用的主要成分是二棕榈酰卵磷脂（dipalmitoyl phosphatidyl choline，DPPC）
作用	降低肺泡的表面张力
生理意义	①维持大小肺泡容积的相对稳定
	②减少肺组织液生成，防止肺水肿
	③降低吸气阻力，减少吸气做功
缺乏	①成年人患肺炎、肺血栓等疾病时，可因肺表面活性物质减少而发生肺不张
	②早产儿因肺泡Ⅱ型细胞成熟不足，肺表面活性物质缺乏造成呼吸困难，称为新生儿呼吸窘迫综合征

（三）肺通气原理

肺通气是指肺与外界环境之间的气体交换过程。气体进出肺取决于两方面因素的相互作用：推动气体流动的动力和阻止其流动的阻力。只有前者克服后者，才能实现肺通气。

1. 肺通气的动力 肺通气的原动力是呼吸运动（呼吸肌收缩和舒张）；肺通气的直接动力是肺内压与大气压的压力差。

（1）呼吸运动（respiratory movement）：呼吸肌收缩和舒张引起胸廓节律性扩大和缩小的运动，包括吸气运动和呼气运动。参与呼吸的呼吸肌：①吸气肌，主要有膈肌和肋间外肌；②呼气肌，主要有腹肌和肋间内肌；③辅助吸气肌，包括胸锁乳突肌、斜角肌和背阔肌等。

呼吸运动的型式：①按照呼吸运动的幅度分：有平静呼吸和用力呼吸。机体在安静状态下的呼吸运动称为平静呼吸，呼吸频率约为 $12 \sim 18$ 次/分，平静状态下呼吸运动的过程见图 5-1；机体在活动加强或吸入气中 CO_2 含量增加而 O_2 含量减少时，呼吸运动加快加深称为用力呼吸。平静呼吸与用力呼吸呼吸肌活动情况见表 5-3。②按照呼吸运动的动作部位分：有胸式呼吸、腹式呼吸和混合式呼吸。由肋间外肌完成的呼吸运动称为胸式呼吸；由膈肌完成的呼吸运动称为腹式呼吸；健康成年人多为胸式和腹式混合式呼吸。如因疾病等原因使胸部或腹部活动受限制时，可出现某种单一的呼吸型式。

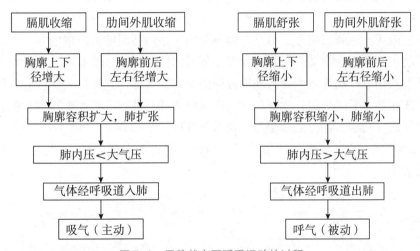

图 5-1 平静状态下呼吸运动的过程

表 5-3 平静和用力呼吸呼吸肌活动比较

	呼吸肌活动	
	吸气	呼气
平静呼吸	吸气肌收缩（主动）	吸气肌舒张（被动）
用力呼吸	吸气肌收缩（主动）	吸气肌舒张 + 呼气肌收缩（主动）

（2）肺内压（intrapulmonary pressure）：指肺泡内的压力。在呼吸运动过程中，肺内压呈周期性变化（表 5-4），正是这种变化建立了肺内压与大气压之间的压力差，即肺通气的直接动力。利用该原理，自然呼吸一旦停止，可通过人工的方法改变肺内压，建立肺内压与大气压之间的压力差，以维持肺通气功能，这种方法称为人工呼吸。

表 5-4　呼吸运动过程中肺内压的周期性变化

呼吸运动过程	肺内压变化	气体流动方向
吸气	肺内压 < 大气压	气体经呼吸道入肺
吸气末	肺内压 = 大气压	气流停止
呼气	肺内压 > 大气压	气体经呼吸道出肺
呼气末	肺内压 = 大气压	气流停止

（3）胸膜腔内压：胸膜腔是由紧贴于肺表面的脏层胸膜和紧贴于胸廓内壁的壁层胸膜形成的潜在的密闭腔隙。胸膜腔内没有气体，只存在少量浆液。浆液的作用：①在两层胸膜之间起润滑作用，减少呼吸运动时两层胸膜之间的摩擦；②由于浆液分子之间存在内聚力，使两层胸膜紧紧相贴，不易分开。胸膜腔内的压力即为胸膜腔内压（intrapleural pressure）。

胸膜腔内压的形成机制：胸膜腔内压 = 肺内压 + （- 肺回缩力），由于吸气末或呼气末，肺内压等于大气压，于是：胸膜腔内压 = 大气压 + （- 肺回缩力），若以大气压为 0，则：胸膜腔内压 = - 肺回缩力，可见，胸膜腔内压是由肺回缩力形成的。

胸膜腔负压的生理意义：①维持肺和小气道的扩张状态；②有利于静脉血和淋巴回流。临床上外伤或疾病等原因导致胸廓或肺破裂时，气体将立即进入胸膜腔，胸膜腔内压与大气压相等，形成气胸，此时两层胸膜彼此分开，肺因自身回缩力而塌陷，不能实现正常的肺通气功能，甚至危及生命，应紧急处理。

2. 肺通气的阻力　肺通气的阻力可分为弹性阻力和非弹性阻力两类。其概念及影响因素见表 5-5。

表 5-5　肺通气的概念及影响因素

肺通气的阻力	概念	影响因素	具体影响
弹性阻力（占总阻力的 70%）	肺和胸廓的弹性回缩力	肺的弹性阻力	①肺泡表面张力（占肺弹性阻力 2/3）②肺泡弹性回缩力（占肺弹性阻力 1/3）
		胸廓的弹性阻力	呈双向性变化
非弹性阻力（占总阻力的 30%）	气流通过呼吸道时的摩擦阻力和在呼吸运动中呼吸器官移位所遇到的惯性阻力	①气流的速度②呼吸的深度③呼吸道的管径	呼吸加深加快，其非弹性阻力↑（正变关系）呼吸道管径缩小，则阻力↑；管径变大，则阻力↓（反变关系）

（1）弹性阻力：由肺弹性阻力和胸廓弹性阻力组成。胸廓弹性阻力：来自胸廓的弹性成分，其作用方向取决于胸廓的容积状态，其变化见表 5-6。

表 5-6　胸廓弹性阻力的变化

	胸廓位置		
	等于自然位置	小于自然位置	大于自然位置
肺容量与肺总量关系	肺容量 = 67% 肺总量	肺容量 < 67% 肺总量	肺容量 > 67% 肺总量
胸廓弹性阻力	不表现弹性阻力	弹性阻力向外（吸气的动力，呼气的阻力）	弹性阻力向内（吸气的阻力，呼气的动力）

临床上，许多肺部疾病可导致肺顺应性下降（如肺充血、肺表面活性物质减少、肺纤维化等）→肺弹性阻力增大→吸气困难；肺气肿时→肺顺应性提高→肺弹性阻力降低→呼气困难。胸廓的顺应性可因胸廓畸形、胸膜增厚、肥胖和腹内占位性病变等降低，但由此引起肺通气障碍的情况比较少见，故临床意义相对较小。

（2）非弹性阻力：是在气体流动时产生的，故为动态阻力，包括气道阻力、惯性阻力和黏滞阻力。其中气道阻力约占非弹性阻力的 80%～90%，是非弹性阻力的主要成分。气道阻力的影响因素：①气流速度：流速加快→阻力增大，流速减慢→阻力减小。②气流形式：有层流和湍流，层流→气道阻力减小，湍流→气道阻力增大。③气道口径：气道阻力与气道口径的 4 次方呈反比，气道口径减小时，气道阻力可显著增加。

（3）呼吸功：是指在呼吸运动中，呼吸肌为克服弹性阻力和非弹性阻力实现肺通气时所做的功。正常人平静呼吸时，呼吸功很小，呼吸耗能仅占全身耗能的 3%～5%；剧烈运动时，呼吸功增大，呼吸耗能升高 25～50 倍，但全身总耗能也增大 15～20 倍，所以呼吸耗能仍只占总耗能的很小一部分。在病理情况下，弹性阻力或非弹性阻力增加时，呼吸功也可增加。

（四）肺容积和肺容量

肺容积和肺容量是评价肺通气功能的基础。肺通气功能的测定不仅可明确肺通气功能是否存在障碍及障碍程度，而且还能鉴别肺通气功能降低的类型。

1. 肺容积　肺容积指肺内气体的容积，通常是由四种互不重叠的呼吸气量组成，即潮气量、补吸气量、补呼气量和残气量（表 5-7）。

表 5-7　肺容积

组成	概念	正常值
潮气量（TV）	每次呼吸时吸入或呼出的气量	400～600mL，平均 500mL
补吸气量（IRC）	平静吸气末，再尽力吸气所能吸入的气量	1500～2000mL
补呼气量（ERV）	平静呼气末，再尽力呼气所能呼出的气量	900～1200mL
残气量（RV）	最大呼气末尚存留于肺内不能再呼出的气量	1000～1500mL

2. 肺容量　肺容量指肺容积中两项或两项以上的联合气量。即深吸气量、功能残气量、肺活量、用力肺活量、用力呼气量（表 5-8）。

表 5-8　肺容量的概念及相互关系

肺容量	基本概念	通气量关系
深吸气量（IC）	平静呼气末，再尽力吸气所能吸入的气量	潮气量 + 补吸气量
功能残气量（FRC）	平静呼气末尚存留于肺内的气量	残气量 + 补呼气量
肺活量（VC）	尽力吸气后，从肺内所能呼出的最大气量	潮气量 + 补吸气量 + 补呼气量
用力肺活量（FVC）	尽力吸气后，尽力尽快所能呼出的最大气量	稍低于肺活量
用力呼气量（FEV）	尽力吸气后，尽力、尽快呼气，在特定时间段所能呼出的气量	常用 FEV1/FVC% 表示，即尽力呼气第 1 秒末 FEV 占 FVC 的百分比
肺总量（TC）	最深吸气时肺内容纳的气体总量，即肺所能容纳的最大气量	肺活量 + 残气量，即 TV + IRV + ERV + RV

（五）肺通气量

1. 每分通气量与最大通气量

（1）每分通气量：①概念：每分钟吸入或呼出肺的气体总量。②组成：每分通气量 = 潮气量 × 呼吸频率。

（2）最大随意通气量：①概念：指尽力作深快呼吸时，每分钟吸入或呼出肺的最大气体量。②意义：是估计一个人运动量潜力的生理指标之一。

2. 无效腔与肺泡通气量

（1）无效腔：生理无效腔包括解剖无效腔和肺泡无效腔，无效腔内的气体不能与血液进行换气。

（2）肺泡通气量：①概念：每分钟吸入肺泡的新鲜空气量。②组成：肺泡通气量 =（潮气量−无效腔气量）× 呼吸频率。③影响因素：浅快呼吸→肺泡通气量减小，深慢呼吸→肺泡通气量增大。

二、呼吸气体的交换

1. 气体交换的基本原理

（1）气体扩散：呼吸气体的交换是通过扩散方式实现的。①气体扩散的动力：气体分压差。②气体扩散速率：与气体的分压差、温度、扩散面积和溶解度成正比；与扩散距离和分子量的平方根成反比。

（2）肺泡气、血液气体和组织气体的氧及二氧化碳分压，详见表 5-9。

表 5-9　海平面大气、肺泡气、血液和组织气体的 O_2 和 CO_2 的分压 kPa（mmHg）

	大气	肺泡气	动脉血	混合静脉血	组织
PO_2（kPa）	21.11	13.78	12.9～13.3	5.3	4.0
PO_2（mmHg）	(158.4)	(103.4)	(97～100)	(40)	(30)
PCO_2（kPa）	0.04	5.37	5.3	6.1	6.7
PCO_2（mmHg）	(0.3)	(40.3)	(40)	(46)	(50)

2. 肺换气（gas exchange in the lung）

（1）概念：肺泡与肺毛细血管血液之间的气体交换。

（2）过程：混合静脉血流经肺毛细血管时，肺泡气 PO_2 >混合静脉血 PO_2，肺泡 O_2→血液；肺泡气 PCO_2 <混合静脉血 PCO_2，静脉血 CO_2→肺泡。结果：混合静脉血→动脉血。

（3）结构基础：呼吸膜。

（4）影响因素：除前已提到气体分压差、溶解度、分子量、面积、距离和温度均可影响气体扩散速率。还有呼吸膜的面积和厚度、通气/血流比值。

呼吸膜的面积和厚度：①呼吸膜的面积减少（如肺不张、肺气肿、肺毛细血管阻塞等）→气体扩散速率减小→肺换气效率降低；②呼吸膜的厚度增大（如肺纤维化、肺水肿等）→气体扩散速率减小→肺换气效率降低。

通气/血流比值：①概念：每分肺泡通气量和每分肺血流量之间的比值。②正常值：成人安静时约为0.84，此时通气/血流匹配最为合适，使混合静脉血全部变为动脉血，肺换气效率最高。③比值异常：比值 >0.84，意味着肺泡通气量↑或肺血流量↓→部分肺泡气不能与血液充分进行气体交换→肺泡无效腔增大；比值 <0.84，意味着肺泡通气量↓或肺血流量↑→部分混合静脉血未经充分气体交换即混入动脉血→功能性的动-静脉短路，上述两种情况均可造成肺换气功能障碍。临床上，肺气肿是造成肺换气功能障碍最常见的原因，其通气/血流比值异常的两种情况均可能存在，结果肺换气效率降低。

3. 组织换气　组织换气（gas exchange in tissue）指组织毛细血管血液与组织细胞之间的气体交换。当动脉血流经组织毛细血管时，动脉血 PO_2 >组织 PO_2，顺着分压差动脉血 O_2→组织；动脉血 PCO_2 <组织 PCO_2，顺着分压差组织 CO_2→血液。结果：动脉血→静脉血。

三、气体在血液中的运输

1. 氧的运输

（1）运输形式：有两种形式：①物理溶解：占1.5%。②化学结合：占98.5%，形式为氧合血红蛋白（HbO_2），是氧运输的主要形式。

（2）血红蛋白（Hb）与氧（O_2）结合的特征：

①快速、可逆、不需酶催化、受 PO_2 影响：$Hb + O_2 \underset{PO_2低}{\overset{PO_2高}{\rightleftharpoons}} HbO_2$。

②Hb 中的 Fe^{2+} 与 O_2 结合后仍保持二价铁状态，是氧合，而非氧化反应。

③1 分子 Hb 可结合 4 分子 O_2。

④Hb 与 O_2 结合或解离曲线呈 S 形，与 Hb 的变构效应有关。

关于 Hb 与 O_2 结合的量有以下几个概念：

①Hb 氧容量：在 100mL 血中，Hb 结合 O_2 的最大量。

②Hb 氧含量：在 100mL 血中，Hb 实际结合 O_2 的量。

③Hb 氧饱和度：Hb 氧含量与 Hb 氧容量的百分比。

（3）氧解离曲线：氧解离曲线是表示 PO_2 和 Hb 氧饱和度关系的曲线，反映不同 PO_2 下 Hb 与 O_2 的结合或解离情况。根据氧解离曲线的变化趋势和生理意义，将曲线分为三段（表 5-10）。

表 5-10　氧解离曲线的特点及生理意义

	曲线上段	曲线中段	曲线下段
PO_2	$60 \sim 100mmHg$	$40 \sim 60mmHg$	$15 \sim 40mmHg$
Hb 氧饱和度	$90\% \sim 97.4\%$	$75\% \sim 90\%$	$22\% \sim 75\%$
特点	比较平坦	坡度较陡	坡度最陡
携 O_2 情况	Hb 与 O_2 结合部分	HbO_2 释放 O_2 部分	HbO_2 进一步释放 O_2 部分
受 PO_2 影响	不大	较大	很大
生理意义	保证低氧分压时的高载氧能力	HbO_2 解离加速，维持安静时组织的氧供	HbO_2 解离进一步加速，维持活动时组织的氧供，可代表血液中 O_2 的储备

（4）影响氧解离曲线的因素：有血液的 pH、PCO_2、温度和 2,3-二磷酸甘油酸（2,3-diphosphoglycerate，2,3-DPG）等（图 5-2）。

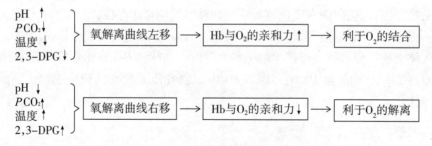

图 5-2　影响氧解离曲线的主要因素

2. 二氧化碳的运输

（1）运输形式：有两种形式：①物理溶解：占 5%。②化学结合：占 95%，主要有碳酸氢盐和氨基甲酰血红蛋白两种形式。其中碳酸氢盐形式占 CO_2 总运输量的 88%，氨基甲酰血红蛋白形式占 7%。

（2）二氧化碳解离曲线：

①概念：表示血液中 CO_2 含量与 PCO_2 关系的曲线。

②特定：曲线几乎呈线性关系（非 S 形），没有饱和点。

（3）何尔登效应：O_2 与 Hb 的结合对 CO_2 运输具有一定的影响。O_2 与 Hb 结合可促进 CO_2 释放，而去氧 Hb 容易与 CO_2 结合，这一现象称为何尔登效应。

四、呼吸运动的调节

呼吸运动是一种节律性的功能活动，其深度和频率可随机体内、外环境的改变而发生相应变化以与机体代谢水平相适应。此外，机体在完成其他某些功能活动，如说话、唱歌、吞咽等时，呼吸运动也将受到相应的调节。

（一）呼吸中枢

呼吸中枢广泛分布于脊髓、延髓、脑桥、间脑和大脑皮层等部位，它们在呼吸节律的产生和调节中所起的作用不同。正常的节律性呼吸运动是在各级中枢的相互配合下实现的。

1. 脊髓 是联系高位呼吸中枢与呼吸肌的中继站，也是某些呼吸反射的初级整合中枢。

2. 低位脑干 包括延髓和脑桥，正常节律性的呼吸运动产生于延髓和脑桥。

①延髓：呼吸运动的基本中枢，是产生呼吸节律的关键部位。

②脑桥上部：呼吸调整中枢，有抑制吸气的中枢结构。

3. 高位脑 呼吸运动还受脑桥以上中枢部位，如大脑皮层、边缘系统、下丘脑等的调节。大脑皮层发动说、唱等动作时，可在一定程度内随意屏气或加深加快呼吸。

可见，大脑皮层的呼吸调节系统是随意呼吸调节系统，而低位脑干的呼吸调节系统是不随意的自主呼吸节律调节系统。

（二）呼吸的化学感受性调节

动脉血或脑脊液中的 O_2、CO_2 和 H^+ 水平发生变化可通过化学感受性反射调节呼吸运动，由此维持内环境中这些因素的相对稳定。

1. 化学感受器 根据参与呼吸调节的化学感受器所在部位的不同，分为外周化学感受器和中枢化学感受器（表 5-11）。

表 5-11 外周化学感受器和中枢化学感受器比较

	外周化学感受器	中枢化学感受器
分布部位	颈动脉体（主要调节呼吸）和主动脉体	延髓腹外侧浅表部位
适宜刺激	动脉血中 $PO_2\downarrow$、$PCO_2\uparrow$ 或 $H^+\uparrow$	脑脊液和局部细胞外液中的 H^+
生理功能	兴奋呼吸中枢，尤其在机体缺氧时驱动呼吸运动	兴奋呼吸中枢，调节脑脊液的 H^+，使中枢神经系统保持稳定的 pH 环境

2. CO_2、H^+ 和 O_2 对呼吸运动的调节 动脉血中 PO_2 下降、PCO_2 或 H^+ 浓度升高可反

射性引起呼吸运动加深加快，肺通气量增加（表5-12），其中 CO_2 是调节呼吸运动最重要的生理性刺激因素。

表5-12　CO_2、H^+ 和 O_2 对呼吸运动的调节

化学刺激因素	呼吸变化	刺激途径	
		外周化学感受器	中枢化学感受器
PCO_2 升高	加深加快，肺通气量增加	兴奋	兴奋（为主）
H^+ 增加	加深加快，肺通气量增加	兴奋	兴奋（弱）
PO_2 下降	加深加快，肺通气量增加	兴奋	无作用

（三）呼吸的机械反射性调节

1. 肺牵张反射（pulmonary stretch reflex）　由肺扩张或肺萎陷引起的吸气抑制或兴奋的反射，称为肺牵张反射，包括肺扩张反射和肺萎陷反射。

（1）肺扩张反射

①概念：肺充气或扩张时抑制吸气的反射。

②反射过程：肺扩张→牵张感受器（＋）→迷走神经传入→延髓呼吸中枢→切断吸气，转为呼气。

③生理意义：加速吸气和呼气的交替，使呼吸频率加快。

（2）肺萎陷反射

①概念：肺萎陷时引起吸气的反射。

②生理意义：在平静呼吸调节中意义不大，但在阻止呼气过深和肺不张等可能起一定作用。

2. 呼吸肌本体感受性反射

①概念：当肌梭受到牵张刺激时，可反射性地引起呼吸运动增强，称为呼吸肌本体感受性反射。

②生理意义：该反射参与正常呼吸运动的调节，在呼吸肌负荷增加时能发挥较明显的调节作用。

第二节　呼吸系统功能的衰老

呼吸系统（respiratory system）的组织结构随增龄而改变，如肺、胸廓、呼吸肌与呼吸中枢等老化，慢性损害如大气污染、烟雾、劳动条件和免疫等因素的作用以及其他系统（如内分泌、神经、消化和心血管等）变化的影响，呼吸系统的结构与功能逐渐发生衰老。其中肺脏的衰老变化最为明显：肺泡壁变薄，弹性降低；肺泡壁的微血管减少；肺泡腔增大；细小支气管有扩张的趋势，整个肺脏弹性降低。再加肋软骨骨质硬化，胸廓变硬和下降，肋间肌和腹肌活动能力减弱，导致通气功能大幅度下降。

一、呼吸系统衰老的形态学改变

（一）呼吸系统衰老的解剖学特征

1. 鼻和鼻窦 鼻软骨弹性减弱，鼻尖稍下垂，鼻腔变形；鼻甲萎缩，下鼻甲血管呈海绵体样变性；中、下鼻甲缩小，鼻腔增宽。鼻前孔开口的方向由年轻时的向前水平开口变为向前下方开口，鼻咽部的气流线向上凸起，形成涡流，使气流阻力加大，因此老年人常用口呼吸。

2. 喉 老年人的喉黏膜变薄，上皮常有角化不全或过度角化，固有层水肿，脂肪减少，喉软骨常有钙化或骨化，通常男性发生的时间比女性早，到80岁时几乎完全骨化。

3. 气管、支气管和小气道 老年人气管管腔扩张，内径增大，女性较男性更为明显。外膜中软骨逐渐退变，钙盐沉积致使软骨出现小颗粒状钙化，或骨化变硬。大气道增龄相关性结构改变中最重要的是腺体上皮细胞数量的减少，使黏液分泌减少，支气管纤毛上皮细胞减少；在肺血管和肺泡有深棕色的淀粉样变，支气管淋巴细胞分泌免疫球蛋白的功能以及巨噬细胞吞噬能力均降低，细菌容易在呼吸道内停留并繁殖，使老年人易患支气管炎。黏膜下平滑肌萎缩，淋巴细胞浸润。气管及支气管的黏膜腺体退行性改变，腺泡的分泌功能降低。气体弥散功能降低，呼吸膜的最大有效交换面积减少，成人静息时的气体弥散量每10年可减少5%~8%。

4. 胸廓 老年人骨骼和呼吸肌的老化使胸廓顺应性降低，胸廓可变性减弱。因为，肋软骨的骨化、椎间隙的变窄、胸廓前后径的增宽和肋骨与肌肉相连部位粘连，男性最大吸气口腔压从20~75岁下降多达35%。

5. 肺组织 肺脏总体结构仍然保持正常，肺干重改变甚微。但老年人肺的切面比年轻人粗糙，末端气腔轻度扩大。这反映了肺泡增大、肺泡壁变薄和毛细血管床的大量丧失。老年人肋骨矿物质脱失会导致放射对比度的降低，肺外周部分纹理虽然加重，但肺内大小血管并无典型改变。老年人肺的另外一个解剖学改变是小气道狭窄，这主要由支撑小气道的结缔组织改变引起。通过尸体解剖发现老年人小气道较年轻人狭窄，对气道阻力有关的形态学指标研究发现，肺阻力的主要决定因素是平均细支气管直径，后者在40岁以后明显狭窄。

（二）呼吸系统衰老的组织学特征

呼吸系统由呼吸道和肺两部分组成。上呼吸道与下呼吸道的分界线是以喉的环状软骨下缘为界，将呼吸道分为上、下两部分。上呼吸道主要包括鼻咽喉，而气管及其以下的部分称之为下呼吸道。

1. 上呼吸道的老化改变

（1）鼻和鼻窦：老年人的鼻黏膜萎缩变薄，颜色苍白或略带红色。鼻黏膜纤毛传输速率比年轻人有明显减慢。固有层内腺体萎缩，腺泡分泌功能减弱，分泌物减少。上颌窦黏膜上皮细胞、黏液腺和血管壁有脂肪沉积。

（2）喉：声带萎缩无光泽，弹性减小，垂直运动度减小，喉肌和喉部的弹性组织发生萎缩性变化，发音响亮度减弱。老年人声带的弹性纤维和肌纤维减少、胶原纤维增生，排列紊乱。甲状软骨骨化，防御性反射也较迟钝。

2. 下呼吸道的老化改变

（1）气管、支气管和小气道：管壁的弹性组织减少，胶原纤维增多，并伴有透明变性。尤其是小气道（2mm 直径以下的细支气管）黏膜萎缩与管壁弹性减退等变化更为明显。加之周围肺组织弹力纤维减少，对小气道的牵引力减弱，使小气道管腔变狭窄，气流阻力增大，或伴有早期小气道萎陷或闭合，结果引起肺内含气量增多。气管和支气管黏膜上皮发生萎缩或局部增生，如黏膜受损，易发生鳞状上皮化生。黏膜细胞和纤毛逐渐脱落减少，纤毛的运动能力、排除异物及防御能力减弱。小气道杯状细胞增多，分泌亢进以致黏液在呼吸道内滞留。

（2）肺组织的改变：肺脏弹性纤维弹性下降导致肺泡腔膨胀和肺容量增加，但肺脏重量与体重比值并不随着年龄增长而发生变化，肺泡体积随着年龄增长而扩大，这种扩大非常均一，与肺气肿时观察到的肺泡腔不规则扩大不同。人在 30 岁以后肺泡壁之间距离增大，单位肺容量的肺泡表面积成线性减少且持续终生，在 90 岁时减少 25%～30%。虽然这些变化在组织学上与肺气肿不同（无肺泡壁破坏），但对肺顺应性产生的影响相同，所以将这些变化称为老年性肺气肿。

3. 胸廓的老化改变　随着年龄增长，胸壁顺应性进行性降低，导致胸壁运动受限。这与肋软骨、肋椎关节钙化及椎间隙狭窄有关。老年骨质疏松导致的不完全性（楔形）和完全性（压缩性）椎体骨折引起胸椎后突、胸廓前后径增大可以使胸廓形态发生改变，形成桶状胸。

二、呼吸系统衰老的生理学与生物化学变化

由于老年人的肺出现呼吸肌功能减弱、肺组织弹性回缩力下降、胸廓硬化、脊柱骨质疏松、椎间隙狭窄等改变，尤其是弹性回缩力的增龄性改变，导致了通气调节和控制功能的减弱。老年人对缺氧和高二氧化碳血症的通气反射减弱，对实际二氧化碳升高表现为增加通气。

（一）呼吸系统衰老的生理学变化

正常老年人增龄相关性肺功能改变，比较明确的是呼吸肌功能异常，相关性肺功能指标的改变，如静态肺容量、最大呼气流速、气体弥散功能、呼吸动力学及气道反应性等。

1. 呼吸肌功能异常　呼吸肌包括膈肌、肋间肌、上腹部肌肉，以及颈、背和上胸部的辅助肌。正常呼吸时，这些肌肉的运动产生胸部的扩张即吸气，而呼气是一个被动现象。只有在需要增加时，辅助肌才在吸气和呼气时均起部分作用。所有呼吸肌均由 I 型（慢收缩抗疲劳型）、Ⅱa 型（快收缩耐疲劳型）和Ⅱb 型（快收缩易疲劳型）纤维组成。呼吸肌功能异常可以导致通气量下降，表现为功能异常的重要因素即呼吸肌的强度和耐力。呼吸肌的增龄相关性改变主要是Ⅱa 型纤维的比例降低导致肌力和耐力减弱。

（1）膈肌功能的改变：膈肌是主要的呼吸肌，膈肌收缩时每下降1cm，可增加肺容量250mL。平静吸气时膈肌下降1.5cm可增加肺容量370mL，相当于潮气量的2/3。老年人胸椎后突和胸廓前后径均随着年龄增长而增大，使膈肌动力作用下降。在健康老年人，膈肌的肌力比年轻人弱25%左右。由于膈肌和腹部、胸部呼吸肌肌力减弱，使功能残气量（FRC）增多，肺活量（VC）降低。

（2）最大吸气压力的改变：呼吸肌的肌力随年龄增大而逐渐减弱。85岁的健康男性的平均最大吸气压力（maximal inspiratory pressure，MIP）比65岁的健康男性低30%左右（65~90cmH$_2$O）。MIP降低与许多因素有关。由于MIP在残气位时测定，残气增龄性增多，残气越多呼吸肌越短收缩力越弱。另外，MIP还与营养不良和吸烟有关。呼吸肌功能依赖于血流、氧含量，以及碳水化合物、脂肪等能量的利用。呼吸肌力量与营养状态有关，营养不良对呼吸肌力量或最大通气量产生不良影响。

（3）呼吸肌纤维比例的改变：呼吸肌的增龄相关性改变主要是Ⅱa型纤维的比例降低导致肌力和耐力减弱。不过肌肉的肌力和耐力的增龄相关性改变还掺杂有老年人常有的全身和呼吸病理对其的影响。肌肉和骨疾病可影响横纹肌，而一些疾病虽然较少表现出明显的病理现象，但可明显减弱肌肉的强度和耐力。急性感染包括呼吸系统感染等常常与毒血症导致肌力减弱有关。

（4）胸廓畸形与胸廓可变性的改变：肋软骨的骨化、椎间隙的变窄、胸廓前后径的增宽和肋骨与肌肉相连部位粘连而使胸廓的可变性减弱。这些"正常"的改变可由骨质疏松所致的椎骨变形（驼背）和（或）肋骨甚至胸廓畸形引起。在老年人中，非外伤性胸廓畸形是被公认的导致非典型胸痛的真正原因。

2. 动脉氧分压和通气/血流比值　肺脏和胸壁机械性能的改变可以引起老年人气体交换功能的变化。由于小气道提前关闭、细支气管和肺泡管变化所致气流受限、肺泡壁胶原含量增加，以及肺泡表面积减少均可导致通气/血流比值失调，肺泡动脉氧分压差增大。

（1）动脉氧分压的改变：老年人PaO$_2$下降的机制可能与下列因素有关：①肺弹性回缩力减弱。②肺泡弥散功能下降：呼吸膜中的基底膜增厚，肺毛细血管网减少，换气灌注单位破坏，以及回心血量减少使有效毛细血管床减少。③终末细支气管闭塞，致残气增多，以及肺泡闭陷，通气与血流比例失调。

（2）通气/血流比值的改变：无论是通气/血流比值高的区域（无效通气和生理死腔效应）还是通气/血流比值低的区域（分流或静脉血混合效应），随着年龄增长通气/血流比值失调的程度均加重，这种变化导致老年人PaO$_2$降低。无论运动还是休息时PaO$_2$均随着年龄增长而下降，60~90岁健康老年人群PaO$_2$在海平面稳定在83mmHg水平，70~74岁PaO$_2$下降较明显。40~70岁年龄段，身体质量指数（body mass index，BMI）和PaCO$_2$可影响PaO$_2$，75岁以上时PaO$_2$则与年龄、身体质量指数及PaCO$_2$无相关性。老年人心排血量降低、周围组织对氧摄取增加、静脉血氧饱和度下降等因素也可引起PaO$_2$下降。通气/血流比值失调，可以导致PaO$_2$随着年龄增长而增加。

3. 通气调节和控制功能减弱　由于老年人的肺出现呼吸肌功能减弱、肺组织弹性回缩力下降、胸廓硬化、脊柱骨质疏松、椎间隙狭窄等改变，尤其是弹性回缩力的增龄性改变，以及循环系统功能减退等原因，导致老年人通气调节和控制功能在不同状态下发生改变。

（1）休息状态时：老年人休息时每分钟通气量与年轻人相同，但是潮气量减少，呼吸频率增快。衰老时机体在心脏频率和通气方面对低氧血症和高碳酸血症反应能力明显减退。以口腔阻断压（吸气发动0.1秒后阻断气道时在口腔产生的吸气压）为指标评价机体对低氧血症、高碳酸血症反应能力，发现老年人较年轻人分别下降50%和60%，这表明老年人对来自感受器（周围和中枢化学感受器、机械感受器）信息的整合能力及产生适当神经冲动的能力减退。同时，老年人对附加阻力和弹性负荷的识别能力减退，对乙酰甲胆碱（Methacholine）诱导支气管收缩的识别能力也减退。而机体对低氧血症、高碳酸血症反应迟钝，以及对支气管收缩的识别能力减退，表明机体重要保护机制部分丧失。

（2）运动状态时：老年人从事体力活动的能力逐年下降。正常成年人运动仅受心血管限制，不受通气限制。但老年人小气道结构改变以及与年龄有关的气流受限等因素导致呼吸储备功能丧失，老年人运动受心血管和呼吸双重限制。

衰老过程中心血管的变化包括左室射血分数下降、最大心率减慢、心肌收缩速度减慢和对肾上腺素刺激的反应能力下降。由于吸气肌力量不足、气流受限、闭合容积增加和肺弹性回缩力下降导致老年人运动时呼吸受限。与年轻人比较，老年人运动时伴有更多的腹肌辅助作用、呼吸频率增加、潮气量减少以及通气效率下降。

由于呼吸肌群萎缩和老年呼吸受限，随着年龄增长最大摄氧量递减。摄氧量在20～30岁时达到高峰，在此之后逐年下降，体力活动少的人较体力活动多的人下降得更明显。限制摄氧量的因素包括老年人最大心率减慢、最大心排血量减少和周围肌肉萎缩。老年人在运动时每分钟通气量增加，但较年轻人增加得缓慢，这表明运动时老年人通气反应降低。心率在运动时也增加但较年轻人增加缓慢。

（3）睡眠状态时：为了维持生命器官的代谢需求，睡眠时也要求不间断地进行气体交换，以便摄取O_2，排出CO_2并保持内环境稳定。睡眠可分为快速眼动睡眠和非快速眼动睡眠。快速眼动睡眠时代谢和脑活动增强；除了眼肌和膈肌外，肋间肌、吸气肌和上气道肌肉等骨骼肌张力均受到明显抑制，心率、血压均不规则，对低氧和高碳酸血症刺激的通气反应均明显减弱，睡眠唤醒反应也明显迟钝。快速眼动睡眠通常持续20～30分钟，每90～120分钟重复1次。而在非快速眼动睡眠时，代谢和脑活动减少，脑电图可见弥漫性慢波；心率倾向慢而规则，通气量略减少，$PaCO_2$可升高0.27～0.4kPa（2～3mmHg）。非快速眼动睡眠通常持续70～100分钟，正常人睡眠先出现非快速眼动睡眠，与快速眼动睡眠交替。每夜快速眼动睡眠约占总睡眠时间的20%～25%，非快速眼动睡眠则占75%～80%。

（4）睡眠时相对呼吸的影响：正常呼吸时要求呼吸肌肉收缩高度协调，上气道肌肉具有一定基础张力保持气道开放。每次膈肌收缩前，神经放电引起上气道肌肉收缩。颏舌肌收缩牵动舌头向前固定咽壁，进一步保持上气道开放和抵抗吸气时咽腔内负压对上气道的陷闭作用。随后肋间肌收缩稳定胸壁，膈肌收缩产生胸腔负压完成吸气。正常非快速眼动睡眠时相，上气道肌肉的基础张力降低，上气道口径缩小，气道阻力增加，但上气道肌肉的放电时相和肋间肌的节律性收缩保持完整。快速眼动睡眠时，上气道肌肉、肋间肌和大部分骨骼肌的基础张力进一步受到抑制。咽部肌张力降低可造成上气道吸气时陷闭。舌肌的基础张力减退可引起舌根向后移位和气道狭窄。肋间肌张力破退可导致吸气时胸壁不稳定，产生胸腹矛盾运动。在快速眼动睡眠时相，上气道和肋间肌的吸气时相放电还可受到抑制，膈肌收缩后胸腔负压增加时，加重了上气道陷闭倾向和胸壁不稳定。此外，快速眼动睡眠时相，睡眠唤醒和对外界的刺激反应大部分受到抑制，更易发生无效或阻塞性通气。睡眠时相的呼吸调节异常，更容易引起老年人发生阻塞性、中枢性及混合性睡眠呼吸紊乱，导致睡眠时发生缺氧和二氧化碳潴留。

4. 气体弥散与流速等方面的改变

（1）一氧化碳弥散能力：衰老过程中肺脏的一氧化碳弥散力（即肺-氧化碳弥散量，transfer capacity of the lung for carbon monoxide，Trco）也在减退。男性 Trco 每年减少 $0.2 \sim 0.32$ mL/（min·mmHg），女性 Trco 每年减少 $0.06 \sim 0.18$ mL/（min·mmHg）。40 岁以后减少更明显。其原因包括通气/血流比值失调加重、肺泡表面积减少、肺毛细血管密度减少和肺毛细血管血量减少。

（2）最大呼气流速降低：最大呼气流速与肺容量有关，高容量时容易出现高流速。从肺总量（TLC）位产生呼气，初流速是由肺、胸壁弹性回缩力及呼吸肌所产生胸腔正压决定的。一旦达到最大流速，最大呼气流速的维持由肺的内在特性所决定。呼气峰流速随年龄增高而明显减慢。

（3）流速与容量的改变：肺容量是肺功能测定中最主要的指标。现代肺量仪为一个流量传感器连接微机的装置，可计算 1 秒用力呼气容积（FEV1）和用力肺活量（FVC），并可由患者的用力呼气测绘出流速-容量曲线。FEV1/FVC 和 F-V 曲线的形态有助于判断气道是否有阻塞。如果 F-V 曲线凹向容量轴说明用力呼气时气道阻力增加。健康成年人的 F-V 曲线的下降支是一条 45 度的直线，而健康老年人的 F-V 曲线比健康成年人的更凹向容量轴，与低肺容量时呼气流速减慢有关。在健康老年人群中，低肺容量时呼气流速减慢是由小气道平均口径减小所致。

（4）通气负荷及动力的改变：老年人由于肺弹性回缩力降低，压力-容积（P-V）曲线向左偏移，虽静态肺顺应性斜率变化不太明显，但胸壁顺应性降低明显，老年人有60% 的弹性呼吸功作用于胸壁，而年轻人仅 40% 左右。老年人呼吸肌力减退，最大吸气压（MIP）、最大呼气压（MEP）及最大跨膈压（maximum transdiaphragmatic pressure，Pdi-max）随增龄而降低，易发生呼吸肌疲劳；老年人的气道阻力增大，呼吸肌做功增加；呼吸中枢对低氧和高碳酸血症的通气反应减弱，两者刺激通气的协同能力也有增龄性减退。这些改变提示老年患者易发生呼吸衰竭。

（二）呼吸系统衰老的生物化学变化

对呼吸系统衰老的细胞分子和生物化学变化规律的了解，将有助于揭示老年个体对呼吸系统疾病的病因和病机，并有利于呼吸系统老年性疾病的临床预防和治疗。

1. **气管、支气管和小气道** 随着增龄性改变，气管、支气管和小气道上皮组织分泌性免疫球蛋白 A（SigA）生成减少，加上肾上腺皮质激素和性激素分泌水平降低，影响黏膜上皮纤毛的活动，降低了呼吸道的防御和净化功能。

2. **肺组织** 老年人肺内胶原交联方式发生改变。胶原交联方式可以分为两种类型，即由赖氨酰氧化酶介导和葡萄糖加合物介导的交联。一般认为在衰老时这两种交联类型失去平衡即赖氨酰氧化酶介导的交联减少，葡萄糖加合物介导的交联增加。如此糖基化产物的积聚可以改变胶原和细胞外基质性能，如溶解性和弹性。除了肺泡壁 I 型胶原增加，老年肺弹性纤维也减少，这种生化改变是老年肺生理改变的基础。

三、老年人肺功能评价指标的改变

正常老年人增龄相关性肺功能改变。目前比较明确的包括静态肺容量、最大呼气流速、气体弥散功能、呼吸动力学及气道反应性的改变。一个健康的个体在年龄增长的同时这些改变也越加明显，60 岁前发展更快（图 5-3）。

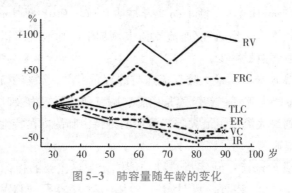

图 5-3　肺容量随年龄的变化

1. **肺总容量的改变** 肺总容量（total lung capacity，TLC）为深吸气后肺内所含的气量。它是由最大吸气肌力、肺及胸壁的弹性回缩力决定的。静态肺容量是肺容量中最能体现增龄相关性肺容量改变的指标。老年人最大吸气压（MIP）随年龄增加而降低。MIP 需在残气位时测定，而残气随年龄增加而增多，导致呼吸肌肌力下降。肺的静态弹性回缩力增龄性降低，使肺扩张趋于肺总量。随着年龄的增高，弹性回缩力降低，肺总量增大；另外，胸壁渐渐变硬，而胸内的弹性回缩力因肺扩张而增大，所以再大的吸气动作也不能获得一个高的肺容量，故可表现为潮气量（TV）和肺总量（TLC）基本保持不变。

2. **残气量的改变** 残气量（residual volume，RV）是最大呼气后肺内残留的气量，随着年龄增长而增加，吸烟者更加严重。RV 和 RV/TLC 自中年起逐渐增大。成年人 RV 主要与气道收缩、关闭使最大呼气流量为零时的肺容量有关。由于肺的弹性回缩力随年龄增大而降低，故在老年人中残气量增多，正常老年人 60 岁以后 RV/TLC 可达 40%。70 岁时残气量增加约 50%，肺活量降低到最佳值的 75%。补吸气量的大小一般与肺活量的大小平行，约占肺活量的 75%，是决定肺通气潜力的重要指标。

3. **肺活量的改变** 肺活量（VC）是最大吸气后能呼出的最大气量。VC 反映了肺的呼吸代偿能力。VC 受呼吸肌强弱、肺组织与胸廓弹性及气道通畅程度的影响。由于 RV 增龄性增多，故 VC 随年龄增大而降低，而且每年下降值及其占初值的比例随增龄有渐增趋势。60 岁以前，平均每年下降 0.56% ~ 0.66%，60 岁以后每年下降 1.2% 左右。

4. 功能残气量的改变　功能残气量（FRC）是平静呼气后肺内残留的气量。平静呼气后肺的弹性回缩力（使肺收缩）与胸壁的弹性回缩力（使肺扩张）处于平衡状态，FRC 是呼吸肌肉完全放松时的平衡容量。在生理上起着稳定肺泡气体分压的缓冲作用，如果没有 FRC，呼气末期肺泡将完全陷闭，流经肺泡的血流会失去与肺泡进行气体交换的机会。所以 FRC 减少了通气间歇对肺泡内气体交换的影响。FRC 受体位、脊柱形状、肢体位置和着衣松紧程度的影响。随着年龄增高，肺组织弹性纤维减少、断裂和变性肺的弹性回缩力降低，FRC 可有轻度的增加。当人坐位或站位时 FRC 大约是 TLC 的一半。

5. 每分通气量的改变　每分通气量（VE）即平静呼吸时，1 分钟的总通气量。因老年人潮气量改变不明显，呼吸频率的增龄变化也不大，VE 与增龄的关系不明显。

6. 最大通气量的改变　最大通气量在 30 岁以后随着增龄而降低，65 岁以后更呈直线下降趋势，90 岁时仅为青年人的 50%，平均每年减少约 0.55%。其原因为老年人呼吸肌力下降、胸廓顺应性降低、呼吸阻力增大和肺弹性回缩力降低等。

7. 无效腔气量/潮气量的改变　无效腔气量/潮气量比值（VD/VT）可了解肺功能的情况，比值增加表示有效通气量下降。由于老年人鼻甲黏膜及气管壁各层萎缩，使解剖无效腔增大；而肺毛细血管床减少，有效肺泡数也减少，使肺泡无效腔增大，故老年人（VD/VT）可降低到 40%。

第三节　呼吸系统功能老化的相关疾病

随着年龄的增长，呼吸系统改变包括结构与功能两方面的改变，结构发生老化，功能逐渐减退。呼吸系统的增龄相关性结构与功能改变与许多因素相关。人的肺每天大约有 9000L 气体进出，可能暴露于污染的空气、职业粉尘、雾霾或烟雾等环境中，吸烟（包括被动吸烟）影响尤为主要。此外，肺功能增龄性降低还与以往肺部感染（尤其在儿童期）、营养状态、肥胖及对刺激反应性增高等因素有关。除了这些后天因素，增龄相关性结构与功能改变还与一些先天性因素有关。

近年来，随着老年人比重和总人数的不断增长，人口老龄化问题已成为一个突出的社会问题。本节着重阐述与老年呼吸系统增龄改变关联密切的呼吸系统疾病。

一、呼吸功能老化的病理生理

由于老年人出现胸廓硬化、脊柱骨质疏松、椎间隙狭窄、呼吸肌功能减弱、肺组织弹性回缩力下降等情况，导致通气调节和控制功能的减弱。老年人中还存在着黏液清除能力的下降；对缺氧和高二氧化碳血症的通气反射减弱。其他的非呼吸系统疾病也可影响呼吸状况，例如体位性低氧、睡眠呼吸暂停综合征。老年人的肺泡弥散力和肺泡通气量比例失调，加上心血管心输出量的降低，机体摄氧量出现增龄性降低，氧储备能力下降，运动能力降低。

老年人的呼吸系统增龄性病理生理主要表现有以下几个方面：

1. 气道 老年人（尤其60岁以后）出现气管及大气管口径增粗、软骨钙化、管壁变硬等，末梢气道管状扩张、肺泡壁变薄和肺泡扩大，功能残气量增加。呼吸道腺体上皮细胞数量的减少，分泌减少；纤毛上皮细胞减少，运动减弱；排除痰液及异物功能减退，抵御感染的能力下降。老年肺的另一解剖学改变是小气道狭窄，肺弹性回缩力减弱，支撑小气道的纤维弹性蛋白原和骨胶原弯曲，呼气时小气道容易产生闭陷，即出现老年性肺气肿的表现。

2. 呼吸肌 老年人胸壁顺应性的降低比肺组织顺应性的增加更明显，呼吸肌的负荷增加。影响肺功能的一个重要因素就是呼吸肌强度和耐力的下降，导致通气量下降，表现为呼吸困难、劳动耐力下降。

3. 肺血管 由于老年人的肺泡壁变薄，毛细血管床减少，肺动脉压增高使肺的血流速增快达峰值，进一步增加通气不良的趋势（低流速时通气大于高流速时）。另外，老年人常有肺动脉硬化、内膜增生、管壁变厚，甚至发生硬化和肺小动脉血栓形成，进一步减少了气体交换场所。

4. 肺组织 50岁以后，呼吸细支气管和肺泡区的一部分弹性纤维退化并且断裂和盘绕，导致肺泡管和肺泡腔扩大，肺泡壁变薄和毛细血管床大量丧失。老年人肺的另一解剖学改变是小气道狭窄，主要是支撑小气道的结缔组织改变。这些变化对肺顺应性产生影响，导致老年性肺气肿。这些形态学改变被认为是由于老年肺内弹性组织含量降低、胶原含量增加所致，也是老年肺生理改变的基础。这些解剖学的改变可以引起老年人一系列呼吸生理学改变：①肺脏弹性回缩力下降。②肺顺应性增加。③呼气流速降低。④肺内气体潴留。⑤通气/血流比值失调。⑥氧弥散力减退，肺泡–血氧分压差增大。

5. 呼吸系统相关免疫 老年人免疫功能改变主要是由于慢性疾病、贫血和其他一些非特异性因素所致。因此，老年人更易患细菌和真菌感染。此外，气道黏膜层可因吸烟或慢性肺疾病而改变，局部免疫能力下降，呼吸道定殖菌增多。

免疫缺陷包括细胞免疫功能和体液免疫功能的缺陷，后者可能继发于T细胞功能障碍。体液免疫的缺陷使老年人易发生细菌感染，尤其是细菌性肺炎的发生率明显增高。细胞免疫功能的改变包括胸腺体积萎缩、循环中未成熟T细胞数量的增多、外周活性T细胞数量的减少、T细胞的细胞毒性作用逐代减弱及趋化作用降低。体液免疫的改变包括免疫应答的抗体峰值降低和抗体反应时间缩短。这些改变使老年人抵御肺炎球菌感染和流行性感冒的能力明显降低。

二、老年肺炎

肺炎是老年人的常见病，与年轻人比较，因机体老化，呼吸系统的防御和免疫功能降低，老年肺炎的发病率和死亡率均显著增加。老年心肺肝肾等重要脏器的功能储备减弱或罹患多种慢性疾病，医生或患者自己对老年肺炎的不典型临床表现认识不足，漏诊率很高，因此肺炎在老年人直接死亡原因中占比很高。

（一）病理病因

老年肺炎病因复杂，可以是非感染性的，但绝大多数是感染性的，感染病原的确定却十分困难。鉴定病原菌通常进行痰培养，而痰液易被口咽部寄殖细菌所污染。经气管吸引、纤维支气管镜采样、经胸壁皮肤穿刺肺活检等方法，在老年人中难以推广应用。

由于获得感染的场所和环境不同，老年肺炎的病原也有较大差异。肺炎链球菌、流感嗜血杆菌、厌氧菌、革兰阴性杆菌、嗜肺军团菌、金葡菌和流感病毒通常考虑为大多数老年肺炎的病原体。无论院外或院内感染老年肺炎，厌氧菌感染均占重要地位。厌氧菌感染多见于有误吸倾向的患者，常伴有神经系统疾病，神志改变、吞咽障碍等情况。老年人是军团菌肺炎的高危易患者，该病的发生率和患者年龄直接相关。

近年来由于免疫抑制剂及大量广谱抗生素的应用，条件致病菌、真菌及耐药性细菌的感染也逐渐增多。引起老年肺炎的病毒最主要的是流感病毒，发生率与年龄相关，70岁以上老年人的发生率是40岁以下者的4倍。

（二）老年肺炎的临床特点及类型

1. 老年肺炎的临床特点 老年肺炎临床表现不典型，起病隐匿，常无咳嗽、咳痰、发热、胸痛等症状。老年人基础体温较低，对感染的发热反应能力较差，很少有典型的寒战、高热等体征。老年人咳嗽无力，常出现呼吸频率增加、呼吸急促或呼吸困难。老年肺炎呼吸道症状轻微或缺失，但可早期出现精神萎靡、乏力、食欲不振、恶心呕吐、心率增快等全身症状；肺部湿啰音易与并存的慢性支气管炎、慢性心力衰竭混淆；血常规检查白细胞总数可增高或不高，但半数以上可见C反应蛋白阳性、血沉快等炎症表现；老年肺炎易发生水、电解质紊乱，酸中毒；并发慢性病者多，易发生多脏器功能衰竭，死亡率高。

2. 老年肺炎的常见类型

（1）吸入性肺炎：由于老年人喉腔黏膜萎缩，感觉减退，咽缩肌活动能力减弱，易产生吞咽障碍引起吸入性肺炎。

（2）革兰氏阴性杆菌肺炎：病原菌主要有大肠杆菌、变形杆菌、绿脓杆菌、肺炎克雷伯菌等。细菌可来自社区等公共场所或患者所在的医院。

（3）支原体肺炎：支原体肺炎起病隐匿，主要临床表现为刺激性干咳、不规则发热、头痛、胸闷、恶心，临床上难与病毒或轻度细菌性感染区别，误诊率较高。

（4）终末期肺炎：是指患者临终前发生的肺炎，常继发于其他疾病的晚期，随病情加重。

（5）获得性肺炎：是指在住院期间医源性感染细菌、真菌、支原体、病毒或原虫等病原体所引起的肺部炎症，病原体以革兰氏阴性杆菌最多见。

（三）老年肺炎的治疗

因为老年人的基础疾病及治疗过程中变化的复杂性，所以制定治疗方案时应全面充分考虑老年人的以下特点：药物的选择和剂量的调整应考虑老年人药代动力学的改变；用药后应密切观察是否出现药物可能的副作用，尽力保护各重要老化脏器的功能。

老年肺炎一旦确诊，应住院治疗，卧床休息，保持室内空气新鲜及适宜的温度和湿度，并对症治疗。发热和呼吸急促的患者应予补液并维持水、电解质和酸碱平衡；咳嗽的患者应用止咳平喘和祛痰剂解除支气管痉挛并促进痰液排出；低氧血症者给予氧疗，改善患者营养；纠正贫血和低蛋白血症有利于病情恢复；鼓励适当活动，减少肢体静脉血栓形成或肺栓塞的发生；同时应积极治疗伴发的基础疾病如糖尿病、冠心病等。

饮食方面也应符合老年人的生理特点，多饮水，进食易消化或半流质食物，进食高蛋白且易于消化的食物；可适当进食水果，增加水分和维生素的摄入。

三、老年慢性阻塞性肺疾病

慢性阻塞性肺疾病（chronic obstructive pulmonary disease，COPD）指由慢性支气管炎和肺气肿引起的慢性气道阻塞，简称"慢阻肺"，其共同特征是管径小于 2mm 的小气道阻塞和阻力增高。慢性阻塞性肺疾病是常见的慢性呼吸系统疾病，患病人数多，尤以老年人多见。COPD 病死率高，是一种严重危害人民健康的常见病。

（一）病因与发病的生理学机制

慢性阻塞性肺疾病（COPD）的患病率与地区、环境卫生和吸烟等因素有密切关系，存在人群、城乡和地区的差异，但吸烟是其重要的危险因素。慢性阻塞性肺疾病发病还具有典型的多基因遗传特点和家族聚集倾向，患者各级亲属的发病率高于群体发病率，这可能与遗传易感性有关。

1. 吸烟　吸烟是全球 COPD 发病率和死亡率持续升高的重要因素。我国部分地区流行病学调查资料表明，吸烟人群 COPD 患病率显著高于不吸烟者。烟龄越早，吸烟量越大，患病率越高。戒烟可使 COPD 的发病率降低至近似不吸烟者的水平，明显延缓肺功能的下降，缓解症状，甚至痊愈。

2. 感染　在 COPD 发病中以往感染被认为是加重因素，但人们发现多种病因造成的病理改变却是相似的，即气道炎症。证明气道炎症是 COPD 发病过程中的一个重要环节。一些炎性因子参与了老年 COPD 患者的急性发作，加重病情，与病情严重程度密切相关。

3. 遗传因素　遗传因素增加了 COPD 的发病危险性，如遗传性 α 抗胰蛋白酶缺乏。气道的高反应性也可增加 COPD 的发病，但目前还不清楚遗传因素是如何影响 COPD 的。

由于老年人各系统的器官均发生结构的老化与功能的减退，COPD 患者易患肺部感染和多脏器功能衰竭。此外，老年人呼吸储备功能很小，COPD 易导致呼吸衰竭，呼吸衰竭是老年人多发的危重症，其发病率和病死率与增龄呈正相关。

（二）慢性阻塞性肺疾病的特点

1. 流行病学特点　流行病学研究表明，人群职业粉尘和烟雾暴露率为 20.5%，是 COPD 的危险因素。总之职业暴露年限越长，患 COPD 和出现呼吸道症状的危险性就越大。职业暴露与吸烟存在协同作用，可增加呼吸道症状的发生率。此外，长期生活在空气受污染的区域可能是导致 COPD 发病的另一个重要因素，如使用有机燃料为室内供暖、居住环境的空气污染。

2. 病理生理学特点　病变早期，一般反映大气道功能的检查多为正常，但有些患者小气道功能已发生异常。随着病情的发展，气道阻力增加、气流受限为不可逆性改变。肺组织弹性日益减退，肺泡持续扩大，回缩障碍；肺泡间的血流量减少，导致生理无效腔气量增大；通气与血流比例失调，导致换气功能发生障碍；通气和换气功能障碍可引起缺氧和二氧化碳潴留，发生不同程度的低氧血症和高碳酸血症，最终出现呼吸功能衰竭。

慢性阻塞性肺疾病的病理具体表现有以下几种：①阻塞性通气障碍：充血、水肿、炎细胞浸润、气道高反应性炎症介质作用引起的支气管痉挛；肉芽组织增生引起的支气管壁肿胀；黏液腺及杯状细胞增殖、黏液分泌多、纤毛细胞损伤引起的支气管腔堵塞；小气道阻塞、肺泡弹性回缩力降低。②限制性通气障碍：Ⅱ型上皮细胞受损，肺泡表面活性物质减少，导致肺顺应性下降；营养不良、缺氧、酸中毒、呼吸肌疲劳引起的呼吸肌衰竭。③弥散功能障碍：肺泡壁损伤引起的肺泡弥散面积减少和肺泡膜炎性增厚，气体交换能力下降。④肺泡通气与血流比例失调：气道阻塞不均引起的部分肺泡低通气，通气与血流比值降低；肺血管收缩和肺血管改建引起的部分肺泡低血流，通气与血流比值升高。

3. 临床特点

（1）起病缓慢、病程较长：COPD 的主要症状有 4 个方面：①慢性咳嗽：随病程发展可终身不愈。常晨间咳嗽明显，夜间有阵咳或排痰。②咳痰：一般为白色黏液或浆液性泡沫痰，偶可带血丝，清晨排痰较多。急性发作期痰量增多，可有脓性痰。③气短或呼吸困难：早期在劳力时出现，后逐渐加重，以致在日常活动甚至休息时也感到气短，是 COPD 的标志性症状。④喘息和胸闷：可见于部分患者特别是重度患者，或急性加重时出现喘息。

（2）体征：早期体征可无异常，随疾病进展出现以下体征：①视诊：胸廓前后径增大，肋间隙增宽，剑突下胸骨下角增宽，称为桶状胸。部分患者呼吸变浅，频率增快，严重者可有缩唇呼吸等。②触诊：双侧语颤减弱。③叩诊：肺部过清音，心浊音界缩小，肺下界和肝浊音界下降。④听诊：两肺呼吸音减弱，呼气延长，部分患者可闻及湿性啰音和（或）干性啰音。

（三）治疗中的生理学原理

防止病情的进一步恶化，缓解临床症状，改善活动耐力，预防和治疗并发症，减少死亡率。首先评价和检测 COPD 的严重程度，然后积极进行临床处理。根据患者 COPD 的病情进行分级，针对不同症状选用不同的药物治疗。

1. 稳定期治疗

（1）教育和劝导患者戒烟　因职业或环境粉尘、刺激性气体所致者，应脱离污染环境。

（2）扩张支气管药物　支气管舒张剂是 COPD 药物治疗的基础，这些药物可缓解 COPD 喘息症状、减少疾病急性加重和提高生活质量；改善通气和肺过度充气，从而减少呼吸功并提高运动耐力。针对发作性症状如呼吸困难、咳嗽和喘息，可用短效 β2 受体激动剂，如沙丁胺醇雾化吸入；针对可逆性支气管痉挛引起的持续症状，可用异丙托溴铵雾化吸入；针对上述症状并伴有劳力性呼吸困难，可加入长效氨茶碱等。

长期应用一定程度上可改善生活质量，但不能阻止病情的进展。在目前治疗 COPD 药物中，抗胆碱能药物为首选，通过竞争性拮抗 M 受体而发挥作用。

（3）祛痰药和激素类药　祛痰药对痰不易咳出者可应用，常用药物有盐酸氨溴索。糖皮质激素对重度和极重度患者，反复加重的患者。

2. 加重期治疗　急性加重是指咳嗽、咳痰、呼吸困难比平时加重，或痰量增多，或成黄痰，除了稳定期治疗措施外，还需主要应对加重 COPD 的原因进行治疗，同时进行对症治疗调整功能状态。

（1）确定严重程度：确定急性加重期的原因及病情严重程度，最多见的急性加重原因是细菌或病毒感染。根据病情严重程度决定门诊或住院治疗。

（2）低流量吸氧：一般氧浓度为 28%～30%，应避免吸入氧浓度过高引起二氧化碳潴留。

（3）使用抗生素：当患者呼吸困难加重，咳嗽伴痰量增加、有脓性痰时，应根据患者所在地常见病原菌类型及药物敏感情况积极选用抗生素治疗。

（4）糖皮质激素：对需住院治疗的急性加重期患者可考虑口服泼尼松龙，也可静脉给予甲泼尼龙。

3. 慢性阻塞性肺疾病的预防

（1）健康管理：定期评估肺功能，对所有具有发病危险的患者都进行肺活量检查，以发现无症状的通气受限。

（2）戒烟：戒烟可使 COPD 患者的肺功能衰退速度减慢 50%，咳嗽、咯痰等症状可获得改善。

（3）肺康复治疗：主要目标是改善患者的运动耐力、减轻呼吸困难、提高生活质量、减少与呼吸疾病相关的住院次数和住院时间。康复治疗包括呼吸生理治疗、肌肉训练、营养支持、精神治疗与教育等多方面措施。

四、老年性肺栓塞

肺栓塞（pulmonary embolism，PE）是以各种栓子阻塞肺动脉系统为其发病原因的一组疾病或临床综合征的总称，包括肺血栓栓塞症、脂肪栓塞综合征、羊水栓塞、空气栓塞等。肺血栓栓塞症（pulmonary thromboembolism，PTE）是肺栓塞的一种最常见的类型。

引起 PTE 的血栓主要来源于深静脉血栓形成（deep venous thrombosis，DVT）。DVT 与 PTE 实质上为一种疾病过程在不同部位、不同阶段的表现。肺栓塞可以发生在各个年龄段，但是往往以中老年为主。

肺血管床有较大的储备能力，所以部分患者当小血栓堵塞肺血管床时，临床症状并不持续出现，称为临床非显性肺栓塞，因此难以作出临床诊断。如血栓堵塞了两支以上肺叶动脉或同等大面积血管床范围，临床可以明确诊断，称为临床显性肺栓塞。

（一）病因与发病的生理学机制

PTE 的危险包括任何可以导致静脉血液淤滞、静脉系统内皮损伤和血液高凝状态的因素。

1. 原发性危险因素　由遗传变异引起，包括 V 因子突变、蛋白 C 缺乏、蛋白 S 缺乏和抗凝血酶缺乏等，常以反复静脉血栓形成和栓塞为主要临床表现。如无明显诱因反复发生 DVT 和 PTE，或发病呈家族聚集倾向，应注意做相关原发性危险因素的检查。

2. 继发性危险因素　指后天获得的易发生 DVT 和 PTE 的多种病理和病理生理改变。包括骨折、创伤、手术、恶性肿瘤等。上述危险因素既可以单独存在，也可以协同作用。

3. 年龄是独立的危险因素　随着年龄的增长，DVT 和 PTE 的发病率逐渐增高。

（二）老年性急性肺栓塞的特点

1. 流行病学特点　PTE 和 DVT 已经成了世界性的重要医疗保健问题，其发病率较高，病死率亦高。过去我国医学界曾将 PTE 视为"少见病"，但这种观念近年已发生彻底改变。虽然目前尚无准确的流行病学资料，但随着诊断意识和检查技术的提高，诊断数量已有显著增加。由于 PTE 的发病过程较为隐匿，症状亦缺乏特异性，确诊需特殊的检查技术，使 PTE 的检出率偏低，临床上仍存在较严重的漏诊和误诊现象，对此应当给予充分关注。

2. 病理生理学特点　引起 PTE 的血栓可以来源于下腔静脉径路、上腔静脉径路或右心腔，其中大部分来源于下肢深静脉，腔静脉丛亦是血栓的重要来源。肺动脉的血栓栓塞既可以是单一部位的，也可以是多部位的。病理检查发现多部位或双侧性的血栓栓塞更为常见。

栓子阻塞肺动脉及其分支达一定程度后，通过机械阻塞，加之神经体液因素和低氧所引起的肺动脉收缩，导致肺循环阻力增加，肺动脉高压；右心室后负荷增高，右心室壁张力增高，甚至引起急性肺源性心脏病。右心功能不全，回心血量减少，静脉系统淤血；右心扩大致室间隔左移，使左心室功能受损，心输出量下降，主动脉内低血压和右心房压升高，使冠状动脉灌注压下降，可致心肌缺血，诱发心绞痛。

栓塞部位的肺血流减少，支气管痉挛，肺泡无效腔气量增大，通气/血流比例失调；右心房压升高可引起功能性闭合的卵圆孔开放，产生心内右向左分流；毛细血管通透性增高，间质和肺泡内液体增多或出血，气体扩散速度下降；肺顺应性下降，肺体积缩小并可出现肺不张。以上因素导致呼吸功能不全，出现低氧血症。

栓子的大小和数量、个体反应的差异及血栓溶解的快慢、是否同时存在其他心肺疾病等对发病过程和预后有重要影响。

3. 临床特点　PTE 的临床表现多样，有时隐匿，缺乏特异性，确诊需特殊检查。检出 PTE 的关键是提高诊断意识，对有疑似表现、特别是高危人群中出现疑似表现者，应及时安排相应检查。

（1）提高诊断意识　根据临床情况疑诊 PTE，进行如下检查：①血浆 D-二聚体

（D-dimer）。敏感性高而特异性差。②动脉血气分析。常表现为低氧血症、低碳酸血症。③心电图。大多数病例表现有非特异性的心电图异常。④X 线胸片。X 线胸片对鉴别其他胸部疾病有重要帮助。⑤超声心动图。在提示诊断和排除其他心血管疾患方面有重要价值。⑥下肢深静脉超声检查。下肢为 DVT 最多发部位。

（2）辅助检查明确诊断　对疑诊病例可进一步检查确诊断，任一项阳性即可确诊。①螺旋 CT：是目前最常用的 PTE 确诊手段。②放射性核素：肺通气/血流灌注扫描是 PTE 的重要诊断方法。典型征象是呈肺段分布的肺血流灌注缺损，并与通气显像不匹配。③磁共振显像（MRI）：MRI 肺动脉造影（MRPA）对肺动脉内血栓的诊断敏感性和特异性均较高。

（三）治疗中的生理学原理

1. 一般处理与呼吸循环支持治疗　对高度疑诊或确诊 PTE 的患者，应进行严密监护，卧床休息，保持大便通畅，避免用力，以免促进深静脉血栓脱落。此外，注意对症治疗。

2. 溶栓治疗　主要适用于大面积 PTE 病例（有明显呼吸困难、胸痛、低氧血症等），对于次大面积 PTE，若无禁忌证可考虑溶栓，但存在争议；对于血压和右心室运动功能均正常的病例，不宜溶栓。溶栓治疗的主要并发症为出血，用药前应充分评估出血的危险性，最严重的是颅内出血。常用的溶栓药物有尿激酶（UK）、链激酶（SK）和重组组织型纤溶酶原激活剂（rt-PA）。使用尿激酶、链激酶溶栓时无须同时使用肝素治疗；但以 rt-PA 溶栓，当 rt-PA 注射结束后，应继续使用肝素。溶栓后应注意对临床及相关辅助检查情况进行动态观察，评估溶栓疗效。

3. 抗凝治疗　为 PTE 和 DVT 的基本治疗方法，可以有效地防止血栓再形成和复发，为机体发挥自身纤溶机制溶解血栓创造条件。抗凝血药物主要有普通肝素（UFH）、低分子肝素（LMWH）和华法林（warfarin）。抗血小板药物的抗凝作用不能满足 PTE 或 DVT 的抗凝要求。

4. 外科手术或介入手术　①肺动脉血栓摘除术：风险大，病死率高，需要较高的技术条件，仅适用于大面积堵塞或有溶栓禁忌证的患者。②肺动脉导管碎解和抽吸血栓：用于经溶栓或积极的内科治疗无效；缺乏手术条件。③放置腔静脉滤器：为防止下肢深静脉大块血栓再次脱落阻塞肺动脉，可考虑放置下腔静脉滤器。

第四节　延缓呼吸功能衰老的中医药相关研究

中医认为肺为华盖，肺对五脏六腑有保护作用。肺是五脏中唯一与外界接触的，主气，担负着人体氧气的输送和供应。肺气足则生机旺盛，肺气虚则气的输送无力，人体正常气化功能就无法正常完成，就会缺氧。人从 35 岁开始，肺活量开始随着年龄的增长而逐渐下降，同时也预示着身体开始慢慢衰老，其他的器官也随之老化。肺主治节，如果调节失灵，就易引发早衰，但是我们坚持体育锻炼或通过中医养生方法增强肺功能，就可以延缓衰老的过程。

一、延缓呼吸功能衰老的中医学相关研究

（一）中医学对呼吸功能的基本认识

中医学将呼吸系统称为肺系，包括鼻、咽、喉、气道（气管）、肺脏等组织器官。肺乃肺系之主宰。呼吸系统疾病以"藏象学说"中肺的生理病理特点进行阐述，肺在体合皮；其华在毛；在液为涕；开窍于鼻。肺在五行中属金，与大肠相表里，与木（肝）、火（心）、土（脾）、水（肾）诸脏有生、克、乘、侮关系。中医学认为肺有3大特性：①肺为华盖；②肺为娇脏；③肺主宣降。肺的生理功能：①肺主气，司呼吸：包括主呼吸之气和一身之气。肺主呼吸之气，是实现机体与外界环境之间的气体交换，维持人体的生命活动；肺主一身之气，体现在宗气的生成及对全身之气的升降出入的调节。②肺主通调水道：肺的宣发肃降推动和调节全身水液的输布与排泄。③肺朝百脉、主治节：全身血液都通过百脉流经于肺，肺呼吸调节全身气机，促进血液的运行；《素问·灵兰秘典论》："肺者，相傅之官，治节出焉"。肺居于上焦，位高靠君，辅佐心脏，犹如宰辅，故称"相傅之官"；主治节指肺治理调节肺之呼吸及全身之气、血、津液的作用，是对肺主要生理功能的高度概括。

（二）呼吸功能衰老的中医病机

体内外气体交换，气血津液的运行、输布，均赖于呼吸调节。若呼吸异常，则气的生成及气、血、津液的运行势必随之失常，导致各种病理变化。中医学认为老年人脏腑日渐衰老，以虚为主，精、气、血、津液等生命物质均已亏虚，肺脏受累，衰老表现逐渐凸显，进而出现各种呼吸系统疾病，部分疾病虽无对应的中医病名，但大多可按肺病辨证施治。《灵枢·天年》："八十岁，肺气衰，魄离，故言善误。"首次论述了肺虚与衰老的关系。肺主音声，藏魄，肺气衰减，不能涵养魄而魄离散，语言不能自主，言语颠倒错误；肺宣降失常，呼吸短弱、胸闷、喘咳、肺气上逆；肺失通调水道，水液停聚，生痰、成饮，水液泛滥肌肤而为水肿；肺气虚弱，皮毛失养，卫外不固，亦感外邪，导致感冒、肺炎；肺与大肠相表里，肺气虚衰，大肠传导失司，可出现便秘或泄泻。

（三）中医延缓呼吸功能衰老的思路与方法

中医学认为中老年人呼吸系统疾病病机多为本虚标实，其发生发展与肺、脾、肾关系密切。症状轻者主要表现为肺气失宣，中度表现为肺气虚或肺脾两虚，严重时则表现为肺肾两虚，甚至病及于心，出现危笃之病情。《医宗必读》曰："治实者攻之即效，无所难也。治虚者补之未必即效，须悠久成功，其间转折进退，良非易也。"因此，针对肺系疾病，对其诊治思路需重视三大原则。

1. 早诊断，早治疗　疾病初期阶段，由于邪气壅阻，病情属实，治疗较易，祛邪利气则愈；严重时，病情属虚，补之未必即效，且易感邪而致反复发作，故难治。对于中老年人呼吸系统疾病，应早期诊断，把握疾病的发展及传变规律，先安未受邪之脏，早治疗，从而防止或阻断其进一步的发展与转变。

2. 扶正祛邪　呼吸系统疾病危害严重，也是导致老年人死亡的主要原因之一。"正

气存内，邪不可干，邪之所凑，其气必虚"，根据老年特点，正气亏虚是发病的内在因素，外邪侵袭是发病的外在条件，痰、热、毒、瘀、虚为其病机特点。人至老年，脏腑衰弱，气血亏虚，肺气虚弱，卫外不固，易感外邪；若感风热之邪，或风寒之邪入里化热，炼液为痰，热毒伤肺，痰瘀互结，使得热毒与痰、癖等病理产物交结凝滞，甚则逆传心包而出现邪陷正脱。在治疗时灵活运用"扶正祛邪"之法，契合其基本病机，使疾病朝着正盛邪退的方向转归。如老年肺炎患者，其病因主要为感受外邪，病机多以肺热炽盛、体虚邪实为主，故在祛邪同时顾护正气，使邪热透达外解，从而达到治愈疾病的目的。因此，针对老年患者，应重视扶正祛邪，辨其阴阳，审其虚实来遣方用药。

3. 病情复杂 老年人身体功能及免疫力下降，常合并多种慢性疾病，更易发生慢性阻塞性肺疾病、支气管哮喘、慢性支气管炎等疾病。

（1）慢性阻塞性肺疾病：增龄性的呼吸系统变化，会使 COPD 发病率增加，同样 COPD 也加速了肺衰老进程，病情复杂。在中医古籍中没有"慢性阻塞性肺疾病"这一病名，根据其症状，将之归属"肺胀""痰饮""喘脱"等病。治疗以"急治其标，缓治其本"为原则，肺虚缓为本，咳、痰、喘急为其标，扶正祛邪，标本兼治。肺络微型癥瘕与 COPD 气道重塑相关，以消癥通络为主要治则；老年肺病患者脏腑虚为根本，培补肺脾、补肾纳气以治其根；还可基于"肺与大肠相表里"的理论基础，运用通腑法治疗老年慢阻肺。

（2）支气管哮喘：中医学将支气管哮喘归属于"哮症""喘症"范畴，古代医家朱丹溪在《丹溪心法》中指出未发以扶助正气为主，既发以攻邪气为主的治疗原则。因此，中医治疗老年支气管哮喘急性发作期讲究通阳散结、化痰解痉、宽胸理气。此外，哮喘之发是正邪交争、脏腑功能失调的结果，病位虽在肺，但与肝关系密切，病性总属本虚标实，而中、老年哮喘发作期以阴虚阳亢最为多见，因此从肝论治也是治疗要法之一。

（3）慢性支气管炎：据统计，在慢性支气管炎患者中老年人占 15% 以上，由于老年患者机体各项功能处于衰退阶段，慢性支气管炎长期反复发作，易诱发肺气肿、肺源性心脏病、肺动脉高压等并发症。老年慢性支气管炎属于中医学"痰证""咳嗽"等范畴，病情复杂，以虚为主，与痰瘀交阻密切相关。在治疗上应早诊断早治疗，主张扶正祛邪并举，以达到标本同治。

二、延缓呼吸功能衰老的中药学相关研究

中药的发现和应用历史悠久，有着独特的理论和应用形式。中医学认为任何疾病的发生发展过程都是致病因素作用于人体，引起机体正邪斗争，从而导致阴阳气血偏盛偏衰或脏腑经络功能活动失常的结果。因此，中药治病基本原则是扶正祛邪，消除病因，恢复脏腑经络的正常生理功能；纠正阴阳气血偏盛偏衰的病理现象，最大限度上使机体恢复到正常状态，达到治愈疾病的目的。

（一）延缓呼吸功能衰老的单味药物研究

1. 补肺气、滋肺阴 老年人呼吸系统衰老，病程绵延日久，通常以肺虚为主要表

现，本虚标实，包括肺气虚和肺阴虚。临床上肺气虚多表现为气喘、咳嗽、咯痰、自汗，如老年慢性支气管炎、哮喘、伤风感冒等。气虚通常选用补气药，如黄芪、党参、冬虫夏草、蛤蚧等。黄芪补益肺气，治肺气虚弱，气短喘促，咳痰清稀，声低懒言，配伍人参、紫菀、五味子等；党参补益肺气、止咳定喘，治肺气亏虚，咳嗽气短，对于老年患者脾肺气虚轻症，可代替人参使用；冬虫夏草补肾益肺、止血化痰、止咳平喘，善治久咳虚喘、劳嗽痰血，为肺肾虚喘之要药；蛤蚧长于补肺气、助肾阳、定喘咳，为治多种虚证咳喘之佳品。肺阴虚患者多表现为形体消瘦、口咽干燥、干咳少痰、五心烦热、盗汗颧红，甚则痰中带血、声音嘶哑，常选用西洋参、百合、麦冬、天冬、玉竹等。西洋参补肺气、养肺阴、清肺热，适用于火热耗伤肺之气阴所致的短期喘促，咳嗽痰少；百合养阴润肺，清心安神，主治阴虚肺燥久咳、干咳少痰、咳血等；麦冬用于阴虚肺燥有热之鼻燥咽干、干咳痰少、咳血、咽痛音哑等症；天冬有较强的滋阴润肺、清肺降火之功，适用于燥热伤肺、肺肾阴虚之肺燥干咳，顿咳痰黏；玉竹用于阴虚肺燥有热之干咳少痰、咳血、声音嘶哑等。

2. 化痰止咳平喘　化痰止咳平喘药具有祛痰、减轻咳嗽喘息的功效。如半夏止咳，治脏腑湿痰；天南星燥湿化痰；白前祛痰，降肺气以平咳喘，治肺气壅实，胸满咳喘；旋覆花辛开苦降，降气消痰而平喘咳，治风寒咳嗽，喘咳痰多，胸膈痞闷；瓜蒌清肺热，治肺热咳嗽、痰浊黄稠，其配伍鱼腥草、芦根等可治肺痈；百部润肺下气止咳，无论新久、寒热均可配伍使用；紫菀润肺下气，以肺气壅塞、咳嗽有痰者用之最宜；葶苈子功专肺之实而下气定喘，尤善泻肺中水饮及痰火。

此外，老年人正气虚衰，易感受外邪，应根据不同的病症，有针对性地选择相应的中药。如细辛长于解表散寒，宜用于风寒感冒，鼻塞流涕者；蝉蜕长于疏散肺经风热以宣肺利咽，风热感冒、风温初起尤为适宜；射干苦寒降泄，专入肺经，长于清肺泻火，为治热毒痰火郁结所致咽喉肿痛之要药；马勃既能宣散肺经风热，又能清泻肺经实火，长于解毒利咽，为治咽喉肿痛的常用药。

（二）常见老年肺系疾病的中药复方研究

中药复方是在辨证审因、确定治法后，根据"君、臣、佐、使"为组方原则将两种以上的中草药配伍使用从而发挥更好的治疗效果。

1. 肺炎　肺炎病因病机多从痰、热、毒、瘀等邪入手，气、阴虚损贯穿整个发病过程。老年肺炎风热犯肺型，治以银翘散加减；痰湿阻滞型，治以二陈汤加减；痰热壅肺型，治以麻杏石甘汤合千金苇茎汤加减；气阴两虚型，治以生脉散或沙参麦冬汤加减。连花清瘟颗粒，改善老年支气管肺炎患者发热、咳嗽、咳痰等病症，发挥抗炎及免疫调节作用。还可运用中医外治法的理论，使用炎清膏按肺炎发生部位对应的体表定位溻渍，并联合常规抗生素治疗老年肺炎患者。百合固金汤联合参麦注射液，改善肺巨噬细胞免疫功能，抑制早期肺部炎症进展，减少机械通气时间，安全性较好。清肺化痰汤能降低白细胞、中性粒细胞水平，并快速缓解啰音。痰热清注射液在治疗呼吸道感染、肺部疾病上可发挥良好的治疗效果。

2. 慢性阻塞性肺疾病　老年性 COPD 患者肺脏虚损，其病机为肺主气功能失常，浊气胀满，痰壅阻肺，加之机体虚弱，正气失于顾护，往往因外邪侵袭而诱发或加重此病。且肺相生之脏为肾，母脏虚损必及子脏，致肺肾俱虚。滋金补水膏方温中有凉，补中有行，兼顾解毒排痰化瘀。固本养肺活血方，活血化瘀、平喘止咳、养血、补气、消炎、杀菌、改善微循环、促使血小板聚集、增强抵抗力、提高肺组织的血液灌流量和肺功能的效用，促进肺功能恢复。通腑平喘汤，改善血气指标，改善肺功能。苏黄止咳胶囊在抑制血清炎性细胞因子水平、改善肺功能和血气指标方面有确切疗效。

3. 肺纤维化 肺纤维化的基本病机为肺络痹阻，老年患者肺络痹阻的原因是肾亏致脾肺不足，络脉空虚，邪毒入络，阻滞气血的运行和津液的输布，从而导致肾虚脉络瘀阻。肺纤胶囊可改善肺对炎性反应的修复，同时降低 TGF-β 等纤维化因子的表达，从而起到抑制老年肺纤维化的作用。血府逐瘀汤可明显改善肺功能，增强机体免疫力。此外运用经验方，如使用西洋参、白果、虫草花的补肾，浙贝母、地龙、全蝎等化痰祛瘀通络，标本兼治，作为治疗老年肺纤维化，收到良好的临床效果。

4. 支气管哮喘 中医认为支气管哮喘多因伏痰或饮邪内停，肺脉受阻，肺失宣降，而又复感外邪，引动内饮，气升痰阻，气道痉挛所致。射干麻黄汤发挥强效的抗过敏作用，降低机体炎症反应，缓解支气管痉挛，祛痰、抗炎、平喘，调节呼吸功能逐渐恢复正常生理状态。小青龙汤具有辛温解表、温肺化饮、解表散寒的功效，加减配合穴位敷贴治疗老年支气管哮喘急性发作期的临床疗效显著，能够有效根除病机，改善肺功能指标，降低不良反应，减少复发率。清肺汤可通过降低血清及 EBC 中 NO、8-异前列腺素、ET-1 含量，增高 VEGF 含量抑制炎症反应，并提高肺氧合功能，减轻肺损伤程度，对老年急性呼吸窘迫综合征具有较好的临床应用价值。

第六章　消化系统的功能与衰老 ▷▷▷▷

消化系统由消化道和附属腺体组成，消化道包括口腔、食管、胃、十二指肠、空肠、回肠、结直肠和肛门，附属腺包括肝、胆囊和胰腺。消化的整体功能是通过消化酶的分泌和胃肠运动等复杂过程来消化和吸收食物，为机体提供水、电解质、维生素、矿物质和营养素，并排泄代谢产物。随着年龄的增长，消化道会经历各种形态和功能的变化，至老年时各种功能发生不同程度的减退，包括食管蠕动减慢、胃排空延迟、内脏血流量减少、肠道菌群改变等，这些与老年相关的变化会扰乱消化道内正常的稳态调节机制，导致消化系统疾病的发生。

第一节　消化系统功能概述

一、消化系统概述

消化（digestion）是指食物在消化道内被分解为小分子物质的过程，包括机械性消化和化学性消化。食物经过消化后的小分子营养物质通过消化道黏膜进入血液和淋巴循环的过程称为吸收（absorption）。

胃肠平滑肌的运动使食糜沿胃肠道向前移动，而小肠平滑肌的分节运动确保了食物有充足的时间与肠上皮黏膜表面接触并被吸收。营养物质在小肠通过细胞旁或跨细胞途径以被动扩散和主动运输方式被吸收，也可与离子耦联转运或经水通道蛋白通过上皮细胞的顶膜和基底侧膜被转运而吸收。消化和吸收过程受肠神经系统、外来神经系统、激素和胃肠肽等多方面调控，是互相配合、紧密联系的过程。胃肠上皮屏障可防止潜在有害的抗原、毒素或传染性物质对消化道的损害。肠道淋巴系统和免疫系统帮助机体清除细菌等病原体，并通过脑-肠轴双向信息交流系统，维持大脑和肠道的正常功能，预防胃肠道疾病的发生。

二、消化道各段的功能

人的胃肠道可分为上消化道和下消化道。上消化道包括口腔、食管、胃、十二指肠，下消化道包括空肠、回肠、结肠、直肠和肛门。消化道的每个部分都有其特定的功能，如食道的作用是通过高度协调的食管蠕动将摄入的食物从咽部推入胃中。胃暂时储存食物，并对食物进行初步的消化。食物一旦进入胃内，与胃酸和消化酶混合，形成食糜，并通过幽门括约肌进入十二指肠。消化和吸收的主要功能在小肠内完成。食糜进入小肠，蛋白质、脂肪和碳水化合物被充分消化，分解成小分子营养物质，以便被吸收。大肠的主要功能是进一步吸收水分和电解质等，最终形成粪便，通过直肠和肛管排出体外。

（一）口腔

口腔是消化道的起始端，具有摄食、咀嚼和吞咽等功能。口腔包括牙齿、舌、口腔黏膜上皮、唾液腺和咽等。牙齿咀嚼和研磨食物。舌含骨骼肌，受躯体神经支配，能搅拌食物，运送食物到牙齿间，以利于咀嚼和吞咽。舌部的味蕾含味觉感受器，感受食物的酸、甜、苦、咸等味道。唾液腺包括腮腺、颌下腺和舌下腺，这些腺体分泌唾液，不仅使口腔黏膜经常保持湿润，而且通过咀嚼，混合于食物中，有助于吞咽和消化食物。

1. 唾液的成分与作用　唾液是近中性的低渗黏稠液体，其中水分占99%，有机物有黏蛋白、唾液淀粉酶（salivary amylase）、麦芽糖酶、舌脂肪酶（lingual lipases）、溶菌酶和免疫球蛋白等，无机物主要有 Na^+、Cl^- 等。唾液中含有大量的 K^+、HCO_3^-，Na^+、Cl^- 的浓度较低，这是由于颌下腺腺泡分泌后的初级分泌物流经导管时，Na^+ 被主动重吸收，K^+ 被动分泌，因此，唾液中的 Na^+ 浓度大大降低，而 K^+ 浓度却增加。

唾液的生理作用包括：①湿润和溶解食物，使之便于吞咽，引起味觉。②唾液淀粉酶可将食物中的淀粉分解为麦芽糖；虽然淀粉的消化是从口腔开始，但大部分都在胃内，因为食物在口腔内停留时间很短。麦芽糖酶将麦芽糖转化为葡萄糖，舌脂肪酶能将甘油三酯水解成脂肪酸和二酰甘油。③清洁和保护功能。唾液不断分泌，口腔和牙齿得到冲洗，也阻止细菌生长。④溶菌酶和免疫球蛋白有杀灭细菌和病毒的作用。唾液中的乳铁蛋白也具有抗菌作用。

2. 唾液腺的分泌调节　唾液分泌只受神经机制的调节。唾液腺受副交感神经和交感神经共同支配。神经调节包括条件反射和非条件反射。条件反射的传入纤维在第 Ⅰ、Ⅱ、Ⅷ 对脑神经中，非条件反射的传入纤维在第 Ⅴ、Ⅶ、Ⅸ、Ⅹ 对脑神经中。唾液分泌的基本中枢在延髓，高级中枢在下丘脑、大脑皮层等处。传出神经主要是副交感神经，递质为乙酰胆碱，作用于腺细胞膜上 M 受体，能引起大量稀薄的唾液分泌，这是因为副交感神经纤维激活了腺泡细胞，扩张了唾液腺的血管；支配唾液腺的交感节前纤维来自脊髓第一和第二胸段的侧角，其节后纤维末梢释放去甲肾上腺素，作用于腺细胞膜上的 β 受体，能引起少量黏稠的唾液分泌，这是因为这些神经纤维激活腺泡细胞，引起血管收缩。

3. 吞咽　吞咽行为是一个复杂的过程，涉及口咽部、食道肌肉系统、多种神经反射之间的相互作用。吞咽的感觉运动控制需要脑神经 Ⅴ、Ⅶ、Ⅻ、脑干的吞咽中枢、颊肌和食管之间的协调。食物进入口咽后刺激迷走神经传出部分，导致食管上括约肌（upper esophageal sphincter，UES）松弛，食物从咽部进入食管。

（二）食管

食管壁含有环形肌和纵形肌，其收缩产生波浪式收缩即食管蠕动（peristalsis），帮助运输食物进入胃部。食管分泌物为黏液，对吞咽起润滑作用。

食管产生两种类型的蠕动收缩，原发性蠕动收缩和继发性蠕动收缩。原发性蠕动（primary peristaltic contractions）在食团从咽部被推到食管上部时即开始，食管蠕动收缩过程中产生的压力（5～10cmH_2O）推动食团向下通过食管的其余部分进入胃内。如果一次蠕动收缩不能将食团推入胃内，则会出现二次蠕动收缩，即继发性蠕动收缩（secondary peristaltic contractions），继续将食团推入胃内。

咽食管段是位于咽部与颈段食管之间的高压区，该段食管上括约肌的肌束附着在环状软骨上。食管上括约肌的功能为平时维持关闭状态，在吞咽时及时开放，参与上方的咽缩肌和下方的颈段食管对食团的运送，使食物顺利通过。之后立即关闭，恢复高压，防止食管内容物反流至气道或空气进入食管。若咽食管段运动出现障碍，临床上则出现吞咽困难。

在食管与胃连接处（食管远端 2～5cm），虽无解剖学上的括约肌，但有一个高压区，其内压比胃内压约高 5～10mmHg，可阻止胃内容物逆流入食管，通常该处的环行肌呈轻度增厚，发挥类似生理括约肌的作用，称为食管下括约肌（lower esophageal sphincter，LES）。当食团进入食管时，括约肌松弛，使内容物进入胃。当食团进入胃内后，括约肌收缩并关闭食管下端。随着食管蠕动收缩的到来，括约肌的松弛和收缩依次发生，相关神经和肌肉兴奋，引起括约肌的收缩和舒张。

食管下括约肌的舒缩活动主要受内在神经系统中的肌间神经丛支配，通过支配收缩和舒张的神经的协调作用，使食物顺利通过，并防止胃内容物反流。引起食管胃括约肌收缩的主要神经递质是乙酰胆碱，而引起其松弛的神经递质则是血管活性肠肽和一氧化氮。此外，食管下括约肌的张力也受体液因素调节，食物进入胃后能引起促胃液素、胃动素等释放，从而加强该括约肌的收缩，而促胰液素、缩胆囊素、前列腺素 A2、咖啡因、酒精等则使食管下括约肌舒张。

（三）胃

胃是位于腹腔左侧横膈正下方的一个中空器官。空腹胃容量为 50mL，正常进食情况下可膨胀到 1L～2L。人体的胃分为贲门区、胃底、胃体和幽门区四个部分，也可分为胃底、胃体和胃窦。胃底和胃体近端组成胃的头区，其主要功能是暂时贮存食物，胃体的远端和胃窦组成胃的尾区，主要功能是初步消化食物。食物入胃后受到机械性、化学性消化，与胃液充分混合成半流体的消化物，即食糜（chyme），然后被逐步、分批地通过幽门排入十二指肠。

胃腺是由胃壁中不同类型的细胞组成的管状结构，这些腺体通过胃小窝进入胃腔。胃腺细胞包括外分泌腺细胞和内分泌腺细胞，分泌各种胃液成分和激素（表6-1）。

表 6-1　胃腺细胞及分泌功能

胃壁细胞	分泌产物
主细胞	胃蛋白酶原、肾素、脂肪酶、明胶酶、尿素酶
壁细胞	盐酸、内因子
颈黏液细胞	黏液
G 细胞	促胃液素
肠嗜铬样细胞（ECL）	组胺

1. 胃内化学消化

（1）胃液的成分和生理作用

胃液（gastric juice）是由不同胃腺的分泌物组成的混合物，为无色透明的高度酸性液体，pH 0.9～1.5。正常成年人每日分泌量为 1.5～2.5L。胃液中含有 99.5% 的水和盐酸、氯化钠和氯化钾等无机物，以及胃蛋白酶原、黏蛋白和内因子等有机物。胃液的主要成分和作用总结见表 6-2。

表 6-2　胃液的主要成分及生理作用

主要成分	分泌细胞	生理作用
盐酸	壁细胞	①激活胃蛋白酶原；②使蛋白质变性；③杀死胃内的细菌；④促进小肠对 Ca^{2+} 和 Fe^{2+} 的吸收；⑤进入小肠后，促进胰液、小肠液和胆汁的分泌
胃蛋白酶原	主细胞	盐酸激活胃蛋白酶原变为胃蛋白酶，初步分解蛋白胨和多肽等
内因子	壁细胞	与维生素 B_{12}（促进红细胞成熟的重要因子）结合，并促进其吸收
黏液和碳酸氢盐	胃底腺、胃体腺、幽门腺、胃黏膜上皮细胞	①保护胃黏膜，润滑胃内壁，保护胃壁免受刺激或机械损伤；②防止胃蛋白酶对胃壁，特别是胃黏膜的消化作用；③碳酸氢盐中和胃酸，保护胃黏膜不受胃液盐酸的影响，保护水溶性维生素 B、C 不受盐酸破坏

在正常情况下，胃黏膜完整性维持了其防御机制。胃黏膜屏障包括三层：①上皮前成分的黏液-碳酸氢盐-磷脂"屏障"（mucus-bicarbonate-phospholipid "barrier"）构成了胃黏膜防御的第一道防线。②上皮成分由一层连续的表面上皮细胞组成，它们通过紧密连接相互连接，形成上皮"屏障"（epithelial "barrier"），这些上皮细胞产生和分泌碳酸氢盐、黏液、磷脂、前列腺素和热休克蛋白等。上皮细胞层通过持续的细胞更新来保持其完整性。③黏膜防御包括持续的血流通过黏膜微血管，与内皮细胞形成内皮"屏障"（endothelial "barrier"），感觉神经末梢释放降钙素基因相关肽，调节黏膜血流量和前列腺素、NO 的产生。当损伤因素超过正常的、完整的黏膜防御时，黏膜防御受损，就会发生胃黏膜损伤。

（2）胃液分泌的分期及其调节

食物进入消化道后引起的胃液分泌称为消化期胃液分泌。食物是引起胃液分泌的自然刺激物，胃液的分泌是一个连续的过程，但胃液分泌的质和量随时间和刺激的不同而不同。按感受食物刺激部位人为地将消化期胃液分泌分为头期、胃期和肠期，分泌过程受神经和体液因素的调节。头期仅有神经调节，胃期有神经和体液调节，肠期以体液调节为主（表 6-3）。

表6-3 胃液分期分泌时相、特点及其分泌调节

时相	刺激因素	神经和（或）体液调节	胃液性质
头期：食物进入口腔	条件反射：食物有关的形状、气味、声音等刺激了视、嗅、听感受器 非条件反射：食物刺激口腔、咽等处的化学和机械感受器	刺激迷走神经→胃腺分泌细胞→促进胃液分泌	胃液分泌量大，占总分泌量的30%，酸度及胃蛋白酶原含量均很高
胃期：食物进入胃	食物机械扩张刺激胃底和胃体部 食物机械扩张刺激胃幽门部 蛋白质消化产物	迷走-迷走神经长反射内在神经丛的短反射→促进胃腺分泌 内在神经丛→胃窦G细胞→促胃液素→促进胃腺分泌 →G细胞→促胃液素→促进胃腺分泌	胃液的分泌量大，占总分泌量的60%，酸度高，胃蛋白酶含量高，比头期少，消化力比头期弱
肠期：食物进入小肠	食糜对肠壁的机械扩张和化学刺激	十二指肠黏膜分泌的促胃液素→促进胃腺分泌→小肠黏膜释放促胰液素、CCK、生长抑素、GIP、VIP，抑制胃腺分泌	分泌占总分泌量的10%，总酸度和胃蛋白酶含量均较低，消化力弱

注：CCK：缩胆囊素。GIP：抑胃肽。VIP：血管活性肠肽。

（3）影响胃液分泌的神经、体液因素（表6-4）。

表6-4 影响胃液分泌的主要神经体液因素

影响因素	作用机制	胃液分泌	阻断剂
迷走神经	释放ACh作用于M_3受体、ECL细胞和G细胞	增多	阿托品
组胺	作用于壁细胞H_2受体	增多	西咪替丁 雷尼替丁
促胃液素	①作用于壁细胞CCKB受体 ②作用于ELC细胞CCKB受体通过组胺的分泌间接促进胃酸分泌	增多	丙谷胺
生长抑素	抑制G细胞释放促胃液素、抑制ECL细胞分泌组胺、抑制壁细胞功能	减少	
盐酸	抑制G细胞释放促胃液素；促进δ细胞分泌生长抑素，间接抑制促胃液素和胃酸的分泌	减少	
脂肪	脂肪消化产物进入小肠促进促胰液素、缩胆囊素、抑胃肽等分泌，从而抑制胃酸分泌	减少	
高张溶液	通过肠-胃反射、刺激小肠释放多种胃肠激素而抑制胃液分泌	减少	

2. 胃的机械消化　胃运动的主要生理功能是对食物进行机械消化，使食物和胃液充分混合，并将食糜推向十二指肠。

（1）胃的运动形式：胃的运动形式主要包括容受性舒张、蠕动和紧张性收缩（表6-5）。

表6-5　胃的运动形式

运动形式	概　　念	功　　能
容受性舒张	当咀嚼和吞咽时，食物对咽、食管等处感受器的刺激可引起胃体和胃底部肌肉的舒张，胃容积扩大而胃内压基本不变	有利于胃更多地容纳和贮存食物，防止食糜过早地排入十二指肠
蠕动	指食物入胃后出现从胃体中部开始、有节律地向幽门方向推进的一种运动形式	搅拌和粉碎食物，使食物和胃液充分混合，并将胃内容物推向十二指肠
紧张性收缩	胃壁平滑肌经常处于缓慢而持续的收缩状态，使胃腔内产生一定的压力	有利于胃液渗入食物，也使胃保持一定的形状和位置，防止胃下垂，也有助于将食糜推向十二指肠

（2）胃排空及其调节：食物由胃排入十二指肠的过程称为胃排空（gastric emptying）。食物的物理性状和化学组成影响胃排空的速度。排空速度：小颗粒食物＞大块食物，等渗液体＞非等渗液体，液体食物＞固体食物；糖＞蛋白质＞脂肪。混合食物需要4～6小时完全排空。

胃内容物的存在会引发迷走-迷走反射，导致近端胃扩张（容受性舒张），以容纳食物，胃壁肌肉的这种缓慢放松大约持续60～120秒。胃远端胃平滑肌的同步收缩（3次/分）有助于混合胃酸和消化。然后，半消化的胃内容物被排入十二指肠。消化间期胃的移行性复合运动将任何残留的或未消化的食物从胃内排出。

胃排空受神经和体液因素的调节。胃内因素刺激胃排空：胃内食物刺激胃壁，引起迷走-迷走反射，食物中的蛋白质消化产物引起促胃液素分泌，二者均促进胃排空。十二指肠因素抑制胃排空：食糜进入十二指肠导致的十二指肠扩张、食糜对十二指肠黏膜的刺激、食糜的酸性和渗透压以及蛋白质和脂肪的分解产物都可通过肠-胃反射（enterogastric reflex）（局部肠神经系统的和外来神经系统的交感神经纤维共同作用），使胃的运动减弱，并促进十二指肠黏膜释放促胰液素、抑胃肽、血管活性肠肽、缩胆囊素、生长抑素等，抑制胃的运动和胃排空。

（四）小肠

1. 肠黏膜屏障　肠黏膜屏障由肠上皮细胞组成，上皮细胞表面由黏液层保护。肠黏膜屏障是抵御致病和非致病微生物的第一道防线，可防止肠道内的有害物质和病原微生物进入体内。它既是营养物质、电解质和水的吸收场所，也是维持机体内环境稳态的关键部位。

人的小肠由非搅动层、单层柱状上皮细胞层、固有层和黏膜肌层组成了小肠黏膜屏障。上皮细胞中含有合成和释放黏蛋白的杯状细胞和其他分化的上皮细胞。上皮细胞的表面的非搅动层就是由杯状细胞内含有的大量黏液颗粒所分泌的黏蛋白所形成的覆盖在上皮细胞表面的水凝胶，它阻止包括多数细菌在内的大颗粒物质直接接触上皮细胞层，对肠道起到保护和润滑的作用，也通过降低养分到达微绒毛边缘的速率来减缓养分的吸收。未搅动层厚度增加，可能导致营养吸收不良。上皮细胞之间的细胞旁间隙通过紧密连接（tight junctions，TJs）（顶端连接复合体）、黏着连接（adherens junctions，AJs）和桥粒连接（desmosomes）封闭了上皮细胞间的缝隙。上皮内淋巴细胞位于基底膜上方、紧密连接的下方。固有层位于基底膜下方，含有免疫细胞，包括巨噬细胞、树突状细胞、浆细胞、固有层淋巴细胞及中性粒细胞等，它们是肠道屏障中最先接触病原体的免疫功能细胞，并且通过分泌免疫相关细胞因子来发挥免疫调节作用（图6-1）。

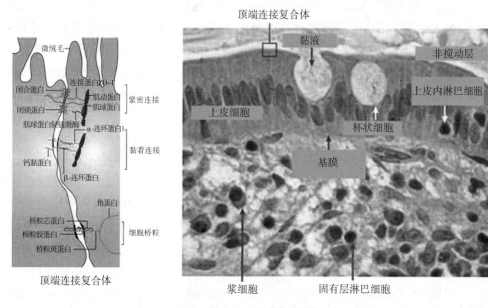

图6-1　肠黏膜屏障

肠黏膜上皮细胞紧密连接的相关蛋白由跨膜蛋白和胞质蛋白组成，其中跨膜蛋白主要有闭锁蛋白（Occludin）、闭合蛋白（Claudin）、紧密连接分子等；胞质蛋白主要有连接蛋白ZO-1等蛋白；黏附连接由钙黏蛋白（Cadherin）与相邻细胞上的分子相互作用，紧密连接和黏附连接都由肌动蛋白和肌球蛋白组成的紧密连接环所支撑。桥粒连接是由桥蛋白和角蛋白丝相互作用而形成。如果紧密连接蛋白数量和分布发生变化，肠黏膜紧密连接结构遭到破坏，肠黏膜通透性就会增加。微小的屏障缺陷导致细菌和食物抗原穿过上皮进入固有层，这可能会导致疾病或动态平衡的破坏。如果异物被抗原提呈细胞，如树突状细胞吸收，它们可以参与T辅助细胞1（TH1）或TH2细胞的分化，可能发展成疾病。在这个过程中，APC和TH1细胞可以释放肿瘤坏死因子和干扰素-γ，向上皮细胞发出信号，增加通过紧密连接渗漏途径的通量，从而允许细菌和饮食抗原进一步从管腔渗漏到固有层，并放大炎症反应，最终可能导致某些疾病的发生。

2. 小肠的消化功能　小肠内消化是整个消化过程中最重要的阶段。食物在小肠内经过胰液、胆汁和小肠液的化学性消化以及小肠平滑肌运动的机械性消化，被最终分解成可吸收的小分子营养物质，通过小肠黏膜进入血液或淋巴液中。

（1）胰液、胆汁和小肠液的成分及作用：胰液是由胰腺外分泌部分泌的最重要的消化液。为无色、无味的碱性液体，pH 7.8～8.4，渗透压与血浆相等。其成分包括由导管上皮细胞分泌的水和无机成分，以及腺泡细胞分泌的有机成分，含有水解三大营养物质的酶（表6-6），消化食物最全面，消化力最强，是最重要的消化液；胆汁由肝细胞持续合成和分泌，生成后由肝管流出，通过肝外胆道系统排到十二指肠；或经胆囊管而储存于胆囊内，在消化期再由胆囊排入十二指肠，为金黄色、味苦的液体。其主要作用为：①乳化脂肪；②促进脂肪和脂溶性维生素的吸收；③有利于胆汁的分泌。胆汁排入十二指肠后，绝大部分胆盐由回肠黏膜吸收入血，通过门静脉再回到肝合成胆汁，称为胆盐的肠-肝循环。胆盐还能直接刺激肝分泌肝胆汁，称为胆盐的利胆作用；小肠液是由十二指肠腺和小肠腺分泌的一种无色透明的碱性消化液，其成分除水和无机盐外，还含有肠激酶、黏蛋白等有机物。小肠腺分泌的与消化有关的酶可能只有肠激酶，而在小肠黏膜上皮细胞内含有寡肽酶、二肽酶、双糖酶等，对吸收入小肠上皮细胞的营养物质进行最终消化，为吸收做准备。

表6-6 胰酶的分类、作用及特征

分类	作 用	特 征
胰淀粉酶	水解淀粉为糊精、麦芽糖和麦芽寡糖	最适 pH 6.7～7.0，水解效率高、速度快
胰脂肪酶	将脂肪水解为甘油、甘油一酯和脂肪酸	最适 pH 7.5～8.5，需辅酯酶协同作用
胰蛋白酶	将蛋白质分解为多种大小不等的多肽，与糜蛋白酶同时作用分解蛋白质的作用可以加强	在胰液中是无活性的酶原形式，进入小肠后肠激酶（肠致活酶）可激活胰蛋白酶原
糜蛋白酶	将蛋白质分解为多种大小不等的多肽；与胰蛋白酶同时作用，分解蛋白质的作用可以加强	在胰液中是无活性的酶原形式，胰蛋白酶激活糜蛋白酶原

（2）胰液和胆汁的分泌调节：胰液和胆汁的分泌受神经和体液两种因素的共同调节（表6-7）。

表6-7 胰液和胆汁分泌的体液调节

分类	来源	对胰液分泌的作用	对胆汁分泌的作用	对小肠运动的作用
促胰液素	小肠上部黏膜的 S 细胞分泌	作用于胰腺小导管壁上皮细胞，分泌大量的水和碳酸氢盐，胰液分泌量大，但酶的含量低	直接作用于肝的胆管系统，而对肝细胞的分泌影响较小，故主要促进水和碳酸氢盐的分泌，使胆汁分泌增加，但对胆盐的分泌无影响	抑制小肠运动
缩胆囊素	小肠上部黏膜的 I 细胞分泌	作用于胰腺腺泡细胞，促进胰液中各种酶的分泌	引起胆囊强烈收缩，促进 Oddi 括约肌舒张，从而促进胆汁大量排入十二指肠	促进小肠运动

分类	来源	对胰液分泌的作用	对胆汁分泌的作用	对小肠运动的作用
促胃液素	胃窦部和小肠上部黏膜的 G 细胞分泌	可促进胰液中淀粉酶、胰蛋白酶原和糜蛋白酶原的分泌	通过血液循环直接刺激肝细胞和胆囊，促进肝细胞分泌胆汁和胆囊收缩；促进促胰液的分泌，间接作用于肝细胞，促进胆汁的分泌	促进小肠运动
胆盐	肝细胞		胆盐的肠-肝循环可直接刺激肝细胞，促进肝胆汁的分泌，有很强的利胆作用	

（3）小肠运动及其调节：小肠运动的主要形式除紧张性收缩外，消化期的运动方式还有分节运动和蠕动。消化间期有周期性移行性复合运动。①分节运动（Segmental motility）是小肠特有的运动形式，是以肠壁环行肌为主的节律性收缩和舒张交替进行的运动，其主要作用是促进食糜与消化液充分混合，有利于化学性消化的进行，同时增加食糜与肠壁黏膜的接触面积并挤压肠壁，促进血液和淋巴的回流，有利于营养物质的吸收。②蠕动是小肠的任何部位都可发生的。蠕动使经过分节运动的食糜向前推进。另一种蠕动行进速度快、传播较远，称为蠕动冲，它可将食糜从小肠始段推送到末端。

回肠末端与盲肠交界处的环行肌显著加厚，起着括约肌的作用，称为回盲括约肌。回盲括约肌的主要功能是防止回肠内容物过快进入大肠，延长食糜在小肠内的停留时间，有利于小肠内容物的完全消化和吸收；还具有活瓣样作用，可阻止大肠内容物向回肠倒流。

小肠运动受神经体液调节（表 6-7）。肠神经系统发挥主要作用。肌间神经丛反射是小肠运动的主要调节方式。交感神经可抑制小肠运动，而副交感神经可促进其运动。体液因素中促胃液素、缩胆囊素等促进小肠运动，而促胰液素、生长抑素则抑制小肠运动。

（五）大肠

大肠是消化管的末端，其组成包括盲肠、阑尾、升结肠、横结肠、降结肠、乙状结肠、直肠和肛管。结肠没有重要的消化功能，其主要生理功能：①吸收水和电解质，参与机体对水、电解质平衡的调节。②吸收由结肠内微生物产生的 B 族维生素和维生素 K。③大肠分泌物中的黏蛋白具有润滑作用，可润滑大肠黏膜和肠道内容物，从而促进肠道运动。黏蛋白还通过防止机械或化学损伤来保护大肠黏膜。④完成对食物残渣的加工，形成粪便，并暂时贮存，最终排出体外。大肠运动的形式、特点和主要作用见表 6-8。

表6-8　大肠运动的形式、特点和主要作用

运动形式	特点	主要作用
袋状往返运动	大肠壁环行平滑肌不规则收缩，空腹最多见	使结肠袋的内容物向前、后两方向运动，有利于水的吸收
分节推进运动	环行平滑肌有规律地收缩	将一个结肠袋内容物推向下一个结肠袋
多袋推进运动	一段结肠收缩	将内容物向远端推送
蠕动	短距离，速度慢	将肠内容物向远端推送的主要动力
集团蠕动	进行快、传播远的蠕动，常发生于进食后	在横结肠部开始发生，可将一部分肠内容物推送到乙状结肠或直肠

　　排便（defecation）是受意识控制的反射活动。当大肠的运动将粪便推入直肠时，可刺激直肠壁内的感受器，冲动经过盆神经和腹下神经传至脊髓腰骶段的初级排便中枢，同时上传到大脑皮层引起便意。排便反射的反射过程见图6-2。

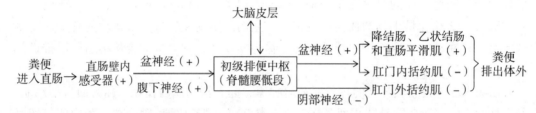

注：（+）表示兴奋或收缩；（-）表示抑制或舒张。

图6-2　排便反射示意图

三、吸收的功能

　　食物通过机械性和化学性消化后，营养物质进入消化道管壁的血液和淋巴液内被吸收。

（一）吸收的部位和途径

　　消化道不同部位的吸收能力差异很大。口腔和食管内基本不具有吸收功能；胃只吸收乙醇和少量水分；大肠也只吸收一些水分和无机盐。而小肠才是营养物质的主要吸收部位：蛋白质、脂肪和糖类的消化产物大部分在十二指肠和空肠吸收，胆盐和维生素 B_{12} 在回肠吸收。吸收的途径有跨细胞和旁细胞两种途径。吸收的机制包括单纯扩散、易化扩散、主动转运、胞纳和胞吐等。

（二）小肠内主要营养物质的吸收

　　几种主要营养物质的吸收形式、部位、机制及特点见表6-9。

表6-9 小肠内主要营养物质的吸收概要

吸收物质	吸收形式	吸收部位	吸收机制	吸收的特点
蛋白质	氨基酸、寡肽	小肠上部	继发性主动转运	
脂肪	脂肪酸、单酰甘油、胆固醇	小肠	被动转运为主	需胆盐协助，以乳糜微胶粒形式存在
糖类	单糖	小肠上部	继发性主动转运	己糖的吸收速率 > 戊糖
水	分子水	胃、肠	被动转运	各种溶质（尤其 Na^+）吸收后产生的渗透梯度是吸收的主要动力
钠	钠离子	小肠	主动转运	由钠泵进行主动转运
钙	钙离子	小肠	主动转运	维生素 D、脂肪性食物、酸性环境易被吸收
铁	亚铁离子	小肠上端	被动转运	吸收量根据体内需要而定，转铁蛋白具有重要作用；酸性环境易被吸收
负离子	离子	小肠	被动转运	Na^+ 被钠泵泵入细胞内，则负离子因电位差被吸引进入细胞内
脂溶性维生素		小肠	单纯扩散	脂肪存在时易被吸收；胆盐促进其吸收
水溶性维生素		小肠	单纯扩散	维生素 B_{12} 必须与内因子结合才能被回肠吸收

四、肝脏的生理功能

肝脏是人体最大的腺体和重要器官之一，除生成胆汁、参与消化功能外，还执行许多重要的新陈代谢和内环境稳定功能。肝脏的主要生理功能有7个方面：①代谢功能。肝脏是进行碳水化合物、蛋白质、脂肪、维生素和多种激素等代谢的最大反应的器官。②合成和贮存功能。合成血浆蛋白和其他蛋白（免疫球蛋白除外），还参与合成类固醇激素、生长抑素和肝素。③排泄功能。通过胆汁排泄胆固醇、胆色素、重金属、毒素、细菌和病毒。④分解激素和药物灭活。分解代谢相关激素，如生长激素、雌激素等，还会使药物灭活，将脂溶性药物被转化为水溶性物质，通过胆汁或尿液排泄。⑤造血和溶血功能。胎儿期为造血器官，产生血细胞；并储存红细胞生成所需的维生素 B_{12} 和合成血红蛋白所需的铁。肝脏还产生血小板生成素，促进血小板的产生。老化的红细胞被肝脏网状内皮细胞（Kupffer 细胞）破坏。⑥肝脏是安静时最重要的产热器官，肝脏在代谢反应中产生大量热量。⑦防御和解毒功能。肝脏的网状内皮细胞在防御中起重要作用。肝脏也参与异物的解毒。肝脏可通过代谢降解彻底破坏毒物，通过与谷氨酸或硫酸盐结合将有毒物质转化为无毒物质。

第二节　消化系统功能的衰老

胃肠道的老化虽然没有其他器官如大脑那么明显，但随着年龄的增长，消化器官从结构和功能上也发生一些退行性改变，饮食结构、肠道菌群都发生变化。这些改变是老年人诸多消化系统疾病发生发展的基础。所以，有时较难区分生理性衰老变化和亚临床疾病过程。比如，我们变老时容易出现吞咽功能的变化，出现呛咳，甚至有可能发展成吸入性肺炎。

一、口腔的老化

口腔包括嘴唇、牙齿、上腭、舌头等组织结构，它是消化系统的开始部分。食物先在口腔中被牙齿磨碎，然后由唾液润湿搅拌成团，从而易于吞咽。牙齿是人体中最坚硬的部分，也是老年人最容易受损和衰老的部分。

1. 牙齿的老化　随着年龄的增长，牙齿中牙釉质磨损，变得无光泽，牙本质内神经末梢暴露，使老年人对食物的冷、热、酸、甜等刺激变得敏感。牙龈逐渐萎缩，牙根显露，外观上牙齿显得更长，牙齿的支持组织向根部萎缩，牙龈萎缩可导致牙齿松动和易脱落。大多数老年人的口腔黏膜存在黑色素沉着。牙齿脱落可能引起消化的困难和营养的问题。

2. 口腔肌肉的老化　口腔肌肉的衰老表现为下颌肌肉变弱，容易发生下颌关节半脱位，使得老年人咀嚼坚硬食物的能力减弱，可能导致咀嚼和吞咽困难，严重时会增加营养不良的风险。口腔肌肉萎缩和收缩锻炼不够，面部肌肉容易下垂。

3. 口腔腺的萎缩　口腔腺是开口于口腔的各种腺体的总称。包括唇腺、颊腺等小唾液腺，以及腮腺、下颌下腺和舌下腺三对大唾液腺。老年人口腔的唾液腺萎缩，产生和分泌的唾液减少，50岁以后唾液中淀粉酶的含量减少。由于唾液分泌减少，口腔自洁能力下降，易引起口腔干燥症，高达40%的健康老年人患有口干症。口腔干燥使口腔更容易患蛀牙、口腔感染和牙龈疾病。

某些疾病或使用药物的副作用可导致自主神经功能失调，唾液淀粉酶减少，但对消化功能影响不大。部分老年人舌部味蕾数量减少，导致味觉减退。吸烟加重味觉敏感性的丧失。

二、食管的老化

老年人容易出现吞咽困难。原因是食管上括约肌的压力下降、松弛延缓和推动食团驱动受阻，吞咽时不能很好地控制食团、唾液分泌量减少、味觉减退等，这些都不利于吞咽。

老年人食管的肌肉萎缩，收缩力减弱，食管蠕动减慢，导致食物从口腔到食管再到胃的移动速度变慢，食物在食管内停留时间延长，即食管排空时间延迟。

老年人进食时，食物在咽食管段停留的时间延长，咽食管段内径增宽，这一现象被认为是增龄化过程中的一种代偿性改变，与老年人在退行性改变的过程中神经反射与肌肉之间的协调性减退有关。

食管上括约肌可防止空气进入胃内以及防止食物反流入咽和进入气管。老年人食管上括约肌压力（upper esophageal sphincter pressure，UESP）减低，括约肌开放延迟。在老年人中，诱导咽部吞咽所需的液体量更大，老年人需要更多的液体来刺激咽-声门闭合反射。当老年人吞咽反射异常和缺乏保护性反射（如咳嗽反射）时，就会发生呛咳或吸入性肺炎。

此外，老年人食管舒张扩大，食管下括约肌肌力减弱，食管下括约肌压力（lower esophageal sphincter pressure，LESP）减低。当食管下括约肌未完全打开时，食管清除胃酸的能力减弱，易形成胃食管反流病，反流的胃酸破坏食管黏膜。食管下括约肌的薄弱可以使胃的一部分从膈肌裂孔伸到食管中，称为食管裂孔疝，加重胃反流。胃食管反流病相关的食管黏膜的损伤可导致食管良性狭窄。

食管下括约肌压力低和松弛的细胞水平机制可以用肠道固有神经元的丧失来解释。在一些研究中，这些神经元比神经系统的其他部分更容易发生与年龄相关的退化和坏死，其中胆碱能肌间神经元比其他肠神经元更脆弱。

三、胃的老化

胃活动减弱、胃酸和消化酶分泌减少。据报道，老年人胃黏膜和胃腺萎缩，主细胞和壁细胞减少（70 岁以上者比 30 岁以下者减少 1/2）。胃酸分泌下降，消化腺分泌的消化酶减少，胃液的消化能力下降，黏蛋白含量减少。老年人消化能力减弱，食欲逐渐降低。老年人胃肠血流量减少，80 岁者约减少 60%，由于胃酸分泌减少，使钙、铁和维生素 D 吸收减少，易发生营养不良，可导致老年人患缺铁性贫血、骨质软化等。老年人吞咽功能下降，有人对 90 岁以上老年人食管蠕动功能的研究发现，老年人食管蠕动仅占吞咽动作的 50%，而青年人则占 90%。老年人贲门括约肌松弛，食管排空延迟，食管扩张和无推动力的收缩增加。

（一）胃黏膜分泌和防御功能受损

与青年胃黏膜相比，老年人胃黏膜具有明显的结构和功能异常。胃黏膜及胃腺部分萎缩，取而代之的是结缔组织。黏液-碳酸氢盐屏障形成障碍，黏膜防御屏障受损（黏液、碳酸氢盐和前列腺素生成减少），易造成胃黏膜的机械损伤，导致胃黏膜易受胃酸和胃蛋白酶的破坏消化。胃黏膜细胞萎缩使黏膜变薄，易引起胃黏膜炎症，即患慢性萎缩性胃炎。对各种药物如乙醇、阿司匹林和其他非甾体抗炎药（NSAIDs）损伤的易感性增加，损伤愈合受阻，溃疡愈合药物治疗效果降低。临床研究发现，老年患者服用小剂量阿司匹林或非甾体抗炎药发生胃肠道并发症的绝对风险比年轻患者大很多。50 岁以下的人患溃疡并发症的风险低于 0.5%，而 70～79 岁的人接近 4%，80 岁以上的人约为 6%。

健康老年人的胃酸和胃蛋白酶原的分泌随年龄的增长而减少。基础胃酸和刺激后胃酸分泌量减少，可能与胃壁细胞萎缩有关。胃酸分泌减少导致细菌感染的机会增加。胃和十二指肠幽门螺杆菌感染随着年龄的增长而增加，且与胃溃疡、恶性贫血和胃淋巴瘤的发病相关。老年人患胃溃疡更容易出血，可能需要更长的时间愈合。内因子分泌障碍，维生素 B_{12} 吸收障碍，导致巨幼红细胞贫血和造血障碍。胃蛋白酶原的产生量在成年期（40～60 岁）开始下降，之后相对稳定。

胃黏膜损害的可能机制是黏膜血流量减少和氧输送障碍导致缺氧，从而导致早期生长反应因子-1（early growth response-1，EGR-1）转录因子的激活。EGR-1 的激活反过来上调了双特异性磷酸酶、磷酸酶和张力蛋白同源物（PTEN），导致促凋亡因子的激活，并降低了抗凋亡蛋白 Survivin 的表达。促凋亡和抗凋亡介质之间的失衡导致细胞凋亡，增加对损伤的易感性。老年个体的胃黏膜中也发现 PTEN 的表达增加，Survivin 的表达降低。

（二）胃运动功能下降

年龄对胃动力的影响存在争议，许多研究报告显示了相互矛盾的结果。一般认为，老年后发生不同程度的胃平滑肌萎缩，蠕动减弱，胃排空延迟（液体和固体排空均延迟）。老年人进食大量固体食物时胃排空减慢，而进食小量或流质膳食时未发现胃排空随年龄增长而减慢。胃的移行复合运动没有显著改变。胃电图显示，老年人进餐后胃收缩力和蠕动力降低，流经幽门血流速度慢。尽管一些老年人这些变化轻微，但它们可能是导致厌食、消化不良、早饱、长时间持续饱胀感，甚至是便秘的原因。

胃运动被认为是由胃平滑肌细胞和特殊细胞 Cajal 间质细胞（interstitial Cajal cell，ICC）的协同作用调节的，这些细胞分布在胃肠道肌层内的特定位置。在没有任何运动障碍的情况下，胃和结肠中 ICC 的数量每十年以 13% 的速度下降。随年龄增长而减少的确切机制尚不清楚。胃中 ICC 降低引起消化大量食物障碍，由此导致老年人早饱和食物摄入量减少。胆碱能肠神经元的丧失似乎是老年人运动性减退的最合理解释。糖尿病、多发性硬化症、帕金森病、恶性肿瘤、药物以及外科手术也可以引起老年人胃排空延迟或胃轻瘫。

四、小肠的老化

衰老过程中，小肠发生一系列的退行性改变，不同程度地影响其消化和吸收功能。这些改变包括小肠形态学及黏膜屏障结构和功能的变化，分泌功能、运动功能和营养吸收及神经体液调节方面的改变，是消化道疾病发生发展的病理学基础。

（一）小肠形态学及肠黏膜屏障结构的变化

肠上皮屏障保护肠道黏膜，维持宿主体内平衡。肠上皮屏障包括化学屏障、机械屏障和免疫学屏障。化学屏障，如胆汁酸的酸碱度提供了肠道最基础的防御屏障之一。而胆汁，特别是胆盐，具有杀菌功能，通过影响肠道细菌的 DNA 和膜完整性来消灭细菌；机械屏障（物理屏障）是由单层上皮细胞被层状黏液覆盖形成的；位于基底膜下方固有层的免疫细胞，包括巨噬细胞、树突状细胞、浆细胞、固有层淋巴细胞及肠上皮分泌的抗菌肽（antimicrobial peptides，AMPs）和分泌型免疫球蛋白 A

（SIgA）共同构成肠免疫学屏障。这些成分与栖息在肠道中的大型微生物群落相互作用，形成一个高度复杂的生物系统，在局部和全身对人类健康的许多方面发挥着重要作用。屏障功能破坏可能导致慢性免疫激活，导致局部和全身疾病，包括腹腔疾病、结直肠癌、炎症性肠病（inflammatory bowel disease，IBD）以及肥胖和糖尿病等代谢紊乱。

1. 小肠形态学改变　研究发现，24 个月老年 SD 大鼠小肠黏膜上皮黏膜层萎缩，小肠绒毛高度、宽度和密度均降低。衰老导致小肠黏膜吸收面积减少，引起小肠消化吸收功能减退。肠黏膜上皮内杯状细胞数量逐渐减少，分泌黏蛋白减少，对肠道的保护性降低。衰老的 SD 大鼠回肠表现出杯状细胞/绒毛的数量略有增加，这些杯状细胞/绒毛显示较大的黏蛋白颗粒，表明黏液增加。

2. 小肠黏膜屏障和通透性改变　人们对黏液层在衰老过程中的结构和功能变化知之甚少。老化过程对黏液层产生的影响因小肠部位不同而异。在正常、健康的个体中，胃和十二指肠黏液层的厚度不随年龄变化，这表明黏液层提供的机械保护至少在这两个部位不受老化的影响。肠黏膜上皮内淋巴细胞逐渐减少，导致肠道防御功能下降，肠道内病原微生物的大量繁殖，进而增加老年人肠道感染的机会，在一定程度上说明衰老过程中小肠黏膜的防御功能降低。

肠道微生物通过黏液结合蛋白（mucus-binding protein，MUB）附着在黏蛋白多糖上，黏液结合蛋白是一种在胃肠道细菌中发现的细胞表面黏附素。嵌入黏液层的多糖是各种肠道微生物的营养底物。黏液层和肠道细菌之间由多糖介导，并相互作用。黏液层在保护肠道上皮以及塑造免疫微环境和健康微生物群的最佳栖息地方面发挥了关键作用。老化过程中黏液厚度和化学结构的变化有可能改变肠道环境，对肠道微生物群落和炎症产生有重要影响。

目前没有老年人肠道 AMPs 水平波动的证据。在小鼠中已经观察到重要的帕内特细胞来源的 AMPs，如 α 防御素和溶菌酶的表达随着年龄的增长而下降；其他 AMP，包括黏膜再生胰岛衍生蛋白以及血管生成素-4 和抵抗素样分子 β 在衰老过程中显著上调。这些改变导致老年肠道抗菌能力下降。肠道 SIgA 通过表面防止感染，并通过限制促炎反应的产生，以此来帮助调节肠道免疫动态平衡。

随年龄增加，人类小肠的末端回肠中肠上皮间关键紧密连接蛋白 ZO-1、闭锁蛋白和连接附着分子（JAMA-1）等的表达减少，而对大分子如辣根过氧化物酶（HRP）的通透性增加。肠上皮每天接触到大量的物质，从半消化的食物到微生物，后者可能是生理上栖息在肠道的微生物群，也可能是肠道的病原体。这样的肠上皮环境导致上皮细胞的经常丢失和损伤。在整个肠道中，上皮的持续更新有赖于位于肠隐窝特定区域的肠上皮干细胞（intestinal epithelial stem cells，IESCs）的存在。肠隐窝的结构包含专门的干细胞和祖细胞群体，它们自我更新以维持和补充上皮细胞，是各种上皮细胞的来源。肠隐窝壁龛由间充质细胞和免疫细胞组成，为细胞增殖和分化提供重要信号。在衰老过程中，小肠隐窝发生了一些变化，影响了细胞的增殖、迁移和上皮的形成。干细胞池中还包括其他类型的细胞，包括成纤维细胞、肌成纤维细胞、平滑肌细胞、神经细胞、内皮细胞、淋巴细胞和单核细胞，这些细胞提供调控肠上皮细胞增殖的分泌因子，如表皮生长因子和骨形态发生蛋白信号因子，如 Noggin、Gremlin 和 Chordin。

衰老哺乳动物的隐窝中活跃的 IESC 有丝分裂率降低和凋亡水平增加，上皮细胞沿隐窝/绒毛轴的迁移速度降低，潜在地导致了衰老肠道结构的改变。

3. 衰老过程中肠道-微生物的相互作用　衰老过程中肠道-微生物的相互作用主要是讨论对局部和全身内稳态产生影响。在衰老过程中，肠道中的宿主微生物发生了一系列的修饰，涉及肠道上皮屏障的几个关键组成部分。这些与年龄相关的改变可能导致局部和全身性炎症。在年轻人中，紧密连接复合体（TJS）密封了肠上皮细胞，提供了对微生物和大分子的屏障。此外，在稳定状态下，黏膜肠上皮细胞分泌抗炎细胞因子，如胸腺基质淋巴生成素和转化生长因子 β，有助于维持肠道和系统免疫动态平衡，从而为适当的肠-脑轴通讯创造最佳环境。随着年龄的增长，微生物群落组成发生变化，微生物多样性下降。随之出现肠道部分区域的黏液层变薄，使肠道上皮暴露在越来越多的微生物刺激下。在人类和实验动物中，上皮屏障的完整性似乎随着年龄的增长而受到损害，这是由于关键紧密连接蛋白的表达减少，导致肠漏。微生物及其产物穿过肠上皮细胞，反过来又会触发促炎细胞因子的持续慢性产生，进一步破坏屏障完整性，增加肠道通透性。最终导致中枢神经系统功能的下降，对认知和行为造成严重后果。

老年人肠道细菌有明显的生理变化，双歧杆菌总数减少，同时物种多样性增加，真菌和肠道细菌有增加的趋势。这些变化导致老年人患艰难梭状芽孢杆菌腹泻的倾向增加。

（二）小肠运动功能的改变

食物从空肠到结肠的运动也是一个涉及肠平滑肌、肠神经、外周神经和胃肠激素的综合过程。肠道转运系统功能随着年龄的增长而发生的变化，总体情况很微弱。小肠运动模式的变化随着衰老而改变，衰老对小肠内压力的影响相对较小，进食后收缩频率减少，迁移运动频率减少，传播的收缩频率减少。老年动物空肠肌层厚度先升高，后显著降低。肠道平滑肌萎缩，收缩功能下降，肠蠕动减慢，也严重影响了小肠的消化吸收功能。

（三）小肠吸收功能的改变

随着年龄的增长，肠黏膜的血流量减少，但对吸收功能影响不大。随着增龄可能会出现轻度的碳水化合物吸收不良，但大分子营养素的吸收无明显障碍，在宏观层面上看，微量营养素的吸收随着年龄的增长几乎没有变化（表6-10）。维生素 B_{12} 吸收的改变主要是由胃酸缺乏造成的。胃酸是将 B_{12} 从其蛋白质结合状态中分离出来所必需的。随着年龄的增长，乳糖吸收不良更为常见。在大鼠中，肠道刷状缘的乳糖酶水平已显示出随着年龄的增长显著下降。

表 6-10　衰老对肠道营养素吸收的影响

营养素	影响
蛋白质	无变化
脂肪	无变化
碳水化合物	可能降低
乳糖	降低
核黄素（维生素 B_2）	无变化
维生素 B_6	无变化
维生素 B_{12}	萎缩性胃炎时降低
钙	降低
维生素 A	增加
锌	减少
镁	减少
铁	减少

钙的吸收效率随着年龄的增长而降低。在萎缩性胃炎存在的情况下，碳酸钙不会转化为可溶性氯化钙，导致钙吸收减少。老年人对维生素 D 的吸收减少，同时老年人阳光暴露少，皮肤接受紫外线减少、胆钙化醇合成减少、活性的 $1,25-(OH)_2-VitD_3$ 的生成减少，以及肠上皮中维生素 D 受体的减少，都导致钙吸收减少。$25-(OH)_2-VitD_3$ 水平随着年龄的增长而下降，即使大多数老年人服用补充剂，但缺乏仍然存在。这会导致老年人患病时维生素 D 水平显著下降。维生素 D 缺乏与髋部骨折、易跌倒、运动功能衰退和虚弱的增加有关。为此，需要在老年人中测量维生素 D 和骨密度水平，发现缺乏，积极补充。

老年人的铁吸收率也降低。三价铁不易溶解，除非有酸的存在，因此，老年人的胃酸分泌随年龄的增长而减少，会出现铁的吸收不良。

（四）肠道神经调节功能

肠神经系统（enteric nervous system，ENS）在胃肠功能的调节中起着核心作用。

在啮齿类动物生命进程的晚期，肠神经急剧减少，约 20% 的支配食管的神经元和 60% 的支配结肠的神经元丢失。肠道神经系统的变化与肠道的生理变化不成比例。这表明这些神经元具有巨大的储备和很强的胃肠生理适应能力。肠神经系统的一个主要作用是调节分泌活动，而这种作用随着年龄的增长而减少。肠道神经系统与衰老的相互作用的研究还处于初级阶段。

（五）胃肠激素的改变

衰老会改变几种胃肠激素的循环水平（表6-11）。这些激素变化会导致胃肠相关功能的改变，如衰老引起的厌食和餐后低血压等。胰岛素、抑胃肽和胰高血糖素样肽 1 的水平不会随增龄而改变。

表 6-11　衰老对胃肠道激素水平的影响

激素	功　　能	衰老影响
胃泌素	胃酸分泌	增加
生长激素释放肽	增加摄食量和生长激素	无变化
缩胆囊素	胆囊胆汁排出，胰酶分泌	增加
促胰液素	碳酸氢盐分泌，胰酶分泌	未知
抑胃肽	胰岛素分泌，减慢胃排空	无变化
胰高血糖素样肽	胰岛素分泌减慢胃排空	无变化
生长抑素	抑制肠道分泌、肠道运动和肽类激素分泌	
胃动素	胃排空，移行性复合运动	增加
胰岛素	血糖调节	增加
降钙素基因相关肽	餐后低血压	不变或增加

五、胆囊、肝脏和胰腺的老化

老年人肝脏质量减轻，肝功能不同程度减退。肝脏约占体质量的 2.5%，此数值一直保持到中年，此后，随着衰老，肝脏的质量减少至体质量的 1.6%，20~40 岁时肝质量约 1200g，70 岁时肝质量仅约 740g。老年人肝细胞萎缩，结缔组织增生，部分肝细胞的酶活性降低，肝脏解毒功能减弱，蛋白质的合成和贮备减少，血浆白蛋白下降，球蛋白及纤维蛋白原相对升高。老年人肝血流量下降，在 25~65 岁间，肝血流量可下降 40%~45%，其部分原因是心输出量减少。老年人肝细胞数减少，与药物代谢密切相关的肝微粒体酶系统活力下降，且对诱导反应减弱。肝脏是一个多功能器官，老年人肝功能有不同程度的减退，但减退的早晚快慢个体间差异较大。

（一）肝脏和胆囊的老化

1. 肝脏的老化　肝脏质量随年龄的增长而减小，与肝细胞再生能力降低有关。随着年龄的增长，流向肝脏的血流量会减少 25%~47%。显微镜下可见肝细胞线粒体减少，光面内质网减少。血清经典肝酶如血清谷丙转氨酶、血浆碱性磷酸酶、谷草转氨酶和谷丙转氨酶不随年龄变化。白蛋白合成随着年龄的增长略有下降，这可能是继发于低度慢性炎症所导致的细胞因子增加。

血浆胆红素是血红蛋白降解的产物，于肝脏生成，经胆汁排泄。老年人血浆中胆红素浓度没有超过正常水平。肝脏有可再生功能，这个能力到成年时开始下降，但老年后不再继续下降。

肝脏在许多药物的新陈代谢中起着核心作用。虽然大多数肝功能不随年龄增长而改变，但动物体内的 P450 酶系统普遍下降，这导致给老年人的许多药物代谢延迟。药物在肝脏的 I 期代谢包括羟基化、N-脱烷基化作用、亚砜氧化、还原和水解，这些反应主要由光面内质网中的细胞色素 P450（CYP）系统催化。随着年龄的增长，I 相活性明显降低。这种药物新陈代谢的下降在老年男性中比在老年女性中更严重。此外，老年人因患各种疾病普遍存在的服用多种药物情况，导致药物-药物相互作用，进一步降低了 CYP 系统的活性。药物与葡聚糖（glucoronides）和其他有机底物的结合是 II 相代谢的一部分。II 相代谢受年龄的影响要小得多。

2. 胆囊的老化 胆囊及胆道系统也随着人的年龄增长而衰老。随着年龄增长胆囊弹性纤维和胶原纤维增加，在 50～60 岁时增生明显，胆囊和胆管壁变厚，胆囊增大下垂，胆汁浓缩加强。有的人胆囊括约肌出现纤维腺肌瘤样变化，胆汁流出速度开始下降。老年人胆囊壁和胆管壁增厚，胆囊腔体变小而且弹性降低，胆汁浓缩并含有大量胆固醇和胆红素，故易沉积而形成胆石。患胆石症时，因胆汁排出受阻而易发生胆囊炎，胆管发炎可使胰腺发生自身消化而形成急性胰腺炎，故老年人更易患胆石症、胆囊炎和急性胰腺炎。由于结缔组织的增加，胆管随着年龄的增长而扩张。老年人正常胆管的上限应为 8.5mm。由于衰老，肝脏合成的胆汁酸减少。有数据显示健康成人志愿者（20 岁）的胆汁酸合成速率为 1.74mmol/d，而健康老年人（60 岁）的胆汁酸合成速率仅为 0.91mmol/d，但在同一年龄组，胆固醇分泌从 53μmol/h 到 73μmol/h。由于胆汁中胆固醇分泌增多，胆汁酸分泌减少，因此胆结石发病率随着年龄的增长而增加。

老年人胆囊对血浆缩胆囊素（CCK）浓度的敏感性随着年龄的增长而降低，作为代偿，老年人循环中 CCK 的浓度是增加的。未发现衰老对胆囊收缩力和排空动力学的影响。

（二）胰腺的老化

胰腺是兼有内、外分泌功能的重要器官，对食物的消化和糖代谢发挥着关键作用。随着增龄，胰腺从结构到功能发生了一系列的退化或老化。老年胰腺内、外分泌功能的退化可能是导致老年人消化不良、易患糖尿病的原因。老化的胰腺有一定的代偿能力，基本能满足老年人的生理需要。胰液分泌功能下降，脂肪分解和糖分解活性下降，但蛋白质分解活性不变。胰腺的分泌功能在老年人容易较快地衰老，胰腺对神经反射性调节的反应减弱比对体液物质刺激的反应减弱更明显。

1. 胰腺形态学的改变 胰腺老化表现为胰腺导管扩张，腺小叶内纤维化、导管增生。动脉粥样硬化导致胰腺供血减少。

对无胰腺疾病人的胰腺研究表明，胰腺的质量从 40 岁开始随增龄有明显的降低趋势。CT 三维成像技术发现，人体胰腺体积随增龄有明显变化，在 31～40 岁间体积达到最高值，此后随增龄呈现下降趋势，在 70～80 岁时下降明显。半定量超声内镜显示，老年胰腺质地变硬。磁共振检查显示，老年人胰头、体部的主胰管管径较年轻人明显增宽，但主胰管长度与年轻人相似。综上所述，胰腺衰老的大体形态变化主要是质量减轻、体积缩小、质地变硬和胰管扩张等。

　　胰腺衰老的人体组织结构研究显示，60 岁以下组和 60 岁以上组出现胰腺纤维化的百分比分别为 10.3%、62.0%，局灶纤维化多出现在胰腺周围小叶，累及腺泡组织、小导管和胰岛。随增龄腺泡上皮基膜排列紊乱，胰岛内部纤维组织增加，胰岛结构紊乱且排列分散，腺导管上皮可出现乳头状增生，导管上皮细胞基质内脂滴逐渐积累，胰腺基质内成纤维细胞、星状细胞数量增加。超微结构显示，大鼠胰腺腺泡细胞和胰岛 β 细胞出现空泡化，胞核固缩，胞内线粒体脱水、肿胀，粗面内质网扩张且排列松散，脂滴、溶酶体数量增多等改变。腺泡细胞顶部酶原颗粒减少，胰岛 β 细胞内分泌颗粒减少。

　　2. 胰腺内分泌功能的改变　研究显示，老龄大鼠胰岛 β 细胞基础分泌功能和葡萄糖刺激后分泌功能均随增龄减退，胰岛素分泌峰值降低，且达峰时间随增龄逐渐延迟，表现为明显的糖耐量受损。其原因除与胰岛 β 细胞结构退化有关外，还可能与胰岛 β 细胞葡萄糖转运蛋白 2（glucose transporter，$GLUT_2$）数量随增龄减少，使胰岛 β 细胞胞膜对葡萄糖的转运减少，进而引起葡萄糖刺激下胰岛素分泌功能受损和衰老胰岛 β 细胞内质网对钙离子摄取减少，引起胰岛素释放减少等有关。

　　有动物实验研究显示，胰岛素分泌随着年龄的增长而下降，与人体研究结果一致。胰岛素分泌随年龄增长而下降在老年性糖尿病的发病机制中起主要作用。胰岛素抵抗和胰岛素分泌减少共同导致了老年人的葡萄糖不耐受。

　　3. 胰腺外分泌功能的改变　胰腺外分泌基础和储备能力均随增龄而减退。随着年龄的增长，胰腺分泌胰液总量下降，伴随胰酶——胰蛋白酶原、糜蛋白酶原、磷脂酶和胰脂肪酶量和碳酸氢钠分泌量的减少。外分泌储备功能下降，但这些变化很小，不会导致明显的蛋白质、碳水化合物和脂肪消化能力减弱，对肠道吸收的影响微乎其微。

六、大肠的老化

　　随着年龄的增长，大肠肠壁肌肉萎缩、肠道血液供应减少和固有神经元的改变（肠胆碱能神经元丢失、神经递质和受体的减少），可导致一些常见的功能障碍，如粪便转运时间延长、结肠的推进活动减少，导致大便脱水或黏膜疝或囊化，但分泌和吸收保持相对恒定。这许多变化都可以通过充足的液体补充、纤维素摄入及运动来管理或预防。

　　肠神经系统中与年龄相关的神经退行性变可能是高龄时观察到的功能变化的关键。在 65 岁以上人群的结肠中，与年轻人相比，肠内神经元丢失 37%。大肠肌间神经丛中神经细胞的数量减少，这些神经元主要包括产生 NO、VIP、P 物质和 ACh 的神经元。随着年龄的增长，神经元密度的降低伴随着肌间神经节纤维成分的明显增加。表明神经退行性改变可能与老年人群中出现的结肠动力障碍有关。

　　老年人常出现排便功能障碍。老年人肛门内括约肌压力降低和骨盆肌力的减弱，直肠敏感性下降和肛门功能减退都导致排便功能障碍——便秘。便秘更常见于老年女性，特别是在绝经期后。因为女性阴道分娩期间盆底肌肉的损伤，造成盆底肌肉在排便时的挤压作用力下降，这些变化增加了便秘的风险。这些与年龄相关的改变是老年人便秘的促发展因素。便秘是老年人常见的症状，大便的次数随年龄增加而存在逐步减少的倾向（表 6-12）。

表 6-12　便秘的程度与增龄的关系

便秘程度	30～44 岁（例数）	45～59 岁（例数）	≥60 岁（例数）
排便间隔（天）	3.1±0.16（62）	3.2±0.2（46）	4.6±0.6（11）
排便时间（次/分）	19.7±1.27（60）	22.4±1.6（43）	37.3±5.7（11）
便秘病史（年）	8.7±1.22（57）	17.1±2.8（43）	26.2±8.4（11）

第三节　消化系统功能老化的相关疾病

随着年龄的增长，胃肠道会经历各种形态和功能的变化，同时身体功能也会普遍下降。这涉及胃排空延迟、内脏血流量减少和胃肠道 pH 值变化等情况。然而，这种与年龄相关的变化会扰乱正常的体内稳态机制，从而使肠道更容易发生某些疾病。肠腔内环境直接影响药物的生物利用度，从而影响口服制剂的性能。老龄功能下降引起的解剖学和生理学变化对某些药物的药代动力学有很大影响。

一、老年性消化系统疾病的特征

胃肠道疾病在老年人中很常见，然而，对导致胃肠道易损性的确切衰老特征却知之甚少。对啮齿动物的研究表明，衰老改变了肠平滑肌的收缩性以及胃肠道肌肉系统的神经支配和感觉信号。随着年龄的增长胃肠的屏障功能下降，对大分子物质的通透性增加。老年人易受胃肠道功能障碍影响的关键因素与肠上皮紧密连接蛋白重塑增加了结肠通透性有关。炎性细胞因子通过调节紧密连接蛋白的表达和运输来调节肠道通透性。高龄与神经递质含量和表达减少有关。因此，老年性消化系统疾病具有下列的特征。

1. 症状和体征不典型　老年人神经反应迟钝，感受性低，患病后常缺乏典型的症状与体征。即使疾病比较严重，症状有时仍比较轻微，甚至症状与体征缺如。不同的老年人即使患有同一种疾病，其临床表现也可差异很大，这就给早期诊断、正确治疗带来挑战。老年人的痛阈高，对疼痛耐受性强，发生了阑尾炎、胆囊炎、胃肠道穿孔引起腹膜炎等，都可不发生腹痛，或仅有轻微腹痛。老年人腹部存在严重感染，体温升高不明显，白细胞计数仍可在正常范围内。老年人由于胃肠蠕动减慢，当上消化道出血时，常不能及时发生呕血或由大便排出，因此，在临床上发现老年人不明原因的贫血或休克，应想到上消化道出血的可能。

2. 病程绵长，恢复缓慢　老年人消化系统疾病的病程较长，有些是在青年时期就发病，慢性反复发作，迁延至老年。有的则是在进入老年期发病，但起病隐匿，症状轻微，常被忽视，只有疾病发展到十分严重的程度，或出现并发症才引起注意。老年溃疡病，无痛者较多见，当并发溃疡出血时才被确诊，但应用止血剂治疗其止血效果明显不如青年人，这与老年人多存在动脉粥样硬化，机体修复功能降低有关。

3. 并发症多，病死率高　老年人患有消化系统疾病的另一个特点是并发症多，死亡率高，这与老年人有些脏器的代偿能力差，以及常同时存在心、脑、肺、肾等重要脏器疾病有密切关系。如胃肠道疾患引起腹泻时，常可引起水、电解质及酸碱平衡紊乱，也可引起心律失常、心绞痛，严重者可导致低血压、休克。临床观察发现，老年患胃肠道疾病合并腹膜炎比中年人死亡率高 10～15 倍。因此，在处理老年消化道疾病时，应及早认识并发症及合并症（老年人常有 3～5 种疾病并存），并给予及时准确的治疗，以防止多脏器功能衰竭的发生。

4. 药物治疗易发生毒副反应　老年人各脏器功能均有不同程度的衰退，对药物的吸收、代谢和排泄都存在障碍，使药物在机体内的半衰期延长，长期使用可致药物积蓄中毒。如老年人使用氨基糖苷类抗生素时，应根据患者肾功能不全的程度，酌情减量或避免使用。在临床上每年都可遇到，静脉应用庆大霉素、卡那霉素等治疗老年胃肠炎，而引起急性肾功能衰竭的病例，应引起高度警惕。

综上所述，衰老对胃肠道的影响导致肠道疾病的发生，且老年人患胃肠道疾病各有其特点。

二、胃食管反流病

胃食管反流病（gastroesophageal reflux disease，GERD）是指胃、十二指肠内容物反流入食管，引起临床症状和（或）并发症的一种疾病。反流是由于食管下括约肌无力或收缩失败所致。本病的特点是烧心感（酸性胃内容物反流至食管引起胸腔疼痛烧灼感）、食管炎和吞咽困难。胃食管反流及其并发症的发生是多因素导致的，其中包括食管本身抗反流机制的缺陷，如食管下括约肌功能障碍和食管管腔平滑肌运动异常等，也有食管外诸多机械因素的功能紊乱。

胃食管反流病近年发病率在全球有所增加，并且随着年龄的增长而逐渐上升，老年人成为胃食管反流病的高发人群。国内资料显示，老年人胃食管反流病内镜检出率为8.9%，高于中青年人的 4.3%。本节主要讨论老年胃食管反流病的生理学机制和临床特点。

（一）病因与发病的生理学机制

胃食管反流病是一种与酸或胆汁反流有关的上消化道动力障碍病，是由于食管对胃、十二指肠内容物反流的防御机制减弱，导致胃酸、胃蛋白酶、胆盐和胰蛋白酶等对食管黏膜的攻击作用。胃食管反流病的病理生理机制主要是由于抗反流防御机制减弱和反流食物对食管黏膜的攻击增强引起的。

1. 抗反流防御机制减弱

（1）食管下括约肌功能障碍：食管下括约肌为食管末端长 3～4 cm 的环状肌纤维束。在正常人静息时为一个高压区，防止胃内容物回流到食管。一些因素如某些激素（如缩胆囊素、胰高血糖素等）、食物（如高脂肪、巧克力等）、药物（如钙通道阻滞剂、安定等）都可能导致食管括约肌压力的降低。此外，怀孕、腹腔积液、呕吐、负重引起的腹内压升高和胃内压升高（如胃排空延迟）也可引起此处压力相对较低而导致胃食管反流。食管下括约肌一过性松弛是影响胃食管反流的重要因素。正常情况下，当吞咽时食管下括约肌松弛,食物进入胃。食管下括约肌一过性松弛是指非吞咽状态下括约肌的自发松弛,而且松弛时间明显长于吞咽时松弛的时间,因此易出现胃内容物反流入食管。

(2)食管清除能力降低:生理状态下,吞咽后食管体由上向下蠕动,将食物推入胃内。遇有反流时,内容物使食管扩张,通过神经反射促发蠕动,达到清除作用。而胃食管反流病患者的清除能力往往减弱,酸性胃内容物长时间作用并损害食管黏膜。唾液能有效中和胃酸,到达食管起到化学清除作用。各种原因引起的唾液分泌减少可导致食管炎的发生。

(3)食管黏膜屏障功能下降:反流性食管炎仅见于部分有反流症状的患者。有的虽然反流症状突出,但不会造成食管组织损伤,说明它们具有很强的组织抵抗力。食管组织的抵抗力包括上皮前、上皮和上皮后的屏障功能。任何因素(如长期吸烟、饮酒、抑郁等)导致食管黏膜屏障功能下降,将使食管黏膜无法抵抗反流的损伤。

2. 反流物的攻击作用 在上述防御机制减弱的基础上,反流刺激损伤食管黏膜。损伤程度与反流的性质和数量有关,也与黏膜接触的时间与体位有关。其中,胃酸和胃蛋白酶对食管黏膜的危害最大,特别是当 pH < 3 时,会使黏膜上皮蛋白变性,激活胃蛋白酶消化上皮蛋白。当胃的 pH 值为碱性时,胆汁和胰蛋白酶成为主要的攻击物质。

(二)老年胃食管反流病的特点

1. 流行病学特点 胃食管反流病的患病率随着年龄的增长而增加,发病高峰年龄 60~70 岁,平均年龄为 61 岁,其中 25% 的患者年龄大于 75 岁。欧美国家老年胃食管反流病的患病率高达 20%~35%。国内研究较少,有报道称国内老年胃食管反流病检出率为 8.9%,老年胃食管反流病的临床症状常较轻且不典型,主诉不明确,易被漏诊,因此实际患病率可能更高。随着全球人口老龄化趋势加剧,胃食管反流病的老年患者人数日趋增多,提高临床医生对老年胃食管反流病的认识具有重要的临床意义。

2. 病理生理特点 胃食管反流病直接致病因素是反流的胃和(或)十二指肠内容物,尤其是其中的胃酸、胃蛋白酶、胆盐、胰酶等。产生反流的发病机制主要包括以下几方面。

(1)抗反流屏障作用减弱:老年人食管下括约肌(lower esophageal sphincter, LES)生理性退化,食管张力下降,食管下括约肌静息压力降低;老年人因患多种病,常口服多种药物,使食管下括约肌压力降低;老年胃食管反流病常伴有食管裂孔疝,食管裂孔疝和肺功能显著降低(哮喘和慢性阻塞性肺疾病)可减弱膈肌脚的抗反流作用。

(2)食管对反流物清除障碍:老年人常有食管肌群萎缩,导致食管运动功能下降,加上唾液分泌减少,致食管清除能力降低。其他老年性疾病如糖尿病等影响胃肠神经系统,使胃排空延迟,胃内压增高,超过食管下括约肌压力则导致反流发生。

(3)食管黏膜抵抗力下降:老年人食管蠕动幅度下降,无推动的自发性收缩增加、唾液分泌明显减少,以及长期卧床缺乏重力作用,均增加了食管黏膜在反流物中的暴露时间;老年人食管上皮再生修复能力降低,食管黏膜抵抗反流物损伤的能力减弱。

(4)攻击因素改变:反流物中的胃酸和胃蛋白酶是最强的损害因子,但老年人常有胃酸分泌减少和胃蛋白酶不足，食管反流物酸化程度相对较轻。

3. 临床特点

（1）症状呈多样性：老年 GERD 的临床特点是反酸、胃烧灼等典型反流症状较轻，而声嘶、咽部异物感、夜间咳嗽、夜间喘息（非特殊过敏原性哮喘）等食管外症状较重，发生率高。原因可能为老年人胃肠神经末梢感觉迟钝，疼痛敏感性降低，食管对反流刺激的敏感性下降；而食管外症状的机制比较复杂，食管-支气管反射、近端反流和微量误吸可能是主要机制。

（2）常伴心理障碍：老年 GERD 患者普遍存在抑郁和焦虑情绪，不良情绪的程度与胃食管反流症状的严重程度呈正相关。在临床诊治过程中，在改善躯体症状的同时也应该关注患者的心理健康状况。

（三）治疗中的生理学原理

抑酸是 GERD 治疗的主要手段，治疗 GERD 常用的药物分四类：①抑制胃酸分泌药。②促进胃动力药，如西沙必利。③抗焦虑抑郁药。治疗中避免应用降低食管下括约肌压力的药物，如抗胆碱药、肾上腺素能抑制剂等，慎用损伤黏膜的药物，如阿司匹林等。提醒老人服药时保持直立位，适当饮水，以防止因服药所致的食管炎疾病发生。

1. 抑酸剂 目前老年 GERD 的药物治疗以抑酸剂为主，临床上常用的抑酸剂主要是质子泵抑制剂（proton pump inhibitors，PPIs）和 H_2 受体拮抗剂（H_2 receptor antagonist，H_2RA）。这类药物的作用主要是通过抑制胃黏膜壁细胞上的质子泵和 H_2 受体而抑制胃酸的分泌，降低胃蛋白酶的活性及反流物的酸度，从而达到缓解症状，促进食管黏膜愈合的作用。PPIs 的作用机制主要是阻断壁细胞上的 H^+-K^+-ATP 酶，从而发挥强大而持久的抑制胃酸分泌作用。目前临床上常用的 PPIs 药物包括奥美拉唑、埃索美拉唑、兰索拉唑、雷贝拉唑、泮托拉唑等。临床上主要使用的 H_2RA 有西咪替丁、法莫替丁、雷尼替丁等，其机制主要是阻断胃壁细胞基底膜的 H_2 受体，抑制胃酸分泌。

2. 促胃肠动力药 对于 PPIs 治疗反应不佳的老年胃食管反流病患者，可以通过 PPIs 联合促进胃动力药进行治疗。临床上常用的促进胃动力药有西沙必利、莫沙必利、伊托必利、多潘立酮等，这些药物可以改善食管蠕动、促进胃排空，减少酸性及碱性胃内容物反流。其中莫沙必利为新型 $5-HT_4$ 受体激动剂，直接作用于肠肌间神经丛，促进乙酰胆碱释放，增强胃及十二指肠运动；伊托必利是一种新型的促动力药，具有阻断多巴胺-D_2 受体及抑制乙酰胆碱酯酶活性的双重作用，而且能够抑制一过性的食管下括约肌松弛。

3. 抗焦虑抑郁药 老年人胃食管反流病所伴发的抑郁、焦虑、情感脆弱等心理障碍，临床上常采用 PPIs 联合抗焦虑抑郁药来提高老年胃食管反流病的治疗效果。抗焦虑抑郁药主要是黛力新（为氟哌噻吨与美利曲辛的复方），其原理是通过提高突触间隙的去甲肾上腺素、多巴胺及 5-羟色胺三种神经递质含量，从而调整中枢神经系统功能，缓解患者的症状。

三、炎症性肠病

炎症性肠病（inflammatory bowel disease，IBD）是一类原因不明的胃肠道系统的慢性炎症性疾病，包括两种疾病，克罗恩病（Crohn's disease，CD）和溃疡性结肠炎（ulcerative colitis，UC）。目前认为，持续肠道感染、肠黏膜屏障损伤、肠黏膜免疫调节异常、遗传和环境等因素共同参与了疾病的发生发展过程，肠道菌群稳态失衡是炎症性肠病的重要致病因素之一。

（一）老年炎症性肠病的危险因素

炎症性肠病病因和发病机制尚不清楚，涉及遗传、环境、微生物与免疫反应等多因素复杂的相互作用。遗传因素与疾病易感性密切相关。四分之一的炎症性肠病患者具有家族遗传史。环境危险因素包括胃肠道感染、压力、吸烟和饮食因素等。性别对炎症性肠病的发病也有影响。肥胖与克罗恩病发病率之间呈U性曲线关系。其他如阑尾炎、缺乏膳食纤维和运动等已经确定为炎症性肠病的其他危险因素。

（二）流行病学特点

随着人口老龄化，老年人患炎症性肠病的数量不断增多，炎症性肠病已成为老年人日益严重的问题。炎症性肠病在60岁以上人群患病率为10%～30%，有约20%的患者在年轻时确诊，病情迁延至老年阶段。

（三）老年炎症性肠病的临床特点

虽然炎症性肠病的初始症状在老年人与成人相似，但一些老年患者可能会出现非典型症状。腹痛和全身症状（发热、体重减轻）在老年人中较少出现。老年人克罗恩病常见于结肠，更易出现血便，发病时较少有腹痛症状。在溃疡性结肠炎患者中，不同年龄组发病时的表现相似。老年溃疡性结肠炎患者比年轻患者在第一次病情恶化时更易需要住院治疗，而老年克罗恩病患者此时更易需要手术切除治疗。这些现象可能是因为老年患者起病时症状更加严重，诊断更加困难，也可能是因为老年人体质更弱。

（四）病理生理过程

炎症性肠病是环境因素作用于遗传易感者，在肠道菌群的参与下，启动了肠道免疫系统，导致免疫反应和炎症过程。抗原的持续刺激引起免疫调节紊乱。

1. 免疫反应　炎症性肠病的一个显著特点是存在由辅助T淋巴细胞（Th）、调节性T淋巴细胞（Treg）介导的免疫反应，导致持续的炎症、混合免疫细胞群浸润和功能激活、肠神经系统功能的显著变化。在肠道适应性免疫系统中，相较于Th细胞，Treg细胞更易被诱导分化。一般认为，肠道炎症是由于Th细胞亚型之间的平衡被打破而引起的。

2. 肠道菌群失调　肠道菌群失调是参与炎症性肠病发病的重要因素一。有研究将自发性溃疡性结肠炎小鼠的肠道菌群接种到健康小鼠的肠道，结果健康小鼠也发生了溃疡性结肠炎。肠道菌群参与炎症性肠病的发病机制可概括为肠道中有益菌与致病菌间的平衡被打乱，且出现顽固性致病菌，肠道菌群生物多样性降低（乳酸杆菌、双歧杆菌、厚壁菌和拟杆菌比例下降，使易于黏附肠黏膜上皮的致病菌和真菌比例增加），导致肠道上皮渗透性增加，肠道细菌与免疫组织相互作用紊乱，从而发生细菌移位和产生一系列免疫应答反应。

3. 肠屏障受损　肠屏障的破坏会导致微生物抗原暴露，大量免疫介质产生，黏液中存在大量可以保护黏膜的抗菌肽、防御素减少。

（五）治疗中的生理学原理

炎症性肠病的发病是由肠道微生物、遗传易感性、环境及精神心理因素、宿主免疫应答共同参与的复杂过程。因此，对于其治疗靶点的关注也包括：抗原表达（应用抗菌药物和益生菌）、抗原识别和细胞活化（免疫抑制剂）、细胞因子分泌［抗肿瘤坏死因子-α（TNF-α）的药物和糖皮质激素］、细胞的趋附与黏附（选择性细胞黏附分子抑制剂）、组织炎症（5-氨基水杨酸类药物和糖皮质激素）及修复与重建（生长因子）等多个方面。

1. 益生菌　益生菌在肠道内定植后能抑制肠道内致病微生物对肠上皮细胞的黏附，有效抑制致病微生物繁殖；调节肠道上皮细胞间的联结，增强肠屏障功能；降解肠道内某些抗原物质，下调人体免疫系统对肠道内抗原的高反应性，调整黏膜免疫系统。

2. 5-氨基水杨酸类药物　5-氨基水杨酸类（5-aminosalicylic acid，5-ASA）药物可能的作用机制为抑制脂氧化酶的活性，减少白三烯4的合成；抑制环氧化酶，减少合成前列腺素中与炎症反应有关的物质；清除氧自由基；抑制中性粒细胞的功能，如吞噬功能等，从而减轻肠道炎症反应。

3. 激素及免疫抑制剂治疗　对于轻中度溃疡性结肠炎患者，如果5-ASA不能获得很好的疗效可考虑全身应用激素治疗。对于激素依赖或激素抵抗患者，应考虑应用免疫抑制剂或生物治疗。

肾上腺糖皮质激素是单一使用时抑制急性活动性炎症最有效的药物。在炎症性肠病的治疗中，糖皮质激素通过降低毛细血管通透性，稳定细胞及溶酶体膜，调节免疫功能，阻止细胞磷脂中的花生四烯酸转化为游离的花生四烯酸，减少前列腺素、白三烯和血栓素等炎症因子的释放，抑制炎症性肠病的炎症反应，缓解临床症状。

常见的临床药物有可的松、氢化可的松、泼尼松、泼尼松龙、地塞米松、布地奈德（多重缓释系统给药）等，免疫抑制剂可首选硫唑嘌呤、6-巯基嘌呤、氨甲蝶呤和环孢素A等。

4. 生物治疗　生物治疗在近年来炎症性肠病治疗领域发展最快、最引人关注。目前已被美国FDA批准的包括抗TNF-α的药物、那他珠单抗等。TNF-α单抗可以抑制体内TNF-α的释放，通过中和循环中的TNF-α、结合细胞表面的TNF-α引起细胞凋亡来拮抗TNF-α的生物学活性，从而达到治疗炎症性肠病的效果。英夫利昔单抗也可以促进黏膜愈合，从而达到降低结肠切除率、改善症状及减少糖皮质激素使用的效果。

四、老年人便秘

慢性便秘（chronic constipation）是一种常见的老年综合征，表现为排便次数减少、粪便干结和（或）排便困难，目前主要根据功能性胃肠病罗马Ⅳ标准和患者主诉进行诊断，即诊断前症状出现至少6个月，其中至少近3个月有症状，且至少1/4的排便情况符合下列2项或2项以上：排便费力感、干球粪或硬粪、排便不尽感、肛门直肠梗阻感和（或）堵塞感、甚至需手法辅助排便，且每周排便少于3次。老年人慢性便秘不仅常见，且患病率随增龄增加，多项以社区为基础的大规模流行病学调查研究显示，慢性便秘的患病率在 60 岁及以上老年人群中为 15%～20%，在接受长期照护的老年人中甚至高达 80%。慢性便秘通常被认为是衰老的自然部分，但它是一种疾病，并不是由衰老本身引起的。虽然与衰老相关的胃肠道变化可能使人容易患上便秘，但这种疾病通常有多方面的病因，可能成为终生的疾病。

（一）病因与发病的生理学机制

正常老年人的排便习惯因人而异。若排便习惯改变，大便频率减少，每周排便次数少于 3 次和（或）排便困难，粪质干结，或者有排便未尽的感觉，则为便秘，由于无明显病因可寻，也称为特发性便秘。便秘是老年人消化系统疾病最常见的症状，达到门诊老年患者的 60% 以上，其总体发病率约为 24%～37%，女性患者多于男性患者，随年龄增长而加重，严重影响老年人的生活质量。

1. 发病原因　老年人便秘的原因是多方面的，主要有以下 5 点。

（1）精神与心理因素：情绪过于紧张或抑郁焦虑、生活不规律、工作秩序紊乱及应激状态都会抑制排便反射，或使已出现的便意消失。老年抑郁症和阿尔茨海默病可使大脑皮层对排便的控制失调，导致粪便难以排出。

（2）结肠动力障碍：随年龄增长，肛门直肠功能退化，结肠壁肌肉萎缩，感受性降低，刺激达不到明显的感受程度，使老年人容易发生便秘。老年人的结肠传输功能减弱，排空时间延长，集团运动不足以产生明显的便意，而节段性收缩又使粪便在结肠原地阻滞不前，造成水分大量吸收，粪便坚硬，排出困难。此外，腹肌及盆底肌群的收缩力低下，排便压力不足以超过肛门括约肌压力，此矛盾造成了大便迟迟不能排出。同时，老年人静息肛门括约肌压力和最大括约肌压力均降低，又可导致排便失禁。

（3）饮食因素：低纤维低热量饮食是常见原因。老年人由于活动少，消耗少，以及牙齿咀嚼功能减弱、食欲减退等原因，进食少，尤其纤维素摄入少，使胃肠道得不到有效的刺激，排空减慢，直肠的排便冲动减弱，易致便秘。

（4）药物影响：老年人往往患有多种疾病，需服用多种药物。一些药物也可导致便秘的发生，如镇痛剂（非甾体抗炎药、阿片类）、麻醉剂、抗酸剂、抗惊厥药、抗组胺药、降压药（钙通道阻滞剂、可乐定）、抗帕金森病药、镇静剂、抗抑郁药（尤其是三环类的抗抑郁药）、止痉药、铁剂、单胺氧化酶抑制剂等，均可导致便秘。

（5）疾病因素：肠道运动障碍（如动力减弱、憩室、疝、炎症、肠易激综合征、肿瘤、肠扭转、肛周疾病等）、代谢疾病（如脱水、高钙血症、低钾血症、糖尿病、甲状腺功能减退症、甲状腺功能亢进症等）、肌病（如淀粉样变性病、皮肌炎、系统性硬化病等）、中枢及外周神经系统疾病（如阿尔茨海默病、帕金森病、多发性硬化症、脊髓损伤等），以及发热、虚弱、卧床、休克等疾病状态均可导致排便困难。

2. 发病的生理学机制　老年人便秘的病理生理学机制是复杂的。有两种机制解释了便秘的病理生理学过程。

（1）动力功能障碍：这种机制认为是结肠肌层变薄，平滑肌张力减弱，结直肠运动功能障碍，或动力障碍，蠕动减慢，不能通过协调运动在结肠内移动粪便。有研究显示，老年肠神经异常，如 Cajal 间质细胞和其他神经成分体积减小。

（2）盆底功能障碍：这种机制涉及肛门直肠和盆底的肌肉萎缩、肌力降低，肠反射降低，导致排便功能障碍和直肠内容物无法充分排出。功能性便秘可能是乙状结肠和（或）肛门直肠运动紊乱的结果。因这两种机制在一些患者中共存，使得很难确定便秘的确切潜在机制。

（3）其他因素的影响：老年人咀嚼能力差，纤维摄入量减少，唾液腺、胃肠和胰腺分泌的消化酶减少。老年人体质虚弱、活动减少或因病卧床都是导致这一群体便秘患病率增加的原因。药物性便秘是指使用影响中枢神经系统、神经传导和平滑肌纤维的药物。与便秘相关的药物有抗胆碱类药物和多巴胺类药物（用于帕金森病）。老年人患有各种全身性疾病也是导致继发性便秘的原因。

（二）临床表现与分型

1. 临床表现　老年人便秘的主要表现是排便次数减少和排便困难。许多老年患者每周排便少于 2 次，严重者长达 2～4 周才排便 1 次。排便不畅，排便时间明显延长，可达 30 分钟以上。有时每日排便多次，但排出困难，粪便干硬如羊粪状，有排不尽感，常伴有腹胀、腹痛。全身症状可伴有头昏、头晕、头痛、乏力、食欲不振、焦虑、心烦以及坐卧不安等。

体检腹部触诊有时可在左下腹扪及条索状肿块，如排便后肿块消失，可证实为粪块。肛门指诊可发现有无肛门狭窄、痔疮、肛裂、直肠癌及存留粪块，并可判断肛门括约肌功能状态及反射的敏感性。

2. 老年人慢性便秘的类型　老年人便秘的分类，病因上可分为原发性和继发性便秘，原发性便秘又可分为正常传输型、慢传输型和肛门直肠功能失调型便秘。按病程可分为一时性、急性及慢性便秘。病理上分为功能性和器质性便秘。从病理生理及治疗角度则可分为弛缓型、痉挛型及直肠型。

慢性便秘既有功能性原因，也有器质性原因。功能性便秘是指非器质性或药物因素所致的便秘，老年人因生理功能衰退，如肠蠕动减慢、咀嚼困难、饮食失调、直肠肌和腹肌功能减退导致排便无力，体弱多病而活动受限等也会导致便秘。器质性便秘指老年人患有全身器质性疾病，导致便秘的发生。

（1）慢性功能性便秘：慢性功能性便秘是老年人最常见的便秘类型。根据患者的肠道动力和直肠肛门功能改变的特点分为 4 个亚型：①慢传输型便秘：老年人结肠动力减退，易发生慢传输型便秘，其特点是结肠转运时间延长，主要表现为排便次数减少、粪便干硬、排便费力。②排便障碍型便秘：即功能性排便障碍，主要表现为排便费力、排便不尽感、排便时肛门直肠堵塞感、排便费时甚至需要手法辅助排便等，此型便秘在老年人中亦多见。③混合型便秘：患者同时存在传输便秘和排便障碍型便秘的特点。④正常传输型便秘：多见于便秘型肠易激综合征，腹痛、腹部不适与便秘相关，排便后症状可缓解，老年人较少见。

（2）器质性疾病相关性便秘：导致老年人慢性便秘的常见器质性疾病见表 6-13。

表 6-13　导致老年人慢性便秘的常见器质性疾病

内分泌和代谢病	糖尿病、甲状腺功能低下、甲状旁腺功能亢进症等
神经性疾病	自主神经疾病、脑血管疾病、多发性硬化、帕金森病、脊髓损伤、认知障碍、痴呆等
心理疾病	焦虑、抑郁
心脏疾病	充血性心力衰竭等
胃肠道疾病	肛门直肠病变：肛裂、痔疮、直肠脱垂或脱肛、阻塞性结肠病变

（3）药物相关性便秘：老年人常用的可引起或加重便秘的药物有阿片类镇痛药、三类抗抑郁药、抗胆碱能药物、抗组胺药、抗震颤麻痹药、神经节阻滞剂、非甾体抗炎药、含碳酸钙或氢氧化铝的抗酸剂、铋剂、铁剂、钙通道阻滞剂、利尿剂及某些抗菌药物等。

（三）老年慢性便秘的并发症及危害

老年长期慢性便秘会严重影响老年人身心健康，如不及时治疗将带来一系列严重后果，严重影响生活质量，并导致全身并发症的发生。

1. 加重心脑血管疾病，并引发精神心理障碍　老年人常患有心脑血管疾病，因便秘排便时费时费力，腹压增高，造成血压升高，心肌耗氧量增加，易诱发脑出血、心肌梗死而危及生命。长期慢性便秘可导致患者排便精神压力大，精神萎靡，注意力不集中，甚至失眠、焦虑、抑郁，而影响工作和生活，降低工作效率和生活质量。

2. 诱发或加重痔疮、直肠脱垂　便秘者排便用力屏气，直肠颈压力增高，阻断静脉回流，导致静脉丛淤血、扩张、融合，形成细小的动-静脉瘘，最后形成痔；原有痔疮者，则会因便秘而加重。老年人盆底组织薄弱而松弛，慢性便秘导致腹内压长期增高，诱发直肠脱垂（即脱肛）。

3. 诱发憩室病和憩室炎或形成腹壁疝　老年人结肠平滑肌张力降低、肌层变薄；慢性便秘者，结肠内压增加，使肠壁薄弱处膨出而形成憩室，同时由于便秘导致憩室内的粪便不能及时排空，易诱发憩室炎。老年人腹壁肌肉萎缩，老年便秘者腹内压长期增高，易诱发腹壁疝，甚至诱发嵌顿疝。

4. "粪石性"肠梗阻、肠壁溃疡、肠穿孔　粪便长时间停滞在乙状结肠或直肠壶腹部，水分被吸收，粪块变硬，甚至形成"粪石"，可堵塞肠腔导致肠梗阻。慢性便秘增高肠腔压力，肠黏膜血供减少，增加缺血性结肠炎的发生风险；长时间压迫肠壁可形成肠壁溃疡，偶可导致肠穿孔而发生粪汁性腹膜炎而危及生命。

5. 尿潴留及尿道感染　慢性便秘患者的直肠内粪块压迫尿道，可导致尿潴留及尿道感染。老年慢性便秘还可导致大便失禁（假性腹泻）、乙状结肠扭转等。

6. 增加结肠癌风险　便秘患者粪便滞留在结肠，使粪便中各种致癌物质浓度升高，与结肠黏膜接触时间延长，增加老年人患结肠癌的风险。

（四）治疗中的生理学原理

老年慢性便秘的治疗包括生活方式调整、药物治疗和精神心理治疗等。对大多数老年性便秘，通过饮食和生活方式的改善以及适当地应用泻剂和灌肠剂可以治疗。对器质性病变引起的继发性便秘，首先应消除病因。一时性便秘可以用生理盐水、开塞露、甘油栓等灌肠或肛门给药解除。功能性便秘是老年人便秘的主要形式，其治疗可分为非药物治疗和药物治疗。

1. 非药物治疗　先从心理上应解除排便恐惧与焦虑。不要滥用泻药，因为长期服用泻药会使结肠排空异常，直肠容积压力阈值提高，对药物形成依赖，不利于正常排便。此外，避免使用可能引起便秘的药物。应多饮水，尤其是对于应用利尿剂的老年人。保证高纤维饮食，食物不宜过精，应多食粗粮、杂粮，如糠、全麦、燕麦、坚果等。足够的膳食纤维摄入是防治老年人慢性便秘的基础，膳食纤维的摄入量应≥25g/d。膳食纤维还可以作为肠道菌群的底物，具有益生元性质，对老年人尤为合适。足够的水分摄入，每天的饮水量以1500～1700mL为宜。合理运动，避免久坐；建立正确的排便习惯，利用生理规律建立排便条件反射，排便时集中注意力，减少外界因素的干扰。

2. 药物治疗　老年人慢性便秘主要治疗药物有五大类：①容积性泻药：是老年人慢性便秘的常用药物，容积性泻药的作用机制是药物在肠道内不被吸收，通过滞留粪便中的水分，增加粪便含水量和粪便体积，使粪便变得松软，从而易于排出，如甲基纤维素、聚卡波非钙，主要用于轻度患者。②渗透性泻药：这类药物口服后在肠道内形成高渗状态，保持甚至增加肠道水分，使粪便体积增加，同时刺激肠道蠕动，促进排便，如乳果糖、聚乙二醇，以及盐类泻药硫酸镁等。适用于轻度和中度便秘患者。③刺激性泻药：这类药物临床应用广泛，通便起效快，主要通过对肠肌间神经丛的作用，刺激结肠收缩和蠕动，缩短结肠转运时间，同时可刺激肠液分泌，增加水、电解质的交换，从而起到促进排便的作用。如比沙可啶、蒽醌类药物（如大黄、番泻叶）、酚酞等。④润滑性药物：可以口服或制成灌肠剂，具有软化大便和润滑肠壁的作用，如甘油、液体石蜡等。适合于年老体弱及伴有高血压、心功能不全等排便费力的患者。⑤促动力药：促动力药物有多巴胺受体拮抗剂和胆碱酯酶抑制剂伊托必利、5-羟色胺（5-HT）受体激动剂莫沙必利和普芦卡必利。研究显示，伊托必利可促进结肠运动。5-HT受体激动剂莫沙必利作用于肠神经末梢，释放运动性神经递质，拮抗抑制性神经递质或直接作用于平滑肌，增加肠道动力，促进排便。

第四节　消化系统功能老化的中医药相关研究

随着年龄的增长，消化系统从结构到功能发生一系列退化与衰老，使得消化系统的贮备功能降低，对老年人营养物质的摄取、吸收及利用造成一定的影响。同时，消化系统的功能老化使机体对应激和疾病的耐受性降低，这些变化直接或间接地参与了老年人诸多消化系统疾病的发生发展。中医药对延缓消化系统的退化与衰老具有一定的作用。

一、中医学对消化系统功能衰老机制的研究

西医学所指的消化系统包括消化道和消化腺两部分。中医学有许多与之相关的描述

和论述，中医学所指的消化系统主要与脾、胃、小肠、大肠等脏腑功能密切相关，也与脏腑气机的升降出入和气血津液的化生代谢有关。消化系统功能衰老决定和影响着人整体和其他脏器的衰老。

（一）脾胃虚弱，纳运失调

中医认为，脾胃为仓廪之官、水谷之海，胃主受纳，脾主运化。《素问·经脉别论》曰："饮入于胃，游溢精气，上输于脾，脾气散精，上归于肺，通调水道，下输膀胱，水精四布，五经并行……"说明饮食物主要通过胃的受纳、脾的运化生成水谷精微，并由脾的转输散精作用，而布散营养周身。因此，脾胃为气血生化之源，又称"后天之本""后天元气"。脾胃运化功能健旺，气血才会生生不息，从而为机体提供足够的精微物质，人体则保持旺盛的精力，延缓衰老的进程。《素问·上古天真论》记载女子"五七，阳明脉衰，面始焦，发始堕"。阳明脉是指十二经脉中的手阳明大肠经、足阳明胃经，说明衰老从脾胃虚弱开始。老年人脾胃功能衰老主要表现为胃不受纳所导致的少食纳呆、口中无味；脾失健运所导致的脘腹胀满、面色萎黄、四肢乏力；脾胃不和、脾气不升、胃气不降所导致的呃逆、呕吐等。湿邪困脾表现为神困欲寐、腹胀痞满、恶心呕吐等。

（二）小肠虚弱，清浊不分，化物失司

《素问·灵兰秘典论》曰："小肠者，受盛之官，化物出焉。"小肠的主要生理功能是受盛化物和泌别清浊。受盛即接受，以器盛物之意；化物即化生精微之意。小肠接受由胃初步消化的食物，并对其进一步消化，将水谷化为精微。小肠主泌别清浊是指小肠将胃下降的食糜进一步消化，分清别浊成水谷精微和食物残渣，并将水谷精微（清）吸收，将食物残渣（浊）向大肠输送。同时，小肠吸收大量的水液，而无用水液则渗入膀胱排出体外。小肠分清别浊的功能正常，则水液和糟粕各走其道而二便正常。小肠功能衰老主要表现为受盛和化物功能较弱，可导致消化吸收障碍，出现腹胀、腹泻、便溏等临床表现。若小肠功能失调，清浊不分，水液归于糟粕，即可出现水谷混杂、便溏、泄泻等。因"小肠主液"，故小肠分清别浊功能失常不仅影响大便，而且也影响小便，表现为小便短少。所以，泄泻初期常用"利小便以实大便"的方法治疗。

（三）大肠虚衰，传导失常

《素问·灵兰秘典论》曰："大肠者，传道之官，变化出焉。"中医学认为大肠的功能主要是接受经过小肠泌别清浊后所剩下的食物残渣，将其中多余的水分吸收，使食物残渣形成粪便，经肛门而排出体外。大肠的这一功能是胃降浊功能的延伸，大肠功能正常运行还有赖于肺气的宣发肃降、脾气运化和肾气的气化。大肠功能衰老主要表现为传导功能失常，可出现大便质、量及次数的异常变化，如大便秘结或泄泻、里急后重、下痢脓血等。由于肺与大肠相表里，所以老年慢性肺系疾病，如肺胀、肺痿及痰饮病变均可影响大肠的传导功能。临床上常采用"通腑护脏"法，即采用通导大便来帮助肺脏实现正常的宣发肃降功能。

二、中医药延缓消化系统功能衰老的方法

中医学认为脾胃为后天之本，气血生化之源。衰老始于阳明脉衰，脾胃虚弱是人体

174

老年生理学

衰老的始动因素和根本原因。

（一）合理饮食，调理脾胃

老年抗衰，食疗为先。《素问·痹论》言"饮食自倍，脾胃乃伤"。老年人饮食一要宜清淡忌油腻，多食新鲜蔬菜和粗粮，尽量少食膏粱厚味，少盐味淡。粗粮可选用麦片、谷物之类。二要饮食有节有时，老年人每次食量要相对较少，不能饥饱不均。进食三餐有时，要规律，不能饥饱无常。尤其是晚饭要少吃。三要平衡饮食，食物多样化。虽然提倡老年人饮食清淡，但还要摄入必要的肉、蛋、奶以保证营养，饮食多样，才能营养均衡。中药中有许多药食两用的药材，都是很好的食材，如健脾益气的山药、茯苓、薏苡仁，消食开胃的山楂、神曲、麦芽，行气消胀的陈皮、砂仁、佛手等。科学合理地安排饮食，才能让脾胃安和，起到强身健体、促进长寿的作用。

（二）合理用药，顾护胃气

有胃气则生，无胃气则死。临床各种药物在治疗疾病的同时，也会不同程度地对身体产生毒副作用。所以，临床上老年人脾胃虚弱，正气不足，对药物毒副作用的耐受性减低，因此患病后处方不宜妄投药性峻猛之剂、攻伐之品，损伤胃气，用药应缓和。用量也不宜过大，中病即可。多选用丸剂、散剂等药力缓和之剂，以渐却其疾。老年人病愈之后，还应适当补脾益胃，脾健则诸邪自去，百病不生。

（三）动静结合，清肠通便

老年人五脏六腑功能衰退，经络气血循行不畅。适当运动可以促进老年人气血的运行畅通，活动肢体筋骨关节，同时还使机体五脏六腑等组织器官扩大其正常的活动范围，增强了胃肠的生理代谢强度，起到了疏通脾胃气血的作用，利于消化，有助于胃肠积滞的排空。老年人应多食用一些富含纤维素的食品，如土豆、红薯、南瓜、海带、荞麦、燕麦、玉米、香蕉、木瓜等。高纤维素的食物可以促进胃肠道蠕动，软化大便，起到润肠通便的作用。晋代葛洪在《抱朴子》一书中指出"若要衍生，肠胃要清"。唐代中医养生家孙思邈就以"食后百步走，常以手摩腹"作为养生之道。

（四）调摄情志，愉悦脾胃

中医学认为，气与神互相为用，气行则神爽，气滞则神衰。老年人多因离岗退休、独居孤处、缺少交际、疾病烦扰等因素，容易出现性格孤僻、精神不振、心情不悦等七情失和表现，导致脏腑气机郁滞，脾胃功能紊乱，抗病能力下降，直接影响寿命的长短。因此，在平时要注意对老年人多进行情感关怀、情志调护，使其情志舒畅，乐观豁达，气血调和，脾胃功能健旺，抗病能力加强。

第七章 机体代谢功能与衰老 ▷▷▷▷

　　机体各种功能活动所需要的能量来源于营养物质分子中的化学能。糖、脂肪和蛋白质在体内发生化学反应的同时伴有能量的转换，产生的大部分能量最终均转化为热能，其中部分热能用于维持体温，部分通过散热途径释放到体外。人体在正常情况下具备保持体温恒定的调节能力，为生理功能活动提供相对稳定的内环境。

　　随着年龄的增长，机体对代谢活动的调控能力下降，体内许多重要物质的代谢偏离其正常范围甚至发生紊乱，能量代谢出现异常，这些均成为老年人许多疾病发生、发展的病理生理基础。因此，根据老年人的代谢变化特征，合理饮食，从膳食中获得足够的各种营养素和能量，是老年人保持健康的物质基础。

第一节　机体代谢功能与体温概述

　　新陈代谢是生命活动最基本的特征，包括物质代谢和能量代谢，前者包括合成代谢和分解代谢。合成代谢是指机体利用从外界摄取的营养物质及分解代谢的部分产物构筑和更新自身组织，并将能量储存在生物分子的结构中。分解代谢是指机体分解摄入的营养物质及自身的组成成分，释放能量用于维持体温及各种功能活动。可见，机体的新陈代谢既有物质的转变，又有能量的转化。

　　体温（body temperature）是指机体深部的平均温度。体温过低可降低酶的活性，引起代谢异常，体温过高可导致细胞损伤。因此，体温相对恒定是保证机体新陈代谢和生命活动正常进行的重要条件。

一、代谢功能概述

　　生物体内物质代谢过程中伴随发生的能量释放、转移、储存和利用的过程，称为能量代谢（energy metabolism）。机体所需要的能量来源于食物中的糖、脂肪与蛋白质，故此三种物质被称为能源物质。

（一）机体能源物质代谢的一般概况

　　生命活动最大的特征之一是活跃的能量代谢，人类每时每刻都在进行能量的摄取和消耗。机体能量主要来源于糖、脂肪和蛋白质的氧化，具体过程如下：

　　1. 糖代谢　糖的主要生理功能是供给机体生命活动所需要的能量。一般情况下，人体所需能量的50%～70%由糖的氧化分解提供。糖的代谢过程如图7-1所示。

　　2. 脂肪代谢　脂肪在体内的主要功能是储存和供给能量。一般情况下机体所消耗的能量有30%～50%来自脂肪。脂肪的代谢过程如图7-2所示。

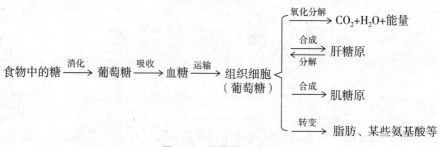

图7-1　糖代谢示意图

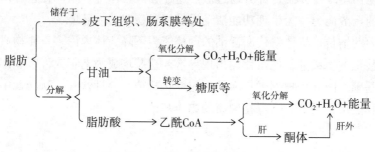

图7-2　脂肪代谢示意图

3. 蛋白质代谢　蛋白质的基本组成单位是氨基酸，无论是由肠道吸收的还是由机体自身蛋白质分解所产生的氨基酸，主要用于重新合成细胞的构成成分。只有在特殊情况下，机体才依靠氨基酸分解供能。蛋白质的代谢过程如图7-3所示。

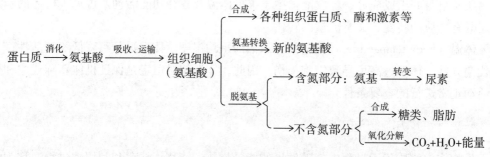

图7-3　蛋白质代谢示意图

（二）机体能量代谢的一般概况

能量代谢可归纳为能量的来源和能量的去路两个方面，如图7-4所示。机体所需的能量主要来源于食物中的糖、脂肪和蛋白质分子结构中蕴藏的化学能，当这些物质被氧化分解时释放出化学能，储存于高能化合物ATP中，当机体需要能量时由ATP水解供能。因此，在体内ATP既是直接的供能物质，又是能量储存的重要形式。纵观机体能量代谢的整个过程可以发现，ATP的合成与分解是体内能量转化和利用的关键环节。

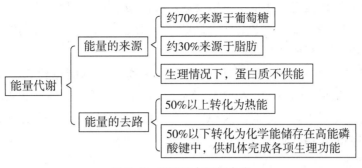

图7-4　能量的来源与去路

体内糖、脂肪和蛋白质的供能情况见表7-1。

表7-1　糖、脂肪和蛋白质在体内的供能情况

供能物质	总供能比例	体内转化	供能特点
糖类	约70%	以糖原的形式储存；食物提供的能量超过消耗量时可转化为储存脂肪	供氧充足的情况下发生有氧氧化；供氧不足的情况下发生糖酵解
脂肪	约30%	通过糖异生合成肝糖原	最重要的储能物质，氧化时释放的能量多于氧化等量的糖和蛋白质
蛋白质	供能很少	通过糖异生合成肝糖原，或转化为储存脂肪	主要用于合成细胞成分或生物活性物质；当糖和脂肪大量消耗时供能

　　能量平衡是指摄入的能量与消耗的能量之间的平衡。若摄入食物的能量多于消耗的能量，多余的能量则转变为脂肪等组织，导致体重增加，甚至肥胖，称为能量的正平衡。若摄入食物的能量少于消耗的能量，机体即动用储存的能源物质，体重减轻，称为能量的负平衡。

（三）能量代谢的测定

1. 能量代谢测定的有关概念

（1）热价：1g某种食物氧化时所释放的热量，称为该种食物的热价（thermal equivalent）。热价有物理热价和生物热价之分，前者指食物在体外充分燃烧时释放的热量，后者指食物在体内氧化时释放的热量。

（2）氧热价：食物在氧化时消耗1L氧所产生的热量，称为该食物的氧热价（thermal equivalent of oxygen）。

（3）呼吸商：营养物质在体内氧化时，在一定时间内机体呼出 CO_2 量与吸入 O_2 量的比值，称为呼吸商（respiratory quotient，RQ）。

2. 能量代谢测定的方法　根据能量守恒定律，由营养物质在体内氧化所释放的能量应等于机体散发的热能与骨骼肌所作外功之和。如不做外功时，通过测量整个机体发散的总热量，就可计算出机体在单位时间的能量代谢。

（1）直接测热法：利用特殊的测量装置，直接测定机体安静状态下在一定时间内

所散发的总热量。此测定方法由于所用设备复杂，操作烦琐，使用不便而极少采用。

（2）间接测热法：根据物质化学反应的"定比定律"，计算出体内物质氧化反应释放的能量，得出能量代谢率。

（3）临床应用的简便方法：利用非蛋白呼吸商来计算能量代谢。非蛋白呼吸商（non-protein respiratory quotient，NPRQ）是指不包括蛋白质在内的糖和脂肪混合氧化时的呼吸商。测定受试者在一定时间内CO_2的产生量和耗O_2量的比值，求得呼吸商；然后用此呼吸商对照非蛋白呼吸商表查得相应氧热价，再用氧热价乘以耗O_2量，便得到该时间内的产热量。

（四）影响能量代谢的因素（表7-2）

表7-2 影响能量代谢的主要因素

影响因素	机　制	特　点
肌肉活动	骨骼肌的舒缩活动消耗能量，提高机体代谢率，增加产热量	对能量代谢的影响最为显著
精神活动	①由于精神紧张时肌紧张增强，使产热量明显增加；②甲状腺激素、肾上腺素等激素分泌增多，促进机体代谢，产热量增加	中枢神经系统本身的代谢率增加不明显
食物的特殊动力效应	进食后的一段时间内，食物能引起机体额外消耗能量的现象，为肝脏处理氨基酸脱氨基或合成糖原时"额外"消耗能量	餐后1小时产热量开始增加，2～3小时最大，可持续7～8小时；蛋白质30%，糖和脂肪4%～6%，混合食物约10%
环境温度	低于20℃时肌肉紧张度增强，引起战栗，使产热量增加；高于30℃时，体内生化反应速度加快，呼吸、循环功能增强，发汗功能旺盛，增加机体能量代谢率	20～30℃环境中能量代谢较稳定

（五）基础代谢

基础代谢（basal metabolism）是指基础状态下的能量代谢。基础代谢率（basal metabolic rate，BMR）则是指基础状态下单位时间内的能量代谢。所谓基础状态，是指人体在清醒、静卧，空腹12小时以上，室温保持在20～25℃，以免除肌肉活动、精神紧张、环境温度及食物的特殊动力效应等因素影响时的状态。一般情况下，BMR的实测值与正常值比较，相差在±10%～±15%以内属于正常，相差超过±20%可认为有病理变化。甲状腺功能改变对BMR的影响最明显。甲状腺功能亢进时BMR可比正常值高25%～80%；甲状腺功能减退时BMR可比正常值低20%～40%。因此，BMR的测定是临床诊断甲状腺疾病的重要辅助方法。此外，肾上腺皮质功能低下、脑垂体功能改变、发热等也常伴有BMR的改变。

二、体温及其调节

体温是影响细胞结构和功能的重要因素，相对恒定的体温是内环境保持稳态的重要表现，是维持机体正常生命活动的必要条件。作为生命基本体征之一的体温，是判断机体健康状况的重要指标。

（一）正常体温及其生理波动

体温即体核温度，是指机体深部的平均温度，不易测量，临床上通常用直肠、口腔和腋窝等处的温度来代表体核温度。直肠温度正常值为 36.9～37.9℃；口腔温度正常值为 36.7～37.7℃；腋窝温度正常值为 36.0～37.4℃。人的体温是相对稳定的，但在生理情况下可随昼夜、年龄、性别等因素而发生波动，幅度一般不超过 1℃（见表 7-3）。体温的相对稳定有赖于产热和散热过程的动态平衡。

表 7-3 体温的生理性波动

影响因素	体温变化	机 制
昼夜节律	清晨 2～6 时最低，午后 1～6 时最高	内在的生物节律现象，主要受下丘脑视交叉上核的生物钟控制
性 别	女性平均较男性高约 0.3℃；女性体温随月经周期波动，排卵后约升高 0.3～0.6℃	血液中孕激素水平周期性变化；排卵后黄体分泌黄体酮能使体温中枢调定点上移
年 龄	新生儿、早产儿体温易受环境温度影响；老年人体温偏低	小儿中枢神经系统发育尚未完善，体温调节能力低；老年人基础代谢率偏低
肌肉活动精神紧张	可略有升高	骨骼肌舒缩或张力升高，代谢增强，增加产热量

（二）机体的产热和散热

1. 产热 人体各组织器官都能进行分解代谢产热。

（1）**主要产热器官**：安静状态下，主要产热器官是内脏，其中肝脏是体内代谢最旺盛的器官，产热量最高。运动时主要产热器官是骨骼肌。

（2）**产热的形式**：体内有多种产热形式，在一般的环境温度下，机体的热量主要来自基础代谢产热、骨骼肌运动产热、食物的特殊动力效应产热等。在寒冷环境下则主要依靠战栗产热和非战栗产热来增加产热量。交感神经兴奋、肾上腺素、甲状腺激素、肾上腺皮质激素分泌增多均可使产热增加。

2. 散热 皮肤是人体主要的散热部位，皮肤血流量是影响机体散热的重要因素。在寒冷环境中，交感缩血管神经紧张性增加，皮肤血管收缩，血流量减少，皮肤温度降低，减少散热；在炎热环境中，交感缩血管神经的紧张性会反射性降低，皮肤血管舒张，血流量增加，皮肤温度升高，增加散热。散热的方式有辐射散热、传导散热、对流散热及蒸发散热。

（1）**辐射散热**：辐射散热（radiative heat dissipation）是指机体以热射线的形式向环境中冷的物体发散热量。辐射散热量与皮肤和环境之间的温度差成正比，与人体有效散热面积成正比。

（2）**传导散热**：传导散热（conductive heat dissipation）是指人体将热量传给与之

直接接触的较冷物体的过程。传导散热量与接触面积、温度差，以及与皮肤接触物体的导热性成正比。临床上根据传导散热的原理，利用冰袋、冰帽等冷敷方法给高热患者降温。

（3）对流散热：对流散热（convective heat dissipation）是指通过空气或液体的流动进行热量的交换，是传导散热的特殊形式。对流散热量与皮肤和环境之间的温度差及空气、流体的流速成正比。棉毛织物的保暖原理就是在体表形成不对流的空气层从而减少了对流散热量。

（4）蒸发散热：蒸发散热（evaporative heat dissipation）是指水分从体表汽化时带走热量而散发体热的过程。蒸发散热可分为不感蒸发（不显汗）和可感蒸发（发汗）两种形式。不感蒸发是指水分直接透出皮肤和黏膜表面并汽化的过程。成人每天不感蒸发的水量为1000mL。可感蒸发（发汗）是指汗腺主动分泌汗液的过程。汗液的主要成分是水，占99%，固体成分不到1%，包括 NaCl、KCl、尿素、乳酸等。汗腺分泌出来的汗液在排泄过程中，其内的 NaCl 可在醛固酮作用下被汗腺管重吸收，故排出体外的汗液是低渗液，所以大量出汗易造成机体高渗性脱水。机体的产热和散热部位及形式见图7-5。

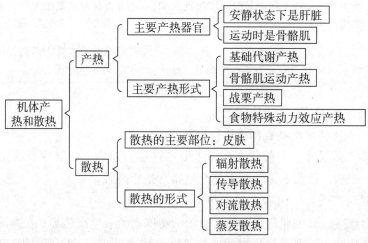

图7-5　机体的产热和散热

（三）体温调节

机体存在体温调节机制，通过自主性和行为性体温调节实现产热和散热的动态平衡，维持体温相对稳定。当内外环境改变使体温发生变化时，通过温度感受器及调节中枢建立当时条件下的体热平衡。

1. 温度感受器　根据存在部位的不同将温度感受器分为外周温度感受器和中枢温度感受器。

2. 体温调节中枢　从脊髓到大脑皮层的各级中枢神经系统水平，都有参与体温调节的中枢。体温调节的基本中枢位于下丘脑，包括视前区-下丘脑前部（preoptic-anterior hypothalamus area，PO/AH）和下丘脑后部。

现将机体温度感受器及其受刺激后引起的反应归纳见表7-4。

表7-4　机体的温度感受器

种类		结构性质	敏感刺激	引起机体反应
外周温度感受器	冷感受器	神经末梢	温度降低	诱发产热反应
	热感受器	神经末梢	温度升高	诱发散热反应
中枢温度感受器	冷敏神经元	神经元	温度降低	（PO/AH）冷敏神经元兴奋性升高，使调定点上移，诱发产热反应
	热敏神经元	神经元	温度升高	（PO/AH）热敏神经元兴奋性升高，使调定点下移，诱发散热反应

3. 体温调节的调定点学说　体温调定点（set point）学说常被用来解释机体在各种环境温度下如何将体温维持在某一水平。该学说认为，人和高等恒温动物的体温调节类似于恒温器的工作原理。调定点是指温度敏感神经元对温度感受的阈值，正常为37℃。当体温超过37℃时，中枢热敏神经元兴奋，使散热增多，产热减少，体温回降到正常调定点水平；当体温低于37℃时，中枢冷敏神经元兴奋，使产热增多，散热减少，体温回升到正常调定点水平。

第二节　老年人代谢功能的改变

老年人代谢缓慢，总体趋势是代谢调控能力下降，波动性大，体内许多重要物质的代谢偏离其正常范围，如血糖、血脂升高，血浆白蛋白降低，能量生成不足等，是老年期许多疾病发生、发展的病理生理基础。

一、老年人代谢的改变及其生理生化特征

人在50～60岁以后机体会出现新陈代谢变慢，组织器官活动减弱，腺体分泌减少，咀嚼及消化能力减退，肌肉活动及抵抗力下降等症状。

（一）老年人的基础代谢及其生理生化特征

随着年龄的增长，机体的基础代谢呈下降趋势，与中年人相比，老年人的基础代谢大约降低15%～20%。

1. 老年人基础代谢率的改变　BMR反映了机体维持基本功能所需要的能量消耗，它包括基础状态下的心肺做功、骨骼肌张力、平滑肌（如胃肠）运动，以及为维持细胞内外稳态所消耗的能量（如离子泵的运转）等。据测定，随增龄BMR可逐渐下降。研究发现，若以成年期为基准，年龄每增长10岁，基础代谢下降约3%。

2. 老年人基础代谢的生理生化特征　一个轻度活动的成年人其BMR约占每日总耗能的60%～65%，其中用于合成蛋白质所消耗的能量占BMR的15%～25%，钠泵（Na^+-K^+-ATP酶）耗能占BMR的20%左右。老年人体内蛋白质的合成代谢降低，分解

代谢增高，此外尚有研究提示 Na^+–K^+–ATP 酶的活性随增龄而下降，这些原因均可导致老年人 BMR 下降。BMR 增龄性下降还可能与血清 T_3 水平降低，肌肉张力下降，去甲肾上腺素、睾酮及生长激素的反应性减弱等有关。

（二）老年人的核酸代谢及其生理生化特征

活着的细胞总是存在着一个由 DNA→mRNA→蛋白质的生命信息流，当这个信息流中断或受到干扰，细胞生命活动就会发生紊乱甚至停止。机体在老化过程中核酸代谢发生紊乱，以及由此而引起的相关反应，使衰老细胞更易趋于消亡。

1. DNA 损伤、突变 人体在老化过程中会出现某些 DNA 序列丢失，甲基化程度下降，DNA 与染色体蛋白之间发生交联，导致 DNA 复制下降；DNA 发生非酶性糖基化，引起 DNA 损伤，导致 DNA 突变。和老化有关的 DNA 代谢变化与机体反复接触各种损伤 DNA 的因素有关，如放射线、自由基、化学毒物及自身的一些代谢产物，它们可直接或间接引起 DNA 损伤，使其结构改变，导致遗传信息紊乱，基因突变。正常情况下机体在一定限度内可以自行修复 DNA 的某些损伤，但衰老细胞的修复能力明显下降或出现易错修复，导致衰老细胞更易趋于消亡。

2. RNA 与增龄相关的变化 随着年龄增长，机体总 RNA 的合成与转录水平下降，降解减弱。特异 mRNA 的浓度发生改变；某些 mRNA 翻译的有效性下降；tRNA 及 rRNA 合成减少；hnRNA 缠结和多腺苷化；mRNA 从胞核向胞质转运的速率下降。

3. 端粒长度逐渐缩短 端粒作为染色体末端特化的结构，对染色体结构和功能的稳定有重要作用。研究证实，在细胞不断的增殖分裂过程中端粒逐渐缩短。据测定，人类体细胞端粒随着年龄增长以平均每年 15～40bp 的长度递减。老年人端粒长度缩短，使 DNA 复制能力下降，细胞分裂能力降低，当端粒长度缩短至某临界水平时，细胞分裂停止，细胞发生衰老、死亡。

（三）老年人的蛋白质代谢及其生理生化特征

衰老过程中蛋白质代谢的改变是衰老机体生理功能减退的重要物质基础。许多研究表明，老年人蛋白质代谢的特点是分解代谢大于合成代谢，蛋白质的合成与降解成正比下降。

1. 组织细胞蛋白质含量减少 研究表明，随增龄机体组织细胞中蛋白质的含量从 19% 下降到 12%，尤其是血浆白蛋白的含量在增龄过程中的下降较为明显，其他组织器官也随着细胞的萎缩和凋亡而出现蛋白质的逐年减少。老年人血浆总蛋白浓度可能变化不大，但组成血浆蛋白的各组分已发生显著的增龄性改变，主要是白蛋白含量下降而球蛋白含量上升。造成这种现象可能一方面是由于射线、化学物、自由基或遗传变异等体内外因素的作用，使老年人 DNA 结构、功能发生改变，导致 RNA 发生相应变化，蛋白质合成的质和量发生了改变；另一方面，也可能由于蛋白质在合成过程中的"误差"，以及这种误差的累积及放大效应造成正常生命所需的蛋白质合成减少，或者是蛋白质分解加速。

2. 蛋白质的质量改变 随着年龄的增长，体内蛋白质除了含量减少之外，蛋白质的质也发生了明显的变化。在增龄过程中，蛋白质发生糖基化、与丙二醛结合等翻译后修饰，导致蛋白质的质量发生变化，最终影响其活性与功能。

3. 酶活性的改变　　酶的本质是蛋白质，老化对酶的浓度、结构及活性均产生重要影响。在老化过程中，某些酶的巯基（-SH）被氧化而引起其构象改变。随着年龄的增长，某些酶发生自由基介导的修饰反应，使其活性下降或丧失。由于老年机体自由基反应增强，同时自由基清除能力下降，使蛋白质被自由基氧化的速率增大；同时，加速氧化蛋白质降解的中性蛋白酶的活性下降，导致大量无活性或低活性的氧化蛋白质积聚在细胞内，干扰细胞的正常生理功能。

与自由基代谢有关的酶为数不少，但有 3 个酶在抗氧化损伤方面的作用及其与衰老的关系特别引人注目。它们分别是超氧化物歧化酶（SOD）、过氧化氢酶（CAT）、谷胱甘肽过氧化物酶（GSH peroxidase，GSH-Px）。研究证明，衰老机体 SOD 酶的含量没有减少甚至有所增加，但酶蛋白的结构已发生变化，因此没有活性或活性减弱的酶的比例显著增加，表明衰老机体的抗氧化能力降低。

（四）老年人的糖代谢及其生理生化特征

老年人调节糖代谢稳态的能力明显下降，随着年龄的增长，机体糖代谢出现紊乱，餐后血糖上升，空腹血糖值随增龄也呈上升趋势，对葡萄糖的耐受日趋下降。

1. 糖耐量降低　　在机体老化过程中，胰岛 β 细胞数量减少，对葡萄糖刺激的应答能力降低，导致胰岛素分泌减少和分泌延迟，糖耐量随之下降。据报告，有 43% 的老年人出现糖耐量降低，2 型糖尿病的发病率也随增龄而升高。

2. 胰岛素受体减少　　老年人的胰岛功能减退，糖代谢障碍往往表现为胰岛素抵抗。外周组织细胞，如肌肉、肝脏、脂肪等的细胞膜上胰岛素受体随增龄而减少，受体对胰岛素的敏感性降低，使机体对糖的利用逐步下降，从而反馈性促使胰岛 β 细胞分泌更多的胰岛素，导致高胰岛素血症，此时血液中胰岛素原的比例虽明显高于正常，但其生物学效价却只有胰岛素的 1/10。同时，增龄还可使胰高血糖素升高，从而从受体前水平引起胰岛素抵抗。

3. 糖基化产物增多　　在增龄的糖代谢障碍中，非酶促糖基化较为突出。非酶促糖基化是指葡萄糖与蛋白质在没有酶的参与下发生糖基化反应，从而生成晚期糖基化终末产物（advanced glycation end production，AGE）。AGE 是体内的微损伤因子，能促进 LDL 与脂质的氧化；灭活一氧化氮，使小血管痉挛导致组织缺血；还能沉积于组织细胞内，直接损伤正常细胞，加速细胞的衰老。

（五）老年人的脂代谢及其生理生化特征

在人的一生中，脂代谢对人体健康、机体老化和某些常见老年病的发生都具有重要意义。在脂代谢中，胆固醇、脂蛋白和甘油三酯的代谢占有重要地位。

1. 胆固醇代谢　　研究发现，血清总胆固醇的含量在 20 岁以后随着增龄而增多，60 岁左右达高峰，男性一般不再升高，女性到 70 岁时仍有升高趋势。老年人血清胆固醇升高的原因是多方面的，其一是来源于食物中的外源性胆固醇吸收过多；其二是胆固醇代谢紊乱，在肝脏中的分解代谢下降而生成增多。

2. 脂蛋白代谢　　老年人脂蛋白代谢会出现紊乱，主要表现在低密度脂蛋白

（LDL）、极低密度脂蛋白（very low density lipoproteins，VLDL）升高，而高密度脂蛋白（high density lipoproteins，HDL）降低。

（1）VLDL：VLDL 是运送甘油三酯的载体，主要在肝细胞内合成。血浆甘油三酯水平的上升通常反映了血浆 VLDL 水平的升高。现已证实，随增龄 VLDL 的分解减少，血浆 VLDL 升高，甘油三酯水平上升。

（2）LDL：LDL 的主要功能是把胆固醇送到组织细胞以供代谢之需。在男性，LDL 随增龄逐渐升高，直到 50 岁左右进入平台期，处于稳定水平不再继续上升，至 70 岁左右时开始逐步下降。LDL 水平随增龄上升可能是其产生增多和（或）分解减少所致。LDL 与肝、肾上腺、性腺、动脉壁平滑肌细胞的细胞膜表面受体结合，进入细胞内分解。血浆中 LDL 也可被巨噬细胞吞噬而清除。老年人多因 LDL 受体功能下降，巨噬细胞吞噬 LDL 的功能降低，而导致血浆 LDL 升高。

（3）HDL：HDL 主要在肝脏和小肠黏膜细胞中合成，在 HDL 成熟过程中，它能从乳糜微粒、VLDL 和细胞膜上获得胆固醇，并将胆固醇运送到肝脏中进行代谢，从而减少组织细胞中的胆固醇沉着。在男性，HDL 水平在进入中年后有所上升，这种变化可能与性激素变化有关，根据研究结果显示，两者呈显著负相关。女性在绝经前 HDL 水平高于男性。

3. 甘油三酯代谢　外源性甘油三酯来源于食物脂肪，内源性的甘油三酯由乙酸和脂肪酸在肝脏中合成，主要以 VLDL 的形式进入血液循环。血清甘油三酯从青年时起至中年时期呈现升高趋势，直至 70 岁后逐步回落。在中青年时期男性血清甘油三酯通常比女性高 6%～33%，而老年期特别是 80 岁以后女性比男性高 8%～55%。

（六）老年人的水、电解质和微量元素代谢及其生理生化特征

体内水的容量及电解质的成分和浓度通过机体的自稳调节机制控制在一个相对稳定的范围内。老年人由于自身调节能力降低，易发生水、电解质平衡紊乱。

1. 水代谢　根据放射性核素测定结果，机体总含水量随增龄明显下降，女性从 30 岁至 80 岁总含水量下降 17%，男性下降 11%。机体水分增龄性减少主要发生在细胞内，细胞外水分基本上保持恒定。机体水分增龄性减少的主要问题在于机体水稳态调节机制发生增龄性变化。肾脏及神经内分泌因素在水稳态调节中发挥重要作用。一方面，随增龄肾小球滤过率降低、肾小管和集合管对尿液的浓缩和稀释能力减弱；另一方面，控制水代谢的神经-体液因素失调。研究表明，老化会导致下丘脑渗透压感受器的敏感性增加，同时下丘脑分泌 ADH 的功能也可能发生一定程度的增强，而老年人对渴的感知发生钝化。此外，由于机体增龄性改变，使机体独立获得饮水的能力受到限制。以上增龄性变化削弱了机体对水代谢的调控能力，使老年人易在疾病或因治疗需要使用某些药物的情况下水代谢受到干扰，不能保持平衡，最终导致水代谢紊乱。

2. 电解质代谢　体液中电解质的组成、分布及其浓度维持相对稳定，是机体新陈代谢正常进行、各种生理功能正常发挥的保证。随着增龄，机体调节钠、钾、钙、磷等电解质代谢的功能减弱，易出现电解质平衡的紊乱。

（1）钾代谢：据测定，人体内钾含量随增龄显著减少。老年期以后钾代谢的主要

问题是调控能力下降，血钾波动较大，可表现为低血钾，也可出现血钾升高，具体表现需视所伴随的疾病状态而定。在老年长期护理病房中所做的一项研究发现，老年患者血钾异常者可达 30%。血钾降低者通常有脑血管意外，或服用泻药、利尿药等，而血钾升高者通常有不同程度的肾功能损害的背景，或者使用保钾利尿药不当，或者钾补充过多。

（2）钠代谢：随增龄机体调节钠代谢的功能减弱，钠的保留与排出均发生异常。当钠的摄入量发生变化时，机体可通过调节尿钠的排出使钠的排出与摄入达到新的平衡，但是老年人取得这个平衡所需要的时间明显长于青年人。低钠血症（血清钠浓度低于 135mmol/L）是老年人电解质代谢紊乱最常见的类型。但是在脱水的情况下，老年人通过少尿而减少水分排出，和（或）产生渴感而增加饮水的代偿机制明显减弱，因而在此情况下既不能及时补充水分又不能防止水分的继续丢失，从而导致血钠大幅上升，又可引起高钠血症。引起老年人上述钠代谢的调节功能减弱，可能与老年人血浆肾素水平降低、肾素对血钠的反应性下降，从而导致血浆醛固酮水平比年轻人降低，以及老年人肾脏排钠增多，或老年人"渴感"钝化及远曲小管对抗利尿激素（ADH）产生抵抗，使肾脏浓缩功能下降等机制有关。

（3）钙磷代谢：从骨钙代谢来看，老年人钙吸收下降，骨形成减少，骨钙分解过度或骨质更新过速，易引发骨质疏松。研究显示，妇女血清钙浓度从青年期到老年期基本上可保持恒定，而男子进入老年期后血钙浓度略有下降，降幅约为 0.2～0.4mg/dL。研究进一步表明，老年人血钙浓度比年轻人低 5%～10%。此外，高钙血症在成年人也较为常见，占住院患者的 0.5%～3.6%，其中半数是 60 岁以上的老年人。造成高钙血症的常见原因多为甲状旁腺功能亢进、长期卧床、类风湿关节炎、维生素 D 使用过多，以及恶性肿瘤的骨转移等，或转移性肺癌、乳腺癌等。

据研究显示，血磷随增龄略有下降，老年人平均血磷水平比青年人低 0.5～1.0mg/dL。另外，老年人群的血磷水平存在明显的性别差异，一般老年女性要比老年男性高 0.3～0.4mg/dL。

3. 微量元素代谢　微量元素是人体内不可缺少的营养物质之一，通过参与人体内的新陈代谢、各种生物和化学反应等，维持机体正常生理活动。随着增龄，胃肠道消化吸收功能减弱，老年人对锌、硒等微量元素的摄取能力逐渐减退，体内的含量也就逐渐减少。

（1）锌的代谢：锌是机体必需的重要微量元素之一，它在 RNA 与 DNA 的合成、维持正常细胞膜的功能、改善机体的免疫状态、增强机体抗氧化损伤等方面均有重要作用。研究发现，增龄可引起血浆锌浓度的进行性下降，锌缺乏在老年人群中相当普遍。老年人由于食欲减退等原因导致对锌的摄入不足，锌在肠道的吸收减少，肾脏的锌排泄量随增龄而增加。另外，老年人普遍存在血浆白蛋白降低，而锌通常与血浆白蛋白结合在一起，当血浆白蛋白减少时，血浆锌浓度也会随之下降。患有慢性炎症性疾病（如类风湿关节炎、反复尿路感染等）的老年人，血浆中的锌转移沉积到肝脏中，会使血浆锌浓度下降，锌发生重新分布。

（2）硒的代谢：硒是机体所必需的微量元素之一，具有多种重要的代谢效应，它是硒-谷胱甘肽过氧化物酶（GSH-Px）的重要组成部分。GSH-Px 在清除过多 H_2O_2、阻止脂质过氧化、保护机体免受自由基损伤方面有积极作用。据研究报道，体内硒随增龄有下降趋势。老年人硒缺乏可诱发或直接引起许多病理改变及疾病，如心肌病，促进动脉粥样硬化，肌肉软弱、酸痛，癌症发病的风险增加等，因此适当、适时地补充硒对缺硒的老年人是必要的。

（七）老年人的维生素代谢及其生理生化特征

维生素是维护人体健康、促进生长发育和调节生理功能所必需的一类有机化合物。老年人对各种维生素的需要量有所减少，但是由于吸收不良或排泄增加等原因，老年人往往会发生维生素缺乏的现象。

1. 维生素 B_{12} 和叶酸代谢　血清维生素 B_{12} 水平随增龄下降。据测定，70 岁以上老年人血清维生素 B_{12} 水平仅为青年人的 60%～80%。衰老是导致血清维生素 B_{12} 下降的独立危险因素。研究发现，10%～24% 的老年人红细胞及血清叶酸水平降低，叶酸吸收不良可能是造成老年人叶酸水平降低的主要原因之一。但是，尽管老年人群叶酸水平下降的发生率较高，但由于叶酸缺乏而引起的贫血并不多见。

2. 维生素 D 代谢　在维生素 D 族中起主要作用的是维生素 D_3。维生素 D_3 要发挥其生物学效应首先需在肝脏羟化成为 $25-(OH)-VitD_3$，然后在肾脏进一步羟化为 $1,25-(OH)_2-VitD_3$，后者具有促进钙磷吸收和骨钙动员的作用。研究发现，$25-(OH)-VitD_3$ 的血浆水平随增龄进行性显著下降。据测定，老年人血浆 $25-(OH)-VitD_3$ 水平仅为年轻人的一半左右。与年轻人相比，老年人口服维生素 D 之后，血浆 $25-(OH)-VitD_3$ 水平的上升明显延迟，且峰值明显小于年轻人，提示老年人肝脏羟化维生素 D 的能力下降。老年人户外活动减少，日光照射不足也可能是血浆 $25-(OH)-VitD_3$ 下降的因素。此外，肠道吸收维生素 D 能力降低也是造成上述老年人维生素 D 反应异常的原因之一。大多数研究表明，老年人血浆 $1,25-(OH)_2-VitD_3$ 的变化基本上与 $25-(OH)-VitD_3$ 是平行的，即老年人血浆 $1,25-(OH)_2-VitD_3$ 水平通常低于青年人。

3. 其他维生素代谢　维生素 C（抗坏血酸）作为抗氧化剂可与维生素 E 协同清除体内的氧自由基，降低氧化应激的强度，对老年机体可能具有潜在的保健作用。维生素 C 缺乏在许多老年人中常见，这可能与老年人代谢需要增加和（或）摄入不足有关。为维持正常血浆维生素 C 浓度，老年男性通常比老年女性要用更大的剂量，这可能与老年女性肾脏重吸收维生素 C 的功能比老年男性强有关。尽管已有证据表明机体维生素 C 和维生素 E 含量随增龄而减少，但维生素 E 缺乏在健康老年人并不常见。

二、老年人的能量代谢与营养

人体衰老是一个不可逆转的发展过程。随着年龄的增加，人体各种器官的生理功能都会有不同程度的减退，能量代谢减弱，根据老年人的生理代谢与营养需求，合理的营养有助于延缓衰老。

(一) 老年人能量代谢的变化

与年龄相关的能量代谢变化大致可分为两个阶段：第一阶段是 20 ~ 65 岁机体能量代谢处于正平衡阶段，体重增加，脂肪增多，其中体脂增加大多数是在 40 ~ 50 岁。第二阶段是 65 岁以后能量代谢处于负平衡阶段，体重下降，肌肉体积缩小，脂肪组织减少。能量代谢由两部分组成，即产能和耗能。

1. 老年人产能的变化　食物是机体能量的主要来源。老年人由于胃排空延迟而常常出现食欲减退，甚至厌食，而且老年人体力活动减少，消化、吸收功能减弱，摄入食物的总量逐渐下降，使能够用于产能的物质如葡萄糖、脂肪酸、氨基酸等渐趋减少，最终使能量产生减少。

2. 老年人耗能的变化　BMR 反映了机体为维持基本功能所需要的能量消耗。据测定，随增龄 BMR 逐渐下降。在进食时能量的消耗增加并以热能的形式表现出来，称为食物的特殊动力效应。研究表明，随着年龄的增长，摄入葡萄糖和蛋白质引起的食物特殊动力效应减弱，提示老年人体内的物质转化（同化）过程减弱，这可能与老化引起的胰岛素抵抗及交感神经功能钝化有关。增龄引起的能量代谢负平衡可导致机体做功能力（最大耗氧量）下降。据测定 25 ~ 65 岁最大耗氧量可下降 40%，即平均每年下降 1%。由于做功能力下降，从而限制了老年人的体力活动，而体力活动减少，肌肉萎缩体积减小，使机体做功进一步下降，如此形成了恶性循环。

(二) 老年人能量代谢变化的机制

机体维持正常功能所需要的能量大约 90% 来自线粒体，若线粒体受损会导致细胞能量产生不足，细胞发生变性、衰老甚至死亡，最终导致器官功能受损。人体衰老时出现的能量代谢障碍，与衰老机体对能量收支平衡的调节能力下降密切相关，而神经体液因素在调节能量平衡中起重要作用。

1. 神经体液因素　能量代谢在神经体液因素的调节下处于动态平衡状态，增龄对神经内分泌功能的影响势必影响到能量代谢。

(1) 神经因素：中枢对能量代谢的调控部位研究较多的是下丘脑的室中核、室旁核及下丘脑的后区，这些区域的功能变化会影响到机体的摄食行为。另外，下丘脑也可通过自主神经系统影响能量代谢。动物实验发现，室中核损害对能量代谢的影响与年龄相关，一般年龄越老影响越大。另外，老年机体感觉神经功能下降，视力减退、味蕾萎缩、味觉迟钝，以及对食物气味的嗅觉功能降低等会减弱食物色、香、味刺激食欲的效应，最终会影响到能量物质的摄入和代谢。

(2) 体液因素：生长激素可刺激进食及肌肉的增长，老年人生长激素活性下降，可能是老年人食欲减退的因素之一。胰岛素具有促进合成代谢的作用，可提高糖原和脂肪储存。老年人胰岛功能减退，胰岛素合成分泌相对不足，同时细胞膜上胰岛素受体的密度及亲和力下降，这些因素均不利于老年人能量物质的转化与储存。多种胃肠激素如缩胆囊素、促胃液素、胰高血糖素等具有抑制食物摄取的作用，对老年人血浆缩胆囊素的测定发现，其血浆水平显著高于正常，这可能与老年人食欲减退有关。

2. 线粒体 DNA 受损　线粒体 DNA（mtDNA）的功能主要与控制线粒体能量代谢的

酶的合成有关，如果 mtDNA 受损，必然影响到细胞的能量代谢。研究表明，在老化过程中，机体多种组织细胞的 mtDNA 均可发生突变，且随增龄而加剧，与衰老过程有显著的正相关性。造成 mtDNA 突变最主要的原因之一是 mtDNA 的氧化损伤，受损后的 mtDNA 较难修复，使 mtDNA 突变的机会大大增加。由于 mtDNA 编码的蛋白质都是与 ATP 生成有关的物质，因此 mtDNA 发生突变后可导致细胞能量代谢水平降低，细胞活力下降，甚至变性、衰老、死亡，最终导致器官乃至整体功能下降。

（三）老年人营养需要的特点

随着增龄，机体新陈代谢变慢，很多器官出现老化，功能减退。根据老年人的体质和代谢特点进行合理补充营养，有助于增强老年人的体质，减慢衰老。

1. 热能　老年人由于 BMR 下降，体力活动减少，体内脂肪组织比例增加，对热能的消耗也随之降低，因此，老年人需适当降低每日膳食中总热能的摄入量，主要是降低碳水化合物和脂肪的摄入量，以免过剩的热能转变成脂肪堆积于体内而引起肥胖。

2. 蛋白质　老年人由于消化系统功能减弱，使摄入蛋白质的生物有效性降低，而且在人体衰老过程中，体内蛋白质的分解代谢增加而合成代谢减少，当膳食蛋白质不足时，老年人易出现负氮平衡。因此，老年人应有足够的蛋白质供应，尤其是优质蛋白质。但是老年人蛋白质摄入也不宜过多，以免加重肝脏、肾脏的负荷。

3. 脂肪　老年人由于胆汁酸分泌减少，酯酶活性降低，对脂肪的消化吸收功能下降，且体内脂肪分解排泄迟缓，血脂水平升高，因而老年人脂肪的摄入不宜过多，特别要限制高胆固醇、高饱和脂肪酸性食物的摄入。

4. 碳水化合物　老年人糖耐量低，胰岛素分泌减少，且对血糖的调节作用减弱，有血糖升高趋势。因此，老年人碳水化合物的摄入量占总热量的 55%～65% 为宜，尤其应控制糖果等高糖食物的摄入量。

5. 矿物质　矿物质在体内具有十分重要的功能，不仅是构成骨骼、牙齿的重要成分，还可调节体内酸碱平衡，维持组织细胞的渗透压，维持神经肌肉的兴奋性，构成体内一些重要的生理活性物质。老年人对钙、铁的吸收利用能力下降，摄入不足，易使老年人出现骨质疏松症、缺铁性贫血，因此老年人每日膳食应注意摄入一些含钙、含铁丰富的食物，并且经常晒太阳。此外，微量元素锌、硒、铬等，每日膳食中也需要有一定的补充。

6. 维生素　老年人由于体内代谢和免疫功能降低，而且老年人本身食量减少，生理功能减退，易出现维生素缺乏，因此各种维生素的每日供应量应有充足保证。每日膳食中维生素 A、D、E、C 及硫胺素、核黄素的供应量应充足。

7. 膳食纤维　膳食纤维能增加肠蠕动，起到预防老年性便秘的作用；能改善肠道菌群，使食物容易被消化吸收；膳食纤维尤其是可溶性纤维可改善血糖、血脂代谢，这些功能对老年人特别有益。随着年龄的增长，非传染性慢性病如心脑血管疾病、糖尿病、癌症等发病率明显增加，膳食纤维还有利于这些疾病的预防。粗粮及蔬菜中含有大量的膳食纤维，老年人应注意加强这方面食品的摄入。

第三节 代谢功能老化的相关疾病

新陈代谢是人体基本的生命活动，是维持机体功能的基础。随着增龄，代谢性疾病的发病率越来越高，人体的代谢活动受到各方面因素的影响，主要包括环境、饮食、作息等因素。

一、老年人代谢的病理生理

老年机体物质储备减少，对代谢产生不利影响，如微量元素、维生素等处于缺乏状态，糖、脂肪和蛋白质代谢紊乱等，易出现各种代谢问题。

（一）物质"储备"减少

从总体上看，老年机体物质储备减少，对机体代谢产生不利影响，特别是 B 族维生素和微量元素等的缺乏。而 B 族维生素在维持脑的正常结构和功能、延缓阿尔茨海默病症状的发生方面有重要作用。老年人糖原储存减少，ATP 生成减少，各器官、组织供能不足，导致功能障碍；同时由于热量产生减少，老年人体温常常偏低。老年人蛋白质代谢呈负氮平衡，免疫球蛋白合成减少，抗体生成不足，感染抵抗力下降。

（二）"稳态"调控失衡

正常情况下机体内部各系统、器官的功能处于协调、稳定的状态。其中，机体的氧化还原稳态可使神经－内分泌系统对血糖、血脂、电解质浓度、渗透压、pH 等重要生命指标进行精确的调控，从而保持了上述生命指标的相对稳定；而老年机体由于氧化应激增强，神经内分泌系统老化，调控稳态的能力减弱，因而导致血糖、血脂等重要生命指标发生异常，这是老年人群冠心病、动脉粥样硬化、糖尿病高发的病理基础之一。

（三）调节反应迟钝

正常情况下当体内外各种致病因素作用于机体时，机体可动员各种调节反应，迅速提升抗病能力（应激反应），增加机体对各种致病因素的抵抗力。但老年人由于广泛的氧化损伤而导致各系统、器官功能全面下降，在应激条件下机体难以对体内、外致病因素作出迅速、有效的反应，包括不能合成足够的保护性蛋白质和及时清除由于急性应激而产生的大量氧自由基，使病理反应呈现恶性放大的链式反应，因此老年人在高热、寒冷、疲劳、感染等情况下比年轻人更容易产生严重后果。

二、老年性甲状腺功能亢进症

甲状腺毒症（thyrotoxicosis），是指血液循环中甲状腺激素过多，引起以神经、循环及消化等系统兴奋性增高和代谢亢进为主要表现的一组临床综合征。甲状腺腺体本身产生甲状腺激素过多而引起的甲状腺毒症，称为甲状腺功能亢进症（hyperthyroidism），简称甲亢。其病因包括毒性弥漫性甲状腺肿（Graves disease，GD）、结节性毒性甲状腺肿和甲状腺自主高功能腺瘤（Plummer disease）等。老年人与其他人群甲亢的病因及病理生理并无本质的不同。

（一）病因与发病的生理学机制

毒性弥漫性甲状腺肿（GD）是器官特异性自身免疫病之一，但其发病机制尚未完全阐明，其特征之一是在血清中存在具有能与甲状腺组织起反应或刺激作用的自身抗体，这一抗体能刺激啮齿类动物的甲状腺，提高其功能并引起组织的增生，但它的作用慢而持久。本病有显著的遗传倾向，同胞兄妹发病危险为11.6%，单卵孪生子发病有较高的一致率。目前发现GD与人类白细胞抗原（HLA）、甲状腺球蛋白（Tg）和促甲状腺激素受体（TSHR）抗体等基因相关，是一个复杂的多基因疾病。

GD主要与免疫耐受性丧失及促甲状腺激素受体抗体（thyrotropin receptor antibody，TRAb）的产生有关。TRAb包括甲状腺刺激性抗体（thyroid stimulating antibody，TSAb）和甲状腺刺激阻断性抗体（thyroid stimulating blocking antibody，TSBAb）。TSAb是GD的致病抗体，存在于90%以上的患者体内。携带GD易感基因的人群，在细菌感染、性激素、应激等作用下，浸润的淋巴细胞或浆细胞产生TSAb，TSAb与甲状腺滤泡细胞上的TSHR结合，激活腺苷酸环化酶系统，导致甲状腺滤泡细胞增生和甲状腺激素合成、分泌增加。TSH对TSHR的刺激受到下丘脑–腺垂体–甲状腺轴的负反馈调节，保持甲状腺激素产生的平衡。但是TSAb对TSHR的刺激没有这种调节机制，导致甲状腺激素过量产生引起甲亢。TSBAb与甲状腺细胞表面的TSHR结合，占据了TSH的位置，使TSH无法与TSHR结合，产生抑制效应，导致甲状腺滤泡细胞萎缩，甲状腺激素产生减少。GD的甲亢可以自发性发展为甲减，TSBAb的产生占优势是原因之一。目前已知TSBAb结合的位点位于TSHR的细胞外段的羧基端；而TSAb结合的位点位于TSHR的氨基端。

（二）老年性甲状腺功能亢进症的特点

1. 流行病学特点　在老年人群中，甲状腺功能亢进的发病率远低于甲状腺功能减退。甲亢的发病率受地区、饮食习惯及种族等环境和遗传因素影响，差异较大。老年甲亢的患病率在0.5%～2.3%，占全年龄组甲亢的10%～37%。随着人口的老龄化，老年甲亢也在逐年增加。甲亢严重危害老年人的健康，提高老年甲亢的诊治水平至关重要。

2. 病理生理学特点　老年人甲状腺功能亢进症大多由多结节性毒性甲状腺肿引起，其次由GD引起。多结节性毒性甲状腺肿是指在多结节性甲状腺肿发病多年后继发的甲状腺功能亢进。但其具体发病原因尚不清楚。

3. 临床特点

（1）不典型：老年甲亢起病隐袭，症状较轻微、不典型，容易误诊漏诊。

（2）消瘦：与年轻人相比，多无心悸、多食、多汗等表现，反而表现为厌食、恶心、呕吐、便秘，甚至发生恶病质。

（3）乏力：老年甲亢常见乏力和肌肉软弱无力症状。表现为四肢远端肌无力、肌萎缩，上下楼和蹲起时行动困难。

（4）震颤：老年甲亢震颤较为多见，尤其在双手平举向前伸出时发生。

（5）伴发房颤：老年甲亢患者约50%个体出现心房颤动，约是中青年甲亢患者的8倍。在老年人不明原因的心房颤动中约有10%是甲亢引起。老年甲亢伴心房颤动与年轻人不同，其心率一般较慢，多不超过 100 次/分，甲亢控制后转为窦性心律的可能性较小。

老年甲亢常因明显消瘦而被误诊为恶性肿瘤，因心房颤动被误诊为冠心病，所以老年人不明原因的突然消瘦、新发生房颤时应考虑此病。

（三）治疗中的生理学原理

1. 抗甲状腺药物（antithyroid drugs，ATD）治疗　硫脲类（thioureas）是最常用的抗甲状腺药。主要有甲巯咪唑（methimazole，MMI）和丙硫氧嘧啶（propylthiouracil，PTU）。其一方面通过抑制甲状腺过氧化物酶，阻止无机碘氧化成活性碘，进而抑制酪氨酸碘化和碘化酪氨酸的耦联，最终减少甲状腺激素的生物合成。但该药物并不能阻止碘离子的摄取和甲状腺激素的释放，因此需要等待体内储存的激素消耗后，药物的治疗作用才能见效。另一方面 PTU 能抑制外周组织中生物活性弱的 T_4 转变为活性强的 T_3，减弱甲状腺激素的生物学作用，但甲巯咪唑无此作用。同时硫脲类药物能轻度抑制免疫球蛋白的生成，针对病因实现治疗的目的。

2. 放射性碘　^{131}I 治疗甲亢的目的是破坏甲状腺组织，减少甲状腺激素产生。甲状腺有很强的摄取 ^{131}I 的能力，^{131}I 被甲状腺摄取后释放出 β 射线，破坏甲状腺组织细胞。β 射线在组织内的射程仅有 2mm，辐射损伤只限于甲状腺内，不会累及毗邻组织，可起到类似手术切除部分甲状腺的作用。

老年甲亢多主张首选放射性 ^{131}I 治疗，与 ATD 治疗相比，^{131}I 治疗复发率低，肝损伤、白细胞降低等不良反应少，但 ^{131}I 治疗的主要缺点除近期可发生放射性甲状腺炎或一过性甲亢外，远期的主要并发症是永久性甲减。老年人对 ^{131}I 敏感性较差，常需要重复治疗。

3. 手术治疗　因老年人常患有循环、呼吸、内分泌、神经系统等多系统疾病，心肺功能往往不能耐受手术治疗。因此有压迫症状及怀疑癌变者才考虑为其手术，其余情况均不作首选，老年甲亢术后甲减发生率高，术中腺体残留 8～10g 可有效减少甲减的发生。

三、老年人发热

正常成人体温保持在 37℃ 左右，昼夜上下波动不超过 1℃。当一个人处在极端气温（严寒或酷热）中时，体温的变化也很少超过 0.6℃。由于致热原的作用使体温调定点上移而引起调节性体温升高，当人体腋下温度 >37°C 称为发热，37～38°C 度称为低热，38～39°C 称为中等热，39～40°C 称为高热，40°C 以上称为超高热。高热不退持续 39°C 以上，没有间歇下降，即热型中的稽留热。老年人常因体温调节中枢功能减退，导致体温调节机制稳定性减弱。如感染时，引起的发热反应就较迟缓，退热也慢。另外，由于皮肤老化而散热减少，也会因热量积聚造成发热。

（一）病因与发病的生理学机制

1. 病因

（1）感染性发热：各种病原体包括细菌、病毒、支原体、立克次体、真菌、螺旋体、寄生虫等感染人体，引起急性或慢性、局部或全身性感染，均可出现发热。体内产生的抗原抗体复合物以及某些类固醇产物等也有致热作用。

　　（2）非感染性发热：由于组织损伤或坏死、组织蛋白分解和坏死组织吸收导致无菌性炎症反应，而引起发热。

　　2. 发病的生理学机制　　发热多由致热原引起，发热激活物作用于机体，产生内生致热原，包括单核细胞、巨噬细胞、淋巴细胞、内皮细胞、星状细胞和肿瘤细胞等产生的内生致热原，如 IL-1、TNF、IFN、IL-6 可作用于体温调节中枢而引起发热（图7-6）。

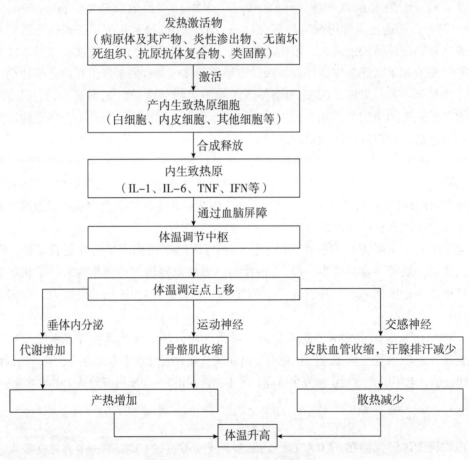

资料来源：詹华奎. 诊学基础（第3版）. 上海：上海科技出版社。

图7-6　致热原性发热示意图

（二）老年人发热的特点

　　老年人发热的主要原因有感染性和非感染性的因素。感染性发热是引起老年人发热的最常见原因，包括细菌、病毒等病原体引起的全身或局部的感染。肿瘤、淋巴瘤、恶性组织细胞病等可引起非感染性的高热。

　　1. 流行病学特点　　老年人发热的病因多为各种感染性疾病，研究显示，老年人罹患社区获得性肺炎和泌尿系统感染的风险分别是年轻人的 3 倍和 20 倍；其次，老年恶性肿瘤引起的发热也很常见，随着人类寿命的延长，老龄人口显著增多，肿瘤发病率也逐年升高。老年群体是癌症的高发人群，随着中国人口老龄化进程的逐步加快，老年肿瘤患者占全年龄癌症的比例已超过 60%。肿瘤晚期患者多伴有发热，血液系统肿瘤如白血病、淋巴瘤，发热是其典型临床表现。

2. 病理生理特点

（1）老年人抗感染能力降低：免疫功能衰退是老年人生命过程中最明显的特征之一。老年人各系统免疫屏障受损和功能减弱，如气道黏膜的纤毛运动、咳嗽反射和肺泡吞噬细胞的功能均减弱，胃肠道黏膜随增龄萎缩，具有杀菌功能的胃酸和胃蛋白酶分泌减少等；此外，老年多病，若长期、大量应用广谱抗生素，会造成体内菌群失调。老年人淋巴结明显萎缩，免疫细胞活性下降，溶菌酶、干扰素等非特异性免疫物质减少。这些均会导致老年人抗感染能力降低。

（2）恶性肿瘤高发：肿瘤合并感染所引起的发热是老年肿瘤患者发热的首要病因，肿瘤本身及诊治过程中破坏自身屏障、抑制免疫反应，导致感染从而引起发热。恶性肿瘤引起的组织坏死和细胞破坏等产生内生致热原，肿瘤诊治过程中放疗、化疗、使用免疫抑制药物、留置导尿管等抑制免疫系统的功能，也会增加机会感染。

3. 临床特点　老年人感染的临床表现与年轻人相比显著不同。老年人感染起病往往隐袭，症状和体征少且不典型，因老年人基础体温偏低，在感染时，38.5℃ 以上的体温少见，且老年人对发热的反应往往迟钝，容易导致诊断和治疗的延误。对于日常监测体温的老年人，体温较基线水平上升 0.8℃ 或者体表温度 >37.8℃，就应高度怀疑罹患感染。

（三）治疗中的生理学原理

解热镇痛抗炎药，也称非甾体抗炎药。下丘脑的体温调节中枢使散热和产热之间保持动态平衡来调节体温。在炎症反应中，细菌内毒素可引起巨噬细胞释放白介素类、干扰素类和 TNF-α 等细胞因子，这些细胞因子又促使下丘脑视前区细胞合成前列腺素 E_2（PGE_2），通过 cAMP 触发下丘脑的体温调节中枢使体温调定点上调，增加产热，使体温升高。非甾体抗炎药的主要作用机制是抑制体内环氧化酶活性而减少局部组织前列腺素（prostaglandin，PG）的生物合成。当体温升高时，非甾体抗炎药能促使升高的体温恢复到正常水平，而对正常的体温不会产生影响。非甾体抗炎药包括水杨酸类，代表药如阿司匹林（aspirin），苯胺类，如对乙酰氨基酚（acetaminophen），吲哚类等。

第四节　机体代谢功能退化的中医药研究

中医学典籍中对与机体代谢相关的临床表现，如肥胖、消渴、脾瘅、眩晕和胸痹等均有详尽和系统的论述。近年来，不少学者以中医基本理论为指导，以临床表现为依据，开展了许多机体代谢相关研究。

一、中医学对机体代谢功能退化机制的研究

中医学"气"的实质是为人体活动提供能量的一种物质。元气，是人体最根本、最重要的气，是人生命活动的原动力，由肾中精气化生，又有赖于后天水谷之气的培

育。元气能推动人体生长发育和生殖，激发和推动各个脏腑、经络及组织器官生理活动，故为人体生命活动的原动力。

气是不断地运动着的具有很强活力的精微物质。气只有处于不断地运动之中，才能流行于全身，推动和激发脏腑、经络等组织器官的生理活动以及血与津液的运行。所谓气化，是指在气的运动作用下产生的各种变化。随着气的运动变化，气以不同的形式组合成精、血、津液等物质；再由于气的运动变化，促进气、血、津液、精之间的相互转化。物质与功能（有形与无形）之间的相互转化也属气化。所以，气化过程实际就是气、血、精、津液物质和能量的新陈代谢及其相互转化过程。气化作用使机体把外界环境中的精微元气聚合转化为形体本身与生命物质。而这个过程中获取生命运动所必需的能量，就是生命过程的气化本质。所以说，中医的气化功能类似西医的能量代谢过程。

（一）脏腑功能与能量代谢

中医脏腑的功能与机体物质代谢和能量代谢有密切的关系。

1. 心与能量代谢　心主血脉，心藏神。心主血脉是指心气推动血液在脉中运行，流注全身，发挥营养和滋润作用。心藏神的功能，首先表现为主管意识思维、精神心理活动；其次体现在心主宰整个脏腑的功能活动。心的功能指心以能量控制物质代谢活动的功能（主血脉）和维持相应的功能（主神志），心的功能与三磷酸腺苷（ATP）的分子活动一致。

2. 脾与能量代谢　脾主运化水谷，是指对饮食物的消化吸收及转输布散。脾主运化水谷的过程是饮食物由胃受纳、腐熟（初步消化），以及小肠的受盛化物，即小肠对水谷的彻底消化来进行的。胃与小肠的消化饮食物的功能在脾气的推动、激发作用下才能正常进行。水谷经胃、小肠消化后转化为水谷精微，经脾的转输作用输送到其他四脏，分别化为精、气、血、津液，内养五脏六腑，外养四肢百骸、皮毛筋肉。所以说，脾胃为后天之本，气血生化之源。

3. 肾与能量代谢　肾为气之根，在机体能量代谢中扮演着关键角色。肾中相火（肾阳）涵养肾，潜藏不露，发挥温煦、推动等作用，即中医所说的"守位"。中医学认为机体温度主要依靠阳气的温煦作用维持相对稳定，而肾阳是全身阳气的根本。实验研究发现肾阳虚多表现为下丘脑-腺垂体-靶腺（甲状腺、肾上腺和性腺）轴功能障碍或低下。

4. 肝与能量代谢　肝主疏泄，在机体能量代谢中有不可替代的作用。肝气的疏泄功能，对各脏腑经络之气升降出入运动的协调平衡起重要作用；肝藏血，具有贮藏血液、调节血量的功能。现代研究认为中医"肝主疏泄，肝藏血"的功能可能表现为肝转化（主疏泄）和存贮（藏血）代谢原料的功能。现代研究发现肝气（阳）虚证组 T_3、T_4 显著降低，rT_3、TSH 显著升高，提示机体处于低 T_3 综合征状态，机体代谢率降低，组织器官供能不足。另外，肝血虚证患者的红细胞膜 ATP 酶活性及红细胞的耗氧率均显著降低，提示红细胞能量代谢降低。

5. 肺与能量代谢　肺主呼吸，是能量代谢中重要的一环。肺与能量代谢的关系主要表现在吸入自然界清气（O_2）和呼出体内浊气（CO_2）。营养物质在体内氧化分解过程中，需要有氧的情况下才能被完全分解为 CO_2 和水，产生能量供组织细胞利用。如肺的呼吸功能障碍，血中含 O_2 量不足，可影响到细胞生物氧化过程，能量产生不足，导致细胞功能活动减弱，甚至引起细胞变性和坏死，患者出现气短懒言、声音低微、畏寒倦怠等能量代谢低下的表现。

（二）经络与能量代谢

经络是运行全身气血，联络脏腑肢节，沟通上下内外，感应传导信息的通路系统。经络的生理功能主要表现为运行全身气血以营养脏腑组织；联络脏腑器官以沟通上下内外；感应传导信息以调节人体各脏腑组织功能，使之协调平衡等。现代研究发现，机体组织互相联系和协调活动时会形成一种能量分布不均匀区域，即具有明显能差或不同性质能的转化处，而"经气"则是该种场所中不同组织在相互联系过程中产生的一种与脏腑组织活动相关的能量物质，它们可以是光、磁、电、蛋白质链等。这些"气"在具有能差的经络线路中流行、聚集并转化，从而起到"通道""联络""调节"的功能。

二、中医药延缓机体代谢功能退化的方药研究

随着现代科学研究的不断发展，发现中药与能量代谢息息相关，由中药与机体能量代谢变化规律研究可知，中药通过影响能量代谢的某些环节，延缓机体代谢功能衰老。

1. 健脾方药　流行病学调查表明脾虚程度随增龄而增加，实验研究发现，脾虚证胃肠细胞的病理改变主要表现为线粒体的数量减少或肿胀、嵴断裂等。脾气虚时机体乳酸代谢异常，出现血乳酸含量增高，血清乳酸脱氢酶活性下降。而健脾益气方药对上述病理改变有良好的治疗作用。进一步实验研究表明健脾理气中药能提高腺苷酸激酶的活性，增加红细胞中 2,3-DPG 的含量以促进氧的释放，增加 ATP 的生成。

脾阴虚与机体能量代谢障碍之间关系非常密切。研究发现，老龄大鼠脑线粒体膜存在过氧化损伤和能量代谢障碍。而滋补脾阴方药具有显著调节线粒体膜磷脂代谢障碍和膜修饰作用。

2. 温补肾阳中药　实验证明，肾阳虚大鼠肾上腺皮质束状带细胞线粒体嵴发生显著退行性改变，由功能旺盛的囊泡状嵴转变为功能低下的管状嵴。温肾阳中药能一定程度阻止这种退行性改变。

肾阳虚患者和动物模型的皮肤温度降低，血清中 T_3、T_4 含量下降。应用温阳中药治疗后，皮肤温度与 T_3、T_4 明显回升，表明肾对能量代谢的影响可能与促进能量代谢的体液因素有关。另外，在研究肾阳虚的动物模型肝脏线粒体蛋白质组代谢发现，能量代谢相关酶的变化与肾阳虚证的虚寒症状有关，温补肾阳药可改善肾阳虚的糖、脂肪和蛋白质代谢。

第八章 泌尿系统的功能与衰老 ▷▷▷▷

泌尿系统由肾脏、输尿管、膀胱、尿道及相关的血管、神经等组成，主管机体尿液的生成和排出。肾脏是人体重要的排泄器官，其主要功能是排泄水和代谢产物，调节水、电解质和酸碱平衡，同时它也是一个重要的内分泌器官，对维持机体内环境的稳态起重要作用。

肾脏是人体代谢功能最为活跃的脏器之一，在老年阶段易受到衰老和疾病的双重影响。大多数老年人泌尿系统，特别是肾脏都有不同程度的病变，肾脏功能完全正常的老年人较少见。人类肾脏功能在约40岁以后开始下降。随着年龄的增长，老年人肾脏结构发生退行性改变、生理功能减退等一系列衰老性改变，如肾血流量减少、肾小球滤过率下降、肾小管的重吸收和分泌排泄功能减弱、尿液的浓缩稀释与酸化功能呈下降趋势。同时，肾脏对内环境变化的适应能力减退，肾功能储备下降，对各种损伤因素如缺血、缺氧、感染、创伤和药物等的易感性明显增加，在发生损伤后的再生和修复能力下降，容易患肾病综合征、肾炎综合征、急性肾损伤、慢性肾脏病等疾病，甚至发展成慢性肾衰竭。

第一节 泌尿系统功能概述

泌尿系统的主要功能是排泄。它是指机体代谢过程中所产生的各种不为机体所利用的或者有害物质，如尿酸盐、尿素、毒素，以及水、无机盐和其他物质经肾脏向体外排送的过程。肾脏也是一个内分泌器官，参与多种生物活性物质的合成与释放，如 EPO、$1,25-(OH)_2-VitD_3$、肾素等，调节机体的功能。当老年肾脏的结构和功能发生改变时，就会导致尿量和尿液性质的改变，出现少尿和蛋白尿等，并使机体的内环境稳态遭到破坏，出现肾功能衰竭而危及生命。

一、肾脏的功能结构和血液循环特点

肾脏的主要生理功能是生成尿液，它包括三个基本过程：肾小球滤过、肾小管和集合管的重吸收、肾小管和集合管的分泌，此外肾脏还具有内分泌功能。肾脏血液循环的特点是血流量大，形成串联的两套毛细血管网。

（一）肾脏的功能结构

1. 肾单位 肾单位（nephron）是肾脏的基本结构和功能单位。肾单位包括肾小体和肾小管两个部分。肾小体呈球形，由肾小球和肾小囊两部分组成。人体每个肾含有

80万～100万个肾单位，每个肾单位都有单独生成尿液的功能，肾单位与集合管共同完成尿的生成过程。肾脏不能再生形成新的肾单位。肾脏损伤、疾病或正常衰老等情况下，肾单位的数量将逐渐减少。40岁以后，功能性肾单位的数量每10年大约减少10%。但在正常情况下，剩余的肾单位足以完成正常的泌尿功能。

肾单位按其肾小体所在的部位可分为皮质肾单位（cortical nephron）和近髓肾单位（juxtamedullary nephron）。两种肾单位在结构和功能上具有明显的差别。

（1）皮质肾单位：其肾小体位于皮质的外2/3处，占肾单位总数的85%～90%。其特点：①肾小球体积较小，髓袢较短，未达到髓质，或只达到外髓部。②其入球小动脉口径比出球小动脉大，两者比例约为2：1。③出球小动脉形成小管周围毛细血管网，包绕在肾小管周围，有利于肾小管的重吸收。

（2）近髓肾单位：其肾小体位于皮质层靠近髓质的部位，占肾单位总数的10%～15%。其特点：①肾小球体积较大，髓袢较长，可深入到内髓部，有的甚至到达肾乳头部。②入球小动脉和出球小动脉口径无明显差异。③出球小动脉的分支可形成两种小血管，一种为肾小管周围毛细血管网，有利于肾小管重吸收；另一种是袢状的U形直小血管，与髓袢伴行，在维持肾脏髓质高渗、尿液浓缩方面起重要作用。

2. 球旁器 球旁器（juxtaglomerular apparatus），又称近球小体，主要分布在皮质肾单位，由近球细胞、致密斑和球外系膜细胞组成。近球细胞又称球旁细胞，是位于入球小动脉中膜内的肌上皮样细胞，内含分泌颗粒，能分泌肾素；致密斑是由位于远曲小管起始部的高柱状上皮细胞构成的斑状隆起组织，其功能是感受小管液中NaCl含量的变化，并将信息传递给近球细胞，调节肾素的分泌；球外系膜细胞又称间质细胞，是位于入球小动脉和出球小动脉之间聚集成锥形体的一群细胞，具有吞噬和收缩功能。

3. 滤过膜 肾小球滤过膜是肾小球毛细血管内的血液与肾小囊中超滤液之间的隔膜，是肾小球滤过的结构基础。由肾小球毛细血管内皮细胞、基膜、肾小囊脏层上皮细胞（又称足细胞）三层组织构成。滤过膜具有一定的通透性和屏障作用。内皮细胞窗孔、基膜上的网孔和脏层上皮细胞的小孔形成机械屏障，滤过膜上带负电荷的唾液酸蛋白和多聚阳离子蛋白多糖形成电学屏障。

（二）肾血液循环特点

1. 血流量大 肾脏的血液供应丰富。正常成人安静时两肾血流量约为1200mL/min，相当于心输出量的20%～25%。肾血流量的94%分布于肾皮质层，5%～6%分布于外髓质层，只有不到1%分布到内髓质层。肾的血流量大，有利于完成其泌尿功能。

2. 两套串联的毛细血管网

（1）肾小球毛细血管网血压高：肾小球毛细血管网由入球小动脉分支形成，在入球小动脉和出球小动脉之间。入球小动脉粗而短，血流阻力小而流量大；出球小动脉细而长，血流阻力大，故肾小球毛细血管的血压高，有利于肾小球的滤过作用。

（2）肾小管周围毛细血管网血压低：肾小管周围毛细血管网由出球小动脉的分支形成，血管网内血压较低，血浆胶体渗透压升高，有利于肾小管的重吸收。

另外，近髓肾单位的出球小动脉分支形成U形的直小血管与髓袢并行，在尿液浓缩功能中有重要作用。

（三）肾血流量的调节

肾血流量的调节主要由自身调节、神经调节和体液调节共同完成。

1. 肾血流量的自身调节 当动脉血压在80～180mmHg（10.7～24.0kPa）范围内波动时，肾血流量维持相对稳定。这种不依赖于神经和体液因素的作用，而在一定的动脉血压变动范围内保持其相对稳定的现象称为肾血流量的自身调节。

2. 肾血流量的神经和体液调节 肾交感神经兴奋时，肾血管收缩，使肾血流量减少。肾上腺素、去甲肾上腺素、血管紧张素Ⅱ、血管升压素、内皮素等激素都能引起肾血管收缩，使肾血流量减少；前列腺素（PGE_2、PGI_2）、一氧化氮和缓激肽等则使肾血管舒张，使肾血流量增多。

二、肾小球的滤过功能

尿生成包括三个基本过程：①血液经肾小球毛细血管的滤过形成超滤液；②超滤液被肾小管和集合管选择性重吸收回血液；③经肾小管和集合管的分泌，最后形成终尿。滤过是尿生成的第一个环节。

1. 肾小球滤过的定义 肾小球滤过是指当血液流过肾小球时，血浆中的水分及小分子物质滤入肾小囊的过程。血浆流经肾小球滤过膜后滤出的液体称为原尿。原尿中除大分子蛋白质以外，其他成分与血浆几乎相同，故原尿又称为超滤液。

衡量肾功能的重要指标是肾小球滤过率和滤过分数。单位时间内（每分钟）两肾生成的超滤液量，称为肾小球滤过率（glomerular filtration rate，GFR），约为125mL/min，180L/d。肾小球滤过率和肾血浆流量的比值，称为滤过分数（filtration fraction，FF），约为19%（=125/660×100%）。

2. 肾小球滤过的动力 肾小球滤过作用的动力是有效滤过压（effective filtration pressure，EFP）。EFP由肾小球毛细血管血压、血浆胶体渗透压和肾小囊内压三种力量相互作用而形成，其中肾小球毛细血管血压是推动滤过的动力，而血浆胶体渗透压和囊内压是对抗滤过的阻力。其关系可表示为：

有效滤过压＝肾小球毛细血管血压－（血浆胶体渗透压＋肾小囊内压）

肾小球毛细血管入球端和出球端的有效滤过压是一个逐渐降低的过程，在靠近入球端，有效滤过压为正值，故有滤过作用；当滤过由毛细血管入球端移行到出球端时，由于血浆蛋白不能滤出，而使血浆胶体渗透压逐渐升高，有效滤过压随之下降，故肾小球毛细血管全段并非都有滤过作用，当滤过阻力等于滤过动力时，有效滤过压则为零，称为滤过平衡，此时滤过停止。

3. 影响肾小球滤过的因素 血浆在肾小球毛细血管处的滤过受许多因素影响，如滤过系数、有效滤过压和滤过平衡的位置等。影响肾小球滤过的因素可归纳为三个方面：①有效滤过压，包含肾小球毛细血管血压、肾小囊内压和血浆胶体渗透压的改变。②滤过膜的功能状态：滤过膜通透性改变和滤过面积的改变。③肾血浆流量的变化。

三、肾小管和集合管的功能

当肾小球滤液进入肾小管后，在其形成终尿之前要流经肾小管各段和集合管，沿着这些节段，滤液的量和质发生很大的变化。某些物质被选择性地从小管液中转运至血液，称为重吸收；而另一些物质由肾小管上皮细胞产生或从血液中转运到肾小管腔内，称为分泌。肾小球滤液进入肾小管后称为小管液。小管液通过肾小管和集合管的重吸收和分泌，经远曲小管和集合管的浓缩和稀释，最后形成终尿。

（一）肾小管与集合管的重吸收

终尿与原尿相比在质和量两方面都有很大的差别，这主要是由于肾小管和集合管具有选择性重吸收和分泌的缘故。从量方面来看，人体每昼夜生成的原尿量可达180L，但最终排出体外的尿量（终尿）仅约1.5L，占原尿量的1%左右，说明原尿的99%以上被重吸收入血。从质方面来看，经肾小球滤出的原尿中绝大部分对机体有用的物质被肾小管和集合管选择性地重吸收。葡萄糖、Na^+、HCO_3^-等可全部或大部分被重吸收；尿素等可部分被重吸收；肌酐等代谢产物则不被重吸收。这种选择性重吸收既保留了对机体有用的物质，又清除了对机体有害和过剩的物质，实现了对人体内环境的净化。

1. 重吸收部位、方式及途径

（1）重吸收部位：各段肾小管和集合管都具有重吸收功能，但近端小管（尤其是近曲小管）重吸收的物质种类最多、数量最大，因而是重吸收的主要部位。小管液中的葡萄糖、氨基酸等营养物质，几乎全部在近端小管重吸收；80%～90%的HCO_3^-、65%～70%的水以及Na^+、K^+、Cl^-等也在此重吸收。剩余的水和盐类在髓袢细段、远端小管和集合管被重吸收，少量随尿排出。远曲小管和集合管虽然重吸收数量较少，但可受多种体液因素的影响和调节，因而在调节机体水、电解质和酸碱平衡中起重要作用。

（2）重吸收方式：重吸收有两种方式：①主动重吸收：是指肾小管上皮细胞通过某种耗能过程，将小管液中的溶质逆浓度差和（或）电位差转运到管周组织液的过程。按其能量来源不同又分为原发性主动重吸收和继发性主动重吸收两种。②被动重吸收：指小管液中的水和溶质顺浓度差或电位差转运到管周组织液的过程。

（3）重吸收途径：重吸收的途径有跨细胞途径和细胞旁途径，以前者为主。肾小管上皮细胞之间的管腔膜有紧密连接，将细胞间隙与管腔隔开，通过该处的重吸收称为细胞旁途径。该途径可转运水和溶质，为跨细胞途径重吸收的补充。

2. 几种物质的重吸收 近端小管、髓袢、远端小管及集合管对Na^+、Cl^-和水等几种重要物质的重吸收见表8-1。

表 8-1　肾小管和集合管对几种重要物质的重吸收

物质	重吸收部位	重吸收主要机制	重吸收的特点
Na^+、水	近端小管	主动重吸收 Na^+ 被动重吸收水	重吸收量多，约为原尿的 70% 等渗性重吸收；不可调节性重吸收（不受激素调节）
	远曲小管和集合管	主动重吸收 Na^+ 被动重吸收水	重吸收量较少，非等渗性重吸收 调节性重吸收（受 ADH、醛固酮等调节）
Cl^-	近端小管 升支粗段	被动重吸收 主动重吸收	与 Na^+、HCO_3^- 等的重吸收有关 与 Na^+、K^+、Cl^- 同向转运
K^+	主要在近端小管	主动重吸收	在远曲小管和集合管有 K^+ 的分泌 与 H^+ 有竞争性抑制作用
HCO_3^-	主要在近端小管		以 CO_2 的形式重吸收；伴有 H^+ 的分泌
Ca^{2+}	主要在近端小管	被动重吸收为主 也有主动重吸收	受甲状旁腺激素、降钙素、钙三醇调节 也受血浆 pH 值影响
葡萄糖	只在近端小管	主动重吸收	依赖 Na^+ 的重吸收（借助钠泵继发性主动转运） 重吸收有一定的限度——肾糖阈
氨基酸	近端小管	主动重吸收	依赖 Na^+ 的重吸收（借助钠泵继发性主动转运）

（二）肾小管与集合管的分泌功能

肾小管和集合管的分泌是指肾小管和集合管上皮细胞将自身代谢产生的物质或血液中的物质排入小管液的过程。肾小管和集合管主要分泌 H^+、NH_3 和 K^+，这对保持体内电解质平衡和酸碱平衡具有重要意义。

1. H^+ 的分泌　肾小管各段和集合管上皮细胞都有分泌 H^+ 的功能，但主要部位在近端小管。H^+ 的分泌有两种机制，即 Na^+–H^+ 交换和 H^+ 泵主动分泌 H^+，以前者为主。

由细胞代谢产生的或从小管液进入细胞内的 CO_2，在碳酸酐酶的催化下与 H_2O 结合生成 H_2CO_3，后者解离成 H^+ 和 HCO_3^-。细胞内的 H^+ 和小管液中的 Na^+ 与细胞膜上的转运体结合，H^+ 被分泌到小管液中，而小管液中的 Na^+ 被重吸收入细胞。H^+ 的分泌与 Na^+ 的重吸收呈逆向转运，两者相互联系，称为 Na^+–H^+ 交换。在细胞内生成的 HCO_3^- 扩散至管周组织液，与其中的 Na^+ 生成 $NaHCO_3$ 并入血。可见每分泌一个 H^+，可重吸收一个 Na^+ 和一个 HCO_3^- 入血。$NaHCO_3$ 是体内重要的碱储备，因此，肾小管和集合管分泌 H^+ 起到了排酸保碱的作用，对维持体内的酸碱平衡具有重要意义。

2. NH_3 的分泌　正常情况下，NH_3 主要由远曲小管和集合管分泌。酸中毒时近端小管也可分泌 NH_3。细胞内的 NH_3 主要来源于谷氨酰胺的脱氨反应，其他氨基酸也可氧化脱氨生成 NH_3。NH_3 是脂溶性物质，可通过细胞膜扩散入小管液中。进入小管液中的 NH_3 与其中的 H^+ 结合成 NH_4^+。NH_4^+ 的生成减少了小管液中的 H^+，有助于 H^+ 的继续分泌。NH_4^+ 是水溶性的，不能通过细胞膜，小管液中的 NH_4^+ 则与强酸盐（如 NaCl）的负离子结合生成铵盐（NH_4Cl）随尿排出。小管液中的 NH_3 与 H^+ 结合生成 NH_4^+，小管液

中的 NH_3 减少，有利于 NH_3 的继续分泌。总之，H^+ 的分泌可促进 NH_3 的分泌。肾小管和集合管细胞在分泌 H^+ 和 NH_3 的同时，促进了 $NaHCO_3$ 的重吸收，从而实现肾脏排酸保碱的功能。

3. K^+ 的分泌　小管液中的 K^+ 绝大部分被肾小管和集合管重吸收入血，极少从尿排出。尿液中的 K^+ 主要是远曲小管和集合管分泌的。远曲小管和集合管具有主动重吸收 Na^+ 的作用。Na^+ 的重吸收使管腔内成为负电位；钠泵的活动则促使组织液 K^+ 进入细胞，增大了细胞内和小管液之间的 K^+ 浓度差，两者均有利于 K^+ 进入小管液中。K^+ 的分泌与 Na^+ 的主动重吸收有密切的联系。小管液的 Na^+ 重吸收入细胞的同时，K^+ 被分泌到小管液内，这种 K^+ 的分泌与 Na^+ 重吸收相互联系，称为 Na^+-K^+ 交换。由于 Na^+-K^+ 和 Na^+-H^+ 交换都是 Na^+ 依赖性的，所以两者有竞争性抑制作用，即当 Na^+-H^+ 交换增强时，Na^+-K^+ 交换减弱；反之，Na^+-H^+ 交换减弱时，Na^+-K^+ 交换则增强。在酸中毒时，小管细胞内的碳酸酐酶活性增强，H^+ 生成增多，Na^+-H^+ 交换增强，以增加 $NaHCO_3$ 的重吸收，而 Na^+-K^+ 交换则变弱，K^+ 随尿排出减少，可能导致高钾血症。

（三）尿液的浓缩和稀释

尿液的浓缩和稀释是指尿液的渗透压和血浆渗透压相比增高或降低。尿液的渗透压高于血浆渗透压表示尿液浓缩，为高渗尿。尿液渗透压比血浆渗透压低则表示尿液稀释，为低渗尿。如尿液的渗透压和血浆渗透压相等则为等渗尿。尿液的浓缩和稀释与水和溶质的重吸收有密切关系。尿液浓缩和稀释的主要机制可以通过髓质渗透梯度形成的逆流倍增机制和直小血管逆流交换加以解释，凡能影响髓质逆流倍增和直小血管逆流交换机制各环节的因素最终都将影响尿液的浓缩和稀释。尿液浓缩和稀释主要在远曲小管和集合管中进行，受抗利尿激素（ADH）的调节。

1. 尿液的浓缩　由髓袢升支粗段流入远曲小管的小管液是低渗的。当机体缺水时，ADH 释放增多，使远曲小管和集合管对水的通透性增加，这种低渗小管液流经远曲小管时，其中的水分不断从远曲小管上皮细胞进入组织液被重吸收，于是小管液逐渐变为等渗；之后，在流经髓质集合管时，因髓质组织液存在高渗梯度，小管液的水分进一步被重吸收；最终，从集合管流出的小管液变为高渗，即尿液被浓缩。

2. 尿液的稀释　当体内水过多时，ADH 释放减少，远曲小管和集合管对水的通透性降低，低渗的小管液在流经远曲小管和集合管时，水的重吸收减少，且远曲小管和集合管还能继续主动重吸收 NaCl，使小管液渗透压进一步降低，所以从集合管流出的小管液为低渗液，尿液被稀释。

由此可见，肾髓质高渗梯度的存在是尿液浓缩的先决条件，而 ADH 的释放量是决定尿液浓缩或稀释程度的关键因素。

四、尿生成的调节

尿生成过程受肾内自身机制和神经体液的调节。体液调节通过多种激素实现，主要有 ADH 和醛固酮。ADH 的分泌主要受体液晶体渗透压和血容量变化的影响；醛固酮的分泌主要受肾素-血管紧张素-醛固酮系统（renin-angiotensin-aldosterone system，RAAS）

和血钾及血钠浓度的影响，其分泌过多将对机体产生不利影响。此外，其他激素也参与肾脏维护水及电解质代谢的调节活动。

（一）肾内自身调节

肾内自身调节包括小管液中溶质浓度的影响和球-管平衡等。

1. 小管液中溶质浓度　由于小管液中溶质浓度升高而对抗肾小管重吸收水分所引起的尿量增多现象，称为渗透性利尿（osmotic diuresis）。小管液中溶质含量增多，使其渗透压增高，水重吸收减少，尿量增多。临床上应用甘露醇正是利用了渗透性利尿的原理，注射入血中的甘露醇经肾小球滤过后不被肾小管重吸收，增加了小管液中溶质的浓度，达到利尿和消除水肿的目的。

2. 球-管平衡　球-管平衡（glomerulo-tubular balance）是指不论肾小球滤过率增大或减小，近端小管始终按肾小球滤过液的一定比例进行重吸收的现象。Na^+和水的重吸收率始终占肾小球滤过率的65%～70%左右。球-管平衡的生理意义在于使终尿量不致因肾小球滤过率的增减而出现大幅度的变动。

（二）肾交感神经的作用

肾交感神经对尿生成的影响不但通过肾小球滤过、肾小管和集合管重吸收，还可以通过影响体液调节间接地调节尿生成过程。交感神经兴奋时，促进入球小动脉收缩，血流减少，肾小球毛细血管有效滤过压下降而滤过率降低；还可通过激活 β 受体促进球旁细胞释放肾素，增强 RAAS 的活动，进而增强肾小管对 NaCl 和水的重吸收。

（三）体液调节

1. 抗利尿激素的生理作用及分泌调节

（1）生理作用：抗利尿激素（ADH），也称血管升压素（VP），其主要作用是提高远曲小管和集合管上皮细胞对水的通透性，从而促进水的重吸收，使排出尿量减少。此外还可增加内髓部对尿素的通透性，提高肾髓质组织间液的渗透压梯度。

（2）分泌调节：调节 ADH 合成和释放的有效刺激是血浆晶体渗透压、循环血量及其他因素的改变。

水利尿（water diuresis）是指大量饮清水后引起尿量增多的现象。水利尿的机制主要是因为饮水量突然增多，使血液稀释，血浆晶体渗透压降低，通过渗透压感受器抑制了 ADH 的合成和释放，导致水的重吸收减少。如果饮用等渗盐水，则血浆晶体渗透压基本不变，不出现饮清水后的尿量显著增多情况，只是在饮水半小时后尿量才稍有增多。

血浆晶体渗透压升高和循环血量的减少，都可反射性地促进 ADH 的合成和释放。这两方面的刺激既可独立起作用，也可同时起作用。如在机体缺水时，既提高了血浆晶体渗透压，同时又减少了循环血量；如果是大量失血时，只是循环血量减少，而血浆晶体渗透压并无明显改变。

2. 醛固酮的生理作用及分泌调节

（1）醛固酮的生理作用：醛固酮是肾上腺皮质球状带分泌的盐皮质激素，可促进远曲小管和集合管对 Na^+ 的主动重吸收，同时促进 K^+ 的排出，即保 Na^+ 排 K^+ 作用。对 Na^+ 重吸收增强，同时 Cl^- 和水重吸收也增加。所以，醛固酮的作用是"保钠、排钾和潴水"。

（2）醛固酮分泌的调节：醛固酮的分泌主要受肾素-血管紧张素-醛固酮系统（RAAS）及血 K^+、血 Na^+ 浓度等的调节（图8-1）。①RAAS 的调节：肾素主要由球旁细胞分泌，催化血浆中的血管紧张素原转化为血管紧张素 I，血管紧张素 I 在血管紧张素转化酶的作用下生成血管紧张素 II。血管紧张素 II 的主要作用有三方面：一是直接使外周血管收缩，升高血压；二是可刺激肾上腺皮质球状带，促进醛固酮的合成和分泌；三是直接刺激近端小管对 NaCl 的重吸收，促进 ADH 的分泌，增强远曲小管和集合管对水的重吸收。②血浆中 K^+、Na^+ 的浓度：当血 K^+ 浓度升高或血 Na^+ 浓度降低时，可以直接刺激肾上腺皮质球状带，使醛固酮的分泌增加，从而促进肾脏保 Na^+ 排 K^+，以恢复血 Na^+ 和血 K^+ 的浓度。醛固酮的分泌调节对血 K^+ 浓度变化更为敏感。

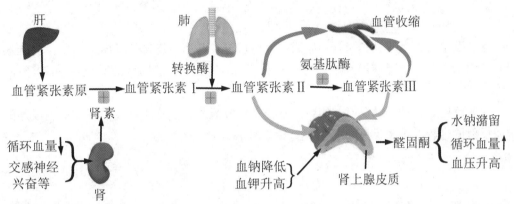

资料来源：刘黎青. 基础医学概论. 北京：中国中医药出版社。

图8-1 肾素-血管紧张素-醛固酮系统示意图

五、尿的排放

尿液的生成是连续不断的过程，生成的尿液由集合管流出，汇入乳头管，经肾盏到肾盂，再通过输尿管运送到膀胱贮存，当膀胱内贮存的尿液达到一定量时引起排尿反射，将尿液经尿道排出体外。正常人一昼夜的尿量为 1000～2000mL，平均约 1500mL。人体每天产生约 35g 固体代谢产物，至少需要 500mL 尿液才能将其溶解排出。日常生活及临床上引起尿量变化的因素见表8-2。

表8-2 日常生活及临床上引起尿量变化的机制

日常生活及临床情况	尿量改变	主要机制
大量饮清水	增加	血浆稀释→血浆晶体渗透压降低→ADH 分泌减少→水重吸收减少
大量出汗后未饮水	减少	汗液为低渗性，大量出汗引起高渗性脱水→血浆晶体渗透压升高、循环血量减少→ADH 分泌增加

续表

日常生活及临床情况	尿量改变	主要机制
失水、禁水后	减少	循环血量减少、血浆晶体渗透压升高→ADH分泌升高→水重吸收增加
糖尿病患者	增加	渗透性利尿
静脉注射高浓度葡萄糖	增加	渗透性利尿
静脉注射甘露醇	增加	渗透性利尿
静脉注射呋塞米（速尿）	增加	抑制肾髓袢升支粗段对NaCl的主动重吸收→阻碍肾髓质间组织液高渗环境的形成→远曲小管和集合管重吸收水减少

（一）膀胱与尿道的神经支配及排尿反射

膀胱壁上的平滑肌又称膀胱逼尿肌。在膀胱开口与尿道连接处有内括约肌。膀胱逼尿肌和内括约肌受交感神经和副交感神经的双重支配，膀胱外括约肌则受阴部神经的支配。

排尿反射是一种脊髓反射，初级中枢位于脊髓骶段，但脑的高级中枢可抑制或加强排尿反射的过程。排尿反射的过程如图8-2所示。

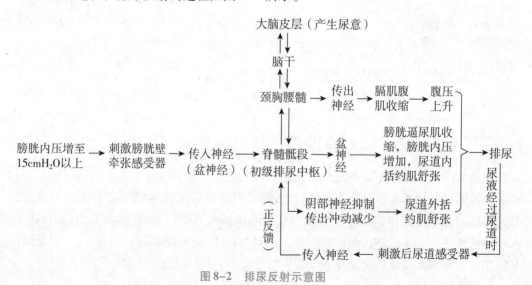

图 8-2　排尿反射示意图

（二）排尿异常

当贮尿或排尿任何一个生理活动发生障碍时，都可出现排尿异常。临床上常见以下几种情况：①尿频是指排尿次数增多而排尿量减少的现象，多由于膀胱炎症或受机械性刺激（如膀胱结石）而引起。②尿潴留是指膀胱内尿液充盈过多而不能排出，多数见于腰骶部脊髓损伤，使排尿初级中枢的活动发生障碍所致。③尿失禁是指排尿活动失去意识控制而不能自主排放，常见于脊髓受损使排尿初级中枢与大脑皮层高级中枢失去功能上的联系，但排尿初级中枢的功能尚好。

第二节 泌尿系统功能的衰老

肾脏是正常衰老过程中变化最显著的器官之一。衰老可引起老年人泌尿系统的结构和功能改变，主要表现为肾脏质量下降，功能性肾单位数量减少，肾血流量减少，肾小球滤过率下降等，导致肾功能减退。肾脏作为人体的一个重要器官，随着增龄逐渐出现的功能减退影响到机体对药物或食物的代谢，特别是对一些具有潜在肾毒性药物或食品的耐受性。衰老本身不仅可能造成肾脏功能减退，同时也是发生慢性肾脏疾病的独立危险因素。老年人多发各种全身性疾病，如糖尿病、痛风、高血压病、动脉粥样硬化等经常累及肾脏，成为引发老年肾脏疾病的常见诱因。因此，学习老年期肾脏的结构与功能改变及特点，对老年性疾病的认识、诊治和保健有十分重要的意义。

一、泌尿系统衰老的形态学变化

泌尿系统随着年龄增长逐渐出现衰老，呈现形态学上的变化，以肾脏的改变最为显著。

（一）解剖学特征

1. 老年肾脏结构的变化 人体进入老年时，即使是健康状态，肾脏也会出现退行性的宏观结构变化。青年人一侧肾脏的重量约为体重的 $0.2\% \sim 0.25\%$（$120 \sim 150g$），体积约为（$10 \sim 12$）×（$5 \sim 6$）×（$2.5 \sim 4$）cm^3。在 40 岁之后肾脏逐渐萎缩，重量减轻。从 30 岁到 80 岁，双肾重量减轻约 30%。40 岁后肾质量以每 10 年约 10% 的速率递减，而皮质比髓质减少更明显。一般认为，肾脏重量减轻和肾实质缺失、肾脏瘢痕、间质纤维化等密切相关。肾脏体积的减少主要与肾皮质变薄有关。肾皮质和髓质体积并不是平行减少。50 岁时，肾皮质体积减小而髓质体积代偿性增大，总体积变化不大。50 岁后，皮质进一步萎缩，才表现出肾脏体积的减小。多数老年肾脏表面光滑或呈颗粒状，但约 12% ～ 14% 的老年人肾脏表面有粗糙的瘢痕，肾窦脂肪增多。老化肾脏的另一个常见的肉眼特征是良性单纯性囊肿的发生率和数量较高。

2. 老年肾血管的变化 老年人的肾血管硬化是普遍现象，它是老年肾结构组织变化的基础。微血管造影显示，肾内血管呈螺旋状弯曲和缩短，以弓形动脉最为显著。血管壁呈退行性变，内膜增厚及透明变性。肾动脉硬化可能是老化和病变的双重结果。老年人肾动脉硬化可分为 3 种类型。

（1）肾动脉粥样硬化：肾动脉粥样硬化是全身动脉粥样硬化的一部分，可同时伴心脑血管动脉粥样硬化，表现为动脉内膜断裂及管腔狭窄，部分闭塞呈纤维化。肾动脉粥样硬化均伴有平滑肌细胞增生，胶原纤维、弹力纤维和蛋白多糖等结缔组织形成。临床上以高血压为主要表现，若进一步发生肾动脉狭窄或闭塞，则出现顽固性肾血管性高血压，部分患者可有蛋白尿。

（2）良性肾小动脉硬化：是长期高血压病所致的肾小动脉硬化及慢性肾缺血性病变的结果。其病理变化以肾小球入球小动脉透明变性为主。临床上常伴有十年或数十年高血压病病史，继而出现多尿、夜尿等肾小管功能损害的表现，有轻至中度的蛋白尿，少数患者尿蛋白可达 3g/24h 以上，出现血尿素氮及血肌酐增高，少数可发展为尿毒症。

（3）恶性肾小动脉硬化：为恶性高血压病肾脏损害的主要表现，其病理特征可见：①入球小动脉及小叶间动脉的管壁呈非炎症性纤维素样坏死。②胶原纤维和血管内皮细胞呈同心圆状增生，形成呈洋葱样分层结构。临床上主要表现为严重高血压，舒张压 > 17.3kPa（130mmHg）以上，有眼底出血、渗出和视乳头水肿及心脑功能障碍，可发生高血压危象或高血压脑病，血肌酐及尿素氮进行性增高，最后发生尿毒症。

（二）组织学特征

肾小球和肾小管是构成肾单位的主要功能结构。老年人肾小球和肾小管的变化是其功能减退的根本原因。显微镜下观察发现，老年人的肾单位改变呈现肾小球数量变化、肾小球萎缩及透明变性，肾小管萎缩或消失，肾小动脉硬化以及肾间质结缔组织增生等变化。

1. 老年肾小球的变化　肾小球的最早改变是入球小动脉壁发生退行性变，肾小球毛细血管周围区出现异常，之后肾小球透明变性及基膜增厚，毛细血管塌陷，肾小球硬化，并出现入球-出球小动脉短路的开放。75 岁以上的正常老年人约有 30% 肾小球出现硬化。

（1）肾小球数量减少：随着年龄的增长，形态完整和功能正常的肾小球数目进行性减少。正常成年人每侧肾脏的肾小球数量约为 33 万～110 万个，约 25% 的人群低于每肾 50 万个，另有 25% 的人群高于每肾 74 万个。随年龄增长，肾小球数量减少，导致肾小球的体积和肾脏的重量减小。研究表明，肾小球的数目与出生时的体重有明显相关性，出生时体重每增加 1kg，肾小球可以多出 257～426 个，因此，出生时低体重的老年人肾脏的老化改变更为明显。

（2）肾小球的硬化：健康肾脏老化最常见的组织学变化之一是与年龄增长相关的局灶性和球性肾小球硬化。几乎所有的研究，包括尸检和活体肾脏捐赠者都显示，随年龄增长，即使没有患明确的肾脏疾病，老年肾脏均有局灶性和球性肾小球硬化，剩下的功能性肾单位代偿性肥大。球性肾小球硬化主要是发生在肾皮质的表层，而与基础疾病相关的球性肾小球硬化可广泛存在于整个肾皮质。

有研究表明，老年人肾小球硬化的数量与代偿肥大的肾小球数量相平行，即肾小球硬化的百分数越大，代偿肥大的肾小球也越多。随着年龄的增长，硬化性肾小球的数量逐渐增多。健康成年人 30 岁后即可出现肾小球硬化，但比例一般不超 3%，60～69 岁则可增高至 10%，70～79 岁高达 19%，80 岁以上老年人约 25% 的肾小球呈球性完全硬化。

导致随年龄增长而出现肾小球硬化的重要原因是肾小球内血流动力学的改变和肾微血管的病变。肾内微血管的狭窄、动脉粥样硬化、肾小球的系膜硬化、系膜区面积增大都与肾小球硬化程度相关。人在 40 岁左右时，其系膜区面积仅占肾小球面积的 8%，到 70 岁时可上升至 12%，并出现肾小球毛细血管基底膜的局灶性或弥漫性的分层、增厚等病理性改变。另外，足细胞是对维持正常肾小球结构和毛细血管通透性具有重要作用的细胞。老化导致正常功能的足细胞数量逐渐减少，其再生和修复能力下降，最终导致裂孔、膜孔完整性的破坏，影响肾小球滤过率和白蛋白的通透性。

（3）肾小球透明样变：肾小球透明样变是老年性肾单位组织学特征之一。透明样变主要原因是肾小动脉变性，渐渐侵蚀到肾小球毛细血管丛，使血管管腔变窄甚至闭塞，最终完全由透明样物质代替。随着年龄增长，变性的肾小球逐渐增多而功能性肾小球数量相应减少。变性的数量与年龄的相关性已得到证实。50岁以上正常人的肾小球退变数可在1%～30%范围内。变性的肾小球多数分布在肾皮质区，髓质区分布较少。

（4）肾小球萎缩：萎缩是器官和组织发生体积缩小和功能减退的过程，可以是生理性萎缩或病理性萎缩。生理性萎缩常见于老年人生理功能的自然减退和物质代谢的降低。肾小球萎缩导致肾小球表面积相应减少。研究证实，老年人肾小球的横截面积平均值仅为中年人的1/3。

2. 老年肾小管的变化　老年性肾小管的改变包括小管上皮细胞萎缩、脂肪变性、基底膜增厚和小管管腔扩张等。老年性肾小管的退行性变有三个特点：肾小管基底膜增厚；肾小管长度缩短；远端小管和集合管囊肿或憩室形成。这些变化是相互联系的，并随年龄的增长而增多或加重。50岁以上的人约半数伴有肾小管囊肿形成。有观察发现，90岁以上的老年人每条集合管上平均有约3个憩室。这些囊肿或憩室的直径约1cm，容易感染，是老年人肾盂肾炎发病率高的原因。

（1）肾小管基底膜增厚：老年肾小管的基底膜变厚与肾小球基底膜增厚并存，同时肾小管细胞出现脂肪化退行性改变。肾小球和肾小管基底膜会随着年龄的增长而增厚，以50岁以后更为明显。基底膜增厚的原因可能与胶原蛋白增多有关，而胶原蛋白增多与羟基脯氨酸和羟基赖氨酸增多相一致。

（2）肾小管间质结构改变：老年肾小管的数量和体积随着年龄的增长逐渐减少，其间质也发生明显的变化，如间质纤维化，通常是慢性的和不可逆的改变，并引起肾小管细胞增殖、肌纤维母细胞激活、巨噬细胞浸润、炎症因子聚集、肾小管周边毛细血管的丧失和细胞凋亡等。

（3）远端小管囊肿形成：老年远曲小管易出现囊肿或憩室，囊肿和憩室的大小和数目随年龄而增加，甚至增大形成肾囊肿。肾小管憩室的出现对原尿在肾小管内流动产生不利影响。其机制可能与肾小管基底膜随年龄而形成增厚和变性有关。形成原因可能是远曲小管邻近肾小球致密斑，长期血流搏动使肾小管基底膜机械性张力增高，发生纤维断裂，上皮细胞经断裂区膨突形成憩室。

（4）肾小管萎缩：实际上老年肾单位组织学改变中肾小球萎缩和近曲小管缩小程度是平行的。肾小管萎缩以近曲小管改变明显，表现为肾小管上皮细胞出现凋亡和空泡样变性、间质纤维化，并伴有炎性细胞浸润。40岁以后功能性肾小管组织按照每年1%的速度递减，近曲小管的体积和长度也明显缩减；肾小管尤其是远曲小管的长度变短，出现管腔扩张、憩室和囊肿。

3. 老年肾血管的变化　肾血管组织学改变是老年肾脏退行性变的主要因素，肾动脉硬化是肾小球和肾小管损害的直接原因。肾血管以直径小于100μm的小动脉变化最为显著。放射造影显示，肾脏弓形动脉血管腔可随年龄增长而逐渐变小，进而累及小叶间动脉。小动脉血管壁弹性组织进行性增厚，血管内膜也相应增厚，透明样物质在内皮下沉积，最终血管完全呈透明变性。

细小动脉血管的透明样变主要见于肾小球的出球、入球小动脉，表现为血管壁失去结构、透明增厚和管腔狭窄；肾脏的直小动脉、弓形动脉、小叶间动脉表现为动脉硬化，即血管壁的胶原纤维和弹力纤维增多、内膜的向心性分层样增厚；叶间动脉可以出现内膜增殖性硬化、纤维组织增生、内膜增厚、管腔狭窄；肾动脉可以出现粥样硬化改变，管壁有脂质沉积或出现泡沫细胞。此外，老年人肾脏内的肝素含量减少，有助于血管内微血栓形成，从而堵塞血管促进肾小动脉硬化。

二、泌尿系统衰老的生理学变化

老年肾脏形态结构的变化引起肾功能出现不同程度的减退，男女之间无显著差异。老年人的肾脏一般情况下能保持正常生理功能，维持机体的水与电解质平衡。但由于老年肾小球毛细血管硬化、足细胞肥大、肾小球基底膜增厚和系膜扩张等，其肾脏功能储备减少，限制了其对极端条件下或任何增加肾负荷的状态下肾脏的适应性改变能力，易导致肾小球滤过率的下降、滤过质量的变化、肾功能衰减和肾功能不全的发生。充分认识老年肾脏的病理生理学特点，对老年病的防治具有重要的临床意义。

（一）老年肾血流量改变

肾血浆流量（renal plasma flow，RPF）减少是老年肾脏的重要生理学改变。

肾脏的血流量很丰富，占心输血量的20%～25%，正常人每分钟肾脏的血液量约为1200mL，其RPF平均为550～700mL/min。在40岁RPF以后逐渐减少，70岁以上老年人平均RPF为360mL/min，80岁的老年人较30岁时降低50%。老年人肾组织的血流量减少，以皮质区最为显著。

老年肾血流量减少的原因很大程度上归因于入球小动脉阻力的增加。随着年龄的增长，入球小动脉的血管阻力增加，RPF减少，导致入球小动脉代偿性收缩增加，肾小球滤过增加。然而，长时间的肾小球内毛细血管压力的增加导致肾小球硬化，这种超滤过也会损伤滤过屏障，并增加白蛋白的漏出。随着这个过程的持续，肾小球基膜出现不可逆转的增厚。由于其滤过能力受损，肾脏排泄药物和毒素的能力较差，因此，在给老年人用药时，充分考虑这种肾脏损害是必要的。

老年肾血流量的减少除了与老化引起的肾动脉、肾内小动脉硬化、血管壁内膜增厚、管腔狭窄、肾血管床减少有关外，还可能与缩血管物质（如血管紧张素）反应过度、舒血管物质（如一氧化氮）产生不足和反应不良等有关，也与老年人心输血量减少有关。

（二）老年肾小球滤过率改变

据研究证实，肾小球滤过率随年龄的增长而下降，以每10年6.3mL/(min·1.73m²)的速度下降，40岁后GFR每增长1岁便下降约1%，到90岁时，GFR仅为年轻人的50%。

1. 肾小球滤过率降低 目前国内外普遍采用肌酐清除率（creatinine clearance rate，Ccr）来估计 GFR 的改变。正常 30 岁成人内生肌酐清除率平均值为 142mL/min，40 岁以后每增加 10 岁肌酐清除率下降 8mL/min，到 80 岁时比 30 岁时下降了 30%。研究还发现，老年人血清肌酐水平与青年相似的现象，一般认为这一现象是老年人肌肉随年龄增长趋于萎缩，肌酐产生也减少，因此老年肾功能减退，肌酐清除也同时下降，但血清肌酐仍保持与正常青年人相似水平。若老年人血清肌酐大于 1.5mg/100mL，则提示 GFR 异常，肾小球滤过功能有严重损伤，说明有加重肾负荷的因素存在。尽管内源性肌酐清除率常为临床测定 GFR 的主要手段，但测定老年人血肌酐要比 24 小时尿肌酐清除率意义大。

近年来，在临床实践中，基于血清肌酐的估算 GFR（estimated GFR，eGFR）被更为广泛地应用，即通过血肌酐或尿肌酐、尿量、年龄、性别、种族等，计算出 eGFR，评价肾小球滤过功能。

2. 肌酐清除率的测定与意义 肌酐清除率的测定方法简便，其结果与菊粉清除率（inulin clearance，Cin）相似。当 GFR 降低至 30mL/min 以下时，肾小管分泌肌酐增多，会使肌酐清除率增高。成年人的肌酐清除率正常值为 90～130mL/min。血清肌酐正常值为 0.8～1.2mg/dL，两者呈负相关。一般情况下，肌酐清除率降低 50%，血清肌酐增加 1 倍。临床上通常简便地用血清肌酐来评估一般患者的肌酐清除率，但是不适用于老年人。如前所述，老年人即使肌酐清除率降低至正常的 35%，其血清肌酐仍可能在正常范围，因为老年人肌萎缩肌组织总量减少，产生的肌酐减少。因此，老年人的 GFR 不能以血清肌酐的一般正常值来估计。

健康老年人血尿素氮（blood urea nitrogen，BUN）增高，70 岁以上可达 21.2～22.5mg/dL。肌酐清除率在血尿素氮升高之前已降低 50% 以上，这可能与老年人肌肉萎缩、运动量小及肌酐生成量减少有关，故测定老年人的肾小球滤过功能时，以肌酐清除率较为可靠。

（三）老年肾小管功能改变

1. 近端肾小管功能改变 人的肾小管功能一般在 40 岁左右开始逐步下降，且早于 GFR 的下降，之后两者同速下降。如以 20 岁正常人的肾功能为标准，以后每增加 1 岁，肾小管葡萄糖最大转运率（maximum glucose transport rate，TmG）降低 0.70%，与 GFR 降低 0.72% 是相类似的。青年人的葡萄糖最大转运率平均为 300～375mg/(min·1.73m²)，而老年人通常在 250mg/(min·1.73m²) 以下。而肾糖阈随着年龄的增加而进行性增高，所以，有一些老年轻型糖尿病患者不一定出现糖尿现象。

2. 远端肾小管功能改变 远端肾小管功能主要包括尿液浓缩与稀释功能、酸碱平衡调节和电解质调节等。

（1）浓缩与稀释功能：肾脏的浓缩和稀释功能是随着年龄的增长而逐渐减退的。浓缩功能的减退更为明显，甚至会完全丧失。用脱水或注射抗利尿激素（ADH）的方法测定尿液最大渗透压，结果显示，老年人尿液渗透压比成年人明显减低。在一项尿比重和尿最大渗透压的研究中发现，青年人尿比重最高值为 1.032，而 80 岁老年人则下降至 1.024，尿最大渗透压由 1040mOsm/L 降至 750mOsm/L（表8-3）。这可能是由于：①远曲小管及集合管对 ADH 的反应随着年龄增加而减退，尿素转运体（UT-A1 和 UT-B）和水通道蛋白（AQP2 和 AQP3）也随年龄增加而减少。②老年人肾脏存留的健全肾单位数目减少，功能减低，溶质负荷增高。③髓质区血流量相对增多，致使髓质间质浓度梯度形成障碍。以上因素都与老年尿浓缩功能减退，尿液渗透压低有关。

表 8-3　年龄与尿液渗透浓度的关系

年龄（岁数）	例数	尿液渗透浓度（mOsm/kg·H$_2$O）
21～30	274	781±149
51～60	108	644±200
61～70	79	549±154
>71	75	475±141

由于老年人肾脏浓缩功能减退，体内大量水分丢失而易导致血容量不足。若老年人有任何导致肾外失水的原因，如大量出汗或腹泻等，则容易造成严重的脱水，甚至引起急性肾衰竭。有研究指出，由于肾浓缩功能减退，老年人的口渴中枢功能反应性减弱，无烦渴饮水要求，在失水、失液的情况下很容易形成脱水和急、慢性高钠血症，导致患者死亡。

老年肾脏稀释功能也减退。老年人饮水利尿的研究显示，其大量饮水后尿的渗透压高于成年人，自由水清除率（free-water clearance，CH$_2$O）老年人也低于成年人。老年人在一般情况下不会发生低钠血症，但如伴有慢性心功能不全、慢性肝病或使用各种药物时，则有约 22.5% 可发生低钠血症，原因可能是 ADH 分泌异常。

（2）酸碱平衡功能障碍：一般情况下，通过肾脏的调节老年人可保持血浆的 pH 和 HCO$_3^-$ 在正常范围，但老年人肾脏净排酸能力降低，尿液酸化的功能减退，酸碱平衡的功能储备减小。实验研究证明，以氯化铵诱发代谢性酸中毒时，老年肾小管的代偿作用明显较青年缓慢。因此，老年人更容易发生代谢性酸中毒。

（3）电解质调节功能障碍：衰老肾脏对 Na$^+$ 处理能力发生改变，近端小管重吸 Na$^+$ 增强，而远端小管重吸收 Na$^+$ 减弱，肾小管对 Na$^+$ 负载的响应能力减低。所以，当 Na$^+$ 供应超出"正常"范围时，钠潴留的风险增高。肾小管分泌 K$^+$ 的能力也减低，原因可能是 Na$^+$-K$^+$-ATP 酶活性减弱和醛固酮水平降低。此外，RAAS 的活性减低和心房钠尿肽部分抵抗也是造成钠稳态功能储备降低的原因。研究表明，不同年龄组正常人给予不同的钠摄入量时，各年龄组均有不同程度的容量扩张和肾血管舒张反应，但老年人肾血管舒张反应较迟钝。

3. 球-管平衡功能减退　如前所述，球-管平衡是指肾小管的重吸收与肾小球滤过之间保持定比重吸收。40 岁以后随年龄的增长，球-管平衡功能减退，肾小管功能降低似乎较肾小球功能降低更为明显，其主要表现为肾小管不能有效地重吸收，加之尿浓缩能力减退，老年人经常出现昼夜排尿规律紊乱，夜尿量增多。最大尿浓缩能力（禁水超过 18 小时）在青年人平均为 $1109mOsm/(kg \cdot H_2O)$，而在老年人平均为 $882mOsm/(kg \cdot H_2O)$。

（四）老年肾内分泌功能改变

通常情况下，血浆肾素活性及醛固酮含量随着年龄增长而进行性下降。老年人基础及应激状态下的肾素水平和醛固酮含量均较低。如果用呋塞米（furosemide）激发后，血浆肾素活性增高或肌丙抗增压素（saralasin，一种肽类竞争性血管紧张素Ⅱ拮抗药）试验阳性，则对老年人的肾性血管性高血压诊断较对成年人的意义更大。健康的老年人 RAAS 的调节功能也降低。有报告显示，老年人常伴有低肾素低醛固酮综合征，临床表现为难以解释的持续性高血钾，轻度肾小球滤过功能减退，伴有高血氯性酸中毒等。此外，老年人肾脏转化合成 $1,25-(OH)_2-VitD_3$ 的能力也降低，导致老年人肠道吸收钙的功能降低，常伴有骨质疏松症。

（五）老年泌尿系统其他组织的改变

除肾脏功能减退衰老外，泌尿系统的其他器官组织，如输尿管、膀胱、尿道等也会随着年龄的增长而出现衰老改变。

老年人的输尿管平滑肌随着年龄的增长会出现平滑肌层变薄，张力下降，支配肌肉活动的神经纤维减少，引起输尿管收缩力减弱，尿液送入膀胱的速度减慢而且容易出现尿液返流，引起老年性肾盂肾炎。

老年人的膀胱肌肉随年龄的增长出现萎缩、肌层变薄、肌细胞变性，膀胱括约肌收缩无力，膀胱体积缩小，膀胱容量减少。研究表明，$20 \sim 29$ 岁年龄组与 $50 \sim 60$ 岁年龄组男性的膀胱残余尿量有显著差异，男性膀胱残余尿量会随年龄的增大而增加，膀胱既不能充满，也不易排空，故容易出现尿液外溢、尿频和夜尿量增多等症状。同时，又因膀胱肌肉纤维组织增生，出现尿道梗阻，排尿无力或不畅。女性老年人可因盆底肌肉松弛，膀胱出口处呈漏斗样膨出，常引起尿失禁。

老年人的尿道肌肉萎缩、纤维化、括约肌松弛，尿液流出速度减慢或排尿无力、不畅，导致膀胱残余尿量增加和尿失禁。老年男性由于前列腺增生，压迫尿道引起尿路梗阻，更容易发生排尿不畅，甚至造成排尿困难。女性尿道腺体上皮分泌黏液减少，尿道的抗菌能力减弱，使老年女性泌尿系感染的发生概率增大。

老年人泌尿系统结构和功能改变（分上尿路和下尿路）见表 8-4 和表 8-5。

表 8-4　老年人上尿路改变

功能改变	老年相关的改变	可能的结果
	肾脏大小、质量和功能肾小球数量↓	肾功能下降↓
	功能性肾小管数量/长度↓	体液和电解质异常↑
	肾血管弹性↓	肾血流↓

功能改变	老年相关的改变	可能的结果
	肌酐清除和 GFR↓	药物和毒物排出↓
	浓缩/稀释功能↓	体液和电解质异常↑
	血清肾素和醛固酮↓	血容量↓，高钾血症危险↑
	维生素 D 活性↓	维生素 D 缺乏

表 8-5　老年人下尿路改变

结构改变	老年相关的改变	可能的结果
	逼尿肌收缩强度↓ 膀胱容量↓ 膀胱弹性↓	尿失禁↑
功能改变	老年相关的改变	可能的结果
	认知损害↑ 神经变性疾病↑ 运动↓	自主控制排尿↓ 尿失禁↑

三、影响泌尿系统衰老的原因与机制

人的泌尿系统衰老约从 40 岁以后就逐渐开始，肾脏萎缩变小，肾血流量减少，尿的浓缩力和稀释力下降。由于肾脏贮备力很大，一般情况下仍可维持日常生活所需。但如遇严重疾病或应激，则易出现水电解质紊乱等。老年人膀胱肌肉萎缩、容量减少，膀胱括约肌萎缩，尿道纤维化，故常有多尿，易出现尿失禁。尽管肾脏衰老肾功能下降是明确的，但其潜在的分子机制尚不完全清楚。

（一）老年肾脏衰老的原因

老年肾脏结构和功能衰退的可能原因是人类随着年龄的增长，不可避免地按自然规律发生各脏器的萎缩和功能的减退，即生理性衰老。目前多数研究证明，人类的最长寿限为 110～120 岁。影响人类寿命的因素很多，如基因遗传、社会环境、经济条件、生活方式、合理饮食及心理状态等。老年性肾脏结构和功能的进行性衰退也受以上诸多因素的影响，其中饮食问题研究得较多，尤其是高蛋白对肾功能产生影响也引起人们的关注。

（二）老年肾脏衰老的机制

1. 高蛋白饮食促进老年人肾脏老化和衰退　高蛋白饮食通常是指每天蛋白质摄入量大于 1.2g/kg。老年高蛋白饮食的摄入可导致肾血浆流量增加，肾小球内压力升高，跨膜压增高和肾小球高滤过率，以皮质外侧部更为显著。长期的高蛋白摄入使肾小球长

期维持高灌注、高压力及高滤过的状态，会造成肾小球结构损伤，导致肾小球硬化，从而引起或加重肾脏老化。这就是所谓的高滤过肾小球硬化学说。该学说认为饮食中蛋白质含量超过 0.8g/kg/d 时，就可导致肾小球高滤过，肾小球滤过膜通透性选择性降低，血浆蛋白滤过至系膜区增加，在系膜内沉积，最终形成肾小球硬化。蛋白质来源的含氮产物排泄增加，肾脏负荷增大。在没有全身疾病如高血压病、动脉粥样硬化、糖尿病、感染或肾毒性药物作用的情况下，肾小球硬化进展相对缓慢。如高蛋白饮食结合上述疾病因素，则产生恶性循环，加速肾小球硬化进展。

近年来的研究显示，人在中年时期开始限制饮食对保护和防止老年性肾脏病变和肾功能衰退是适宜的，但每日总热量和蛋白质最理想的比例状态尚需进一步研究。总而言之，对于老年人而言，要维持氮平衡，避免发生蛋白质营养不良或营养过剩，使各脏器结构和功能的老化和衰退降低到最低的速率。

2. 免疫系统失调和慢性炎症反应的影响 研究表明，在健康衰老过程中普遍存在着与老龄化相关的免疫系统失调，即免疫衰老。例如，健康老年人促炎细胞因子，如白细胞介素（interleukin，IL）、C 反应蛋白和肿瘤坏死因子 $-\alpha$ 等水平升高，而抗炎细胞因子，如 IL-4、TGF-β、Ⅰ型胶原、Ⅳ型胶原等水平降低，T 细胞辅助因子（T-cell helper factor,Th）-1 型细胞因子向 Th-2 型细胞因子转变，Th-17 细胞增加，调节性 T 细胞减少。所有这些免疫炎症反应会促进肾脏炎症和肾间质纤维化，最终导致肾功能下降。

此外，肾脏由于近端小管细胞增殖潜力的下降而失去了部分修复能力，由此加强肾脏衰老。其机制可能是细胞周期抑制因子表达的增加，而生长因子表达的减少，促进了细胞凋亡。因此，年轻时肾脏轻微的损伤会逐渐积累，最终导致肾功能储备的下降。

3. 氧化应激与肾脏衰老 与几乎所有器官一样，衰老肾脏会遭受氧化应激和血管 NO 缺乏的损害，男性比女性似乎更明显，可能与雄激素有关。自由基诱导的氧化应激积累和细胞水平的损伤是衰老的主要原因和寿命的主要决定因素，其内容包括线粒体氧化应激、线粒体损伤及其对衰老和健康的影响。细胞水平的衰老普遍导致许多不同组织和器官的逐渐衰老，肾脏也不能幸免。

衰老与氧化应激相互影响。衰老增加了氧化应激，氧化应激反过来导致组织损伤，加速衰老过程。实验表明，老龄大鼠肾脏的线粒体氧化磷酸化水平增加，过氧化氢酶、Cu/Zn 超氧化物歧化酶和谷胱甘肽还原酶水平降低，提示衰老肾脏的抗氧化能力降低。此外，Sirtuin（沉默信息调节因子）是 NAD^+ 依赖性脱乙酰化酶和 ADP-核糖基转移酶在进化上的超级家族蛋白，有 SIRT1 和 SIRT2 等不同的亚型，SIRT1 是最受关注的成员之一，通过使底物蛋白的去乙酰化而调控 DNA 的表达，调控细胞凋亡和衰老。研究证明，热量限制可通过上调肾脏 SIRT1 的表达而抑制线粒体自噬，发挥抗肾脏衰老作用。SIRT1 表达上调可增强肾间质细胞对肾髓质氧化环境的耐受能力，产生抗纤维化和抗凋亡作用。Sirtuin 家族蛋白可能是与年龄相关的肾脏衰老的一个潜在靶点。

第三节　泌尿系统功能老化的相关疾病

正常衰老过程可引起肾脏结构和功能的改变，表现为渐进性肾小球硬化和肾间质纤维化等。这些变化出现的时间并不固定，也并非必然出现。随着老龄化的进展，老年人泌尿系统疾病发生率及严重性也日渐突出。老年人由于生理病理等方面的特殊性，各个器官趋于老化，功能减退，其临床表现和肾脏病理类型特点较其他年龄段有所不同，且老年人多数合并两种或多种其他系统疾病，症状体征往往不典型，因此容易掩盖泌尿系统病症，造成误诊或漏诊。

一、老年人泌尿系统疾病的特征

据我国第七次人口普查数据显示，60岁及以上人口占18.7%，其中65岁及以上人口占13.5%。随着老龄化加剧，加上可并发肾功能不全的疾病如充血性心衰、高血压病、糖尿病、动脉粥样硬化血管疾病患者存活率有所提高，肾脏疾病的患病率也随之不断增加。

（一）老年人肾脏疾病易感因素的多样性

肾脏衰老时发生一系列改变如肾脏结构减少、功能减退、血流量减少以及肾脏血管自身调节功能的减退，引起肾储备功能下降、抗打击能力明显减弱。实验表明，老年肾脏对各种损伤因素如缺血、缺氧、感染、创伤和药物等的易感性明显提高。老年肾脏因干细胞、祖细胞、生长因子等减少，在发生损伤后的再生能力降低、固有细胞的修复能力下降，容易发展成为慢性肾脏病。此外，老年人很多同时合并多种疾病，如糖尿病、高血压病、心力衰竭、代谢综合征等。多病共存不仅会累及肾脏，使肾脏对危险因素的敏感性提高；同时因老年人需服用多种药物，如甾体类抗炎药、肾素-血管紧张素系统阻断剂、降压药、利尿剂、抗生素、质子泵抑制剂等，这些药物使老年人发生急性肾损伤的风险明显增加。老年慢性肾病的临床表现容易被其他合并疾病所掩盖，加上老年人食欲减退、肌肉萎缩、蛋白质代谢率降低等比较常见，所以，对其肾功能的评估比较困难。即便如此，老年慢性肾病的患病率远远高于年轻人，而且终末期肾病在老年人群中发病率最高，尤其是75岁以上的老年人。

（二）造成肾脏损伤的主要病因

在欧美等发达国家，老年人肾脏疾病主要是糖尿病和高血压病所致的肾损伤。在我国随着社会进步和人口老龄化，这两种疾病所致的肾损伤发生率也在逐步提升。老年肾脏疾病患者仍以原发性肾脏疾病居多，其中又以膜性肾病最为常见。在继发性肾脏疾病中，老年患者又以糖尿病肾病居多，其次是淀粉样变性、血管炎、高血压所致肾脏损伤。此外，药物、肿瘤、感染等也常引发继发性肾病。

（三）老年人尿路感染的发病率高

老年人尿路感染的发病率也很高，仅次于肺部感染。尿路感染可见于任何年龄，但其发生率随着年龄增长而明显增加，尤其以女性居多。无论性别，当处于慢性衰弱状态或长期住院卧床，老年尿路感染的患病率可高达25%～50%。

（四）男性老年人易出现前列腺增生

前列腺增生是老年男性的常见疾病，国外报道40岁以后前列腺增生发生率逐年增加，在51～60岁的男性有50%出现病理上的前列腺增生，到90岁则有90%的男性伴有前列腺增生。国人前列腺增生的发生率在各个年龄段均低于国外，但总体增长趋势相同。

尿失禁可发生于中高年龄段的患者，老年人更为常见，发生率在14%～15%。尿失禁常见类型有急迫性、压力性、充溢性及功能性。

（五）老年人易出现尿路结石

尿路结石也是老年人较常见的疾病之一，男性多于女性，下尿路结石多于上尿路结石。尿路结石的形成与下列因素有关：①前列腺增生引起下尿路梗阻和感染。②骨折或瘫痪所致的骨质疏松，引起血钙和尿钙升高。③各种原因导致长期卧床进而引起的尿流不畅。④老年患者留置导尿管容易引发尿路感染，进而诱发尿路结石。

泌尿生殖系肿瘤如肾癌、膀胱癌、肾盂癌、前列腺癌等的发病率与年龄增长呈正相关，但在80岁以后，所有肿瘤的发生率均显著下降。

（六）老年人易出现夜尿增多

对于65岁以上的老年人来说，肾小球、肾小管-间质以及肾血管均可发生相应的老化过程，其中以肾小管的退化尤为明显，故老年人夜尿多，并且年龄越大，出现夜尿多的可能性就越大。老年人夜尿多并不只是肾功能减退所致，还有一些疾病也会引发夜尿增多，常见疾病包括前列腺增生症、慢性肾盂肾炎、尿路感染、原发性肾小球疾病后期、小管-间质性疾病、低钾性肾病、糖尿病、高钙性肾病、高尿酸血症、干燥综合征、多囊肾以及肾小动脉硬化症等。

此外，肾动脉同全身其他血管一样，随年龄增长而发生硬化性改变。肾动脉硬化对发生于50岁以上伴有全身其他部位动脉粥样硬化的患者，病变可累及一侧或双侧肾动脉及其主要分支，造成其狭窄，使肾脏血流量显著减少进而引发缺血性肾病，从而导致肾功能不全。若动脉粥样硬化斑块脱落及胆固醇结晶堵塞小血管则会造成急性肾功能减退。

二、老年人尿路感染

尿路感染（urinary tract infection，UTI）是指细菌、真菌等微生物在肾脏、输尿管、膀胱以及尿道等泌尿系统各个部位异常繁殖所致的急性或慢性炎症。根据病变部位的不同，UTI常分为上尿路和下尿路感染。根据发病的急缓、有无症状和病理改变，又可将UTI分为有症状和无症状尿路感染，急性和慢性尿路感染。根据尿路有无结构和功能的异常，还可将其分为复杂性和非复杂性尿路感染。根据6个月内UTI发作≥2次，或1年内≥3次，又可将其分为初发性和再发性尿路感染。UTI在老年人群中是最常见的感染，发病率仅次于呼吸道感染。老年人UTI患者在临床上具有病因复杂、影响因素多、症状不典型、病情较重、病情迁延、容易复发等特点，严重者还可导致血液感染甚至肾功能衰竭。

（一）病因与发病的生理学机制

老年人由于尿液抑菌特性缺失、肾酸化尿液功能下降、膀胱排尿不畅等泌尿系统功能退化以及可能同时伴有其他系统疾病如糖尿病、高血压病等，所以容易发生 UTI。

1. 致病菌 主要的致病菌株以革兰阴性杆菌为主，尤其是大肠埃希菌最为常见，约占发病患者总数的80%～90%，其次有变形杆菌、肺炎克雷伯菌、铜绿假单胞菌及肠球菌等。长期卧床、体质衰弱的老年患者还可因各种非尿路致病菌或条件致病菌导致严重 UTI。此外，真菌性 UTI 在老年患者中也很常见。

2. 尿路解剖特点及抗菌能力下降 女性患者因尿路解剖学特点，尿道短而宽，与阴道口及肛门较近，而且在更年期之后，尿道黏膜萎缩，分泌有机酸减少，局部抗菌能力减弱，导致女性在绝经期后更容易发生 UTI。老年人常会出现膀胱无力或排尿反射障碍，神经性膀胱或排尿反射效能低下，膀胱逼尿肌收缩较差，膀胱内高压使得膀胱壁毛细血管血流减少，对感染的抵抗力减弱。老年人肾血管硬化，致使肾脏和膀胱黏膜处于相对缺血的状态，骨盆肌松弛则进一步加剧了局部黏膜血液循环不良。老年退行性变，尤其是远曲小管、集合管的憩室（某些中空脏器的管壁向外突出的一部分）或囊肿形成，也会使尿路黏膜防御功能低下。此外，老年人生理性渴感减退，日常饮水相对减少，尿路冲洗作用也随之减弱。

3. 尿路梗阻 老年人如果有尿路畸形、结石、肿瘤，老年男性前列腺肥大或前列腺液分泌减少，老年女性膀胱颈梗阻，或腹腔及盆腔内肿瘤压迫尿路致使尿流不畅，导致肾盂积水或膀胱内残留尿液增多，均有利于细菌的生存和繁殖。

4. 尿路损伤 尿路器械检查或导尿后，尿路黏膜受损或尿道口周围细菌借势进入膀胱，均易发生 UTI。

5. 全身或局部免疫力下降 老年人若伴有糖尿病、慢性肾脏疾病、晚期肿瘤、体质虚弱、久病卧床，或长期使用免疫抑制剂、抗生素，均可使已经减退的免疫功能进一步下降。另外，阿尔茨海默病患者，生活不能自理，存在粪便污染等。

（二）老年人尿路感染的特点

1. 流行病学特点 随着年龄增加，UTI 的发生率呈显著增长趋势。老年人 UTI 患病率男女比为 1∶2，更年期后女性因雌激素减少容易引发 UTI，一般成年女性 UTI 的患病率为 3.0%～4.5%，65～75 岁女性患病率为20%，80 岁以上则增加至 20%～50%。健康成年男性很少发生 UTI，50 岁以后则逐渐增多，患病率从 65～70 岁的2%～4%增加至 80 岁以上时的22%。

2. 病理生理学特点 UTI 沿着逆行路径发生。病原菌常源于胃肠道菌群，首先感染尿道口周边，继而病原菌进入尿道和膀胱，之后可能会进入肾脏。会不会发生肾脏感染取决于病原菌的毒力强弱、泌尿道结构是否存在异常（如梗阻和逆流）。老年女性因雌激素水平下降，尿道和膀胱黏膜下组织萎缩、硬化、血管减少，局部分泌的 IgA 减少，保护机制减弱；阴道上皮萎缩，阴道内 pH 升高，肠道细菌容易在阴道及尿道口繁殖，容易出现反复发生的下尿路感染。病变可损害肾盂、肾盏、肾乳头、髓质等处，肾小管功能损害较为突出，尿浓缩功能显著降低，尿比重降低，酚红排泄减少，出现多尿、夜尿增多症状。因尿中失钠（失盐性肾炎）、失钾（失钾性肾炎），尿液酸化功能障碍而继发肾小管性酸中毒。

3. 临床特点

（1）临床症状：起病隐匿，临床症状不典型，尿路刺激征不明显，部分患者因平时就有尿失禁、遗尿、夜尿多或前列腺肥大所致的尿频，容易与尿路刺激征相混淆。大部分老年 UTI 患者临床表现为肾外的非特异症状，如发热、下腹部及会阴区不适、腰骶部酸痛、食欲减退等，有些老年患者仅表现为乏力、头晕或意识恍惚。这些均易掩盖泌尿系统病情，造成误诊或漏诊。老年人 UTI 极易并发菌血症、败血症及感染性中毒性休克，而且感染也多为慢性顽固性，复发率及再感染率均较高。此外，一些患者可伴有高血压。也有患者因症状不严重，在不知不觉中出现贫血、氮质血症等肾衰竭的表现，晚期可发展为终末期肾衰竭。

（2）检查指标：患者可同时存在多项实验室检查指标异常，如白细胞升高或降低、贫血、低蛋白血症、肝功能及肾功能异常、电解质紊乱、凝血功能异常等。

（3）病原体：尿培养以检出革兰阴性杆菌为主，大肠埃希菌最多见，其次是奇异变形杆菌、肺炎克雷伯菌、金黄色葡萄球菌及粪肠球菌。在社区老年女性患者中，大肠埃希菌的尿培养阳性率高达 70%，其余病原菌如奇异变形杆菌属、肺炎克雷伯菌属、肠球菌属以及 B 型链球菌仅为 5%。对于长期住院的老年女性患者，最常见的病原菌仍是大肠埃希菌，而像肺炎克雷伯菌属、奇异变形杆菌、枸橼酸杆菌属和铜绿假单胞菌等革兰阴性菌也较为常见。此外，B 型溶血型链球菌和肠球菌属等革兰阳性菌常与无症状性感染相关。而对于老年男性 UTI 患者，无论有无症状，肠球菌属和大肠埃希菌最常见。此外，凝固酶阴性葡萄球菌、假单胞菌属和链球菌属也比较常见。

（4）并发症与伴发病：老年 UTI 患者同时存在的基础疾病较多，主要包括心脑血管疾病、糖尿病、慢性阻塞性肺疾病、尿路梗阻性疾病等，不同程度增加了治疗的难度。

（三）治疗中的生理学原理

对于伴有基础病的患者首先应注意治疗基础病，去除梗阻因素，鼓励患者多饮水，及时合理应用抗生素，避免使用肾毒性药物。

1. 一般治疗 治疗基础病，去除梗阻因素，并鼓励患者多饮水，使局部细菌被稀释，黏膜得到冲洗并可减轻肾髓质的高张状态。老年女性尿道炎患者可局部使用少量雌激素，可能有助于恢复下尿路的生理状态。症状明显时需卧床休息，给予易消化且富含维生素的饮食。

2. 抗菌药物治疗 目前认为，无论有无症状，但凡首次发现菌尿的患者均应给予单一疗程抗生素治疗。由于老年人 UTI 的复发率和再感染率极高，因此对于无症状菌尿患者不必长期维持使用抗生素。当早期膀胱感染伴有进展性肾功能损伤及有上尿路感染症状存在时，才应对老年 UTI 患者给予更为积极的治疗。对 UTI 急性发作患者需进行药敏试验来选择抗生素。氨基糖苷类抗生素在肾内半衰期较血清中长 10 倍以上，老年人肾功能较一般人低下，加上感染或血容量不足等不利因素，因此在对其使用这种抗生素时要特别注意肾毒性损害的产生，尽量避免使用。若治疗过程中出现另一种感染，需根据药敏试验改用药物。老年 UTI 患者难以治愈时应注意耐药菌株或特殊病原体的存在。

三、老年人的肾小球疾病

肾小球疾病（glomerular disease）是指原发于肾小球的由多种原因引起的一组疾病，可由多种病理类型所致；临床表现多样，可有水肿、腰痛、蛋白尿、血尿、管型尿、高血压、疲乏无力等症状中的一种或数种，病程长短不一，大多为缓慢进行性病程，随着病情的发展可引发慢性肾功能损伤，是导致慢性肾衰竭的主要疾病之一。本病常见于青壮年，但有资料显示老年患者也不在少数。总体来说，以原发性肾小球疾病为主，但继发性的在老年患者中也很常见。

肾小球疾病分类较为复杂、有多种分类方法；病理分型意义在于能明确肾小球疾病的病理形态，增加临床上对疾病性质的认识，把握不同病理类型的治疗手段：①按临床特征分类：原发性肾小球疾病、继发性肾小球疾病和遗传性肾小球疾病。②按病理学特征分类：微小病变和轻微病变、局灶和（或）节段性肾小球病变、弥漫性肾小球肾炎。③按性质、范围和部位分类：病变性质（有渗出、增殖、毛细血管变性、坏死、纤维化等）和病变范围（有弥漫、局限、节段）以及病变在肾小球内的部位（有系膜、毛细血管壁、肾小球囊）等。

（一）病因与发病的生理学机制

肾小球疾病的发病机制尚未完全清楚，目前认为免疫反应介导的炎症损伤以及遗传因素在肾小球疾病中发挥重要作用。免疫学发病机制包括体液免疫、细胞免疫、补体的激活及其调节。目前认为肾小球疾病的发生与 T 细胞、B 细胞的激活，炎症细胞浸润，炎症因子的产生，免疫球蛋白沉积以及免疫复合物形成有关。抗原成分及其来源多样，包括肾脏固有成分（如磷脂酶 A2 受体等）、非肾脏自身抗原（如 DNA 核小体复合物、异常糖基化 IgA 等）、外源性（如牛血清蛋白、病毒、细菌、疫苗等）。

（二）老年人肾小球疾病的特点

1. 流行病学特点　随着年龄的增加，肾脏的形态和功能均出现不同程度的退行性变，这使得老年人肾小球疾病的发病率、发病机制以及临床表现均与年轻人有所不同。因预期寿命的增加，慢性肾病和终末期肾病的发生率呈上升趋势。国内肾活检资料显示，原发性肾小球疾病发生率（53.94%）高于继发性肾小球疾病（36.49%）。

在老年原发性肾小球疾病患者中，膜性肾病是最常见的组织学类型，其次是 IgA 肾病和微小病变肾病。在老年继发性肾小球疾病中，糖尿病肾病最为常见，其次是血管炎和肾淀粉样变性。

与年轻患者相比，老年患者膜性肾病、糖尿病肾病、血管炎和淀粉样变性的发生率更高，而 IgA 肾病、微小病变肾病和狼疮性肾炎的发生率较低。75 岁及以上患者糖尿病肾病、局灶节段性肾小球硬化以及膜性肾病相较于 65～74 岁患者少。

2. 病理生理学特点　肾小球疾病的发生是一个非常复杂的过程，是由免疫反应引起炎细胞、炎症介质及肾小球固有细胞之间相互作用、相互影响的结果。免疫复合物产生后在肾小球内沉积，沉积的免疫复合物与补体结合，激活补体系统，黏附中性粒细胞、单核巨噬细胞、血小板等炎症细胞。这些炎症细胞在局部聚集并释放血管活性物质、血管活性因子、多肽生长因子、细胞因子、蛋白酶、促凝物质及活性氧等，引起毛细血管的损伤。炎症介质又可刺激活化肾小球系膜细胞，使之收缩、增殖并释放多种炎症介质，造成肾小球增殖性炎症和硬化损伤。近年来研究发现，补体系统通过经典或旁路途径活化，可产生膜攻击复合物（MAC），在无炎症细胞参与下引发肾小球损伤而最终导致蛋白尿的产生。而且，即使起始的免疫因素早已停止或去除，残余的肾单位仍可呈进行性损伤，肾功能也随之进一步恶化，最终导致肾小球硬化。

3. 临床特点　肾小球疾病的临床症状主要包括尿量、尿性状的改变，肾性水肿及肾性高血压等方面的改变。

（1）尿变化：①尿量的改变：包括少尿、无尿、多尿或夜尿等。②尿性状的改变：包括血尿、蛋白尿和管型尿等。

（2）全身性变化：主要有3个方面：①肾性水肿：由肾功能异常引起的血浆胶体渗透压下降以及水钠潴留所致，表现为眼睑水肿、腹腔积液、胸腔积液等。②肾性高血压：由肾脏功能异常所致。③肾性贫血和肾性骨病：因肾功能损伤严重，EPO生成减少，电解质紊乱，钙磷代谢失调所致。

（3）临床分型：主要分4种临床类型：①急性肾小球肾炎：起病较急，病情轻重不一，部分病例有急性链球菌或其他病原体感染史，多在感染后1～4周发病，一般有血尿（肉眼或光镜下）、蛋白尿，常伴有水肿、高血压及氮质血症。②急进性肾小球肾炎：起病急，病情重，进展迅速，多在发病数天或数周内出现严重的肾功能损伤。一般有明显的水肿、蛋白尿、血尿、管型尿、高血压及迅速发展的贫血，肾功能损伤呈进行性加重，可出现少尿或无尿。③慢性肾小球肾炎：起病缓慢，病情迁延，临床表现可轻可重，或时轻时重。随着病情发展，可出现肾功能进行性减退、贫血、电解质紊乱等。临床表现多样，可有水肿、蛋白尿、血尿、管型尿、高血压等表现中的一项或数项，有时可伴有肾病综合征表现和重度高血压。病程中可有肾炎急性发作，常因感染诱发。④隐匿型肾炎：患者常无症状，仅有镜下血尿或蛋白尿。

（三）治疗中的生理学原理

肾小球疾病的老年患者均有不同程度的血尿、蛋白尿、水肿、高血尿、低蛋白血症，甚至出现少尿和氮质血症等表现。应根据不同的发病原因、临床分型来制定不同的治疗方案。

1. 一般治疗

（1）卧床休息：起病2周内要求卧床休息，避免劳累。有高血压和心力衰竭者，要绝对卧床休息，待水肿消退、血压正常、肉眼血尿消失后，可在室内适当活动。卧床休息可以减少机体代谢产物过多产生，减轻肾脏的负担；增加肾血流量，有效保护肾功能。

（2）控制饮食：隐匿患者的饮食无特殊限制，可正常普通饮食。水肿明显者应控制食盐摄入量，低盐或无盐饮食，以免加重病情。若肾功能良好者，可适当增加蛋白质摄入。轻、中度肾功能不全患者，尤其是有大量蛋白尿患者，蛋白限制须注意维持正氮平衡。选择优质蛋白，一般 30~40g/d，或补充必需氨基酸。若肾功能正常且大量蛋白尿患者，可适当放宽蛋白的摄入量，但不宜 >1.0g/（kg·d），以免加重肾小球高滤过和肾小球硬化。同时有高血压的患者饮食主要是控制食盐摄入量，同时适当控制水的摄入量。若患者处于急性发作期，则按急性肾炎饮食原则处理。但无论哪一型患者均应适当多进食富含维生素的新鲜蔬菜，忌长期食用添加防腐剂等对肾脏有损伤的食物。

2. 积极控制高血压　高血压可造成肾小球进行性损伤，因此有效控制血压可延缓肾功能的恶化。常用降压药有钙通道阻滞剂、β 受体阻滞剂、血管紧张素转换酶抑制剂（ACEI）和（或）血管紧张素 II 受体拮抗剂（ARB），如氯沙坦等。

3. 保证尿量和尿渗透浓度　尿量过少不足以排出氮质，故尿量要 ≥1.5L/d。尿渗透压浓度 ≥400mmol/L。间断或连续的中药汤剂治疗可帮助患者适当增加尿量。对肾功能正常而水钠潴留的患者可使用噻嗪类利尿剂。对肾功能较差的患者噻嗪类利尿剂无效，应改用髓袢利尿剂，同时应注意避免体内电解质紊乱。

4. 药物治疗　药物治疗主要有三个方面：①RAAS 阻滞剂。包括 ACEI 和 ARB，这些药物除了可以缓解高血压外，还能直接降低肾小球内高压，从而减少肾小球高滤过，减少蛋白尿，延缓肾功能损伤进程。②采用抗凝疗法。使用抗凝和血小板解聚药应用于有明确高凝状态及容易导致高凝的某些病理类型，可能发挥延缓肾衰竭的发生和发展，有利于保护肾脏结构和功能的作用。③激素及细胞毒性药物：部分具有肾病综合征表现或大量蛋白尿，病理类型为系膜增殖性肾小球肾炎、微小病变性肾病，以及肾功能正常的老年患者可使用这类药物治疗，但若无效则应逐步撤掉。

四、老年人的肾病综合征

肾病综合征（nephrotic syndrome，NS）是指以肾小球基膜通透性增加伴肾小球滤过率降低等肾小球病变为主的一种临床综合征，主要表现为大量蛋白尿（>3.5g/24h）、低蛋白血症、水肿、伴或不伴有高脂血症。其中，大量蛋白尿和低蛋白血症是诊断的必要条件。NS 发病通常比较隐匿，也可突然发病。NS 的主要临床表现为全身性水肿，许多老年患者可被误诊为充血性心衰。

（一）病因与发病的生理学机制

根据病因不同，NS 分为原发性和继发性两大类。老年人和其他年龄段的成年人发病率相当，60 岁以上占 18%。老年人原发性 NS 最常见类型是膜性肾病，其次是微小病变性肾病。老年人多种疾病并存比较常见，因此继发性 NS 较年轻人多见。65 岁以上患者中糖尿病肾病、肾淀粉样变性引发的 NS 发病率仅次于原发性肾小球疾病所致的 NS。此外在骨髓瘤性肾病、实体肿瘤性肾病等患者中发生 NS 也比较多见。老年人长期应用肾毒性药物，如非甾体抗炎药、抗生素、抗癌药及抗风湿药等，以及服用重金属、有毒物质，对肾脏具有一定的毒性，可能会导致 NS。

老年人膜性肾病的发生多见于感染,产生的低亲和力抗体容易沉积在基膜上皮下。此外,因老年人服用多种药物的概率较高,故药物中毒机会也较多,受损细胞释放出阳离子抗原,在基膜上皮下沉积。有报道称,有22%的老年人膜性肾病与肿瘤有关,因此老年患者肾穿刺活检诊断为膜性肾病的,应积极检查,排除肿瘤的可能。

(二) 老年人肾病综合征的特点

1. 流行病学特点 随着人口老龄化加剧,老年人NS发病率高于青壮年。据国外报道,65岁以上老年患者肾穿刺表现为NS的比例占36.3%,而80岁以上患者中达到50.7%。在老年NS中,继发性NS为38.1%,其中糖尿病肾病最为常见(9.9%),其次是肾淀粉样变性(7.6%)。原发性NS约为61.9%,主要病理类型是膜性肾病(31.5%)和微小病变(12.6%)。国内数据也显示,老年人NS以原发性为主,主要病理类型为膜性肾病,其次是系膜增生性和微小病变,此外比较常见的还有肾淀粉样变性、IgA肾病、糖尿病肾病。

2. 病理生理学特点

(1) 蛋白尿:正常情况下,肾小球滤过膜有机械屏障和电学屏障作用。当这些屏障作用受损时原尿中蛋白含量明显增多,并且其增加量超过近曲小管重吸收量时,没有被重吸收的蛋白随尿液排出形成蛋白尿。在此基础上,但凡能增加肾小球内压力以及可导致高灌注、高滤过的因素如高血压、高蛋白饮食或大量输注血浆蛋白,均可加重尿蛋白的排出。

(2) 血浆蛋白丢失:NS患者大量白蛋白随尿液排出体外,促使肝脏白蛋白代偿性合成增加,同时因近端小管摄取滤过蛋白增加,也使肾小管分解蛋白增加。当肝脏白蛋白合成增加不足以克服蛋白的丢失和分解时就会出现低蛋白血症。此外,NS患者因胃肠黏膜水肿导致食欲减退、蛋白质摄入不足、吸收不良或丢失,也会加重低蛋白血症。除了血浆白蛋白减少外,血浆某些免疫球蛋白(如IgG)和补体成分、抗凝及纤溶因子、金属结合蛋白等也可减少,尤其是在肾小球损伤严重出现大量蛋白尿和非选择性蛋白尿时更为显著。患者容易发生感染、微量元素缺乏、血液高凝状态、内分泌紊乱及免疫功能低下等并发症。

(3) 水肿:NS患者低蛋白血症、血浆胶体渗透压降低,水分由血管内进入组织间隙造成水肿,这是基本原因。此外,血浆胶体渗透压下降使血容量减少从而激活RAAS、交感神经兴奋、ADH释放增加,使得尿量减少而加重水肿。近年的研究表明,约50%的患者血容量正常或增加,血浆肾素水平正常或降低,提示某些原发于肾内水钠潴留因素在NS水肿发生中发挥一定作用。

(4) 高脂血症:高胆固醇和(或)高甘油三酯血症,血清低密度脂蛋白和极低密度脂蛋白均可升高,高密度脂蛋白则可正常、升高或减低。其发生机制与肝脏合成脂蛋白增加及脂蛋白分解减少相关,目前认为后者可能是高脂血症更为重要的原因。

3. 临床特点 老年患者症状常常不典型,常于感染、受凉或劳累后起病,过程可急可缓。大量蛋白尿(>3.5g/24h)和低蛋白血症(<30g/L)是NS的必备特征。

(1) 大量蛋白尿:由于肾小球滤过膜电学或机械屏障功能障碍,血浆蛋白质丢失所致,尿中蛋白>3.5g/24h 即为肾性蛋白尿,严重者超过 10g,表现为选择性或非选择性蛋白尿。

(2) 低蛋白血症:主要是血浆白蛋白的减少。大多数在 10～30g/L 范围内,偶有降至 5.8g/L。老年人由于肝脏代偿合成白蛋白的能力较差,故低蛋白血症往往较为严重。

(3) 水肿:主要由低蛋白血症引起血浆渗透压下降,同时有效循环血量不足造成 RAAS 的激活所致。此外,还与老年人肾脏水钠排泄方面的障碍有关。水肿是全身性和凹陷性的,初期主要出现在踝部,随着病程的发展,水肿可波及全身,伴有胸膜腔、腹膜腔和阴囊积液,甚至心包积液,严重水肿的老年患者会出现心力衰竭。

(4) 高脂血症:由于低蛋白血症造成肝脏脂蛋白合成的增加,且老年患者多有基础脂代谢异常和脂质转运障碍,同时还存在脂蛋白酶活力下降,胆固醇分解利用减少,所以较一般人更容易出现高脂血症。

(三) 治疗中的生理学原理

肾病综合征的病因繁多,并发症复杂。其治疗包括一般对症处理、治疗原发病、激素和 (或) 细胞毒性药物、防治并发症、避免引起肾功能急剧恶化的诱因等。

1. 一般治疗 NS 活动期应注意卧床休息,避免剧烈运动。卧床时回心血量增加,心房压升高,心房钠尿肽分泌增多,有利于水肿的消退。水肿消失、一般情况好转后,可起床活动。饮食方面选用优质蛋白,热量要保证充分,大约 126～147kJ/(kg·d)。水肿时应低盐 (<2～3g/d) 饮食,为减轻高脂血症还应多摄入富含多聚不饱和脂肪酸及富含可溶性纤维的饮食,并注意补充微量元素。肾功能正常者每天蛋白质摄入量为 0.8～1.0g/kg;肾功能减退者每天蛋白质摄入量为 0.6g/kg。

2. 对症治疗

(1) 利尿消肿:可选择不同种类的利尿剂。无症状性水肿无须使用利尿剂,在卧床、限盐的同时,随着原发病的缓解而逐渐消退。对于有严重水肿及胸腔积液、腹腔积液,影响到循环系统、呼吸系统及消化系统功能的患者应给予利尿剂。袢利尿剂 (如呋塞米) 最为常用,也可选用噻嗪类和保钾利尿剂合用,注意根据尿量和钾钠水平进行调整。

1) 噻嗪类利尿剂:主要作用于远曲小管前段。通过抑制钠和氯的重吸收,增加钾的排泄而利尿。

2) 保钾利尿剂:主要作用于远曲小管后段,排钠、排氯、潴钾,适用于低钾血症患者。单独使用利尿作用不明显,可与噻嗪类利尿剂合用。

3) 髓袢利尿剂:主要作用于髓袢升支粗段管腔膜上的 Na^+-$2Cl^-$-K^+ 同向转运复合体,抑制转运复合体的功能。

4) 提高血浆胶体渗透压:血浆或白蛋白等静脉输注均可提升血浆胶体渗透压,促进组织中水分回血并利尿。但由于输入的蛋白将于 24～48h 内由尿中排出,可引起肾小球高滤过以及肾小管高代谢进而造成肾小球脏层及肾小管上皮细胞损伤、促进肾间质纤维化,故应严格掌握适应证,非必需尽量不用,并且还要避免过频过多使用。心衰患者应慎用。

（2）减少尿蛋白：持续性大量蛋白尿本身可导致肾小球高滤过，加重肾小管-间质的损伤，促进肾小球硬化，因此，其是影响肾小球病预后的重要因素。已证实减少蛋白尿可有效延缓肾功能的恶化。血管紧张素转换酶抑制剂（ACEI）或血管紧张素Ⅱ受体拮抗剂（ARB），不仅可以有效控制高血压，还可降低肾小球内压、影响肾小球基底膜对大分子的通透性从而减少尿蛋白并减缓肾脏疾病的进展。

（3）抑制免疫与炎症反应：使用糖皮质激素和细胞毒性药物，单独使用或联合用药，需依据不同病理类型、年龄、肾功能及是否有相对禁忌证等情况综合考虑。原则上应增强疗效的同时最大限度减少副作用。

第四节　延缓泌尿系统功能退化的中医药研究

中医学把泌尿系统的各项功能主要归结于肺、肾、三焦、膀胱及小肠功能协调的水液输布和代谢过程。中医学认为机体水液代谢调节除了肾的主导作用外还有肺、脾、三焦、膀胱的共同参与。

一、中医学对泌尿系统功能退化的认识

由《素问·经脉别论》所言"饮入于胃，游溢精气，上输于脾，脾气散精，上归于肺，通调水道，下输膀胱，水精四布，五经并行"，可知津液的生成主要在脾（胃），输布主要在肺和三焦，排泄主要在肾和膀胱，其中脾和肾在水液代谢中的作用尤为重要。

1. 肾虚不主水　肾为先天之本，主生殖，肾精充沛，则生殖功能旺盛。老年人肾气日衰，肾精不充，故在生理变化上，可出现头发变白或脱落，耳鸣、耳聋，骨骼变脆，身长降低，牙齿脱落，生殖功能衰退等现象。在病理变化上，则可出现耳目失聪、健忘、精神萎靡、腰酸、腿软、阳痿、遗精、尿便失禁等证。高龄老人还会因为肾阳不足出现畏寒肢冷、手足不温、倦怠蜷卧等证。盖肾精不充，不能养神，清窍失养，故精神萎靡而健忘，耳聋；肾主骨生髓，肾虚，骨髓失养，骨弱无力，则腰酸腿软；肾司前后二阴，肾气不足，则二阴不固，故二便不固，出现遗尿、腹泻、阳痿遗精；肾藏相火，相火不足，元阳衰微，失于温煦，故畏寒肢冷、手足不温、倦怠蜷卧。老年病中属肾虚者，常见上述病理变化之证。

2. 脾虚不治水　脾主运化，水谷精微及水液均靠脾的运化功能来输布至全身。脾乃气血生化之源，主统血，血液的生成及运行，也要靠脾的生血、统摄作用予以保证。脾主四末，脾气健运，则肌肉丰满，四肢强健有力。老年人脾气日衰，消化吸收力弱，故肠胃虚薄，不能消纳，常见饮食减少，每食黏腻、肥甘之品，即不易消化，常有食滞不化、胃脘胀闷之感。大便不调亦时有发生。脾失健运，四肢肌肉失养，故老年人亦常见肌肉消瘦，四肢无力，动作迟缓，或水湿内停，则出现形胜气虚之肥胖。这些都是脾气虚弱的生理变化特点。如果脾虚不运，出现乏力，气短懒言，四肢倦怠，食少纳呆，脘腹胀满或疼痛，大便溏泄，或大便不爽等证，或面色萎黄，舌淡、脉沉弱无力者，则

是老年脾虚的病理变化。其特点在于消化功能失常，以及四肢肌肉、形体的变化。脾虚不运，消化吸收功能失常，故食少纳呆；升降失职，气机阻遏，故脘腹胀满或疼痛；清阳不升，则大便溏泄；浊阴不降则大便不爽，脘腹胀满；脾主四肢及肌肉，脾气不足，则四肢、肌肉失养，故四肢倦怠、乏力，气短懒言。此外，还有脾虚不运而致水湿内停之浮肿、中气下陷之脱肛、脾虚血失统摄之出血等证，也都是老年脾虚而出现的常见证候。

二、中医药延缓泌尿系统功能退化的方法

护肾精养脾气，为防衰之本。如何延缓泌尿系统功能衰老？主要从两方面入手：一是顾护肾精；二是养护脾气。肾精为一身阳气和阴液之本，为人体生命活动的原动力，不仅对各个脏腑的生理活动起着推动和温煦作用，并且在水液的代谢和排泄中也起到重要作用。顾护肾精，就要重视节欲保精，提倡房事有度。肾精充沛，不但生命活力旺盛、有利于水液的输布和代谢，还有益于健康长寿。除此之外，还要避免五味的偏嗜。五味入五脏，可以长养五脏，如果五味偏嗜，则不仅可直接引起本脏病变，还可影响脏腑间的关系，引发多种病变。如《素问·五脏生成》曰："多食咸，则脉凝泣而色变；多食苦，则皮槁而毛拔；多食辛，则筋急而爪枯；多食酸，则肉胝皱而唇揭；多食甘，则骨痛而发落；此五味之所伤也。"延缓泌尿系统功能衰老，尤其要避免过食咸味、苦味和甘味的食物，以免伤及肾精。养护脾气，重在饮食。饮食失宜，是导致脾胃虚弱的主要原因，如金元时期著名的医家李东垣说，"饮食自倍，脾胃乃伤"，所以合理膳食是养护脾气的重要途径。合理饮食，不仅要避免饥饱失常和饮食规律失常，还要避免饮食偏嗜。过饥或过饱，都会影响脾胃的运化，导致化源缺乏，气血津液的生化不足和输布代谢异常。偏嗜肥甘厚味或生冷寒凉之品，则损伤脾胃阳气，导致脾胃虚寒，运化功能失常，寒湿内生，津液的输布和代谢异常。因此，要延缓泌尿系统衰老，要注重肾精和脾气的养护。

三、中医药延缓泌尿系统功能退化的方药研究

人口老龄化问题日益凸显，衰老带来的健康问题越来越严重，延缓衰老的中医中药研究日益受到重视，现将延缓衰老的泌尿系统相关单味药物和方剂简述如下。

（一）延缓泌尿系统功能退化方剂的研究

1. 金匮肾气丸　金匮肾气丸来源于《金匮要略》，由熟地、山茱萸、山药、茯苓、泽泻、丹皮、肉桂、附子精制而成。主要功效是温补肾阳。临床使用证明其可减少疲劳感、腰膝酸痛、手足发凉、夜尿频繁等症状。能在某种程度恢复机体血管、骨骼、肌肉和大脑的功能，说明其有延缓衰老的作用。

2. 五苓散　五苓散来源于中国传统医籍《伤寒论》，由茯苓、猪苓、泽泻、桂枝、白术所组成，主要功效是利水渗湿、温阳化气，用于下焦气化失司、水液停聚导致的水肿、肾病。临床上常用于治疗急慢性肾炎水肿、肝硬化腹腔积液、心源性水肿、尿潴留、泌尿系感染。

3. 至宝三鞭丸　至宝三鞭丸源于南宋宫廷御方，由鹿肾、海狗肾、狗肾、海马、

鹿茸、人参、阳起石、覆盆子、补骨脂、远志、淫羊藿、菟丝子等加工而成的中成药。可用于补血生精，健脑补肾。现代研究发现其可增强机体免疫功能，改善性功能，改善消化吸收功能，并具有抗疲劳和类似双向调节作用。尤其对于改善肾虚症状，延缓衰老，有明显效果。

4. 龟龄集　龟龄集来源于《集验良方》，人参、鹿茸、海马、家雀脑、枸杞子、穿山甲（现已禁用）、肉苁蓉、熟地、牛膝、锁阳、菟丝子、丁香、砂仁、补骨脂、杜仲、淫羊藿等共20余种中药组成。功效为补阳固肾，运脾滋肝，补脑填精，强健筋骨。现代研究发现其可以益智补脑，固肾补气，强健身体，补益精血。

5. 还精煎　还精煎来源于明代太医院方，由菟丝子、锁阳、地黄、何首乌、牛膝、续断、白术、远志、石菖蒲、菊花、地骨皮、钟乳石、沙苑子、细辛组成。主要功效是补肾填精，滋阴补阳，扶元强壮。主治肾虚所致腰膝酸软，头晕眼花，心悸气短。现代研究发现其可提高机体抗自由基能力，降低过氧化脂质；增加小鼠脾脏和胸腺重量；改善精子质量；促进细胞增殖和增加传代次数，延缓细胞衰老；能明显提高蚕蛾存活率和雄性小鼠的平均生存期。可提高老年人的免疫力、视力、精力、肌力、肺活量和通气功能，主要治疗年老体衰诸症。

6. 斑龙丸　斑龙丸来源于《景岳全书》，由鹿角胶、鹿角霜、菟丝子、柏子仁、熟地黄、补骨脂、白茯苓组成。主要功效是温补元阳，益寿延年。临床上常用于腰膝疼痛，阳痿早泄，或小便增多，耳鸣，体倦心烦，或老年阳虚，时常畏寒，气力衰微。

（二）延缓泌尿系统功能退化单味药物的研究

临床上常用于泌尿系统衰老退化的单味药物，如茯苓、淫羊藿、车前子、杜仲、金钱草、肉苁蓉、巴戟天、补骨脂、菟丝子、肉桂、杜仲、锁阳、阳起石等，可有效地改善和调节肾脏功能以及肾上腺皮质功能，促进性腺功能，提高免疫力，改善泌尿系统、呼吸系统、消化系统的功能，同时还有壮阳暖宫、益精髓、强筋骨、助生育等作用。药理实验也证实，部分肺经药物确有利尿作用，《中华药海》记载麻黄、桑白皮、牛蒡子、胖大海、罗汉果、海浮石、海蛤壳等均有一定的利尿作用。茯苓药性缓和，能补心安神、除湿利水、健脾固精、益智安胎，补而不峻，利而不猛，既扶正又能祛邪。现代研究证明茯苓能促进钠、氯、钾等电解质的排出，抑制肾小管的吸收，因而有利尿作用。故常服食茯苓对老年性浮肿、肥胖症以及预防癌肿均有一定意义，古人认为其"久服可以轻身"。淫羊藿味辛甘，性温，具有补肾壮阳、强筋壮骨、益气强心、祛风除湿的作用。特别适用于老人及虚寒所致的阳痿不举、小便不利或小便清长。淫羊藿补助肾阳、化气利小便，用于肾虚阳痿、遗精早泄、腰膝痿软、下肢畏寒等症。车前子味甘性寒，归肾、肝、肺经，主要功效有利水通淋、止泻、清肝明目、清肺化痰，具有利尿作用，能增加尿素、尿酸及氯化钠的排泄。金钱草味甘、咸、微寒，归肝经、胆经、肾经和膀胱经，具有利湿退黄、利尿通淋、解毒消肿。现代研究发现其可以增加尿量，增强输尿管蠕动，抑制结晶形成过程，是排石的要药。石韦味甘、苦、微寒，归肺经和膀胱经。有利尿通淋、清肺止咳、凉血止血的功效。现代药理学研究表明石韦有肾保护作用，促进输尿管蠕动，抑制结晶形成过程等。

第九章 感觉器官的功能与衰老 ▷▷▷

感觉器官是机体感受体内外环境刺激的装置，主要包括眼、耳、前庭器官及皮肤等。眼由折光系统和感光系统组成。折光系统的作用是通过改变晶状体的曲率，将远近不同的物体聚焦呈现在视网膜上。感光系统将光刺激转换为电信号，并向中枢传送。人耳由传音系统和感音系统组成。声波通过传音系统到达耳蜗，经耳蜗的感音换能作用，最终将声波的机械能转变为听神经纤维上的神经冲动，上传到大脑皮层的听觉中枢，产生听觉。前庭器官由三对半规管和椭圆囊以及球囊组成，主要功能是感受机体姿势和运动状态，以及头部在空间的位置。随着年龄的增长，眼、耳、前庭器官及皮肤的形态学和功能学特征将发生一系列的改变。

第一节 感觉器官功能概述

眼作为视觉的外周重要感觉器官，至少有 70% 的外界信息来自视觉。外界物体发出的光线经眼的折光系统成像于视网膜上，视网膜感光细胞感受光的刺激，将光能转换成神经冲动，然后由视神经传入大脑视觉中枢，信息整合后最终形成视觉。

一、眼的生理功能

眼作为视觉器官，由折光系统和感光系统构成，分别发挥折光成像和感光换能作用。人眼的适宜刺激是波长为 380～760nm 的电磁波。

（一）眼的折光功能

外界物体反射的光线经折光系统折射，在视网膜上形成清晰的物像，称为眼的折光功能。

1. 折光系统　眼的折光系统由折射率和曲率半径不同的角膜、房水、晶状体和玻璃体构成。其中厚约 0.5mm 的透明角膜分布着丰富的游离神经末梢而无血管分布，是最主要的折光界面，约占总折光力的 80%；充满眼房的房水由睫状体脉络膜丛分泌；晶状体为圆形双凸面的弹性透明体，可在睫状肌的调节下改变曲度；无色透明的胶状玻璃体无血管分布，约占眼球内腔的 4/5。

2. 折光成像　折光系统中折光界面的曲率半径越小、界面的折射率相差越大，折射越强。眼内光线的折射途径十分复杂，通常用简化眼（reduced eye）（图 9-1）加以说明。简化眼是一个前后径为 20mm 的单球形折光体，光线入眼时仅在角膜球形界面折射一次，折光率为 1.33，球面曲率半径 5mm，节点在角膜后方 5mm 处，后主焦点恰好位于该折光体的后极，相当于人眼视网膜的位置，距离节点为15mm。此模型的光学参数与人眼折光系统的总光学参数相等，即6m以外物体的光线近似平行光线，入眼后刚好聚焦在视网膜上，形成一个倒置清晰的实像。

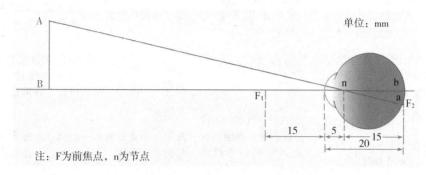

注：F为前焦点，n为节点

图9-1 简化眼模型及其成像的示意图

3. 眼的调节 人眼不做任何调节所能看清物体的最远距离称为远点（far point）。6m以内近物的辐散光线，成像于视网膜后方，需通过视近调节才能看清，主要包括晶状体调节、瞳孔调节和视轴会聚。

（1）晶状体调节：晶状体具有弹性，视远物时，睫状肌舒张，睫状小带拉紧而使晶状体呈扁平状；视近物时，通过神经调节，睫状肌收缩，睫状小带（即悬韧带）松弛而使晶状体变凸，折光能力增强，物像前移，从而在视网膜上清晰成像。人眼的视近调节有一定限度，可用近点（near point）表示，即眼在做最大限度调节时，所能看清楚物体与眼的最近距离，主要取决于晶状体弹性，晶状体弹性愈好则近点愈近。人眼在8岁、20岁、60岁的平均近点分别约为8.6cm、10.4cm、83.3cm。可见，晶状体弹性随年龄增长而逐渐衰减，近点远移，这种现象称为老视（presbyopia），即老花眼。老视眼看远物与正视眼无明显差异，但当视近物时调节能力下降，此时需佩戴适度的凸透镜，增加眼的折光能力以看清近物。

（2）瞳孔调节反射：正常人的瞳孔直径可变动于1.5～8.0mm，从而调节入眼的光线量。当视近物时，可反射性地引起双眼瞳孔缩小，称为瞳孔调节反射或瞳孔近反射。它是在上述晶状体变凸调节反射过程中，由缩瞳核发出的副交感神经纤维冲动也到达虹膜环形肌，引起该肌收缩而致瞳孔缩小。瞳孔缩小的生理意义是减少视物的球面像差和色像差，使成像更加清晰。

（3）视轴会聚：注视某个由远移近的物体时，双眼视轴向鼻侧聚拢，称为视轴会聚（convergence）或辐辏反射，从而成像于两侧视网膜的对称点上，避免复视。

4. 眼的折光能力和调节能力异常 正常人眼无须调节可看清6m以外的远物，且经过调节也可看清距离不小于近点的近处物体，此为正视眼。若眼的折光功能或眼球形态异常，使平行光线不能在安静未调节眼的视网膜上清晰成像，称为非正视眼，也称屈光不正，包括近视、远视和散光3种情形。调节能力异常有老视。老视，又称老花眼是老年人由于晶状体弹性减弱，硬度增加，导致眼的调节能力降低（表9-1）。

表 9-1 眼的折光异常及其调节

	近视眼	远视眼	老花眼	散光眼
成因	眼球前后径过长（轴性近视）；折光体折光能力过强（折光近视）	眼球前后径过短；折光体折光能力过弱	晶状体弹性降低	折光面（通常为角膜）各经纬线曲率不一致
成像	近物：成像于视网膜上（很少调节或无须调节）远物：视网膜之前	近物：视网膜后 远物：视网膜后	近物：视网膜后 远物：视网膜上	混合性散光眼有的聚焦于视网膜前，有的聚焦于视网膜后
视力	近物：能看清（近点较正视眼较近）远物：不能看清	近物：不能看清（近点较正视眼远）远物：经调节后能看清	近物：不能看清 远物：能看清	近物：不能看清 远物：不能看清
矫正	凹透镜（平行光线入眼前分散，焦距延长）	凸透镜（增加折光力，焦点前移）	看近物戴凸透镜（增加折光力，焦点前移）	规则散光戴圆柱镜

（二）视网膜的感光功能

视网膜由色素上皮细胞层与感光系统等组成。感光系统主要包括感光细胞（视锥细胞、视杆细胞）、双极细胞和视神经节细胞。感光细胞产生感受器电位，经电紧张方式扩布，传递给双极细胞，诱发视神经兴奋而传入视觉中枢，产生视觉。

1. 视网膜的两种感光换能系统　人和大多数脊椎动物的视网膜中存在着两种感光换能系统：视杆细胞和与其相联系的双极细胞以及神经节细胞组成晚光觉或暗视觉（scotopic vision）系统；由视锥细胞和与其相联系的双极细胞以及神经节细胞构成的系统称为昼光觉或明视觉（photopic vision）系统。暗视觉系统和明视觉系统的主要特征见表 9-2。

表 9-2 暗视觉系统和明视觉系统主要特征

项目	明视觉系统	暗视觉系统
组成	视锥细胞、双极细胞、神经节细胞	视杆细胞、双极细胞、神经节细胞
分布	视网膜中心部（尤其黄斑）	视网膜周边部
光敏度	低	高
光分辨力	高	低
辨色	有	无
视色素	红绿蓝三种视色素	视紫红质，一种视色素
作用	白天/强光下视物	夜晚/弱光下视物

视杆细胞外段呈长杆状，主要分布在视网膜的周边部分；视锥细胞外段呈短圆锥

状，主要分布在视网膜的中央部分，在黄斑中央凹处几乎只有视锥细胞。两种感光细胞外形不同，所含感光色素也不同，但都通过终足与双极细胞形成突触联系，后者再与神经节细胞形成突触联系。中央凹的黄斑区在靠鼻侧约 3mm 处，神经节细胞的轴突构成视神经，在视网膜表面形成视神经乳头，是视神经的始端，因该处无感光细胞，没有感光功能，故称为生理盲点（blind spot）。

2. 视网膜的感光换能机制　感光细胞的换能基础是光照引发的感光细胞内部一系列光化学反应。

（1）视杆细胞的换能机制：视杆细胞外段所含的感光色素称为视紫红质（rhodopsin），是由视黄醛和视蛋白构成的结合蛋白。视紫红质在暗处呈紫红色，光照时迅速分解为视蛋白和全反型视黄醛，从而褪色变黄以至完全变白。在暗处时，视紫红质又可重新合成，感受弱光。视紫红质的分解与合成同时进行，在暗处合成大于分解，在亮处则相反；同时有一部分视黄醛被消耗，须补充视黄醇即维生素 A。因此，维生素 A 长期摄入不足将影响晚光觉而罹患夜盲症（nyctalopia）。视蛋白分子的变构可经过复杂的信号转导系统活动，诱发视杆细胞出现感受器电位。

（2）视锥细胞的换能机制：视锥细胞的视色素也是由视蛋白和视黄醛结合而成，只是视蛋白的分子结构略有不同，这决定了与之结合的视黄醛分子对某种波长的光线最为敏感，因而使视锥细胞具有辨别约 150 种不同颜色的能力。视网膜上有三种视锥细胞，分别含有对红、绿、蓝三种光敏感的视色素。因为不同的感光色素具有不同的吸收光谱，所以当某一波长的光线作用于视网膜时，可以按一定的比例使三种视锥细胞产生不同程度的兴奋，从而引起色觉，此即三原色学说（trichromatic theory）。

（三）与视觉有关的几种生理现象

1. 视力　眼对物体细微结构的分辨能力称为视力或视敏度（visual acuity），通常用眼分辨的最小视角倒数来表示，即视力 =1/ 视角（单位′）。所谓视角是指物体上两点发出的光线入眼后，通过节点时所形成的夹角。视角越小则眼分辨两点间最小距离的能力越强，视力越好；反之则越差。若最小视角为 1 分角则视力为 1.0。对数视力 =5.0 +1g 视力。

2. 视野　单眼固定注视正前方不动时，该眼所能看到的空间范围称为视野（visual field）。其大小与感光细胞在视网膜上的分布情况及面部结构的遮挡有关。在同一光照条件下，用不同颜色目标物测得的视野大小不一样，白色 > 黄蓝色 > 红色 > 绿色；由于部分光线被鼻和额阻挡，故颞侧 > 鼻侧、下侧 > 上侧。视野检查可协助诊断视网膜或视觉传导通路上的某些疾病。

3. 双眼视觉与立体视觉　双眼的两个鼻侧视野相互重叠，凡处于此范围的物体都能同时被双眼看到，称为双眼视觉。与单眼视觉比较，双眼视觉可扩大视野，消除生理盲点，增强物体大小、距离判断的准确性，形成立体感。立体视觉是指双眼视物时，主观上产生被视物体具有空间距离、深度及厚度等感觉的现象。如果眼球内有异物及肿瘤压迫或眼外肌瘫痪时，物像形成于双眼视网膜的非对称点上，在主观上形成两个部分重叠的物像，称为复视。

4. 暗适应和明适应　人从亮处突然进入暗处时，最初看不清任何事物，经过一段时间才逐渐恢复视觉，这一过程称为暗适应（dark adaptation）。相反，从暗处快速来到亮处时，最初感到光线耀眼而视物不清，片刻之后才能恢复清晰视觉的现象，称为明适应（light adaptation）。暗适应与明适应的特征对比见表9-3。

表9-3　暗适应与明适应的特征

项目	暗适应	明适应
机制	眼进入暗处后对光敏感性逐渐提高的过程	眼进入亮处后对光敏感性逐渐降低的过程
本质	视紫红质含量在暗处逐渐升高并恢复的过程，视杆细胞合成视紫红质达到一定浓度（阈值）时开始恢复在暗处视物能力	视紫红质在明处突然大量分解的过程，产生耀眼光芒干扰了明视觉，随后分解与合成达动态平衡，视锥细胞在亮处正常感光
时间	时间长，25～30 min	时间短，几秒钟

二、耳的生理功能

听觉由外耳、中耳、内耳的耳蜗、听神经及听觉中枢共同完成。通常人耳所能感知的振动频率为20～20000Hz。不同频率的声波都有一个刚好能引起听觉的最小声音强度，称为听阈（auditory threshold）。当振动强度达到某一限度时会引起鼓膜痛感，这个限度称为最大可听阈。不同频率声波的听阈与最大可听阈之间的范围称为听域（hearing span）。

（一）外耳和中耳的传音作用

1. 外耳　外耳由耳郭和外耳道组成。耳郭的形状有利于收集声波和判断声源位置。外耳道长约2.5cm，起共鸣放大作用（约放大10倍），从而增加作用于鼓膜的声压。

2. 中耳　中耳由鼓膜、听骨链、鼓室和咽鼓管等组成。中耳的主要功能是将声波刺激能量准确高效地传给内耳，其中鼓膜和听骨链在传音过程中还有增压作用。鼓膜呈椭圆形，面积为50～90mm²，厚0.1mm，形似漏斗，因共振性较强而能真实反映声波的振动。

听骨链由锤骨、砧骨、镫骨依次连接而成。锤骨柄附着于鼓膜，镫骨底板与前庭窗（前庭窗）膜相贴，砧骨居中。听骨链在功能上相当于角度固定而支点刚好位于其重心的杠杆，长臂为锤骨柄，短臂为砧骨长突。鼓膜有效振动面积55mm²：前庭窗膜有效振动面积3.2mm² =17.2：1，听骨链杠杆长臂:短臂 =1.3：1，声波在中耳传递过程中产生的增压效应为17.2×1.3 =22.4倍。

咽鼓管是连接鼓室和鼻咽部之间的通道。一般情况下，鼻咽部的开口处于闭合状态，在打哈欠、吞咽时开放，鼓室与外界相通，使鼓室与外界大气压保持平衡，以维持鼓膜的正常位置、形状和功能。

声波通过气传导与骨传导两种途径传入内耳。在正常情况下，以气传导为主。声波的两种传导途径见表9-4。

表 9-4 气传导和骨传导的路径

传导方式	传导路径
气传导	声波→外耳道→鼓膜→听骨链→前庭窗→耳蜗（主要途径） ↓ 鼓室内空气振动→圆窗（蜗窗）膜→耳蜗（仅在听骨链运动障碍时发挥作用）
骨传导	声波→颅骨和耳蜗骨壁→耳蜗

（二）内耳的感音作用

内耳由耳蜗和前庭器官组成。感音装置位于耳蜗内，可将机械振动换能为听神经纤维的神经冲动。耳蜗被一斜行的前庭膜和一横行的基底膜分隔成前庭阶、鼓阶和蜗管（图 9-2）。前庭阶和鼓阶充满外淋巴，两者在耳蜗顶部相通。蜗管是一个充满内淋巴的盲管。基底膜上有毛细胞和支持细胞构成的螺旋器（又称 Corti 器），是听觉的感受器。毛细胞作为感受细胞，其顶端有整齐排列的听毛，其中较长的听毛埋植于盖膜的胶冻状物质中。盖膜的内缘固定于蜗轴，外缘游离，可因基底膜振动而与毛细胞发生位移。毛细胞的底部则与蜗神经末梢形成突触联系。

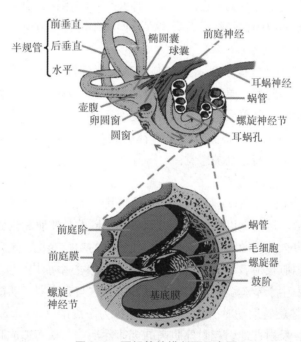

图 9-2 耳蜗管的横断面示意图

当声波振动由听骨链到达前庭窗时，前庭窗膜的振动可经前庭阶的外淋巴传到蜗顶再传到鼓阶，而后再经蜗窗膜到达中耳。在此过程中，因前庭窗膜的振动方式是内移和外移，故而使前庭膜和基底膜上下振动。基底膜的振动以行波的方式进行，即内淋巴的振动首先在靠近前庭窗处引起基底膜振动，然后此振动再以行波的形式沿基底膜向蜗顶部方向传播。其间，导致多个毛细胞位移，顶部听毛形变。在静息电位基础上，产生与声波频率和波形完全一致的复合型电位变化，称为耳蜗微音器电位（cochlear microphonic potential）。微音器电位最后触发听神经产生动作电位，传入听觉中枢，引起听觉。临床上可通过脑干听觉诱发电位，反映耳蜗至脑干相关结构的功能状况。

耳蜗对声音频率和强度具有初步分析功能。靠近前庭窗的基底膜对高频声音敏感，而随着向蜗顶接近，基底膜的幅度变宽，则对低频声音敏感。因此耳蜗底部受损时主要影响高频听力，蜗顶受损则主要影响低频听力。

三、前庭的生理功能

前庭是维持人体平衡的一个重要感受器，前庭器官位于内耳当中，是人体对自身运动状态和头部空间位置的感受器，在保持身体平衡中起到了重要作用。

（一）前庭器官的感受装置和适宜刺激

内耳迷路的椭圆囊、球囊和三对半规管组成前庭器官。前庭器官可感知人体静止状态时头部的空间位置，以及直线或旋转变速运动时身体的运动状态，称为前庭感觉。

1. 前庭器官的感受装置　前庭器官的感受细胞是毛细胞。毛细胞有两种纤毛：动毛有一条，最粗长，位于顶端一侧边缘处；其余多条较短，为静毛，占据了细胞顶端的大部分区域。毛细胞与第 8 对脑神经的前庭支神经纤维相接触，当毛细胞的纤毛倒向一侧时，位于毛细胞基底部的神经纤维就会出现不同频率的持续放电。

2. 前庭器官的适宜刺激

（1）椭圆囊、球囊的适宜刺激：适宜刺激是头部位置的改变和直线变速运动，从而感知头部及身体静态时的位置和直线变速运动的状况。其中，椭圆囊主要感受水平方向直线变速运动，球囊主要感受垂直方向直线变速运动。

（2）半规管的适宜刺激：适宜刺激是人体的旋转变速运动，从而判定是否开始旋转、旋转方向，并产生旋转运动的感觉。

（二）前庭反应和眼震颤

1. 前庭反应　当前庭器官受刺激而兴奋时，其传入冲动到达有关的神经中枢后，除引起一定的位置觉、运动觉以外，还能引起各种不同的骨骼肌和内脏功能改变，称为前庭反应。过强或过久的刺激还可引起自主神经系统的功能变化，表现为一系列以迷走神经兴奋占优势的内脏反应，如面色苍白、血压下降、心率加快、头昏、头痛、冷汗、恶心、呕吐等，常发生于晕车、晕机、晕船过程中，这与前庭器官功能过于敏感有关。

2. 眼震颤　躯体旋转运动时引起的眼球运动称为眼震颤（nystagmus）。其主要是由于半规管受到刺激，反射性地引起眼外肌肉的规律性活动，从而造成眼球的规律性往返运动。其形式有多种，以水平震颤最为常见，包括两个运动时相：先是两眼球向一侧缓慢移动，当到达眼裂的顶端时，再突然快速地返回到眼裂的中心位置。前者称为慢动相，后者称为快动相。临床上检查眼震颤可判断前庭器官的功能。

四、皮肤的生理功能

皮肤是机体与外界接触的部位，是人体最大的器官，具有多种重要的生理功能，主要包括屏障保护作用、体温调节作用、感觉作用、分泌和排泄作用等。

（一）屏障保护作用

皮肤的主要功能是保护机体免受外界环境中各种有害因素的损伤，同时还可防止体内各种营养物质、水分和电解质的丧失。真皮及皮下组织内的弹力纤维、胶原纤维和脂肪细胞等成分，使皮肤具有一定的柔韧性，能够缓解外界的各种机械性刺激。表皮的角质蛋白和黑色素可吸收紫外线，保护机体避免光线的伤害。角质层特殊的酸碱度和坚韧性可阻止多数化学物质的吸收。皮肤的偏酸性、角质层的结构和皮脂的成分能抑制皮肤致病菌的生长和繁殖。

（二）体温调节作用

皮肤是机体主要的散热部位。在安静状态下，当环境温度低于皮肤温度，大部分体热通过辐射、传导和对流等方式向外界发散。在劳动或运动时，还会有汗腺分泌汗液，通过水分的蒸发增加散热。在炎热环境中，交感神经紧张性降低，皮肤小动脉舒张，动静脉吻合支开放，皮肤血流量显著增加，增加温差，较多的体热可从机体深部带到体表，促进散热。同时，汗腺活动加强，皮肤血流量增多，促进汗液分泌。在寒冷环境中，交感神经紧张性增强，皮肤血管收缩，血流量减少，温差降低，散热减少。

（三）感觉作用

皮肤内分布着多种感受器，外界刺激作用于皮肤内的感受器，通过神经冲动传入中枢，引起不同的皮肤感觉。一般认为皮肤感觉主要有四种，即由机械刺激引起的触压觉，由温度刺激引起的冷觉和热觉，以及由伤害性刺激引起的痛觉。皮肤感觉在机体获得外界信息、及时发现和躲避伤害、维持体内外平衡（稳态）方面具有重要的生理意义。

（四）分泌和排泄作用

皮肤内的皮脂腺和汗腺都有分泌和排泄的功能。皮脂腺分泌含有多种成分的皮脂，在皮肤表面形成一层看不见的外套，润滑皮肤及毛发，防止皮肤干燥、皲裂及毛发干燥、断裂，其他的脂肪酸还有抑制致病菌生长，维持皮肤表面常驻细菌生态平衡的功能。汗腺除调节体温的功能外，还具有排泄体内废物，维持内环境稳态的功能。

第二节　重要感觉器官功能的衰老

感觉器官的衰老过程与各种感觉功能的下降相关，所有的感觉功能如触觉、味觉、嗅觉、视觉和听觉功能都会随年龄增长而减弱，引起老年人感觉迟钝。

一、重要感觉器官衰老的形态学特征

衰老的生理变化最初表现在形态学特征的变化，其过程就是机体内部的组织结构慢慢老化，主要表现在细胞数量的减少，细胞内水分减少，整体细胞减轻，出现褶皱。

（一）视觉器官衰老的形态学改变

眼是视觉器官，主要由眼球构成，还有眼睑、结膜、眼外肌等附属器。

1. **眼睑与结膜的老化** 眼睑位于眼球的前方，分上睑和下睑，是保护眼球的屏障。结膜是一层薄而光滑透明、富含血管的黏膜，覆盖在眼球的前面和眼睑的后面。随着年龄的增长，眼眶内脂肪组织减少，眼压降低，引起眼球凹陷。眼睑皮肤逐渐松弛，弹性降低，皱纹增多，上睑下垂，引起眼裂逐渐狭窄，下睑常呈囊样膨出，形成眼袋，可见睑黄瘤（图9-3），睑黄瘤多见于脂质代谢异常的老年人。球结膜萎缩变薄，因有脂肪沉积而呈浅褐色。结膜的血管可出现小静脉及毛细血管部分扩张和静脉瘤，而后者可能是老年人易发生结膜下出血的原因之一。

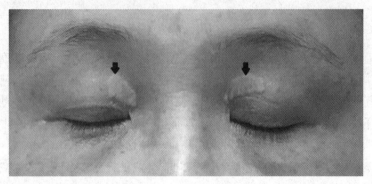

图9-3 上眼睑黄瘤

2. **角膜与巩膜的老化** 角膜占眼球纤维膜的前1/6，无色透明，营养由房水和角膜缘的血管以渗透的方式供应。随年龄增长角膜增厚浑浊，透明度降低，弧度变小，水平方向与垂直方向的直径变化不均一，因而可引起远视及散光。由于角膜变形，在近角膜缘的基质层出现宽约1～2mm灰白色的环状类脂质沉积，形成"老年环"（图9-4），其影响光线透过，但对视力的影响并不显著。80岁以上人群几乎100%存在老年环。巩膜占眼球纤维膜的后5/6，为乳白色不透明的纤维膜，质地坚韧，具有保护眼球内容物和维持眼球形态的作用。巩膜前部暴露于眼裂的部分，正常呈乳白色，随着年龄的增长，巩膜可因脂肪组织沉着略呈黄色。主要病因可能是高脂血症、角膜缘血管退行性改变、血清溶脂能力下降等，好发于老年男性。

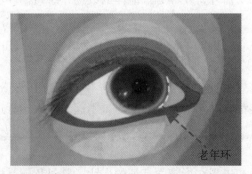

老年环

图9-4 角膜边缘灰白色的环状类脂质沉积

3. **虹膜的老化** 虹膜是血管膜最前部的圆盘形薄膜，富有色素，黄种人虹膜多呈棕黄色。表面有高低不平的隐窝和隆起的皱褶，形成特殊的虹膜纹理。虹膜的基质内有瞳孔括约肌和瞳孔开大肌两种平滑肌纤维，控制着瞳孔大小。老年人虹膜的色素减退，颜色变淡，纹理不清，色素极易脱落，70 岁以上、糖尿病及慢性虹膜病变的老年人尤为明显。随着年龄增加，虹膜基底及血管周围胶原纤维进行性增加，瞳孔开大肌与瞳孔括约肌逐渐萎缩，瞳孔呈现缩小状态，将减少 1/3 光线进入眼球，影响老年人的视力。

4. 晶状体的老化　晶状体呈双凸透镜状，是眼球中最重要的屈光装置。出生时晶状体无色透明，随着年龄的增长逐渐变为黄色、橙色，至淡褐色。晶状体来源于上皮组织，分为外周的皮质和中央的晶状体核，终生在生长，65 岁老人的晶状体体积要比 25 岁时增大约 1/3。晶状体外包以糖蛋白和胶原为主的薄层晶状体囊，在晶状体囊上皮下继续形成新的层状蛋白纤维，这种层状蛋白纤维主要在晶状体的水平方向上沉积。因此，随年龄的增长，晶状体的纤维层数逐渐增多，晶状体核增大，致使晶状体的前后径增加约 50%。加之晶状体囊弹性减弱，睫状肌收缩力减弱，睫状小带张力增加等，结果是晶状体的弹性降低、调节聚焦能力减弱，视近物能力下降，出现老视现象，通常在 40 岁左右开始发生。

5. 玻璃体的老化　玻璃体是无色透明的胶状物质，水分约占 99%，其余为胶原纤维、玻璃蛋白、透明质酸和少量细胞。玻璃体约占眼球内腔的 4/5，对视网膜起支撑作用，使视网膜与色素上皮紧贴。玻璃体随年龄的增长而逐渐失水，浓缩并液化变性，色泽也有改变。40～80 岁的人群中约 92% 的玻璃体内有液化区，且液化区随年龄的增长而持续扩大，引起飞蚊症现象。由于玻璃体液化范围不断扩大，玻璃体胶质收缩与胶原纤维凝聚等，致使玻璃体从视网膜基底部分离，导致玻璃体后脱离的发生，脱离的玻璃体对视网膜的牵拉可引起闪光感。

6. 视网膜的老化　视网膜可分为两层，外层为色素上皮层，由大量的单层色素上皮构成，内层为高度分化的神经组织，是视网膜的固有结构。外层与内层之间有一潜在的间隙，此间隙是造成视网膜外层与内层容易脱落的解剖学基础。视网膜组织随增龄而改变，尤其是在视网膜的周边部变薄，仅为 10～30nm，发生格子样和铺路石样变性，视杆细胞和神经细胞数量减少。在 30～50 岁，视杆细胞呈缓慢进行性衰老。表现为外阶段变短，与色素上皮的微绒毛分离，导致膜盘和视紫红质的减少。

老年人视锥细胞保存尚好，双极细胞减少，神经节细胞缺失，一种放射状胶质细胞，又称米勒细胞（Müller cell）出现增生现象，以替换缺失的神经细胞并形成微囊腔。老年人的眼底多呈橘黄色，色素不均，反光减弱。65 岁以上者几乎都存在视网膜动脉硬化现象，易发生视网膜动静脉阻塞。视网膜和脉络膜动脉硬化产生循环障碍，在视网膜周边及黄斑区易发生囊样变性和老年性黄斑变性等。除此之外，视网膜色素上皮细胞还出现代谢功能障碍，色素上皮细胞及其胞内的黑色素减少，脂褐素增多。

（二）听觉器官衰老的形态学改变

耳按部位可分为外耳、中耳和内耳 3 部分。外耳和中耳是声波的收集和传导装置，内耳是听觉感受器和位觉感受器所在部位。

1. 外耳的老化　外耳包括耳郭和外耳道两部分。老年人的耳垂缩小，耳郭软骨和软骨膜的弹性纤维减少，弹性降低，对外伤的耐受能力较差，局部血管的老化引起血液循环不良，外耳皮肤干燥并缺少光泽。外耳道皮肤萎缩、变薄，毛囊、皮脂腺和耵聍腺萎缩且数量减少。

2. 中耳的老化 中耳由鼓膜、鼓室、听骨链、咽鼓管、乳突窦和乳突小房等组成，为含气的不规则小腔隙，大部分位于颞骨岩部内。老年人鼓膜表面浑浊，周边部增厚，呈乳白色环，鼓膜活动度减少。听小骨发生退行性变化，关节纤维化或钙化，关节囊玻璃样变，关节活动度降低，声波传导障碍。

3. 内耳的老化 内耳又称迷路，由骨迷路和膜迷路两部分构成。老年人内耳螺旋器、毛细胞血管纹和螺旋神经节细胞出现变性，数量减少。螺旋韧带萎缩，基底膜钙化、僵硬，动脉壁有不同程度增厚、硬化、内径缩小，供血不足。外周前庭组织发生退行性变化，毛细胞减少，相应的神经纤维也减少。毛细胞和支持细胞线粒体和纤毛减少，细胞内有大量脂褐素包涵体堆积，上皮呈囊样变性，在支持细胞内有空泡形成。囊斑耳石蜕变脱落，沉积在半规管壶腹嵴顶部。前庭神经节细胞减少，前庭核内有脂褐素沉积，前庭神经纤维数量减少，直径变细，神经传导功能减弱。老年人易产生前庭功能紊乱，经常眩晕及平衡障碍或阵发性眩晕。

（三）皮肤及其附属结构衰老的形态学改变

皮肤是人体面积最大的器官，由表皮、真皮及其附属结构组成，具有机械屏障保护、调节体温、分泌排泄及感觉等功能。皮肤及其附属结构的老化是普遍存在的，最容易觉察到的也较明显直观的现象。其中，毛发灰白和皮肤皱纹是老年人最显著的特征性改变。由于存在遗传和个体的差异，皮肤老化出现的时间和变化并不相同（图9-5）。

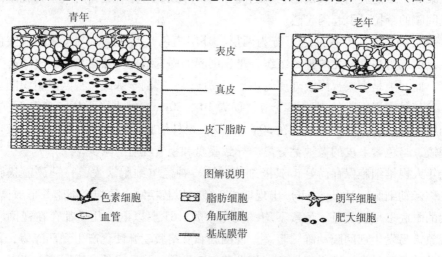

图解说明

色素细胞　脂肪细胞　朗罕细胞
血管　角朊细胞　肥大细胞
基底膜带

图9-5 皮肤老化示意图

1. 表皮的老化 表皮位于皮肤的浅层，由浅至深分为角质层、颗粒层、棘层和基底层，但在手掌和脚底某些部位的表皮，表皮各层较厚，在角质层和颗粒层之间还有一层均质性的透明层。

（1）皱纹形成：皮肤老化的特征因部位而异。随年龄增长，一般表现为皮肤表面逐渐粗糙、无光泽，出现皱纹。皱纹的产生是失去水分、皮下脂肪及弹性组织逐渐减少、皮下肌肉牵拉所致。面部皱纹最早出现，是衰老变化的主要征象。首先出现于前额，随增龄逐渐加深变粗，其次为外眼角侧上下眼睑和口角。外眼角侧和颞部的皱纹呈扇形放射状，俗称鱼尾纹，常被看作年过40岁的标志。

（2）表皮变薄：老年人表皮厚度变薄，角化层增厚，颗粒层和肌细胞层变薄且有空泡，变性细胞再生能力减弱。表皮细胞的脱落速度加快，细胞体积呈不均匀性增加，形态不规则，数量减少，含水量减少。细胞间的条理逐渐消失，细胞边缘粗糙，黏着力下降。角化细胞再生和迁移时间均延长，其损伤后的修复时间也相对延长。但手掌和脚底等受刺激较频繁部位的表皮常过度角化增厚。

（3）色素斑形成：老年人局限性色素细胞聚集增多，主要见于经常暴露于阳光下的部位，如颜面、手背和前臂等处，直径一般约0.5cm，可稍突出于皮肤，称为老年性色素斑，又称老年斑。有时可出现局部色素减少斑，常发生于躯干和四肢近端等处，称为老年性点状白斑。

2. 真皮的老化 真皮位于表皮之下，由致密结缔组织组成，分为乳头层和网织层。随年龄的增长，皮肤伸展度降低，真皮中弹性蛋白减少，真皮与表皮交界处的乳头层退化变薄。乳头变得平坦，体积缩小，数量减少或消失。真皮中的成纤维细胞数量随年龄的增长而下降，细胞内胞质减少，脂褐素颗粒增多，出现黑色素斑。

3. 皮脂腺和汗腺的老化 老年人因年龄增长及性腺萎缩等影响而导致皮脂腺和汗腺萎缩，皮脂分泌减少，致使皮肤和毛发失去光泽。汗腺的数目和汗液分泌均减少，致使皮肤表面干燥易痒、粗糙、无光泽甚至脱屑。皮肤的体温调节能力和排泄功能减退。

4. 毛发和指（趾）甲的老化 随着年龄增长，毛囊下端生长毛发的毛乳头逐渐减少，血管逐渐硬化，代谢功能下降，内分泌失调，营养不足，致使头发稀疏，甚至秃发。毛囊内的黑色素细胞逐渐减少，合成黑色素的功能减退，毛发变白、变脆。腋毛、阴毛脱落、减少。指（趾）因毛细血管硬化，供血不足等原因，变脆、变薄、失去光泽、变成黄色或浑浊状，易脱落。指（趾）生长慢，可出现纵纹，趾甲增厚、弯曲呈爪状。

二、重要感觉器官衰老的功能学特征

随着衰老形态学特征的变化，导致机体相应的功能出现退化直至丧失。对于生理自然进程下的衰老，通常还会出现细胞代谢、运转变慢，器官组织系统功能弱化，身体营养物质和水分流失等现象。

（一）眼衰老的功能学特征

眼视觉功能包括视力、视野、色觉、暗适应等，此外还有眼的屈光状态调节功能及眼附属器的功能。这些功能减退，将出现视力下降，感光性能、视觉灵敏度、辨色能力下降，调节功能减退。人的视觉功能在青年时期最佳，40岁以后出现老化，60岁以后逐渐减退。引起老年性视觉功能减退的主要原因是眼的衰老及其在此基础上易患的各种老年性眼病。

1. 晶状体衰老的功能学改变 老年人由于晶状体弹性减小、硬度增加，导致眼的调节能力降低而发生近视力减退产生老视，俗称老花眼。青年人的近点平均10.4cm，60岁时平均为83.3cm。因此，老视眼看远物与正常眼无异，但看近物时需要用适当焦度的凸透镜矫正，替代正常时晶状体的变凸调节，才能使近物在视网膜形成清晰的成像。老视多在40到50岁以后发生，属于生理性衰老表现。老年人晶状体逐渐变黄，吸收短波长的光较多，长波长（红、绿）的光较少，因而红绿光易到达视网膜，红绿混合成黄色，同时由于老年人瞳孔变小，光线只能通过厚度最大、黄色最深的晶状体中心部位，故老年人视物发黄。

2. 视网膜衰老的功能学改变　由于老年人视网膜变薄，趋于萎缩，或出现黄斑变性，导致视力显著衰退。视神经纤维束间结缔组织随年龄增加而逐渐增生，导致视神经老化，传导功能减弱。由于视网膜周边变性、变薄、色素沉着，脉络膜萎缩，瞳孔缩小，上睑下垂和眼球内陷等原因，老年人视野逐渐减小。60岁以上老年人，色觉进行性减退。同时由于视皮质细胞，双极细胞、神经节细胞和视网膜锥体细胞减少，致使对红、绿颜色的分辨率减弱，暗适应时间延长，对比敏感度降低，立体视觉也下降。

（二）耳衰老的功能学特征

耳主要功能是产生听觉，耳衰老将引起听觉功能的降低。听觉的产生依赖耳的传音系统和感音系统。随年龄的增长，老年人听力下降，听阈值逐年上升。

1. 感音性听觉老化　感音性听觉老化是以显著性的高频感觉神经性听力丧失为特征，此变化通常始于中年，进展缓慢，主要原因是耳蜗基底部的Corti器退行性变。随着支持细胞和感觉细胞退行性变，Corti器早期会变得平坦和扭曲，随后Corti器变得与基底膜表皮上的凸起无法区别，这些变化仅限于基底层上几毫米的变化，却引起了高音听力的丧失。

2. 神经性听觉老化　神经性听觉老化是以感觉神经性听力丧失为特征，听力曲线通常呈下降状态，高频损害一般不如感觉性听觉老化严重，此听力丧失的特征是语言辨别能力丧失，语言辨别分数的下降反映了Corti器中耳蜗神经元数目的减少。通常伴随性的高频听力传导路上神经元减少，进行性神经性听觉老化的患者可能会出现中枢神经系统的其他退行性病变。表面上神经退行性病变可出现在任何年龄，但是通常直到老年才出现临床症状。

3. 纹性（代谢性）听觉老化　血管纹是耳蜗管壁侧上的一层膜，可产生内淋巴并保持内淋巴的电位，推动毛细胞膜的电位变化，引起神经递质的释放。因此，血管纹的萎缩将影响毛细胞的电位变化和神经递质的释放，最终导致全频率听力丧失。然而，毛细胞神经数量总体上得到保存，因此言语辨别分数可保持正常，除非阈值抬高至50分贝以上。

4. 耳蜗传导的听觉老化　耳蜗传导听觉老化的特征是在听觉测量图上有一个直线型的下降，言语辨别分数的减少和纯音听力丧失程度成正比，与这类听觉老化相关的生理病理机制有两种：一种理论将其解释为基底膜的僵化，这会干扰耳蜗的运动机制；另一种理论将其归因于钙盐在基底膜上的玻璃样变和沉淀。这些变化可改变耳蜗管的结构或引起基底膜从侧壁的分离。

（三）皮肤衰老的功能学特征

皮肤不仅随着自然的老化其生物功能发生一系列的变化，而且由于皮肤直接与外界环境接触，长期受到不同外界因素的影响，皮肤生物功能的改变往往体现在皮肤生物物理特性的变化。

1. 表皮功能的改变

（1）表皮屏障功能的改变：老年人表皮通透屏障功能比年轻人更易受到破坏。随年龄的增大，透皮水分丢失率降低，尤其是唇部。老年人屏障功能的恢复速度明显低于年轻人。屏障功能破坏后，24小时恢复率仅为15%，而年轻人可恢复50%。老年人这些皮肤屏障功能的改变主要是由于其表皮脂的合成速度降低及皮肤pH值的增高所致。

（2）角质层含水量的变化：老年人角质层中的皮脂含量减少、合成速度降低，皮脂减少可导致皮肤甘油的量降低，从而使皮肤干燥。此外，神经酰胺能增加角质层的含水量，老年人角质层中神经酰胺的量也明显降低。角质层的含水量减少，导致老年人皮肤干燥，尤其是手掌部位角质层的含水量明显低于年轻人。

2. 真皮功能的改变 真皮中的成纤维细胞活性减弱，合成分泌胶原蛋白的速度和能力降低。真皮中结缔组织减少，胶原纤维的可溶性随年龄的增加而下降，而不溶性胶原纤维的含量及交联程度增加，胶原蛋白和弹性纤维发生退行性变化。由于胶原蛋白增加，其可溶部分减少，胶原纤维重新组合为较粗的纤维素，使结构变得坚固。这种改变尤以四肢更明显。弹性蛋白广泛沉积，纤维直径增大，数量增多，并部分取代胶原纤维。弹性蛋白变性致使弹性纤维失去弹性，导致皮肤松弛，弹性降低。细胞间质中的糖氨多糖总量逐年减少，影响皮肤保持水分的能力。

3. 皮肤感觉功能的改变 老年人皮肤内的神经末梢密度减少，触觉小体和环层小体等均萎缩，结构变异，数量比年轻人减少约30%，使皮肤对压觉和触觉的反应迟钝，对急性炎症和外源性毒物的刺激反应也较低，易被损伤，创伤后的愈合能力也较低。

4. 皮肤毛细血管的改变 一方面，老年人单位体积内毛细血管数量减少，管壁变薄，弹性降低，血流减慢，微循环障碍，使皮肤显得苍白，温度降低，可发生皮肤营养不良，细胞萎缩、老化；另一方面，由于动脉硬化，血管壁增厚，管腔变窄，外周血循环受阻，皮肤血管对冷热反应迟钝，因而皮肤的体温调节功能下降。冬天易感冒，夏天易中暑。由于皮肤萎缩变薄，真皮内纤维结缔组织变性，对皮肤内血管的支持力量减弱，导致毛细血管扩张及小静脉曲张，以面、颈、下肢等处常见。

三、老年人感觉功能评价指标变化

老年人感觉功能变化是指个体60岁以后感觉能力的改变。主要表现为各种感觉器官的功能降低，感觉阈值升高，感受能力下降。机体受老化影响最明显的是视觉和听觉。

（一）视觉老化的功能评价指标变化

老年人常会出现老花眼和视力减退，对弱光和强光的敏感性也明显降低。随着老年人对光感受性的降低，对颜色辨别能力也较青年人降低25%～40%。两只眼睛颜色、视觉的变化也有很大差异。老年人对物体的形状、大小、深度、运动物体的视知觉和一些特殊视知觉现象与青年人相比都有很大的差异。

1. 视力的变化 视力分为中心视力与周边视力。中心视力分为远视力与近视力，中心视力代表视网膜黄斑中央凹处的视觉灵敏度。周边视力又称视野。随年龄的增长，老年人的中心视力减退，周边视力（视野）变窄。

2. 色觉的变化 色觉是指眼分辨颜色的能力，反应视锥细胞的功能。色觉障碍较轻者为色弱，较重者为色盲。色觉检查一般用色盲本在自然光线下进行检查。老年人对绿、红、黄、蓝颜色分辨的敏感度降低，辨色能力下降，色觉减退。

3. 暗适应的变化 暗适应可反映视杆细胞的功能。暗适应最简单的检查方法是采用对比法，即暗适应正常的检查者与被检查者同时进入暗室，比较两人能辨认周围物体的时间，如被检测者适应的时间明显延长，则表示其暗适应能力差。随年龄的增加，视杆细胞的数量及功能降低，老年人的暗适应时间明显延长。

（二）听觉老化的功能评价指标变化

1. 听力阈值的变化 以声波频率（单位为赫兹：Hz）为横坐标，以声压（单位为分贝：db）为纵坐标绘制而成的人耳听力曲线称为听阈曲线，也称听力图。人体对语言接受和理解最关键的频率是 500、1000、2000 和 3000Hz。正常人的听阈值为 0db，因存在个体差异，因此凡检测结果在 25db 内均为正常听力。随年龄增大，老年人听力阈值在增大。

2. 纯音听力阈值的变化 纯音测试包括气导和骨导听阈测试。气导测试要求患者佩戴耳机，声音通过外耳、中耳，最后到达内耳。骨导测试则要求患者佩戴骨导振子，骨导振子放置于患者的乳突附近，直接通过颅骨及其内容物的振动传递到内耳。纯音测试就是通过测试不同频率下气导和骨导阈值绘制听力图，再通过听力图了解患者听力损失的程度和类型。随年龄增大，老年人气传导和骨传导听力阈值均有所增大（大于25db），气传导和骨传导的差值在多数频点上往往小于 10db，呈现渐进性双耳听力下降，听力图表现为双侧对称性、缓降型感音神经性听力下降，且随年龄增加程度加重。

（三）皮肤老化的功能评价指标变化

1. 皮肤 pH 值的变化 皮肤 pH 值测量由一个玻璃电极和参照电极做成一体的特殊测试探头，顶端由一个半透膜构成。该半透膜将探头内部的缓冲液和外部被测皮肤表面所形成的被测溶液分开，但外部被测溶液中的氢离子却可以通过该半透膜，从而进行酸碱度、pH 值的测定。由于在人体皮肤表面存留着尿素、尿酸、盐分、乳酸、氨基酸、游离脂肪酸等酸性物质，所以皮肤表面常显弱酸性。健康人的皮肤 pH 值在 4.5～6.5。随年龄的增长，皮肤 pH 值增高。

2. 皮脂的变化 基于一种特殊消光胶带吸收人体皮肤上的油脂后，变成半透明的胶带，从而透光量发生变化，吸收的油脂越多，透光量就越大，这样就可以测量出皮肤油脂的含量。也可以直接将探头置于皮肤表面，动态的监测皮质的分泌。老年人皮脂的合成速度降低，皮脂含量减少，导致皮肤表面干燥易痒。

3. 角质层含水量的变化 通过测量电导、电容、阻抗、瞬时热传导等物理参数，间接反映角质层的含水量。此外，还可以使用红外线、磁共振光谱仪或其他成像技术，直接定量测定皮肤中水分子及其他分子的浓度。随年龄的增长，角质层含水量减少，导致皮肤干燥。

4. 经表皮失水的变化　根据 Fick 扩散定律来测量邻近皮肤表面水蒸气压的变化，反映水从皮肤表面的蒸发量，是皮肤屏障功能的重要参数。随年龄的增长，经表皮失去的水分越多，表皮功能障碍，尤其是角质层屏障功能障碍。

5. 皮肤表面纹理和皱纹变化　应用皮肤纹理轮廓仪，通过直接扫描皮肤，将所得的图像用专业皮肤纹理图像软件处理，得到皮肤表面的各种纹理参数。随年龄的增长，皮肤表面逐渐粗糙，纹理增粗，出现皱纹。

第三节　感觉器官功能老化的相关疾病

感觉器官功能老化，是指由于感觉器官随着年龄的增长，代谢水平降低，生理功能衰退以及神经系统的相应退化而引起的变化。随着年龄的增长，人体的各种感觉均有一定程度的功能减退。老花眼和耳聋则是老年人感官衰老最典型的表现。

感觉器官功能的减退将会影响老年人的感知敏感度和行动的灵活性，将导致老年人感觉迟钝、行动迟缓、与外界交流障碍等，从而影响感觉体验和生活质量。各项生理功能调节能力的下降也导致稳态调节容易失衡，从而容易引发多种老年性疾病，如感觉迟钝、行动迟缓容易烫伤、跌跤受伤，血压稳态调节失衡，调定点上移容易引起高血压等。

一、老年人感觉器官疾病的特征

老年人感觉器官老化的特征及容易出现的相关疾病如下：

1. 视觉　进入 40 岁以后，晶状体开始出现明显硬化，弹性变差，近调节能力下降，看近物出现模糊，近点远移，出现老视（老花眼）。老年人还容易出现晶状体混浊和白内障，严重影响视力。

（1）眼睑：随着年龄增大，眼睑皮肤松弛，肌肉弹性减弱，眼皮皱纹增多，眼周围脂肪减少，容易造成上眼睑下垂；眼眶隔筋膜松弛，眶隔脂肪膨出，容易造成下眼睑出现眼袋。

（2）结膜：老年人血管硬化变脆，容易发生结膜下出血或充血。

（3）角膜：角膜直径变短或眼球扁平，屈光能力减退，可引起远视及散光；因角膜表面微绒毛显著减少，引起角膜干燥及透明度降低，容易造成视力减退；角膜边缘由于类脂质沉积呈灰白色环状，称为"老人环"。

（4）虹膜及瞳孔：老年人虹膜血管和实质硬化，弹性减退，引起瞳孔变小，视野缩小，加上近调节和聚焦功能减退，严重影响视力，给日常生活带来不便；对光反射即瞳孔大小随光线强弱变化能力减弱、不灵敏，明适应调节能力降低，对强光特别敏感（感觉耀眼）；暗视觉能力降低，夜视力较差。为了延缓视觉老化，老年人要保持规律的生活，稳定的情绪，避免身体疲劳与用眼过度。

（5）晶状体：晶状体蛋白老化，调节与聚焦功能减退，可引起"老视"（老花眼）；晶状体慢慢变浑浊，透光度降低，出现无痛性、渐进性视力下降，可引起"白内障"；悬韧带张力下降，引起晶状体前移，房水循环不畅容易导致眼内压升高，可引起"青光眼"，老人应注意用眼卫生，防止用眼不当造成的眼压增高。

（6）玻璃体：老年人玻璃体容易出现后脱离，脱离的玻璃体随着眼球转动时牵拉视网膜，可引起"闪光感"；玻璃体老化混浊，透光性不均可引起"飞蚊症"；玻璃体液化还可引起玻璃体容积不断扩大。

（7）视网膜：视网膜周边变薄和萎缩，可引起老年性黄斑变性，引起视力减退。视网膜血管动脉硬化或血管变窄，容易出血或阻塞，可引起视力障碍甚至失明；视网膜色素上皮层细胞数量及细胞内黑色素减少，色素上皮细胞对视细胞外节盘膜的吞噬、消化功能衰退，致使盘膜崩解物残留形成一层障碍物，妨碍营养物质从脉络膜到视网膜的转运，从而引起视细胞的进行性营养不良以及逐渐变性和消失，可引起视力下降。

（8）泪器：泪腺萎缩，分泌泪液减少，可引起眼干、角膜透明度降低。泪管周围肌肉、皮肤弹性减弱、收缩能力差，不能将泪液很好地收入泪管，可引起经常流泪现象。

（9）色觉：晶状体对短波长光线吸收多于长波长光线的吸收，导致色觉减退，对颜色分辨力下降，对橙色与黄色分辨尚好，对蓝、绿、紫色分辨能力较差。

（10）其他：深度视觉明显下降，无法正确判断距离和深度。眼周肌肉萎缩、组织（脂）减少，可引起眼眶凹陷、眼袋等。

2. 听觉 神经系统功能随年龄的增长而逐渐减退，使老年人辨别声音的方向以及声波从耳传到中枢的传导能力下降，听力逐渐减退，出现老年性耳聋。故与老年人交谈时，尽量避开嘈杂的环境，适当提高声强并减慢说话速度。

（1）耳郭和外耳道：收集声波和辨别声音方向的能力降低，定位功能减退，容易受到外伤因素的伤害。耳垢稠厚，堆积阻塞，传导听力能力逐渐下降。

（2）中耳及内耳：中耳部位变硬或萎缩，听力逐渐下降，导致老年性耳聋。

（3）听神经及听觉中枢：从高频听力衰减开始，随着听力逐渐下降，常需大声说话才能听清，且会觉得刺耳不适，伴高频性耳鸣。中低频听力衰减，称"老年性重听"。听觉中枢对声音信号分析能力减弱，在噪音环境中听觉明显障碍。

3. 味觉和嗅觉 随着年龄增长，味蕾逐渐萎缩，数量逐渐减少，味觉功能逐渐减退；唾液腺发生萎缩，唾液分泌减少，容易口干和消化功能减退，也造成味觉功能减退。对酸、甜、苦、咸食物的敏感性下降，烹饪时常需要增加更多盐或糖，对有高血压和糖尿病患者不利。嗅神经数量减少、萎缩、变性，嗅觉敏感性逐渐减退，嗅觉迟钝，对气味分辨能力下降，食欲下降，影响老年人对营养的摄入。对一些有害气味由于缺乏及时有效判断，容易造成意外伤害，如一氧化碳中毒等。

4. 痛、温、触、压和本体感觉 由于皮肤内的神经和感受器老化，老人对痛、温、触、压觉和伤害性刺激的阈值增高，反应不敏感，对烫伤、冻伤、烧伤、刺伤、撞伤、内脏病变等所引起的疼痛反应迟钝，增加了老年人的危险性，也容易贻误病情。若触及冷物、热物或受压，对皮肤破损感觉缺乏敏锐的实时反应，老年人可能容易被烫伤、冻伤或挤压伤。老年人长期卧床需要经常更换体位，否则单一姿势持续时间过长容易发生褥疮。另外还要加强安全防范措施，避免冻伤、烫伤及化学烧伤等意外的发生。老年人本体感觉的迟钝，对路况、台阶等感知不灵不准，不能做出适时精准判断，容易跌跤受伤，需要做好防范。

5. 皮肤和毛发 皮肤和毛发的变化往往是人体衰老的最早表现之一，如皮肤松弛、缺乏弹性、腺体分泌减少、皮肤粗糙、皮肤干燥缺乏光泽，皮肤出现色素沉着和老年斑，皮肤因营养缺乏及代谢减退，修复和防御功能减退，毛发变得花白、稀疏，容易脱落等。

皮肤是人体防御屏障的第一道防线，兼有体温调节、排泄汗液、保持水分等功能，皮肤衰老使这些功能均减弱。如老年人皮肤调节能力、耐受性和抵抗力均变差，秋冬易感冒，炎热易中暑。老年人皮肤受损后自愈功能下降，尤其是长期卧床，需要经常更换体位，否则单一姿势持续时间过长，因皮肤持续摩擦与受压容易破损而发生褥疮。老年人生活居住的场所，应尽量避免造成皮肤损伤的危险因素。平时可以进行皮肤按摩，促进血液循环，增强皮肤的抵抗力。

（1）皮肤皱纹加深：老年人皮肤表皮层变薄，皮肤抵抗力下降，皮肤损伤时再生缓慢，易出现压疮且不易愈合。随着年龄增长，出现皮肤皱纹，面部皱纹出现最早，尤其是额部皱纹；眼外侧和颞部的皱纹呈放射状，出现"鱼尾纹"；口唇以下的皱纹、鼻唇沟、颈部的皱纹也在逐渐加深。

（2）皮肤表面的改变：皮肤表面干燥、粗糙、无光泽并伴糠秕状脱屑。汗腺减少，汗液分泌减少，使得皮肤变得干燥，皮肤排泄功能和体温调节功能降低。

（3）皮肤色泽的改变：皮肤色素沉着增加，出现许多黑褐色老年斑，多在颜面、四肢、手背等暴露部位出现。

二、老年性白内障

老年性白内障又叫年龄相关性白内障（age-related cataract），是指随着年龄增长而出现的晶状体硬化和蛋白变性，透明度下降进而混浊所引起的视觉功能障碍。

（一）病因与发病的生理学机制

老年性白内障形成的原因主要是蛋白质的变性。诱发老年性白内障的因素很多，如身体功能和器官老化、遗传、局部营养障碍、免疫与代谢异常、外伤、中毒、辐射等，都可能引起晶状体代谢紊乱，导致晶状体蛋白质变性、发生混浊而形成白内障。白内障还与患者生活方式、原有疾病等因素有关。

1. 晶状体的老化 随着年龄的增长，晶状体上皮细胞和晶状体核变得扁平，胞体内电子致密小体、空泡和细胞骨架成分增多，而纤维细胞膜和细胞骨架蛋白数量则因为降解增加而减少。细胞膜上胆固醇与磷脂的比例随年龄的增长而增加，尤其晶状体核最为明显，因而晶状体核密度增加，流动性下降，造成晶核逐渐硬化，弹性逐渐变差，变凸聚焦能力下降，引起视近物模糊，近点远移，需佩戴凸透镜进行矫正。

2. 晶状体的代谢异常　晶状体对紫外线和可见光的吸收也随年龄增长而增加。色氨酸吸收光子能量后，经过裂解产生的物质和相关代谢衍生物附加到蛋白质上产生含黄色色素的蛋白质，使晶状体由无色或浅黄色变为深黄色，老年时则可能变得混浊。由于代谢相关酶的活性下降，导致晶状体代谢水平随年龄增加而降低，许多抗氧化物质活性和水平随之下降，这种变化在晶状体核中最为显著，所以晶状体核中的纤维最有可能被氧化损伤和脂质过氧化，易形成白内障。

晶状体蛋白质中有约 85% 的水溶性蛋白，水溶性蛋白可以转化为不溶性蛋白，年龄越大不溶性蛋白越多。老年人晶体氧化损伤是白内障形成的最初原因，维生素 C 缺乏、机体 pH 值改变、活性氧或自由基增多等，都可引起晶状体蛋白变性。白内障形成的危险因素还跟饮酒过量、吸烟过多、妇女生育等多种全身疾病有关系，但老年性白内障形成原因目前尚未完全明确，当前主要理论有以下三个方面：

（1）晶状体可溶性蛋白改变引起蛋白变性和不溶性聚集：白内障的本质原因是在高浓度环境中的晶状体蛋白分子间相互作用力改变所诱导的蛋白质凝聚。蛋白质巯基在维持蛋白质的三级结构上起着很重要的作用，同时它还是许多重要酶活性基团中不可缺少的组成部分。当过量的自由基损伤含巯基的蛋白，导致蛋白之间形成二硫键而失去了可溶性，蛋白就会产生聚集，影响晶状体正常的生理功能。蛋白分子间相互作用力的变化引起变性的过程是导致白内障形成的关键。若两种蛋白间相互吸引势场平衡被打破，则会产生蛋白分子相互聚集，引起蛋白质变性，导致晶状体透光度下降，最终形成白内障。

（2）某些基因突变或表达诱导细胞凋亡：晶状体上皮细胞（LEC）凋亡为老年性白内障形成的细胞学基础。线粒体通路为最主要凋亡通路，与白内障发生密切相关。有研究显示，miRNA 在视网膜、晶状体、角膜等眼部组织均存在特异表达，对眼部功能调节、生长发育具有重要影响。B 细胞淋巴瘤/白血病 2 等抗凋亡基因对白内障发病具有重要影响，而 miRNA 可靶向调控此类抗凋亡基因。某些原癌基因的表达会引起细胞凋亡程序的启动，最终导致白内障形成。当晶状体蛋白基因突变可引起异常表达蛋白的溶解性下降和自发凝聚，晶状体核化率增加。人类免疫缺陷病毒-1（HIV-1）型蛋白酶的表达激活其他相关蛋白酶，引起蛋白质结构和功能改变，最终导致晶状体混浊。

（3）氧化应激产生过量的自由基引起 DNA 损伤并诱导细胞凋亡：当机体长时间处于紫外线辐射中，会促使晶状体产生大量自由基并与晶状体上其他物质发生反应，不仅造成晶状体颜色变化，还造成蛋白结构变化，最终对屏障功能造成损伤，加速晶状体老化过程。

1）自由基引起 DNA 损伤：老年性白内障晶状体表膜可见大量脂质过氧化物的堆积，损害晶状体的屏障功能，降低膜上相关酶的活性，造成晶状体蛋白减少，导致晶状体内环境改变，引起晶状体混浊。在紫外线照射、营养缺乏等不良因素下，人的眼睛会产生过量活性氧自由基，从而损伤 DNA。一般认为，DNA 的损伤与修复是同步进行的，如果晶状体上皮细胞中自由基含量过高，对 DNA 的损伤速度超过了 DNA 的自我修复能力，就会发生 DNA 氧化损伤，从而导致白内障发生。同时，自由基对线粒体膜等细胞膜系统也有损害，破坏膜蛋白的三维结构，致使白内障发生。

2）自由基诱发细胞凋亡：研究表明，过量的自由基会损伤细胞 DNA，活性氧自由基通过转化形成巯基自由基而作用于 DNA 上的碱基，造成 DNA 的断裂引起细胞凋亡，导致白内障发生。除此之外，过量的自由基会对晶状体细胞膜产生损伤，细胞膜通透性发生改变，细胞代谢出现异常。同时，细胞内的线粒体膜也会受到损伤，最终导致线粒体内细胞色素 C 释放，诱发细胞凋亡。

（二）老年性白内障的特点

1. 流行病学特点 白内障为目前最常见致盲眼病，全球因白内障致盲的占 46%。城乡、性别、年龄、职业、地区的不同和白内障患病情况密切相关。老年性白内障发病率与年龄存在一定关系，患者年龄越大，发病率越高。白内障有明显的地区差别，城市高于农村；白内障发生具有性别差异，女性高于男性。

2. 病理生理学特点 老年性白内障的主要特点是晶状体逐渐变混浊，不透明程度逐渐加重。皮质型白内障为最常见类型，可分为以下四期：

（1）初发期：晶状体皮质内出现空泡、水裂、板层分离和轮辐状浑浊，如瞳孔区晶状体未累及，一般不影响视力。

（2）膨胀期：又称未熟期，晶状体浑浊继续加重，急剧肿胀，体积变大。

（3）成熟期：晶状体恢复到原来体积，前房深度恢复正常。晶状体逐渐全部浑浊，虹膜投影消失。患眼视力降至眼前手动或光感。眼底不能窥入。

（4）过熟期：如果成熟期持续时间过长，经数年后晶状体内水分丢失，晶状体体积缩小，囊膜松弛。晶状体纤维分解液化，呈乳白色，棕黄色的晶状体核沉于囊袋下方，可随体位变化而移动，上方前房进一步加深。晶状体悬韧带发生退行性改变，容易发生晶状体脱位。

3. 临床特点 老年性白内障一般双眼发病，发病有先后，严重程度也可不同。主要临床表现是随眼球转动的眼前阴影，渐进性无痛性视力减退，复视、多视、虹视、畏光、眩光或散光。

（1）分型：临床上将老年性白内障分为：①皮质性白内障，又称为软性白内障。②核性白内障：其发展速度慢，核早期呈黄色，逐渐加深至深黄色。③后囊下白内障：因混浊位于视轴区，早期即影响视力。

（2）特点：老年性白内障有以下几个特点：①无痛性的视力下降。②眩光或对强光敏感。③一般双侧性，但两眼发病可有先有后，近视度增加。④视力进行性减退，视物模糊，有时在光亮的背景下可以看到固定的黑点。⑤强光下才能阅读。⑥须频繁更换眼镜等。

（三）治疗中的生理学原理

目前对老年人白内障的治疗主要包括药物治疗和手术治疗。许多药物只能在某种程度上对白内障起到缓解作用，无法完全治愈或阻止白内障的产生。目前，手术治疗为白内障唯一确定有效的治疗手段。白内障的药物治疗有以下五个方面。

1. 辅助营养类药 白内障发生时，晶状体中多种维生素、无机盐等成分显著降低，补充这些营养成分对治疗白内障具有一定效果。

2. 抗氧化剂　主要是谷胱甘肽和牛磺酸等，其作用机制就是清除晶状体内过多产生的自由基，阻断自由基引发的一系列不良反应。

3. 阿司匹林　阿司匹林可减少晶体内不溶性蛋白的含量，抑制氧化损伤所致的晶状体蛋白聚合反应。还能阻止脂质结构出现变化，从而达到保护晶状体、有效控制白内障发展的作用。长期服用阿司匹林对白内障具有一定防治作用。

4. Ca^{2+} 通道阻断剂　白内障患者晶状体内 Ca^{2+} 浓度高于正常人。浓度过高的 Ca^{2+} 会激活晶状体内的晶体蛋白水解酶，导致晶体蛋白水解，最终引起蛋白聚集导致晶状体混浊，而引发白内障。高钙同时还可抑制 Na^+-K^+-ATP 酶活性，造成不同程度钠、钾离子分布紊乱。因此，使用 Ca^{2+} 通道阻断剂可降低白内障眼组织中的钙离子的浓度，进而防止晶体蛋白水解聚集，并能稳定内环境，起到延缓和治疗白内障的作用。

5. 中药制剂　白内障的中医治法为滋补肝肾、温补脾肾、益气补血、清热平肝、滋阴清热、宽中利湿等。中药治疗白内障具有多靶点、多途径的特点，可通过抗氧化损伤、抑制糖异常代谢、抑制晶状体上皮细胞凋亡等方式延缓或治疗白内障。

三、老年性黄斑变性

老年黄斑变性又称年龄相关性黄斑变性（age-related macular degeneration，AMD），为黄斑区结构的衰老性改变，特指年龄不小于 50 岁的老年人出现无明显原因的视网膜中心区域（即黄斑）色素上皮细胞下脂肪沉积，表现为视网膜白黄色斑点状玻璃膜疣。各种原因导致视网膜色素上皮细胞对视细胞外节盘膜吞噬、消化能力下降，未被完全消化的盘膜残余小体潴留于基底部细胞原浆中，并向细胞外排出，沉积于玻璃膜（vitreous membrane，又称 Bruch's 膜），形成玻璃膜疣。由于黄斑部结构与功能上的特殊性，此种改变更为明显。玻璃膜疣也见于正常视力的老年人，但由此继发的种种病理改变后，则导致黄斑部变性发生。老年性黄斑变性患病率随年龄增长而增高，是当前老年人致盲的重要疾病。

（一）病因与发病的生理学机制

AMD 可能是一种与免疫相关的慢性非特异性炎症性病变。病理检测可见炎性细胞和免疫活性细胞数量明显高于正常，且与病变程度呈正相关。

目前对于 AMD 的发病机制尚不完全清楚，导致 AMD 的因素可能有几种：①脉络膜毛细血管的循环障碍致使玻璃膜变性，视网膜色素上皮和光感受器损害。②视网膜色素上皮（RPE）代谢障碍：RPE 的代谢产物若不能被清除，则沉积于玻璃膜的内层，即 RPE 基底膜与内胶纤维层之间，形成玻璃膜疣。同时，由于 RPE 的失代偿产生过量的类似基底膜样物质进一步增厚了玻璃膜，破坏了 RPE 与脉络膜毛细血管的物质交换和新陈代谢。RPE 缺损可导致其下的脉络膜毛细血管和覆盖在上的外核层萎缩。③慢性光毒损害：感光细胞外节含丰富的长链不饱和脂肪酸，内节线粒体丰富需氧量大。当视紫红质吸收可见光后可产生一系列自由基，并与感光细胞和 PRE 中的多不饱和脂肪酸发生脂质过氧化反应，引起组织破坏。同时，可见光的辐射可激活存在于脉络膜毛细血管内皮细胞与血液内生成的一种感光剂——原卟啉Ⅸ的感光性，产生过氧化离子、单氧，损伤 RPE、脉络膜毛细血管及玻璃膜，并造成脂褐质堆积在色素上皮，从而促进 AMD 的发生和发展。④视网膜生物清除系统失代偿，集中到黄斑处中央的血液排出量减少，使黄斑区视网膜下腔堆积大量代谢产物造成黄斑衰竭。⑤遗传因素：AMD 与遗传基因具有高度相关性。

（二）老年性黄斑变性的特点

1. 流行病学特点 AMD 属于与年龄相关的致盲性退行性眼底病变，随着老龄化加剧，发病率逐年增长。AMD 是继白内障、青光眼之后，全球第三大致盲性疾病。其在各个年龄段均可发病，主要发生在 50 岁以上的人群中，偶发于 40～50 岁人群。AMD 属于一种由多项原因共同作用下发生的复杂性眼底病变，主要与患者的年龄、种族、遗传、全身情况、社会因素及环境因素等有关，主要的病因学包括炎性免疫、新生血管化、氧化应激因素及老龄化因素等。

流行病学调查表明，AMD 高危因素主要包括：①年龄和种族：年龄是影响 AMD 的最主要的因素，而黑人渗出性老年性黄斑变性的发病率较高。②虹膜和晶状体：蓝色虹膜者出现 AMD 可能性较棕色虹膜者更大；晶状体混浊与 AMD 存在一定相关性。③生活习惯：吸烟者 AMD 发病率升高，长期酗酒会加快晚期 AMD 的发展进程。④营养水平：维生素 C、维生素 E、锌氧化物等，具有抗氧化作用对 AMD 有一定的保护意义。⑤糖尿病：糖尿病是影响地图状萎缩及早期 AMD 的危险因素，但对于 AMD 晚期影响远超早期。⑥心血管疾病：血压异常及动脉硬化对发生 AMD 概率较一般人群高。⑦慢性肾疾病：与 AMD 有相同的免疫系统功能紊乱现象，与 AMD 之间存在着共同的补体途径、病理过程。⑧遗传因素：AMD 具有一定家族遗传性，有些基因，如 HTRA1、CFH、ARMS2 等，会增加患 AMD 的危险。⑨光照因素：暴露于光照环境发生 AMD 的概率增大，主要是因为严重的光氧化损伤作用。⑩药物：治疗与缓解血脂异常及心血管病的药物（如阿司匹林及他汀类降血脂药）对 AMD 有一定保护作用。

2. 病理生理学特点 AMD 的组织病理学改变主要表现在视网的上皮细胞、玻璃膜以及脉络膜毛细血管层。脉络膜新生血管（choroidal neovascularization，CNV）是老年性黄斑变性的重要病理改变，好发于黄斑区，可导致中心视力严重下降甚至失明。

AMD 形成的机制：①年龄因素与其他因素共同导致黄斑变性的发生，说明黄斑变性是一种衰老过程。②衰老与黄斑变性过程中的氧化应激反应使视网膜色素上皮细胞与脉络膜毛细血管损伤。③视网膜色素上皮细胞损伤会导致玻璃膜与脉络膜发生慢性炎症反应，或视网膜色素上皮细胞损伤引起视网膜色素上皮细胞外基质的异常，从而导致视网膜与视网膜色素上皮细胞缺血缺氧，最终引起视网膜色素上皮细胞损伤，引发黄斑变性。临床上若不及时治疗，患者短期很容易出现视力下降，进一步引发不可逆的损伤。

（三）治疗中的生理学原理

目前 AMD 尚无理想的治疗方法。对新生血管性 AMD 应用较多的是激光或手术治疗。此外，药物防治也有一定的作用。

1. 激光治疗　AMD 的传统方法是激光光凝治疗，但黄斑区的特殊性对光凝有很大的限制。光动力疗法（photodynamic therapy，PDT）是近年来治疗 AMD 新技术，这种光能激活新生血管中的药物，通过激活药物来破坏新生血管，从而延缓视力下降。

2. 手术治疗　手术有一定效果，但因远期疗效不明确、手术风险大、费用高，且未能对因治疗，容易复发等，故目前手术不是 AMD 的治疗首选。

3. 药物治疗　目前 AMD 尚无根治的药物。可选择的药物治疗有：①抗血管内皮生长因子（VEGF）类：如贝伐单抗、兰尼单抗等，大大改变了湿性 AMD 的治疗进程，大量的临床应用已显示出较好的疗效。②激素抗炎类药物：皮质类固醇是首批治疗 AMD 脉络膜新生血管的抗炎药物，这类药物主要有曲安奈得和地塞米松等。③抗氧化剂和锌剂类：抗氧化剂（维生素 C、E 及 β 胡萝卜素）和锌剂（氧化锌）对中、晚期 AMD 患者具有明显的作用。

四、老年性皮肤萎缩

老年性皮肤萎缩（age-related atrophiacutissenilis）又称老年萎缩，是一种老年时期的生理性退行性变，是内、外环境的影响，促使皮肤较早地老化变性萎缩，主要表现为眼眶、面部及颈部皮肤出现皱缩、松垂，常伴有色素沉着或色素减退。随着年龄增大，内分泌及生理调节功能减退，皮肤及其附属器发生衰老、萎缩和变性。此外，由于遗传因素、全身慢性疾病、内分泌疾病、心血管疾病、营养不良等，可促使皮肤发生老化。本病常与其他老年性变化同时存在，如脂溢性角化、老年性血管瘤和皮肤弹性降低。

（一）病因与发病的生理学机制

本病是一种皮肤退行性变化，皮肤与人体其他组织一样受内环境影响，同时也受器官功能或内分泌代谢障碍、外环境、遗传因素的影响，促成皮肤较早老化，出现皮肤萎缩症。

（二）老年皮肤萎缩的特点

1. 流行病学特点　老年人常见的皮肤萎缩属于生理性退行性变，好发于面部、躯干、四肢。一般多发于 50 岁以上的中老年人群，但长期处于室外的工作者则可在 30 岁左右就出现。

2. 病理生理特点　人到老年，皮肤形态和功能会出现衰老的特征，如皮肤变薄，弹力降低，皮肤皱褶增多、加深，疣赘和色素斑频繁出现，有的老人还有皮薄如纸等皮肤萎缩现象。改变最明显的是面容，如前额、眼角、鼻根、鼻唇沟先后出现皱纹，随之颏部皮肤下垂，眼球内陷，眼袋形成。头发亦因毛囊、毛球萎缩，色素细胞功能减退而从两鬓开始发白。由于处于退行期、休止期的头发数量超过生长期的，老年人的头发变得稀疏，甚至半秃或全秃。

（三）治疗中的生理学原理

老年性皮肤萎缩难以根治，一般无须特殊治疗。目前临床上的主要治疗方法为外用药膏涂抹，补充营养、湿润皮肤及对因治疗。常用外用维生素 E 乳膏或含有维 A 酸、尿囊素及硅油的乳膏，如润肤保湿膏，局部外用，对延缓皮肤衰老有一定作用。若为药物引发的萎缩；停用可疑的药物即可。若为其他疾病导致的皮肤萎缩，积极治疗原发病即可。

第四节　延缓感觉器官功能退化的中医药相关研究

中医学是具有独特的理论体系和丰富诊疗手段的医学科学。从中医的角度看，多个器官系统都与感觉功能相关。中医关于感觉器官的理论有三大特点：①按五行归纳分类。目、舌、口、鼻、耳五官分别与木、火、土、金、水五行相应。目可视青、赤、黄、白、黑五色；口舌能分酸、苦、甘、辛、咸五味。②五脏以五官为窍。《黄帝内经》指出"心开窍于舌""肺开窍于鼻""肝开窍于目""脾开窍于口""肾开窍于耳"。窍有窗口之意，五脏精气的盛衰及功能的常变可从五窍的变化得以反映，外环境也可通过五窍影响五脏活动。③五官与经络功能密切相关。通过经络的沟通与联系将内脏、孔窍及皮毛、筋肉、骨骼紧密联成一个统一的整体。对大脑和感官的密切联系，《医林改错》有"两耳通脑""两目系如线长于脑""鼻通于脑"之说。近年来，随着中医药的现代化，中医药根据不同的病情，解决了相当一部分西医不能解决的难题，比如糖尿病造成的眼底视网膜病变等，在感觉器官功能退化的防治方面有了长足的发展。

一、延缓感觉器官功能退化的中医学相关研究

感觉器官功能退化是机体整体衰老的一部分。中医基础理论对衰老机制的认识以脏腑为核心，包括肾虚衰老、肝郁衰老、脾胃虚弱衰老、气滞血瘀痰浊衰老等学说，并认为衰老多由肾精气血亏虚、阴阳衰惫、心阳虚衰、脾胃虚弱等所致。这些学说相互渗透，相互补充，形成了较完整的理论体系。中医认为，眼耳口鼻舌为五脏外窍，皆位于头面，与脑相通，因此衰老所致感觉器官功能退化病位虽然在脑，根源却是心、脾、肾等脏腑功能失调，尤其与肾关系密切。中医学认为，各种感觉的产生与维持的物质基础是机体内的精、气、血、津液，这些物质的化生与输布与感觉功能密切相关，如西医学上常用"麻木"指身体某部分感觉异常，如过电、针刺感觉，甚至感觉迟钝、丧失感觉。这在传统中医学认为与气虚或气滞、血虚或血瘀有关。因此，运用中医理论，辨证治疗，运用益气填精、活血化瘀、健脾和胃等传统中医养生疗法可以延缓感觉器官功能退化。

对于视觉异常，中医学认为眼有赖于五脏六腑精气的濡养。《灵枢·大惑论》言"五脏六腑之精气，皆上注于目而为之精"。这里的"精"，是指精明，即眼的视觉功能。视觉功能的正常，有赖于五脏精气的充盛及脏腑功能的正常。中医眼科病分内障眼病和外障眼病两大类。《审视瑶函·目不专重诊脉说》强调："内障有内障之症，外障有外障之症。必辨其为何症，所中所伤之浅深，果在何轮何廓，辨之明而后治之当。"广义内障泛指瞳神及眼底组织的病变。即除了包括瞳神部位有肉眼可见的病变外，还包括瞳神端好而只有视力与视觉方面改变的眼病，患者可自觉视物昏花或视物变色、变形，检查眼底可有出血、水肿、渗出等病理改变，包括视神经及眼底疾病等。中医治疗

内障眼病常用方法有活血化瘀法、补益肝肾法、益气养血法等。活血化瘀法以活血行气、化瘀通脉药物为主组方，用以通利血脉、促进血行、消散瘀滞。古人强调治眼病，调血顺气为先，行血为治目之纲，而肝开窍于目，眼病特别是内障眼病血瘀证多见，活血法是中医眼科治疗学的重要组成部分。眼内渗出、水肿、出血、缺血、机化、萎缩、变性、血管痉挛或扩张或阻塞、屈光间质混浊、眼肌麻痹、外伤及手术后等，其病机均与血瘀有关，均可酌情应用活血化瘀药。

中医学认为老年性黄斑变性的病因病机是肝肾亏损、脾虚湿困。早期出现轻度视力下降的症状属于中医"视瞻昏渺"范畴，而视物变形的症状属于"视直如曲"范畴。当病情发展到晚期视力骤降至消失，则属中医的"暴盲"范畴。中医认为黄斑变性主要是脏腑精气不足所导致，与脏腑功能失调有关，其中与肝、脾、肾关系最为密切。需根据眼底和全身状况的具体情况来辨证论治。其中脾主运化，脾运化的水谷精微可化生为气血来荣养全身。脾通过全身调控对眼的影响较大，若脾气不升，目失濡养，则视物不清，可能发展成老年黄斑变性。随着年龄增加，人身体各项功能开始衰退，气血精气耗损，脏腑之气不足。产生各种病理代谢产物，如痰、湿、瘀、火，加之脏器本虚，疾病内生。

在中医学中认为听觉异常多因气血不足、宗脉失养，或风邪乘虚，随脉入耳。老年性耳聋的中医临床研究则认为与肾虚密切相关，"丈夫……五八肾气衰，发堕齿槁……七八……肾脏衰，形体皆极"，听力随着年龄增长而逐渐下降。《灵枢·五阅五使》言"耳者，肾之官也"，《灵枢·脉度》言"肾气通于耳"，《丹溪心法·耳聋》认为"耳聋皆属于热，少阳厥阴热多"。肾气充沛，听觉聪慧，髓海不足，脑转耳鸣，心虚血耗，产生耳病，以上说明耳聋耳病与心、肾、肝、胆有关。实践表明，运用中医辨证论治在对老年性耳聋患者的听力及相伴症状改善方面卓有成效。

味觉异常，中医学认为脾开窍于口，胃、心、肾等脏腑之气亦循经上至于口，故口中气味异常，是上述脏腑功能失常或其他脏腑病变的反映。

二、延缓感觉器官功能退化的中药学相关研究

中医通过对感觉器官功能退化的病因病机进行分析总结，经过辨证，使用单味中药及复方进行治疗，可以改善及延缓衰老带来的感觉器官功能退化。

1. 单味药

（1）黄芪：味甘、性温，功效为补气升阳、固表止汗、排脓、利水消肿，主要用作补气之品，被誉为"补气之王"。黄芪能改善肢端麻木感、疼痛感、冷感、感觉减退和神经传导速度。

（2）决明子：味苦、甘而性凉，可清肝明目、润肠通便。现代药理研究认为，决明子富含大黄酚、大黄素、决明素等成分。临床多用于肝热上冲所致目赤肿痛、羞明多泪、视物模糊，以及青光眼、白内障、结膜炎等。

（3）菊花：味辛、苦、甘，性寒。入肺、肝经。中医学认为，菊花具有养肝明目、清心、补肾、健脾胃、润喉、生津等功效。

（4）枸杞子：味甘，平。具有滋肾，润肺，补肝，明目等功效。

（5）黄精：味甘，归脾、肺、肾经。有润肺滋肾，补益脾气之功，适用于肺阴亏虚所致的干咳痰少、胸中隐痛，肾阴不足所致的腰膝酸软、头晕乏力，脾胃亏虚所致的纳差食少等。

（6）当归：味甘微辛，气香液浓，入少阴心经以生血，入太阴脾经以统血，入厥阴肝经以止血，为生血活血的主药，使气血各有所归，其力能升能降，内润脏腑，外达肌表，与红花、全蝎合用具有舒展筋络的作用。研究表明有利于咽鼓管通畅，听小骨传递声波，可用于治疗耳聋等耳病。

2. 复方药 中医理论认为衰老的原因为肾精气血亏虚、阴阳衰惫、心阳虚衰、脾胃虚弱，因此，以补肾健脾、补气益血、健脾和胃为治则可以延缓部分感觉器官功能退化，复方中药在临床广泛应用于各类感觉神经功能减退的治疗，但由于各类感觉神经减退的辨证论治不同，其组方不同、治疗的目标人群亦存在较大差异，简要介绍如下：

（1）春回胶囊（经验方）：由补骨脂、淫羊藿、蛇床子、人参、鹿茸、玉竹、山楂等十余味中药精制成胶囊。有临床观察发现可显著减轻肾虚症状（头晕、耳鸣、多梦、健忘、胸闷、畏寒、夜尿多、食欲减退等），疲劳感及感冒显著减少，少数人黑发新生。

（2）驻景丸加减方：眼科临床常用传统名方，具有滋补肝肾之效，常用于肝肾亏虚之眼病的治疗。驻景丸由九种中药配方制成，其中楮实子、菟丝子、车前子、枸杞子、五味子补肾益精、养肝明目，三七补血活血，柴胡、郁金、疏肝解郁，菊花清肝明目，具滋补肝肾精血之功，佐以疏肝解郁，达到目得濡养，玄府通达，进而起到明目作用。

（3）九子还睛煎冲剂：含枸杞、制首乌、山茱萸、菟丝子、桑椹、女贞子、楮实子、茺蔚子、益智仁、沙苑子、丹参、川芎、淫羊藿、黄柏、炙鳖甲，治疗 AMD，能较好地阻止渗出前期发展为渗出期，防止瘢痕修复后的复发，明显优于维生素 E、C 和锌剂等药物。

人体是一个极为复杂的有机体，各器官、系统之间互相联系、互相制约，且功能都直接或间接地受神经系统的调控。因此，神经系统在人体内起主导作用，其通过调节机体的各种反射活动，以适应内外环境的变化，实现机体与环境的相互作用与统一，并实现脑的各种高级活动。当神经系统功能活动异常或神经功能衰老时，可引起感觉、运动和内脏功能异常，甚至导致精神和认知功能障碍。

第一节　神经系统功能概述

神经系统是人体最重要且结构和功能最为复杂的系统，是机体的整体调控中心。神经系统分为中枢神经系统和周围神经系统两部分，通过感受器接受刺激–神经信号转导–中枢分析整合–外周效应器官反应等反射活动，维持机体各器官系统的功能协调及内环境稳态的平衡。

一、神经系统的结构与功能

组成神经系统的细胞主要是神经细胞和神经胶质细胞。神经细胞的主要功能是接受刺激、产生和传导冲动等功能。神经胶质细胞对神经元有支持、营养、保护、修复等功能。近年来发现神经胶质细胞还参与神经递质及生物活性物质的代谢等功能。

（一）神经元与神经纤维

神经细胞又称神经元（neuron），是神经系统结构与功能的基本单位。神经元数量巨大，人类的中枢神经系统内约有 1000 亿之多。结构上大致都可分成胞体和突起两部分，突起又分为树突和轴突两种。轴突很长且直径均匀，离开胞体后获得髓鞘成为神经纤维。根据髓鞘的厚度把神经纤维分为有髓纤维与无髓纤维两种。神经元的胞体主要功能是接受与整合信息，以电紧张形式通过轴突传送到指定部位，产生相应的功能活动。

1. 神经纤维传导兴奋的特征　神经纤维的基本功能是传导兴奋，即传导神经冲动。

（1）完整性：神经纤维在结构和功能上必须是完整的，如果神经纤维丧失了完整性，则发生传导阻滞。

（2）绝缘性：每条纤维传导冲动时基本上互不干扰，其主要原因是细胞外液对电流的短路作用，即微弱的局部电流流入细胞外液后便迅速衰减、消失，使局部电流主要在一条纤维上构成回路。

（3）双向性：人工刺激神经纤维的任何一点，冲动可向两端传导。

（4）相对不疲劳性：由于局部电流耗能极少，故有效的电刺激连续刺激十余小时，神经纤维仍能保持着传导兴奋的能力。

2. 神经纤维的轴浆运输　神经纤维内的轴浆可在胞体与轴突末梢之间进行流动，称为轴浆运输。轴浆运输是双向性的。胞体内物质向轴突末梢的转运过程称为顺向运输；将轴突末梢物质向胞体的转运过程称为逆向运输。轴浆运输以顺向运输为主，将胞体合成的蛋白质、神经递质及合成递质的酶类等物质运至轴突末梢。逆向运输与反馈控制胞体物质合成及与递质的回收处理有关。顺向轴浆运输分两类，一类是快速轴浆运输，其运输速度为410mm/d；另一类是慢速轴浆运输，其速度为1～12mm/d。

3. 营养性作用　神经纤维对所支配的组织除发挥功能性的调控作用外，还能释放营养因子，持续性促进所支配的组织代谢活动，称为神经的营养性作用。营养因子由胞体合成通过轴浆运输流向末梢，因此当神经纤维被切断、变性时，会引起所支配的组织代谢活动异常，产生相应的改变。临床上脊髓灰质炎、周围神经损伤的患者肌肉发生明显萎缩，均是因肌肉失去了神经营养性作用的结果。

（二）神经胶质细胞

神经胶质细胞主要包括星形胶质细胞、少突胶质细胞、小胶质细胞等，它们形态各异，没有产生动作电位的能力，不直接参与信息的传递和处理。主要功能如下：①机械支持作用，构成网架起到支持和稳定神经元的作用。②隔离和屏障作用，构成血-脑屏障的重要组成部分。③修复、增生及迁移引导作用，通过增生填补神经元死亡造成的缺损。④物质代谢和营养作用，是物质交换的主要途径并能产生神经营养因子。⑤稳定细胞外液 K^+ 浓度，有助于神经元电活动的正常进行。⑥参与免疫活动，发挥其免疫应答作用。⑦参与神经递质、生物活性物质的代谢与合成。

二、突触传递与中枢活动

神经调节的基本方式是反射，反射活动的实现必须通过相互之间的信息传递。通常将神经元之间进行信息传递的接触部位，称为突触（synapse）；信息在突触之间的传递过程称为突触传递。可根据接触部位与功能特点进行分类（图10-1A），如根据突触间信息传递的媒介物不同，突触可分为化学性突触和电突触等。化学性突触传递又根据递质释放后影响的范围和距离不同，分为定向突触传递和非定向突触传递。定向化学性突触传递是通过突触前膜释放化学性递质，在突触后膜将其转换为电信号的过程。

（一）突触传递

1. 突触的微细结构　在电子显微镜下观察，可见突触部位有特殊的细微结构，一个神经元的轴突末梢首先分成许多小支，每个小支末梢部分膨大，形成突触小体，贴附于另一神经元的表面。突触小体的膜称为突触前膜，与突触前膜相对的另一神经元的胞体或突起膜称为突触后膜，突触前膜与后膜之间为一约20nm的间隙称突触间隙。一个突触即由突触前膜、突触间隙和突触后膜三个部分构成（10-1B）。

2. 突触传递的基本过程　化学性突触传递主要包括以下几个步骤：①突触前神经元的动作电位传导至神经末梢，突触前膜去极化。②前膜的电压门控钙通道开放，细胞

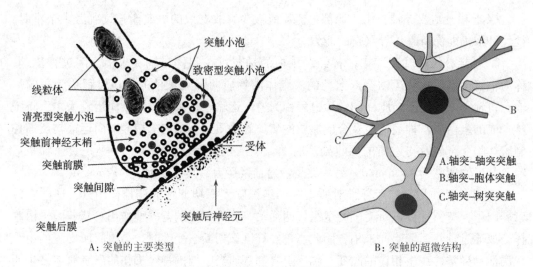

A：突触的主要类型   B：突触的超微结构

图 10-1　突触的主要类型（A）和超微结构（B）模式图

外的 Ca^{2+} 流入突触小体内。③Ca^{2+} 触发突触小泡与前膜融合，以出胞方式将神经递质排出至突触间隙。④神经递质经间隙扩散到达突触后膜，与后膜上的化学门控通道受体结合。⑤突触后膜离子通道开放或关闭，引起突触后电位发生去极化或超极化。⑥递质与受体结合发生作用之后立即被酶分解或移除。

3. 突触后神经元的电活动　根据突触后电位发生去极化或超极化，可将其分为兴奋性突触后电位与抑制性突触后电位。

（1）兴奋性突触后电位（excitatory postsynaptic potential，EPSP）：突触前膜释放兴奋性递质，作用于后膜上受体，引起突触后膜上 Na^+ 和 K^+ 通道开放，Na^+ 的内流量大于 K^+ 的外流，导致突触后膜发生局部去极化，使该突触后神经元的兴奋性提高。局部兴奋所形成的 EPSP 通过总和增大到阈电位时引发动作电位，突触后神经元兴奋产生与扩布；如果未能达阈电位，则不能产生动作电位，但提高突触后神经元的兴奋性，此现象为易化。

（2）抑制性突触后电位（inhibitory postsynaptic potential，IPSP）：突触前膜兴奋时释放抑制性递质，与突触后膜上受体结合后，使 Cl^- 与 K^+ 门控通道开放，突触后膜发生局部超极化，降低了突触后神经元的兴奋性。

在中枢神经系统中，一个神经元常与多个神经元构成突触，其中既有兴奋性又有抑制性突触，突触后神经元的变化性质最终取决于同时产生的 EPSP 与 IPSP 的代数和，如果 EPSP 占优势，突触后神经元产生兴奋或易化；反之突触后神经元则呈现抑制状态。

4. 神经递质与受体　化学性突触的信息传递以神经递质为媒介作用于相应的受体后完成，因此，神经递质和受体是信息传递的物质基础。

（1）神经递质：神经递质（neurotransmitter）是由突触前神经元合成并由其末梢释放，作用于突触后神经元或效应器细胞上受体并使之产生某些效应的化学物质。根据神经递质存在的部位，将递质分为中枢性递质和外周性递质。

1）外周性神经递质：由传出神经末梢所释放的神经递质，称为外周性神经递质。

主要包括：①乙酰胆碱（acetylcholine，ACh）：末梢释放 ACh 作为递质的神经纤维，称为胆碱能纤维。主要分布在全部交感和副交感神经的节前纤维、绝大多数副交感神经的节后纤维以及交感神经的小部分节后纤维（如分布在汗腺、胰腺，支配骨骼肌和腹腔内脏的舒血管纤维）、躯体运动神经纤维等部位。②去甲肾上腺素（norepinephrine，NE）：末梢释放 NE 作为递质的神经纤维，称为肾上腺素能纤维。主要分布在大部分交感神经节后纤维等部位。③肽类：末梢释放肽类化合物作为递质的神经纤维，称为肽能纤维。主要分布在胃肠道、心血管、呼吸道、泌尿道等器官。

2）中枢性神经递质：中枢神经系统内参与突触间信息传递的化学递质，称为中枢性神经递质。中枢性神经递质种类繁杂，根据结构性质大致可归纳为乙酰胆碱、胺类、氨基酸类与神经肽等四大类。

（2）受体：受体（receptor）是存在于细胞膜或细胞内能与某些化学性物质进行特异性结合并产生生物学效应的生物大分子。受体通常根据与其结合的天然配体进行分类和命名，也可根据受体分布的部位分为外周受体和中枢受体。

1）胆碱能受体（cholinergic receptor）：可分为毒蕈碱（muscarine）受体与烟碱（nicotin）受体，前者简称 M 型受体，后者简称 N 型受体。① M 型受体：广泛分布于绝大多数副交感节后纤维支配的效应器（少数肽能纤维支配的效应器除外），以及交感胆碱能节后纤维支配的汗腺、骨骼肌的血管壁上。ACh 与 M 受体结合后，可产生心脏活动的抑制，支气管、胃肠道平滑肌、膀胱逼尿肌和瞳孔括约肌的收缩等生理效应，这种效应称为毒蕈碱样作用，又称 M 样作用。该作用可被受体拮抗剂阿托品阻断。② N 型受体：N 型受体又分为 N_1 和 N_2 两种亚型，N_1 受体分布于中枢神经系统内和自主神经节的突触后膜上；而 N_2 受体分布在神经–肌肉接头的终板膜上。ACh 与这两种受体结合所产生的效应称为烟碱样作用，又称 N 样作用。六烃季铵是 N_1 型受体拮抗剂，十烃季铵是 N_2 型受体拮抗剂，筒箭毒能同时阻断这两种受体的功能。

2）肾上腺素能受体（adrenergic receptor）：可分为 α 与 β 两种类型。在不同效应器上分布的肾上腺素能受体种类不同，因此，当肾上腺素能纤维兴奋时，效应器可表现为兴奋，也可能为抑制。此外，α 受体和 β 受体不仅对交感神经递质发生反应，与血液中存在的其他儿茶酚胺类物质也发生反应，但它们对不同类型受体的结合能力有所不同。NE 主要与 α 受体结合，与 β 受体结合作用较弱；肾上腺素与 α 和 β 受体结合均比较强，而异丙肾上腺素主要与 β 受体结合。哌唑嗪和育亨宾分别能选择性阻断 α_1 和 α_2 受体而产生降压作用；而酚妥拉明可同时阻断 α_1 与 α_2 两种受体。阿替洛尔为 β_1 受体拮抗剂，临床上可用于治疗高血压、缺血性心脏病及快速性心律失常等。普萘洛尔是临床上常用的非选择性 β 受体拮抗剂，它对 β_1 和 β_2 两种受体均有阻断作用。

3）中枢受体：由于中枢神经递质种类繁多，其相应的受体也非常复杂。

（3）受体调节：细胞膜受体的数量及其与递质的亲和力随着内环境的改变而发生相应的变化。当递质释放量减少时受体的表达以及与递质的亲和力均增多和增强，称为受体上调；反之，称为受体下调。膜表面受体数量与亲和力的改变，将影响突触之间的信息传递而产生各种疾病。

（二）中枢活动

中枢神经系统内，调节某一特定生理功能活动的神经元群，称为反射中枢（reflex center）。反射中枢是反射弧的中枢部分，整合传入信息，通过传出神经元发出信息控制效应器。

1. 反射中枢内兴奋传递的特征 传导是在有原生质联系的同一组织上进行，而传递是指在两个没有原生质联系的组织间进行。神经突触的兴奋传递要比神经纤维的兴奋传导复杂得多，其主要特征如下。

（1）单向传递：兴奋传递从突触前神经元传向突触后神经元。

（2）中枢延搁：兴奋通过一个突触需要 $0.3 \sim 0.5$ms，兴奋经过的突触数目愈多，中枢延搁愈长。

（3）总和现象：同一纤维上有多个神经冲动相继传入，则每个冲动各自产生的突触后电位就能叠加起来，称为兴奋总和。当兴奋与抑制信息同时到达同一个神经元时，后膜活动则取决于 EPSP 与 IPSP 的代数和，这也属于总和。

（4）兴奋节律的改变：中枢神经信息传递经过性质不同的中间神经元，突触后神经元的兴奋节律将取决于中间联络神经元或总和后的突触后电位性质。

（5）后发放：当停止刺激某一传入神经后，该传出神经仍继续发放冲动。兴奋性中间神经元的环状联系是产生后发放的主要原因之一。

（6）对内环境变化的敏感和易疲劳：由于突触传递是一系列复杂的生化反应，所以极易受到内环境理化因素变化的影响。

2. 中枢抑制 中枢抑制（central inhibition）与中枢易化同为中枢内主动的生理性活动。在任何反射活动中，易化与抑制的拮抗机制是反射活动协调的基础。中枢抑制根据抑制部位可分为突触后抑制和突触前抑制。根据抑制性神经元的功能和联系方式的不同，突触后抑制可分为传入侧支性抑制和回返性抑制（图 10-2、图 10-3、表10-1）。

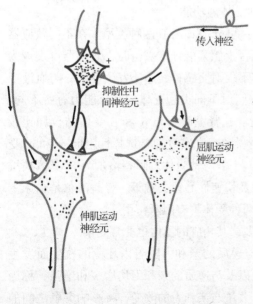

图 10-2 传入侧支性抑制模式图

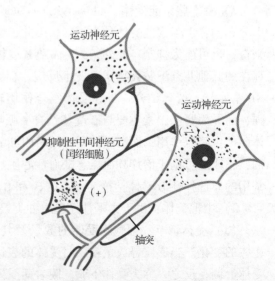

图 10-3 回返性抑制模式图

中枢易化（central facilitation）也可分为突触后易化和突触前易化。突触后易化表现为 EPSP 的总和。由于突触后膜的去极化，使膜电位靠近阈电位水平，如果在此基础上再出现一个刺激，就较容易达到阈电位而爆发动作电位。突触前易化与突触前抑制具有相似的结构基础。突触前抑制与突触后抑制的主要区别见表 10-1。

表 10-1　突触前抑制与突触后抑制的主要区别

区别要点	突触前抑制	突触后抑制
抑制部位	突触前膜	突触后膜
突触类型	轴突-轴突与轴突-胞体式突触联合	轴突-胞体式突触或轴突-树突式突触
电学机制	去极化（EPSP）	超极化（IPSP）
递质性质	兴奋性（GABA）	抑制性
抑制特点	潜伏、持续时程长	持续时程短
生理意义	调节感觉传入活动	协调中枢功能活动

三、神经系统的感觉分析功能

感觉是客观事物在人脑中引起的主观反应，由感受器或感觉器官、神经传导通路和感觉中枢三部分共同活动完成的。各种信息通过感受器转化为电信号，以神经冲动的形式经传导通路传到大脑皮层的特定部位，经分析处理后产生相应的感觉。

（一）感受器与信息传导通路

1. 感受器　感受器（receptor）指分布于体表或组织内部的专门感受机体内、外环境变化的结构或装置。按所接受的刺激信息不同可分为机械感受器、化学感受器等；按分布部位不同可分为内感受器、外感受器等。

最简单的感受器是外周感觉神经末梢，如与痛觉感受有关的游离神经末梢；还有一些感受器是由高度分化的感受细胞（如视网膜中的视锥、视杆细胞及耳蜗的毛细胞等）连同它们的附属结构构成复杂的感觉器官，如眼的感光系统、耳的集音与传音装置等。

2. 感觉信息的传导　外周感受器的传入冲动除了头面部感觉通过脑神经传入到中枢外，大部分经脊神经后根进入脊髓。躯体感觉（somesthesia）包括浅感觉和深感觉两大类，浅感觉又分为触压觉、温度觉和痛觉等；深感觉又称本体感觉（proprioception），包括位置觉和运动觉。躯体感觉纤维的投射一般需要三级神经元接替，第一级神经元位于脊神经节或相应脑神经节内；第二级神经元位于脊髓后角或脑干有关神经核内；第三级神经元位于丘脑的感觉接替核内。

（二）丘脑及其感觉投射系统

丘脑是除嗅觉外的各种感觉传入通路的中继站，各种感觉传导上行至丘脑更换神经元，然后投射到大脑皮层。

1. 丘脑的核团　按功能可分为以下三大类：

（1）特异感觉接替核（specific sensory relay nucleus）：主要有腹后核（包括腹后内

侧核和腹后外侧核)、内侧膝状体和外侧膝状体。它们接受第二级感觉投射纤维,换元后投射到大脑皮层感觉区。

(2)联络核(associated nucleus):主要有丘脑前核、腹外侧核和丘脑枕核。它们接受来自特异感觉接替核和其他皮层下中枢的纤维,换元后投射到大脑皮层的特定区域,其功能与各种感觉在丘脑和大脑皮层的联系协调有关。

(3)非特异投射核(nonspecific projection nucleus):是指靠近中线内髓板内的各种结构,主要是髓板内核群,包括中央中核、束旁核等。这些细胞群不直接投射到大脑皮层的纤维,而是通过多突触换元接替,弥散地投射到整个大脑皮层。

根据丘脑各部向大脑皮层投射特征的不同,可把感觉投射系统分为特异投射系统和非特异投射系统两大系统(图10-4)。

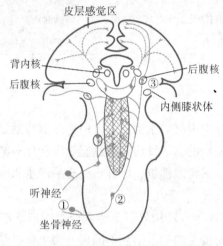

注:网线区代表脑干网状结构;实线代表特异投射系统;虚线代表非特异投射系统;数字代表三级投射神经元。

图10-4 感觉投射系统示意图

2. 丘脑感觉投射系统

(1)特异投射系统(specific projection system):是指丘脑特异感觉接替核及其投射至大脑皮层特定区域的神经通路。每一种感觉的投射路径都具有专一性、点对点的投射关系,投射纤维主要终止于皮层,引起特定感觉。

(2)非特异投射系统(nonspecific projection system):是指非特异投射核及其投射至大脑皮层广泛区域的神经通路。该系统主要功能是维持和改变大脑皮层的兴奋状态。特异性投射系统和非特异性投射的功能相互协调和配合,使大脑皮层处于觉醒状态下,从而产生特定感觉。

(三)大脑皮层的感觉分析功能

各种感觉传入冲动投射到大脑皮层的不同区域,通过大脑皮层的分析与综合产生不同的感觉。因此,大脑皮层有着不同的感觉功能区。

1. 体表感觉区 体表感觉代表区有第一和第二两个感觉区,第一感觉区产生的感觉定位明确,性质清晰。其感觉投射有如下规律:①躯干、四肢部分的感觉为交叉性投射，但头面部感觉的投射是双侧性的。②投射区域的空间总体安排是倒置的，但头面部代表区内部是正立的。③投射区域的大小与感觉的分辨程度呈正相关，如拇指、示指和口唇的代表区面积较大，相反，躯干的代表区则较小（图10-5）。

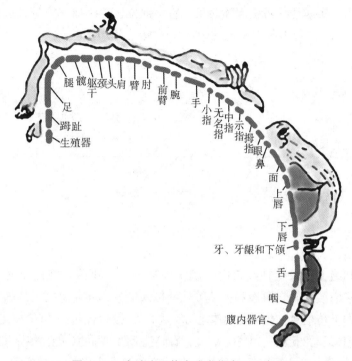

图10-5　大脑皮层体表感觉代表区示意图

在人和高等动物第二感觉区位于中央前回与脑岛之间，面积较小。区内的投射是双侧性，安排呈正立位，身体各部分的代表区不如中央后回那么完善和具体，但接受痛觉传入的投射，与痛觉有关。

2. 本体感觉区　中央前回（4区）既是运动区，也是本体感觉的投射区。运动区与感觉区相互重叠的部位，称为感觉运动区。它们接受来自肌肉、肌腱和关节等处的感觉信息，以感知身体姿势以及身体各部分在运动中的空间状态。

3. 内脏感觉区　内脏感觉投射的范围较弥散。第一感觉区的躯干与下肢部位有内脏感觉区，第二感觉区、运动辅助区及边缘系统的皮层部位也包括内脏感觉的投射区。

4. 痛觉　痛觉（pain）是由伤害性刺激作用于机体所引起的主观感觉，常伴有情绪不愉快和自主神经系统反应，属于生理心理活动关联现象。痛觉是在机体受损害时的一种报警系统，对机体起到重要的保护作用。组织在外伤、炎症等伤害性刺激的作用下，产生释放一些致痛的化学物质，使伤害性感受器致敏或发生电位变化产生痛觉，传入皮层引起痛觉。

（1）体表痛：发生在体表的疼痛感觉称为体表痛。伤害性刺激作用于皮肤时，可先出现快痛而后出现慢痛这两种性质的痛觉。在外伤时，上述两种痛觉相继出现，不易明确区分。皮肤有炎症时，常以慢痛为主。

（2）内脏痛与牵涉痛：内脏痛是伤害性刺激作用于内脏器官引起的疼痛。内脏痛的特征：①疼痛发生缓慢、持续、定位不精确，对刺激的分辨能力差；常伴有自主神经活动及情绪反应。②对于切割、烧灼等刺激不敏感，而对机械性牵拉、缺血及化学性刺激敏感。某些内脏疾病往往可引起体表某一特定部位发生疼痛或痛觉过敏现象，称为牵涉痛（referred pain）。各内脏有特定的牵涉痛区域（表10-2）。

表10-2　各内脏特定的牵涉痛区域

患病器官	心脏	胃胰	小肠	肝胆	阑尾	肾脏
体表疼痛	心前区	左上腹	脐部	右肩胛	脐部或脐右下方	腰
投射部位	左臂尺侧	肩胛间			上腹部	腹股沟

四、神经系统对躯体运动和内脏活动的调节

人体运动是在神经系统各级中枢的调节下完成的。

（一）脊髓对躯体运动的调节

脊髓前角和绝大多数脑神经核内（脑干除第Ⅰ、Ⅱ和Ⅷ对脑神经核外）存在大量运动神经元。它们接受来自肌肉和关节等处的传入信息，同时也接受从脑干到大脑皮层各级高位中枢的下传信息。脊髓是躯体运动反射的最后通路，但也可单独完成一些简单的反射，是调节躯体运动的最基本中枢。因此，脊髓包括两方面的功能：传导和反射功能。

1. 脊髓前角运动神经元和运动单位　脊髓前角存在大量运动神经元，主要有α、γ运动神经元，它们经前根离开脊髓后直达所支配的肌肉。

（1）α运动神经元和运动单位：一个α运动神经元及其所支配的全部肌纤维构成的功能单位，称为运动单位（motor unit）。同一个运动单位的肌纤维，可以和其他运动单位的肌纤维交叉分布，以维持肌肉收缩的协调和均衡。

（2）γ运动神经元：γ运动神经元兴奋性较高，常以较高频率持续放电，其主要功能是调节肌梭对牵张刺激的敏感性。

2. 脊髓的运动反射　脊髓的运动反射主要包括牵张反射、屈肌反射、对侧伸肌反射等。其中对侧伸肌反射、牵张反射属于姿势反射。牵张反射是指有神经支配的骨骼肌受外力牵拉而伸长时，引起受牵拉的同一肌肉收缩的反射活动。脊椎动物在其皮肤受到伤害性刺激时，受刺激一侧肢体的屈肌收缩而伸肌弛缓，肢体发生屈曲运动，称为屈肌反射。如果加大刺激强度，则可在同侧肢体发生屈肌反射的同时出现对侧肢体伸肌的反射性收缩，称为对侧伸肌反射。对侧伸肌反射是一种姿势反射，具有维持躯体姿势的作用，对保持躯体平衡具有重要意义。

（二）脑干对肌紧张和姿势的调节

1. 脑干对肌紧张的调节　脑干网状结构中存在抑制和加强肌紧张及肌肉运动的区域，分别称为抑制区和易化区。抑制区位于延髓网状结构腹内侧部分；易化区分布范围较广，包括延髓网状结构背外侧部分、脑桥被盖、中脑中央灰质及被盖，也包括脑干以

外的下丘脑和丘脑中线核群等部位。

2. 脑干对姿势的调节 机体正常姿势的维持，是靠中枢神经系统整合实现的。由脑干整合而完成的姿势反射有状态反射、翻正反射及直线加速度反射等。

（三）小脑对躯体运动的调节

小脑的功能主要是维持身体平衡、协调随意运动、调节肌紧张和参与随意运动设计等。

1. 维持身体平衡 前庭小脑接受前庭器官传入的有关头部位置改变和直线或旋转加速度运动情况的平衡感觉信息，从而通过脊髓运动神经元调节躯干和四肢近端肌肉的活动，以维持身体的平衡。此外，前庭小脑还接受来自外侧膝状体、上丘的视觉传入，并且通过眼外肌调节眼球的运动，以协调头部运动时眼的凝视运动。

2. 协调随意运动和调节肌紧张 脊髓小脑其主要功能是调节正在进行过程中的运动，协助大脑皮层对随意运动进行适时的控制。脊髓小脑对肌紧张的调节具有易化和抑制的双重作用，分别通过脑干网状结构易化区和抑制区而发挥作用。

（四）基底神经节对躯体运动的调节

基底神经节是皮层下一些核团的总称，主要包括纹状体、丘脑底核和黑质，而纹状体又包括尾核、壳核和苍白球。基底神经节主要功能是调节运动，与随意运动的产生和稳定、肌紧张的调节、本体感受传入冲动信息的处理等均有密切关系，但基底神经节如何调节躯体运动的细节还不清楚，目前对基底神经节运动功能的了解，主要来自人类基底神经节损伤引起的运动障碍。临床上基底神经节损害的主要表现分为两大类：

1. 肌紧张过强而运动过少综合征 如震颤麻痹（paralysis agitans），又称帕金森病（Parkinson's disease），其主要症状是全身肌紧张增强、肌肉强直、随意运动减少、动作迟缓、面部表情呆板等。研究表明，帕金森病患者的病变部位在中脑黑质，多巴胺能神经元受损，黑质和纹状体中多巴胺含量明显减少，而 ACh 递质系统功能亢进，从而产生震颤麻痹。

2. 肌紧张不全而运动过多综合征 如舞蹈病（chorea）和手足徐动症（athetosis）等。患者的主要临床表现为不自主的上肢和头部的舞蹈样动作，并伴有肌张力降低等。舞蹈病的发病主要是由于新纹状体内 GABA 能神经元变性或遗传性缺损，胆碱能神经元功能受此影响而相对减退，而黑质多巴胺能神经元功能相对亢进所致。

（五）大脑皮层对躯体运动的调节

大脑皮层中与躯体运动功能有关的区域，称为大脑皮层运动区（图 10-6），包括中央前回、运动前区、运动辅助区和后部顶叶皮层等区域。大脑皮层运动区对躯体运动进行调节的主要传导通路有皮质脊髓束和皮质脑干束。由皮层发出，经内囊、脑干下行到达脊髓前角运动神经元的传导束，称为皮质脊髓束；而由皮层发出，经内囊到达脑干内各脑神经运动神经元的传导束，称为皮质脑干束。运动传导通路损伤后，在临床上常出现柔软性麻痹（软瘫）和痉挛性麻痹（硬瘫）两种表现。前者牵张反射减退或消失，后者牵张反射亢进，两者都有随意运动的丧失。如人体出现巴宾斯基征（Babinski sign）阳性体征往往提示皮质脊髓侧束损伤。

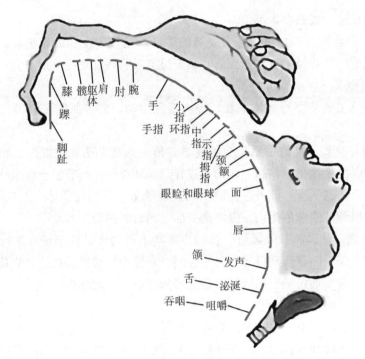

图 10-6　大脑皮层躯体运动功能代表区示意图

（六）神经系统对内脏活动的调节

内脏活动的调节通常是不受意识的控制，故称之为自主神经系统（autonomic nerves system）。自主神经系统按分布部位的不同，分为中枢部和周围部；按纤维性质的不同分为内脏运动神经和内脏感觉神经，内脏运动神经调节内脏、心血管运动和腺体分泌，通常不受人的意志控制，是不随意的，又称自主神经（autonomic nerves）。根据内脏运动神经的形态结构和生理特点不同，分为交感神经和副交感神经。因它主要控制和调节动、植物共有的新陈代谢活动，并不支配动物所特有的骨骼肌，故又称植物神经（vegetative nerves）。内脏感觉神经将来自内脏、心血管等处的感觉冲动传递至各级中枢，通过反射调节这些器官的活动，以维持体内环境的相对稳定。自主神经系统的功能主要在于调节心肌、平滑肌和腺体（消化腺、汗腺、部分内分泌腺）的活动。

体内大多数组织器官都同时受交感和副交感神经的双重支配，两者的作用往往相互拮抗。自主神经系统的交感神经和副交感神经的主要生理功能见表 10-3。

表 10-3　自主神经系统的交感神经和副交感神经的主要生理功能

器官	交感神经	副交感神经
循环器官	心跳加快加强 腹腔内脏血管，皮肤血管以及分布于唾液腺与外生殖器官的血管均收缩，脾脏血管收缩。肌肉血管收缩（肾上腺素能）或舒张（胆碱能）	心跳减慢，心房收缩减弱 部分血管（如软脑膜动脉与外生殖器的血管等）舒张
呼吸器官	支气管平滑肌舒张	支气管平滑肌收缩，黏膜腺分泌

器官	交感神经	副交感神经
消化器官	分泌黏稠唾液 抑制胃肠运动和胆囊收缩 促进括约肌收缩	分泌稀薄唾液，促进胃液、胰液分泌促进胃肠运动和胆囊收缩使括约肌舒张
泌尿生殖器官	使逼尿肌舒张和括约肌收缩 使有孕子宫收缩，未孕子宫舒张	使逼尿肌收缩和括约肌舒张
眼	使虹膜辐射肌收缩，瞳孔扩大 使睫状体辐射状肌收缩，晶状体变扁平 使上眼睑平滑肌收缩	使虹膜环行肌收缩，瞳孔缩小 使睫状体环行肌收缩，晶状体变凸 促进泪腺分泌
皮肤	竖毛肌收缩，汗腺分泌	
代谢	促进肾上腺髓质分泌 促进糖原分解	促进胰岛素分泌

交感神经系统的作用广泛，常以整个系统参与活动。副交感神经系统的活动相对局限，安静时活动往往增强。

脊髓有内脏活动调节的初级中枢，低位脑干是很多内脏活动的基本中枢所在部位。许多基本生命活动的反射性调节多在延髓内完成，故延髓有"生命中枢"之称。下丘脑是皮层下最高级的内脏活动调节中枢。作为重要的整合中枢，对摄食行为、水平衡、情绪活动、生物节律、内脏活动、维持体温以及内分泌等重要生理活动具有调节作用。

五、脑的高级功能

脑是人体各种生理功能的最高级调节中枢。脑的生物电活动是中枢调节的信息基础，因此，首先了解脑电活动的表现及产生机制，对阐明脑功能具有十分重要的作用。

（一）大脑皮层的生物电活动

大脑皮层的电活动有自发脑电活动（spontaneous electric activity of the brain）和皮层诱发电位（evoked cortical potential）两种不同形式。前者是大脑皮层自发产生的节律性电位变化；后者是由于某一部位受刺激时，在皮层局限区域所引导出的形式较为固定的电位变化。

根据自发脑电活动的频率，可将脑电波分为 α、β、θ 和 δ 等波形。在不同条件下，脑电图的波形可有显著差别（见表 10-4）。

表 10-4 正常脑电图各种波形的特征、常见部位和出现条件

脑电波	频率（Hz）	幅度（μV）	常见部位	出现条件
α	8～13	20～100	枕叶	成人安静、闭眼、清醒时
β	14～30	5～20	额叶、顶叶	成人活动时
θ	4～7	100～200	枕叶、顶叶	少年正常脑电，或成人困倦时
δ	0.5～3	20～200	颞叶、枕叶	婴幼儿正常脑电，或成人熟睡时

（二）觉醒与睡眠

觉醒与睡眠是一种昼夜节律性生理活动。觉醒时，机体能迅速适应环境变化。睡眠时，失去对环境的精确适应能力，可促进精力和体力恢复。一般情况下，成年人每天需要睡眠 7~9 小时，儿童需要更多睡眠时间，而老年人所需睡眠时间则较少。

睡眠出现慢波睡眠（slow wave sleep，SWS）和快波睡眠（fast wave sleep，FWS）两个时相，互相交替。在慢波睡眠中，机体的耗氧量下降，但脑的耗氧量不变，腺垂体分泌生长激素明显增多，有利于促进生长和体力恢复。快波睡眠时脑血流量增多，脑内蛋白质合成加快，有利于幼儿神经系统的发育、成熟及促进学习记忆和精力恢复。

（三）学习与记忆

学习和记忆均以中枢神经活动为基础，是两个相互联系的过程，与条件反射的建立有着密切的关系。非条件反射是以与生俱来、反射弧固定、数目有限而永不消退为其特点的低级神经活动。条件反射是个体在后天生活中建立在非条件反射基础上的一种高级神经活动，其反射弧不固定、数量无限，但是随着机体需要可建立也可消退。

1. 学习的形式　分为联合型学习和非联合型学习两种类型，前者是有关或无关的两个事件在时间上很靠近并重复发生，最后在脑内逐渐形成了联系；后者则不需要在刺激和反应之间形成任何明确的联系。

2. 两种信号系统　高度发达的大脑皮层除了可以利用具体的刺激信号形成条件反射外，还可以利用概括具体刺激信号的抽象信息来建立条件反射。为此，将对机体刺激信号分为第一信号、第二信号系统。人类利用第二信号系统进行思维活动，形成概念并进行推理，提高人类的认识能力。

3. 记忆的形式与过程　进入大脑的信息约有 1% 能够被比较长时间地贮存记忆，记忆的形式通常根据贮存和回放的形式分为陈述性和非陈述性记忆；根据记忆保留的时间长短可分为短时记忆（short term memory）和长时记忆（long term memory）。

学习和记忆的功能与神经生物化学关系也非常密切，从短时记忆开始到长时记忆的建立过程中，蛋白质的合成与基因的激活极其活跃；突触的可塑性近年来也受关注和认同。

（四）语言中枢和大脑皮层功能的一侧优势

语言有关的脑区位于大脑侧裂附近。语言活动的完整功能与广大皮层区域的活动密切相关，人类左侧大脑皮层一定区域的损伤可引起各种特殊的语言活动功能障碍。

人类两侧大脑半球的功能是不对等的，大多是以一侧皮层占优势。这种现象与遗传有一定关系，但主要在后天生活实践中逐步形成，这与人类习惯使用右手有关。左侧半球在语言活动功能上占优势，而右侧半球在非语词性的认知功能上占优势，如对空间的辨认、深度知觉、触-压觉认识、图像视觉认识、音乐欣赏分辨等。在主要使用左手的人中，则左右两侧的皮层有关区域都可能成为语言活动中枢。

人类左右两侧大脑皮层虽既有各自的专门功能，但通过两侧半球之间的连合纤维束能够互相传送信息，从而对完成两半球的运动、一般感觉和视觉的协调有重要作用。胼胝体位于大脑纵列的底部，是最大的连合纤维束，进化越高的动物胼胝体越发达。

第二节　神经系统功能的衰老

神经系统是人体受衰老影响最大的系统之一。在衰老过程中，神经系统随着年龄的增长可在组织形态学和神经生理、生化方面发生一系列的变化。神经系统组织形态及生理、生化上的变化必然造成神经系统功能上的衰退，是神经系统老化的基础。神经系统衰老是一个复杂的过程，其影响从亚细胞到器官水平，并随着年龄的增长而加速。衰老是导致阿尔茨海默病（Alzheimer's Disease，AD）和帕金森病（PD）等神经退行性病变的主要危险因素之一。神经系统功能的衰老可能是多因素作用的结果，这些因素包括脑化学物质（神经递质）的变化、神经细胞本身的变化、随时间推移在脑中积聚的毒性物质以及遗传性变化等。

一、神经系统衰老的形态学变化

神经系统的组织结构非常复杂，由许多不同的区域和类型的组织或细胞组成。脑内灰质和白质都以紧密分布的神经元和神经胶质细胞的突起为特征。故脑是神经系统衰老最明显的器官，大脑容量、重量、结构和组织等均可随年龄增长发生明显改变。

（一）解剖学特征

大脑结构和组织最明显的变化是灰质萎缩和白质纤维连接被破坏。在形态学上，脑老化的主要特征是脑容量减少、皮质变薄、白质退化、脑回减少和脑室扩大。前额叶皮质、海马体和内侧颞叶以及白质是随年龄增长变化最明显的区域。衰老过程中大脑体积减小主要发生在前额叶和海马区。尸解研究表明，脑重量在30岁后随年龄增长而减轻。据估计，在30到50岁之间，大脑体积每年减少0.1%～0.2%，而在70岁之后，大脑体积每年减少0.3%～0.5%。60岁后变化明显，70岁时只有年轻时的95%，80岁时只有90%，90岁时只有80%，一般老年人的脑重量与年轻人（20～30岁）相比，可减少50～150g。脑的增龄性萎缩的发生率为80%左右。CT及磁共振检查亦发现，正常衰老时，中枢神经系统体积减小，其中额叶和颞叶皮质、壳核、丘脑和伏隔核变化最大。主要表现为脑回变窄，脑沟加宽，脑室体积扩大，这些变化主要发生在脑皮层的额叶，其次是顶叶和颞叶。额叶、颞叶的显著萎缩，海马区的萎缩及相应的颞角变宽往往与神经退化过程相关。大脑结构老化还表现在白质连接被破坏。研究发现，与年轻人相比，老年人脑组织有含水量增多、髓鞘脱落、髓磷脂层被破坏、轴突结构病变和整体神经纤维受损等细胞老化现象，且衰老程度随年龄增长而加速。

脊髓老化在形态学的改变以后索较为明显。研究发现，从50岁以后开始见到后索脱髓鞘改变，随年龄增长发生率进一步增高。与后索变性同时并行的还有薄束核、楔束核、脊髓后根和后根神经节变性。60岁以后脊髓运动神经元细胞数量进行性减少、树突减少和突触变性。

周围神经的老化主要表现为神经纤维数量减少、轴索肿胀或萎缩、节段性脱髓鞘，亦可见有神经纤维再生和髓鞘化，50岁以后可见神经营养血管狭窄、神经鞘内膜肥厚、结缔组织增生、胶原纤维增加并侵入神经束内。

（二）组织学特征

神经系统衰老的组织学改变与神经元细胞减少（萎缩）、树突状变性、脱髓鞘、脑内小血管退化、小胶质细胞活化和白质病变的形成有关。随着年龄增长，神经元数量减少，而神经胶质细胞数量增加，这是脑老化的基础性变化。

1. 神经细胞（神经元）衰老的组织学变化　神经元是神经系统的主要功能细胞，包括胞体、树突和轴突三个结构。神经元是神经衰老变化最大的细胞之一，其组织学变化主要包括以下几方面。

（1）脑内神经细胞数量的变化：脑老化过程中均有不同程度的皮质萎缩和脑重量减少。从组织切片发现，皮质、海马锥体细胞层、蓝斑核及脑干核团均有明显的神经元丢失现象。一般认为成年人脑内神经细胞的数量近1000亿个，但从20岁起开始逐年下降，到了40岁，神经细胞的数量开始以每天1万个的速度减少。大多数慢性神经退行性病变均显示出不同脑区神经轴突和细胞或多或少或快或慢的数量减少。以往曾认为，衰老后认知能力下降主要是大量神经元死亡，但此后有证据表明，与年龄相关的神经元损失尽管在海马等区域较明显，而在其他脑组织的大部分区域并未发现有明显的神经元减少。例如，在正常老化的大脑中，颞上回、内嗅皮层和壳核，几乎没有可检测到的神经元丢失，提示衰老导致的神经元数量变化可能因脑区不同而异。研究者使用不同的组织学、定量和图像分析技术对衰老过程中额叶、顶叶皮质神经元和神经胶质细胞群的动态变化评估发现，随着年龄的增长和神经退行性病变，背外侧前额叶皮质的微柱宽度减少，其神经元数量变化不明显，但存在神经元萎缩（atrophy）现象。现多数学者认为，在一般脑老化过程中，神经元数量虽有减少，但总的来说微不足道。

虽然正常衰老脑神经元数量变化有限，但大量神经元丢失是神经系统退行性疾病发生的重要病理机制。临床研究发现，脑桥核中的胆碱能神经元在不同的神经系统退行性病变中都有不同程度的减少，此病变过程在一定程度上与老化相关。某些特定的神经退行性病变，如AD以脑内隔区、基底核等部位的胆碱能神经元减少为主；而PD神经元的变性坏死主要集中在黑质的多巴胺神经元，蓝斑的去甲肾上腺神经元等。

（2）神经元胞体结构的变化：脑衰老时神经细胞常出现退行性变化。对没有被诊断为神经系统疾病的老年人进行研究发现，在大多数大脑中存在淀粉样斑块、神经原纤维缠结、路易小体、包涵体、突触营养不良和神经元丢失等。神经元胞体的特征性改变包括：尼氏体溶解、细胞水样变性、神经原纤维变性、脂褐素聚集、迟发神经元坏死、神经元细胞质内包涵体形成及颗粒空泡变性等。

1）神经细胞内脂褐素沉积增加：是最常见的与年龄相关的神经元变化。脂褐素（lipofuscin）又称老年素，为细胞骨架、细胞膜、线粒体和其他细胞物质经神经元溶酶体降解所形成的产物。黄褐色颗粒色素聚集在神经元的胞质中，常常取代尼氏物质和其他胞质成分。

2）神经结构中特殊小体的出现：①Pick小体为球形嗜银性包涵体，见于老年人，更多见于Pick氏病。②平野小体多见于海马，老年者脑内发生率较高，光镜下为嗜银酸性，呈球形或杆状。③Marinesco 小体是在黑质和蓝斑的着色神经元中出现的嗜酸性核内包涵体。它们的直径为 $2 \sim 10\mu m$。衰老的大脑中含量丰富，但它们与衰老的关系仍不清楚。④淀粉样小体是老年人大脑中经常见到的一种改变，光镜下为 $2 \sim 20\mu m$ 圆形 HE 蓝染结构，多见于软脑膜下和脑室周围，与胶质细胞增殖有关。⑤路易小体（Lewy bodies，LB）见于一般老年人，更多见于帕金森病患者，位于黑质、蓝斑、丘脑下部和迷走神经背核等，为神经细胞浆内的包涵体。

3）神经原纤维缠结和老年斑：神经原纤维缠结（neurofibrillary tangles，NFT）$50 \sim 60$ 岁约5%，$70 \sim 80$ 岁约60%，而100岁者均可见到脑内有 NFT，在 AD 此种改变相当于正常老年人的 $6 \sim 40$ 倍。老年斑（senile plaques，SP）是含 β 淀粉样蛋白（amyloid-β，Aβ）等多种物质的细胞外沉积物，与 NFT 同样见于老年人和 AD，多位于大脑皮层毛细血管周围，尤以海马更为多见。

（3）突触与树突结构的变化：突触是神经元获取信息，并进行信息传递、加工和贮存的重要部位，突触的结构和功能的完整对于保证脑功能十分重要。神经细胞衰老的同时突触的结构也发生了衰老性变化，如突触间隙不清晰，突触前后膜结构不完整、发育不良或退化，突触前膜内神经递质小泡减少等。在脑衰老时突触结构发生退行性变化的同时，亦可出现部分突触代偿性增生。

1）突触的减少：研究发现，老年人神经细胞的树突比年轻人少，在老年人额前区与颞区大脑皮质外锥体细胞层看到基树突与分枝树突减少、顶树突的水平分枝减少尤甚，最后神经细胞变形、萎缩，树突变粗，分枝减少，基树突几乎全无或者少而粗短。这类变化最终可能导致神经细胞死亡。但也有人认为在老年人脑中某些区域有树突增多现象，如在神经细胞死亡较多的区域，树突出现代偿性增多，表现为树突棘延长，树突棘数量增多、密度增大等。

2）树突结构改变：树突棘（dendritic spine）是从脑细胞的树突中出现的小的膜状突起，有助于向神经元传输电信号。研究发现，大脑体积在衰老时减少的主要原因并不是神经元死亡，而可能是树突分枝、突触形态及密度的改变。然而并非所有脑区突触对衰老的敏感程度都是一样的，前额叶皮层及海马区的突触变化相对其他脑区要更加明显。前额叶皮层突触密度的改变主要表现为大量的轴棘突触减少。突触丢失的程度与认知缺陷的程度显著相关。在海马中复杂型的突触更容易受衰老影响。衰老过程中除了突触形态和密度会发生改变，突触功能也有明显的变化。

（4）轴突结构的变化：轴索营养不良，是神经系统生理性老化的表现之一，老年人发生率较高，表现为轴索膨胀，呈球形，可能是由于末端突触异常或轴索流（axonal flow）障碍所致，主要分布于黑质、基底节和薄束核及楔束核。小脑变性和高龄者可见到小脑普氏细胞轴索肿胀。

2. 胶质细胞衰老的组织学变化 脑内胶质细胞，包括星型胶质细胞、少突胶质细胞和小胶质细胞。随着年龄的增长，神经系统内胶质细胞也可出现各种非特异性的、反应性的变化，主要的改变包括星形细胞肥大、少突胶质细胞和小胶质细胞增生等。

（1）反应性星形胶质细胞增多和星形细胞肥大：星形胶质细胞是中枢神经系统

(central nervous system，CNS）内中最大的细胞群，其与人类皮层神经元的比例平均为
1.4∶1。星形细胞细胞骨架中间丝蛋白胶质纤维酸性蛋白（glial fibrillary acidic protein，
GFAP）及含有过磷酸化 tau 蛋白的刺状星形细胞，并随着年龄的增长而显著增加，被
认为是星形细胞老化的重要特征。GFAP 的上调代表着反应性星形胶质细胞增生（reac-
tive astrogliosis）。星形胶质细胞形态和基因表达发生巨大的变化，称为反应性星形胶质
细胞。反应性星形胶质细胞的胞体变大、胞核增大、胞质出现大量游离核糖体，线粒体
增多，并排列或成堆出现在胞质内。在大于 80 岁的人群中，大约 50% 的人会有这种变
化。淀粉体（corpora amylacea）是星形胶质细胞内最常见的随年龄增长而出现的组织学
改变。淀粉体为球形的胞质内小体，直径 5～20μm，在 10 岁以下的儿童中很少见，随
着年龄的增长而增加，常出现在 40 岁以上人脑组织中。

（2）少突胶质细胞和小胶质细胞增生：少突胶质细胞的主要功能是在 CNS 中包绕
轴突、形成绝缘的髓鞘结构、协助生物电信号的跳跃式高效传递并维持和保护神经元的
正常功能。研究发现，随着年龄的增长，少突胶质细胞产生髓鞘的效率会降低，导致髓
鞘变薄，节间变短。小胶质细胞是中枢神经系统中与免疫系统连接的常驻组织细胞，在
衰老过程中，小胶质细胞表现出激活的迹象。随着年龄增长，小胶质细胞组织相容抗原
的表达增加，这些变化会导致"免疫衰老"，从而增加神经变性的易感性。

脑老化过程中小胶质细胞增生伴随噬神经现象。噬神经现象（neuronophagia）是小
胶质细胞的病变，是小胶质细胞对坏死的神经元的一种反应。

3. 脑白质衰老的变化　经检测发现，脑白质疏松（leukoaraiosis）随着年龄的增长
而变得普遍，特别在脑室周围。轴突的丢失或退化是白质在衰老过程中最显著的变化，
在 20～80 岁间有髓轴突可减少 45%。轴突丧失的原因是轴突蛋白质稳态功能的下降，
包括蛋白质合成、折叠、运输、分泌和降解等各方面，如泛素蛋白酶体系统、自噬和内
质网相关的降解途径异常。

4. 脑老化过程中的血管变化　随着年龄的增长，脑内小血管可出现动脉粥样硬化
血管病样改变，其特征是动脉玻璃化和血管周围间隙增宽，有含铁血黄素。脑动脉硬化
的特征是内膜平滑肌和胶原纤维增生，常见于大脑中动脉的豆纹动脉分支。小血管改变
与糖尿病或高血压的临床病史有关。

二、神经系统老化的生物化学变化

在神经系统衰老过程中大脑不同区域也表现出生化变化，如激素、神经递质及其受
体水平的改变，这些变化是不可逆转的，与各种神经退行性疾病的发生发展密切相关。
从细胞和分子水平上的研究发现，脑衰老具有如下生物化学变化特征。

（一）线粒体功能障碍

线粒体是细胞的能量工厂，衰老过程中线粒体功能下降是组织功能退化的重要原
因。线粒体分布在神经元的树突和轴突中，可产生能量支持神经传递、细胞维护和修复
所需的 ATP。线粒体还在细胞钙稳态中发挥关键作用，并作为调节细胞核基因转录的信
号来源。

研究发现许多线粒体功能障碍与增龄相关，如出现线粒体增大或破裂，线粒体DNA 氧化损伤增加，电子传递链功能受损，膜去极化线粒体数量增加，Ca^{2+} 处理能力受损，以及触发线粒体膜通透性降低等。脑衰老过程中线粒体功能的下降将损害神经元功能和重要的酶活性。对衰老神经元和星形胶质细胞的研究表明，在衰老过程中脑中的大多数细胞类型都会发生线粒体功能障碍。

（二）氧化损伤分子的积累

在衰老过程中活性氧（reactive oxygen species，ROS）产生增加和（或）抗氧化防御能力降低。神经元产生的 ROS 来源于线粒体呼吸和各种氧化酶，以及细胞内 Ca^{2+} 升高。嗅觉减弱是衰老的共同特征，有研究表明，衰老嗅球中的神经元和星形胶质细胞的碳化蛋白和硝化蛋白增加。NO 介导的氧化损伤异常与衰老脑皮层的血管功能障碍有关。研究发现，衰老动物脑内脂质过氧化产物明显增加，与淀粉样沉积和神经原纤维缠结有关。这些损害对细胞新陈代谢和重要的膜蛋白功能（包括葡萄糖转运蛋白、神经营养因子受体和离子泵中的 ATP 酶等）产生影响。

（三）溶酶体和蛋白酶体功能受损

清除受损和功能障碍的细胞器对神经元十分重要。受损的细胞器成分被转移到溶酶体或蛋白酶体中降解。在衰老过程中，某些大分子会被氧化，不能被溶酶体降解。研究发现，细胞中包含的未降解物、功能失调的线粒体和自噬小泡，呈增龄性积累，表明神经元衰老会发生蛋白酶体降解和自噬功能受损。在衰老过程中神经元溶酶体维持溶酶体腔内低 pH 值的能力受损，导致脑皮层神经元内的溶酶体功能损害，引起未降解物堆积和细胞死亡。脑衰老过程蛋白酶体功能障碍和过载，表现为神经元中多聚泛素化蛋白的积聚，如脂褐素、神经原纤维缠结、路易小体等都是溶酶体效率低下引起的典型表现。

（四）神经元钙稳态失调

钙离子可以调节神经元功能和神经网络的结构适应性，与记忆的形成有关。在衰老过程中神经元将 Ca^{2+} 动态控制在生理范围内的能力受损。研究表明，衰老损伤了 Ca^{2+} 诱导的后超极化，从而增加了 Ca^{2+} 内流（通过 L 型电压依赖性 Ca^{2+} 通道）导致胞浆 Ca^{2+} 水平异常升高，从而导致蛋白质磷酸化、细胞骨架动力学和基因表达的失调。实验表明 Ca^{2+} 调节紊乱与衰老相关的认知缺陷有关。老年动物海马神经元对 Ca^{2+} 介导的兴奋性毒性退化和细胞死亡表现出更高的易感性。钙结合蛋白的下调以及线粒体和内质网的 Ca^{2+} 处理能力受损，导致了衰老过程中神经元钙离子调节能力的失调。细胞内 Ca^{2+} 浓度持续升高可以损伤和杀死神经元，其机制是 Ca^{2+} 依赖性蛋白酶的激活和触发细胞凋亡。

（五）适应性应激反应信号通路受损

神经元不断受到代谢、离子和氧化应激的影响，这些应激来自神经元内部正常的电化学活动，以及外部生理、心理应激。适应性应激反应信号通路可能在衰老过程中受损，从而使神经元易受损伤和神经退行性疾病的影响。神经元在脑衰老过程中由于神经营养因子表达减少和受体表达的改变而受损。神经营养因子缺陷可能导致衰老过程中神经元线粒体功能、Ca^{2+} 处理和抗氧化防御功能受损。在衰老脑的突触末梢中，可能由于膜脂过氧化而导致质膜 Ca^{2+}–ATP 酶活性下降和信号通路的失调对神经元线粒体产生不利影响，这些会导致衰老过程中的神经元功能障碍。慢性不受控制的应激（心理或生理上）会损害神经元的可塑性，使神经元易于退化，增加神经元退化的易感性。

（六）DNA 修复功能受损

在细胞功能的衰老过程中，线粒体和细胞核中的 DNA 受到 ROS 的破坏，而神经元中的 DNA 损伤会伴随兴奋性突触活动而增加。衰老过程中受损的核 DNA 和线粒体 DNA 数量增加，而 DNA 修复蛋白的表达和（或）酶活性降低。在人脑衰老过程中核 DNA 容易发生氧化损伤的积累。在衰老的脑中 DNA 聚合酶 Polβ 的表达减少，表明核苷切除修复和转录耦联修复受损。

（七）神经递质的改变

神经递质是神经细胞之间进行信息通讯的重要媒介。神经递质系统的改变对研究衰老与年龄相关的神经系统疾病（如帕金森病、阿尔茨海默病、老年性耳聋和抑郁症等）的生物化学机制至关重要。在衰老过程中神经递质含量及其信号转导机制异常是 CNS 的突出表现。目前已证实多种神经递质的改变与衰老性认知功能降低有关。

1. 乙酰胆碱（ACh） ACh 是神经系统内的重要递质，也是研究得最多的神经递质之一。研究发现，在衰老过程中胆碱能神经功能会逐渐降低，脑内胆碱摄取、乙酰胆碱合成、乙酰胆碱释放、自身受体功能、突触后受体数量以及受体介导的效应器和第二信使等方面存在特异性缺陷。对乙酰转移酶活性的研究发现，正常人 28～70 岁酶活性随年龄增长呈线性下降，而 70～100 岁下降不明显；而 AD 患者在此期却下降 70%～90%，表明乙酰转移酶活性降低与认知障碍有关。

2. 儿茶酚胺类递质 多巴胺等儿茶酚胺类递质在老年人的某些脑区含量下降。突触多巴胺递质减少被认为是衰老的生物标志物之一。研究发现儿茶酚胺类合成酶，如多巴脱羧酶、酪氨酸羟化酶的活性降低，而其降解酶如单胺氧化酶（monoamine oxidase，MAO）的活性升高。随着增龄改变儿茶酚胺类递质合成能力在下降，而分解活动在上升。多巴胺（dopamine，DA）含量在百岁老人与 20 岁青年体内相比下降 25%，神经元突触前膜的 DA 再摄取位点数量减少 70%。这些与 PD 有相当的相似性。研究发现，90 岁老人的 DA 能神经元突触多巴胺 D2 型受体的数量减少 40%，而多巴胺 D1 型受体没有变化。

3. 其他神经递质 ①血管升压素（vasopressin，VP）：参与记忆和学习的信息加工、记忆巩固和条件反射形成，特别是与长时记忆有关，并认为具有神经调剂作用，能持续地抑制神经系统的兴奋性。②5-羟色胺（5-HT）：在衰老过程中脑区多个部位 5-HT 水平明显降低，如皮层、海马和下丘脑等 5-HT 水平明显降低。研究发现，在大脑皮层中 5-HT 的受体随着年龄的增长而下降。③谷氨酸也是随着年龄增长而降低的神经递质。研究表明，年龄较大的受试者的谷氨酸浓度较低，尤其在基底神经节，存在与年龄相关的显著下降。谷氨酸可以作为受衰老影响的脑疾病的标志物。

三、神经系统老化的生理功能变化

目前，与年龄相关的神经系统功能变化主要有以下方面的功能改变，如反射抑制、感觉功能减退、运动迟缓、认知功能减退等。正常衰老的神经功能变化表现包括认知功能的轻微下降、轻度运动功能受损和感觉知觉改变等，其中以认知功能下降、运动协调和决策能力下降最明显。

（一）反射功能及运动功能减退

反射是神经活动的最基本方式，是机体的中枢神经对外界刺激所做出的有规律的应答。反射减少从 60 岁左右开始出现，并随着年龄增长持续减退，包括膝跳反射、肱二头肌反射和踝反射等腱反射消失等。踝反射通常是随年龄增长最先减弱或消失的反射。电生理学研究表明，反射的传入支和传出支随年龄增长而减少。单侧反射亢进与痉挛和巴宾斯基征（Babinski sign）阳性结合，可提示对侧椎体系病变。浅反射（提睾反射、腹壁反射、足底反射）随着年龄的增长变得迟钝或消失。

老年人的运动速度和协调控制能力会降低。研究表明衰老时运动速度约有 15%～30% 的下降，这可能与大脑信息处理速度在衰老时的衰退有关。老年人运动的协调性变差，如平衡能力和步态调控出现问题，这是老年人跌倒并导致疾病和损伤的主要风险因素之一。同时衰老过程中小脑的退化也参与运动失调。运动能力的退化与大脑内中枢神经系统的失调有关，也与周围神经系统和肌肉系统的退化有关。由于运动单位随着老化而扩大，精细运动任务表现的准确性可能会下降。

（二）感觉功能减退

与年龄相关的感觉功能变化体现在视力、视野、深度知觉、对比敏感度、运动知觉等相关的自我运动知觉减退。视力下降是由许多眼科疾病（如白内障、青光眼）和神经系统疾病（如黄斑变性）引起的。瞳孔通常随着年龄的增长而变小，瞳孔对光线调节的反应也减弱，这使老年人必须借助眼镜阅读。衰老还导致嗅觉减退，区分不同差异程度的气味能力有减弱，鉴别气味的功能也受损。衰老相关嗅觉损害机制可能与上呼吸道的结构和功能变化有关，包括嗅上皮、嗅球或嗅觉神经。衰老还伴随其他感觉异常，最常见及明显的异常是振动觉降低和本体感觉减弱，如 65～85 岁的老年人中 12%～68% 有振动觉受损，并随年龄而增长。

（三）自主神经系统功能减退

自主神经系统功能在老年人中随年龄增加呈现逐渐衰退的状态，这与多种老年疾病（如高血压、糖尿病、高血脂、肥胖等）相关。自主神经功能紊乱的症状十分常见，老年人自主神经系统功能障碍可表现为直立性低血压、便秘、尿频、尿急等。

（四）睡眠的变化

老年人的睡眠周期更短，夜间醒来的频率更高，早上醒来的时间也更早。老年人失眠的发生率显著升高，且与年龄密切相关，年龄越大越容易失眠。

（五）对记忆和其他认知功能的影响

记忆与学习是大脑重要的高级神经活动。认知功能减退是神经系统衰老的显著特征之一。认知障碍包括计算能力、学习能力、语言和判断能力的下降。老年人的记忆是随增龄而逐渐衰退的，其特点是机械性记忆的衰退，而逻辑性记忆不减退；对学习新事物的能力下降，而对旧事物的印象则持久保留。

（六）对情绪的影响

一般认为老年人的情绪体验和表达保持不变，而且比年轻人有更好的情绪调节能力，但随着年龄的增长，情绪确实也会发生变化，多达10%的55岁及以上的人更易患抑郁症。老年人会出现更多的抑郁症的躯体特征，如睡眠失调、疲劳、烦躁不安和处理速度减慢等。

第三节　神经系统功能老化的相关疾病

心血管病、肿瘤、脑血管病和老年神经变性病是引起人类死亡的四大原因。由于神经系统的不可再生性，神经系统疾病已经成为导致老年人死亡和致残的主要原因。随着人口老龄化的到来，神经系统老化及其引起的神经系统疾病成为目前老年生理学研究的热点。

一、老年人神经系统疾病的特征

随着年龄增长，老年人常出现以感觉和运动障碍、自主神经功能紊乱和脑的高级功能障碍为主的临床表现和体征，如视力和听力下降、嗅觉和味觉减退、动作缓慢、平衡障碍、记忆力下降等，这些都是神经系统衰老所引发的退行性病变。神经系统衰老也称为脑老化，影像学表现为脑萎缩、脑室旁白质异常信号逐渐增多；组织学表现为神经元内脂褐素增多、皮质浅表淀粉样小体、神经元颗粒空泡变性、神经原纤维缠结、老年斑等；脑老化的神经生物学基础是脑组织多种神经递质相对不足或失衡。

脑老化与神经系统退行性疾病，如AD、PD，有着相同和（或）相似的临床表现、神经病理特征、病因和发病机制。脑血管老化是脑老化的重要组成部分，老年性脑血管病变也是老年人群的常见病、多发病，其与神经系统退行性病变有共同的特征：

（1）发病率随着年龄的增长日趋升高。

（2）死亡率致残率高。

（3）医疗费用高、陪护康复周期长。

（4）有共同的致病危险因素。

二、老年性脑血管疾病（脑卒中）

脑卒中，又称中风或脑血管意外，是一组急性脑血管病的总称。指供应脑部血液的血管病变所致的一组神经系统疾病。以突然起病，迅速出现局灶性或弥漫性脑功能缺损为临床特征，主要包括脑血栓形成、脑栓塞、脑出血、蛛网膜下腔出血。

（一）病因与发病的生理学机制

1. 老年性脑血管疾病的病因　脑血管病的相关危险因素中年龄、性别、种族和家族遗传史为重要的不可干预的危险因素。高血压、心脏病、糖尿病、血脂异常、吸烟、酗酒等为可干预的危险因素。

（1）不可干预危险因素有：①性别：我国脑卒中患者平均发病年龄，男性低于女性，分别为 65.5 岁和 67.6 岁。对于 60 岁以上的人群，男性的脑卒中死亡率明显高于女性。②年龄：中国脑卒中发病人群中，70 岁以下患者比例持续增加，呈现逐渐年轻化趋势。③种族和家族遗传史也是重要的危险因素。

（2）可干预的危险因素有：①高血压：研究表明，高血压是脑卒中发病率、死亡率上升的独立、直接、持续的危险因素。任何形式的高血压均可以增加脑卒中的发生风险。高血压控制不达标是导致出血性脑卒中发病的重要因素。②糖尿病：糖尿病是缺血性脑卒中的独立危险因素，可使发生脑卒中的危险性增加 2 倍。糖尿病还是脑卒中死亡的重要的危险因素。③血脂异常：低密度脂蛋白升高和高密度脂蛋白降低能增加脑卒中的风险。④心脏病：各种心脏病均与脑卒中风险高度相关，其机制是心源性栓子栓塞脑血管、心律失常或心力衰竭导致脑血流量减少，诱发脑血栓形成，其中房颤是心源性栓塞最常见的原因。⑤吸烟：吸烟可使脑卒中及颅内外动脉粥样硬化风险增加，是缺血性脑卒中的独立危险因素，其机制是血液黏度和纤维蛋白原水平增加，血管内皮损伤、血小板聚集、血管收缩和动脉粥样硬化的产生等。

2. 脑梗死的生理学机制（以脑血栓形成为例）　脑梗死（cerebral infarction），也称缺血性卒中（ischemic stroke），是最常见的脑卒中类型，是各种原因所致的局部脑组织血液供应障碍，导致脑组织缺血缺氧性坏死，脑组织软化，进而引起相应的神经功能缺失的神经系统疾病。

脑血栓形成是脑梗死最常见的类型，是指大动脉粥样硬化等导致血管增厚、管腔狭窄、闭塞或在此基础上形成血栓，引起局部脑血流减少或中断，导致脑组织缺血缺氧性坏死。常由动脉粥样硬化、高血压、糖尿病和血脂异常等引起。如在短时间内再通血管、重建血流，脑组织损伤是可逆的，其功能可能恢复，若血流无改善，则缺血将最终发展为梗死灶。这是现代缺血性卒中治疗的主要理论基础。

脑血流减少或中断后发生一系列细胞生化和分子生物学机制，导致神经细胞损伤，如神经细胞内钙超载、兴奋性氨基酸细胞毒性、自由基和再灌注损伤、神经细胞凋亡等。严重缺血的脑组织能量耗竭，神经细胞膜的泵功能障碍，引起膜去极化和突触前兴奋性递质（主要是谷氨酸和天门冬氨酸）的大量释放，细胞外液中的 Ca^{2+} 通过电压门控通道和谷氨酸受体门控通道进入细胞内，且由于 ATP 供应不足和酸中毒，使细胞内的结合钙大量释放，细胞内钙稳态失调，形成细胞内钙超载。受 Ca^{2+} 调节的多种酶类被激活，导致膜磷脂分解和细胞骨架破坏，大量自由基产生，细胞出现不可逆性损伤。

（二）老年性脑血管疾病的特点

1. 流行病学特点　脑卒中是我国老年人群的常见病，多发病。随着社会老龄化和脑卒中危险因素普遍暴露，脑卒中的发病率和患病率持续上升，并呈现出年轻化、低收入群体中快速增长，男性高于女性、北方高于南方、农村高于城市、缺血性脑卒中增多、出血性脑卒中缓慢降低等趋势。目前，中国 40～74 岁居民首次脑卒中标化发病率平均每年增长 8.3%，年龄≥40 岁居民脑卒中标化患病率由 2012 年的 1.89% 上升至 2018 年的 2.32%。WHO 预测如果死亡率得不到控制，2030 年我国每年将有近 400 万人死于脑卒中。脑卒中的高患病率、高死亡率、高致残率，不仅严重危害人民的健康和生活质量，也带来沉重的医疗、经济和社会负担。

2. 病理生理特点与分型　老年性缺血性卒中是因脑部供血障碍而造成局灶性损害。缺血性脑血管病的头颅 CT 检查可见低密度的梗死灶，短暂性脑缺血发作（transient ischemic attack，TIA）时可能正常，也可见腔隙性低密度梗死灶。常见有以下几种类型：

（1）短暂性缺血性发作：多由于动脉粥样硬化斑块的小碎片散落在血液中，或为微栓子，进入脑循环造成局灶性小梗死，出现一过性偏瘫、单瘫、感觉缺失、失语、失明等，24 小时内症状和体征均消失，但可反复发作。

（2）脑血栓形成：因脑动脉粥样硬化，管腔狭窄，血流受阻而造成局灶性脑梗死，出现相应的症状和体征，如偏瘫、失语等。多在夜间或休息时发病，60～70 岁为发病高峰。症状可于数小时甚至 1～2 天内加重，以后逐渐恢复。

（3）脑栓塞：因脑外血凝块（血栓碎块）、空气栓、脂肪栓等，随血流进入脑部，造成急性栓塞，形成局灶性梗死，出现相应的症状和体征，如偏瘫、单瘫、失语等。多见于瓣膜赘生物脱落成为栓子，造成脑栓塞。

3. 临床特点　脑血栓栓塞的具体血管、大小、部位等因素决定了发病的症状。脑血栓形成的好发部位为颈总动脉、颈内动脉、基底动脉下段等，发生部位不同其临床症状也不同。

（1）中老年人群：脑血栓多见于中年和老年人群，60 岁以上有脑动脉硬化、高脂血症和糖尿病的患者最易发生。多有高血压、动脉粥样硬化病史，或有吸烟、酗酒等习性，或有脑血管病家族史。

（2）前驱症状：发病有前驱症状，如短暂性脑缺血发作症状。起病较缓慢，多在睡眠中发病，次晨醒来发现半身肢体瘫痪；如急性起病，出现局灶性脑损害的症状和体征，并能用脑动脉供血区功能损伤解释。

（3）确诊检查：CT 和 MRI 检查发现脑梗死灶，可明确诊断。

（三）治疗中的生理学原理

目前对于脑血管疾病尚缺乏特效疗法，只能通过纠正血脂代谢紊乱，扩张脑血管，改善脑部血液循环来减轻症状，配合使用血管扩张剂、钙通道阻滞剂、抗血小板聚集剂等药物治疗。

1. 脑卒中的防治遵守的基本原则　①超早治疗：提高公众脑卒中急救意识，了解超早期治疗的重要性，力争发病后立即就诊，有机会选择最佳治疗方案。②个体化治疗：根据患者年龄，缺血性卒中类型，栓塞血管的部位和严重程度，采取最适治疗。③整体化治疗：采取针对性治疗，同时进行支持和对症治疗，以及早期康复治疗。

2. 主要治疗方法和措施　溶栓治疗、抗血小板聚集、抗凝、降压、手术及血管内介入治疗等。

（1）溶栓治疗：脑梗死首先判断是否适合溶栓治疗。静脉溶栓是最主要恢复血流的措施，溶栓药有重组组织型纤溶酶原激活物（rt-PA）、尿激酶等；动脉溶栓是动脉内介入溶栓的治疗方法，通过溶栓前的血管造影，直接发现闭塞血管的位置和程度，将药物直接注入，能减少溶栓药用量，减少继发性出血和全身不良反应。

（2）抗血小板聚集药：如阿司匹林能抑制环加氧酶，可减少血小板聚集的血栓素 A2（TXA2）生成而抗血小板聚集及抗血栓形成。

（3）抗凝治疗：抗凝药物包括肝素、口服抗凝剂和凝血酶抑制剂等。肝素可激活抗凝血酶Ⅲ，灭活多种凝血因子。对急性期抗凝治疗还存在争议。

三、老年帕金森病

帕金森病（Parkinson's disease，PD）又称震颤麻痹（paralysis agitans），是一种发生于黑质和黑质纹状体通路的锥体外系变性的常见老年人神经退行性疾病。

（一）病因与发病的生理学机制

1. 病因　帕金森病的主要病变在中脑黑质，尤其是致密带多巴胺能神经元变性缺失，而其原因尚不明确。近年来对帕金森病的病因研究主要集中在衰老、遗传和环境危险因素三个方面。

（1）衰老：衰老是被公认的最重要的 PD 发病危险因素。PD 发病率随年龄增加而成倍增加，随着人口老龄化，PD 的发病人数会逐渐增加，将给家庭和社会带来沉重负担。

（2）遗传：经流行病学和病例对照研究提示 PD 有遗传倾向，早发性 PD 患者（<50岁）有家族遗传史，与基因突变有关。发病相关基因突变与 α-突触核蛋白功能异常有关。

（3）环境：研究发现一些嗜神经毒性物质可选择性损伤多巴胺能神经元，并出现与临床上 PD 相似的症状和病理表现。流行病学研究发现，PD 的发生与长期接触农药、杀虫剂、除草剂、工业化学毒品等密切相关。

2. 发病的生理学机制　帕金森病的主要病理改变为神经黑色素细胞缺失，以黑质致密部多巴胺能神经元缺失最为显著。残留神经元细胞质出现嗜酸性包涵体-路易小体（Lewy body）。路易小体是帕金森病的重要病理特征，是由 α 突触核蛋白错误折叠、异常聚集而形成的不可溶性淀粉样蛋白。这种 α 突触核蛋白异常聚集体在神经元内沉积后难以被降解，进一步介导蛋白降解系统功能障碍、物质运输障碍及线粒体功能障碍等细胞毒性作用，导致神经元死亡。当黑质多巴胺能神经元数目减少 50% 以上，纹状体多巴胺递质含量减少 80% 以上时，会出现相关运动症状等临床表现。

（二）老年帕金森病的特点

1. 流行病学特点　流行病学调查显示，PD 发病率全年龄段为 8～18/10 万、65 岁以上年龄段为 50/10 万、75 岁以上年龄段为 150/10 万、85 岁以上年龄段为 400/10 万，可见 PD 发生与年龄增长相关。约 10%～15% 帕金森病患者在 60 岁前发病，绝大部分患者为老年人。65 岁以上老年人帕金森病患病率 1.7%，70 岁以上患病率 3%～5%。随着老龄化社会来临，帕金森病发病率逐渐增加。

2. 病理生理学特点　对 α 突触核蛋白异常聚集的部位和发展过程的研究，发现帕金森病病理改变起源于外周的嗅球和肠神经末梢，影响迷走神经背核、黑质致密区多巴胺能神经元以及大脑半球神经元，导致临床上出现运动和非运动的症状。

（1）PD 的运动症状及其机制：以动作迟缓、静止性震颤、肌僵直等运动症状为主要表现。在大脑皮层与基底神经节之间存在两条通路，即直接通路与间接通路。直接通路的活动最终能易化大脑皮层发动运动。间接通路则抑制大脑皮层发动运动。正常时两条通路相互拮抗，以直接通路的活动为主，并保持平衡状态。

黑质-纹状体投射系统是指纹状体的中型多棘神经元接受黑质致密部的多巴胺能神经元投射。新纹状体的中型多棘神经元有两种类型，它们的细胞膜上分别有多巴胺 D_1 和 D_2 受体。黑质-纹状体多巴胺能纤维末梢释放的多巴胺通过激活 D_1 受体可增强直接通路的活动，而激活 D_2 受体则抑制间接通路的活动，即易化大脑皮层的活动，有利于运动的产生。

当帕金森病时黑质多巴胺能神经元变性缺失，纹状体多巴胺含量显著降低，黑质-纹状体投射系统受损，引起直接通路活动减弱而间接通路活动增强，使皮层对运动的发动受抑制，从而出现运动减少和动作缓慢等症状。

黑质-纹状体多巴胺能通路可抑制纹状体内乙酰胆碱递质系统的作用。当黑质多巴胺能神经元受损后，对纹状体的胆碱能神经元抑制作用减弱，使乙酰胆碱递质系统功能相对亢进，进而导致肌张力增高、动作减少等运动症状。

大脑皮层对躯体运动的调节是通过锥体系和锥体外系的下传冲动完成的，由于 PD 的病变主要在黑质，因此会出现锥体外系受损的症状，也可导致肌张力增高，伸肌、屈肌张力都增高。头颈部、躯干及四肢肌肉均可受累，出现帕金森病特殊姿势：头颈部前倾、躯干俯屈、肘关节、膝关节屈曲，故患者表现走路往前冲，步距小，越走越快，不能及时停步，称慌张步态。PD 患者丘脑外侧腹核等结构的功能异常可能与静止性震颤有关。

（2）PD 的非运动症状及其机制：以便秘、嗅觉障碍、快速动眼期睡眠、行为障碍、焦虑、抑郁、感觉障碍和自主神经症状等非运动症状为主要表现。引起非运动症状的主要机制是 α 突触核蛋白异常聚集并向中枢神经系统传播，影响到嗅球则可出现嗅觉障碍；影响肠神经系统则可引起便秘；影响迷走神经背核会出现自主神经功能障碍的症状，如唾液分泌增加，汗腺分泌增多；影响大脑半球神经元，可引起感觉障碍和精神症状等。

3. 临床特点　帕金森病是一种中枢神经系统变性疾病，主要病变是中脑黑质致密带的多巴胺能神经元变性，多巴胺合成减少所致，其发病率随着年龄的增长而增高，并与环境危险因素和遗传基因有关。

（1）分型：临床上根据 α 突触核蛋白异常聚集的部位和发病过程，将 PD 分为的三阶段：临床前期、前驱期和临床期。临床前期仅存在 α 突触核蛋白和多巴胺能神经元丢失的病理改变，无明显临床症状；前驱期可存在部分非运动症状，当出现明确的运动症状，包括运动迟缓、静止性震颤或肌张力增高时，则进入临床期。

（2）特点：帕金森病平均发病年龄为 55～60 岁，以肌强直、震颤及运动减少为三大主要症状，发病方式多以月或年为单位缓慢起病。首发症状主要有 5 方面：①静止性震颤：震颤多由一侧上肢远端开始，渐扩展到同侧下肢及对侧肢体，静止时出现紧张时加重。②肌强直：肌强直是由锥体外系病变引起的，表现为肌张力升高、呈齿轮样或铅管样强直。③运动迟缓：表现为随意动作减少、始动困难和运动迟缓、精细活动困难，以及上肢摆动减少。④姿势步态异常：患者站立或行走时不能维持身体平衡，呈现慌张步态。⑤自主神经症状：不同阶段出现不同程度的自主神经症状、认知与情感异常和行为症状，以及神经与精神症状。

（三）治疗中的生理学原理

帕金森病常用的治疗方法有药物治疗、手术治疗、康复治疗，而干细胞和基因等修复治疗以及人工智能功能重建等手段代表了今后的发展方向。临床上常用的抗帕金森病的药物包括左旋多巴、多巴胺受体激动剂、单氧化酶抑制剂等。

1. 左旋多巴（L-dopa）　PD患者多巴胺递质耗竭是其生化和临床改变的关键。左旋多巴成为治疗PD最经典的方法，是被公认的治疗PD的"金标准"。通过联合应用外周多巴胺脱羧酶抑制剂（卡比多巴）来减少左旋多巴在外周的降解，使其更多进入脑内发挥作用。长期服用左旋多巴（3~5年），会出现运动障碍和精神症状等副作用。

2. 多巴胺受体激动剂　目前使用的非麦角类多巴胺受体激动剂，可直接作用于突触后膜上的多巴胺受体，无须黑质多巴胺能神经元合成酶系统，就能发挥多巴胺样作用，并对多巴胺受体发挥较稳定的刺激作用。该类药物的优点是：可早期替代左旋多巴，减少运动并发症，但缺点是部分患者出现精神方面的症状，如精神障碍、睡眠障碍等，其对运动症状的改善不如左旋多巴。

3. 单氧化酶（MAO-B）抑制剂　通过抑制MAO-B活性，抑制多巴胺的降解，增加多巴胺的合成和转运，而达到增加突触间隙中多巴胺的浓度、促进其活化受体、更好地发挥改善PD症状的作用。目前国内临床应用的是MAO-B不可逆抑制剂，主要有两种：司来吉兰和雷沙吉兰。临床证明，其与左旋多巴合用能够改善运动功能、开关现象、症状波动、肌僵直及步态障碍等运动症状。临床和实验研究提示具有延缓疾病进展的作用，可推荐为早期治疗药物。

四、阿尔茨海默病

阿尔茨海默病（Alzheimer's disease，AD）是一种起病隐匿的进行性发展的神经系统退行性疾病。以记忆损害为突出的临床表现，并逐渐影响其他认知领域出现失语、失用、失认、视空间能力受损、执行功能障碍，以及人格和行为改变等全面性痴呆表现，约占所有老年人痴呆的60%~70%。

（一）病因与发病的生理学机制

1. 病因　AD的病因众多，可能包括生物和社会心理等多种因素。从研究来看，AD的可能因素和假说多达30余种，如家族史、性别、头部外伤、教育水平、甲状腺病、病毒感染等，但均未完全明确。

（1）分型：AD分为早发型和迟发型两种：①早发型AD相对罕见，呈家族遗传性。已确定与致病基因突变有关，属于常染色体显性遗传。②迟发型AD较常见，呈散发性，发病年龄为65岁以上，为多种因素导致病理性淀粉样老年斑及神经原纤维缠结沉积，致使与认知相关脑区的神经元发生萎缩和退行性病变。

（2）危险因素：①年龄是 AD 首要的危险因素，在 65 ～ 69 岁，AD 发病率为 1.9%，逐年递增，至 85 岁以上达到 18.3%。②遗传是重要因素，如父母都是 AD 患者，则到 80 岁时患 AD 的风险可高达 54%。若一级亲属中有 AD 患者，则终身患病的风险是 39%，为正常人群的 2 倍。③其他因素，如高血压、糖尿病、高脂血症、心血管疾病、脑外伤、缺乏体育锻炼等都会增加患 AD 的风险。

2. 发病的生理学机制　AD 的解剖学变化是脑萎缩，萎缩最早出现于海马区、内嗅皮质，逐渐蔓延至颞叶、顶叶、额叶等相关皮层区域，晚期可出现全脑萎缩。组织学研究发现 AD 的主要改变包括神经元缺失、老年斑（senile plaque，SP）和神经原纤维缠结（neurofibrillary tangles，NFTs），是 AD 患者脑内发现的特异性病理学标志物。

病理生理学研究发现，基底前脑胆碱能神经元缺失，海马和皮层乙酰胆碱含量明显降低。SP 主要分布在大脑皮层，特别是额叶和颞叶。SP 主要由 Aβ 构成的丝状淀粉样蛋白沉积所致。NFTs 又称神经元内丝样包涵体，位于神经元胞体和树突，多见于海马、杏仁核、颞叶内侧、额叶皮质的锥体细胞等。

（二）阿尔茨海默病的特点

1. 流行病学特点　阿尔茨海默病是老年人的常见病，随年龄增长，在 60 岁以上人群中每 5 年发病率约增加一倍，而年龄在 80 岁以上的老年人中，这个比例高达 33% 以上。在阿尔茨海默病发病率中，AD 是最常见的痴呆类型，约占所有病例的 2/3。该病起病缓慢或隐匿，女性较男性多（女：男为 3 : 1）。

2. 病理生理学特点　阿尔茨海默病分为典型和非典型临床症状。①典型 AD：以记忆损害为突出的临床表现，并逐渐影响其他认知领域：定向力、语言、视空间、执行、注意力、判断及洞察力。可出现精神行为异常，如情感障碍和行为异常，并致日常生活能力下降。②非典型 AD：早期不表现记忆障碍，而以非典型临床表现起病，如视觉功能障碍、语言障碍、精神异常等类型。

3. 临床特点

（1）严重程度：阿尔茨海默病患者一般经历轻、中、重三个阶段：①轻度 AD 以认知受损，尤其是记忆力下降为主要表现，常伴情绪反应，脑大体改变不明显，而镜下改变已经开始。②中度 AD 开始出现精神行为症状，生活需要他人帮助，脑大体改变已出现。③重度 AD 开始出现神经系统异常体征，生活依赖他人，脑大体改变明显。

AD 病程进展速度不一，从开始显示临床症状至重度痴呆通常为 5 ～ 15 年。

（2）诊断标准：AD 的诊断标准通常为下列三个方面：①首先符合痴呆的标准（认知功能受损为核心的智能损害综合征）。②痴呆的发生和进展符合 AD 特征（潜隐性起病，进行性恶化）。③排除其他原因导致的痴呆（以病理检查为"金标准"）。

（3）辅助检查：支持 AD 诊断的辅助检查：MRI 检查结果显示内侧颞叶（海马、嗅皮层、杏仁核）萎缩；脑脊液（CSF）异常（淀粉样蛋白减少和 tau 蛋白升高）；PET 检查的典型发现（颞叶糖代谢减低或淀粉样物质显影）；影像学检查发现中度或重度脑萎缩，脑电图可见 δ 波；常染色体显性遗传的家族型 AD。

（三）治疗中的生理学原理

目前认为 AD 是一种进行性的神经退行性疾病，其病因和发病机制尚不清楚，由于 AD 的危险因素繁多，致病环节多样，发病机制复杂，现有的 AD 治疗药物多为对症治疗，治疗效果有限，短暂改善记忆功能，不能阻止和逆转 AD 患者的神经元退行性改变和防止病情的进展。治疗 AD 坚持多靶点原则，包括药物治疗、非药物治疗（支持疗法、营养治疗和康复治疗）、行为问题治疗、睡眠障碍治疗等方面。在此主要讨论 AD 的药物治疗。

1. 胆碱酯酶抑制剂（AChEI）　中枢胆碱能神经元缺失，海马和皮层的乙酰胆碱含量明显降低，严重影响学习和记忆功能。AChEI 能抑制胆碱酯酶（AChE）对乙酰胆碱（ACh）的降解，提高 ACh 含量来改善 AD 患者的认知功能。还可激活蛋白激酶 C 减少 Aβ 淀粉样沉淀及过度磷酸化的 tau 蛋白的生成。AChEI 是目前应用广泛、研究最多、相对有效的一类药物。代表药物有安理申（盐酸多奈哌齐，Donepezil）和艾斯能（重酒石酸卡巴拉汀，Rivastigmine，Exelon）等。

2. 谷氨酸受体拮抗剂　盐酸美金刚（memantine）是一种非竞争性 N–甲基–D–天冬氨酸谷氨酸（NMDA）受体拮抗剂。大脑中含有丰富的谷氨酸，主要分布在细胞内，并不具有兴奋性毒性。只有小部分的谷氨酸存在于细胞外，被认为可引发兴奋性毒性作用。作为 CNS 中主要的兴奋性神经递质，其主要通过促离子型受体介导学习和记忆过程。AD 患者在出现认知功能损伤前，神经系统已出现功能异常，谷氨酸释放增加，胶质细胞功能增强，谷氨酸回收代偿性增加以减弱由谷氨酸释放增加带来的损伤。随着疾病进展细胞外谷氨酸浓度升高，产生谷氨酸兴奋性毒性，并形成一种恶性循环，进一步造成神经元功能障碍和细胞死亡，导致认知功能受损。

第四节　神经系统功能退化的中医药相关研究

神经系统的功能退化主要表现为感觉、运动、学习、记忆、语言、思维、觉醒和睡眠功能异常，即神经系统对内环境、外环境变化的反射性调节功能减退，其机制主要涉及自由基氧化、端粒及端粒酶、线粒体损伤、神经干细胞耗竭、炎症、自噬等 6 个方面。中医药防治神经系统衰老的相关研究主要针对神经系统疾病主症，从整体、系统、细胞和分子层面对临床验方、单药、针灸等开展了作用机制研究，取得了较多的成果。

一、神经系统功能退化与中医复方研究

神经系统功能退化常见记忆减退、认知障碍、情志不畅、感觉减退、语言和行为改变、失眠或嗜睡等主要症状，以及肾、脾、心等系统伴随症状，中医辨证基本分为肾虚、脾虚、气虚、痰浊、血瘀等不同的证型，分别予以补肾填精、健脾益气、祛痰醒神、活血化瘀等治法，体现了中医辨证论治的特点。

（一）补肾填精

中医藏象理论认为"肾为先天之本"，主藏精，受五脏六腑之精而藏之。肾精是维

持人体生长发育、生殖等生理功能的重要物质基础，脑的功能也依赖肾精的充养。因为"脑为髓海"，而中医认为"肾主骨""生髓"，就形成了"肾-骨-髓-脑"的理论体系。五脏虚损，尤其"肾精亏虚"是衰老的根本原因，也是老年脑病的主要病机之一。从"肾脑相关"的理论出发，衰老导致感觉、记忆、思维功能减退等症状往往和肾虚兼证同时出现。补肾益精是预防和延缓神经系统衰老的基本法则，其机制与神经干细胞增殖与分化、神经-内分泌-免疫网络、基因表达、信号转导等机制有关，具有多成分、多途径、多层次综合协调的特征。

研究显示，补肾填精类方剂如六味地黄丸、地黄饮子、龟龄集、金匮肾气丸、左归丸、右归丸、二至丸、二仙汤等均能够不同程度地延缓神经系统衰老，对帕金森病、阿尔茨海默病、血管性脑病等具有防治作用。其中，六味地黄丸能降低痴呆模型鼠脑组织IL-2、IL-6 等炎症因子表达；影响花生四烯酸、谷胱甘肽等代谢通路，进而改善学习记忆能力。地黄饮子能直接作用于海马和大脑皮层，抑制过氧化反应，并提高清除氧自由基的能力，抑制炎症损伤和神经元淀粉样变性，发挥神经元保护功能；还可通过改善突触传递和全身性抗衰老作用，进而改善 AD 和 PD 患者临床症状。左归丸全方纯补无泻，提示峻补真阴可提高机体抗氧化能力、抑制细胞凋亡、提供骨髓间充质干细胞增殖能力，可用于治疗帕金森病。其他补肾名方龟龄集、肾气丸、右归丸、龟鹿二仙膏、二至丸、二仙汤、大补阴丸、牵正散等，也能通过直接或间接作用延缓神经系统衰老。还有一些临床效验方、中成药是在补肾的基础上兼用健脾、祛痰、行气、活血等药物配伍而成，如安肾志方、益脑灵、补肾健脾开心方、改良三甲散、培元益脑方、补肾化瘀生新方、聪智合剂、智益寿胶囊、聪圣胶囊、补肾生血药等。

（二）健脾益气

脾主运化，是气血生化之源，为"后天之本"。全身功能乃至肾精和神经系统功能也靠脾胃充养。脾气虚仅次于肾衰，是影响衰老的重要因素，所以"养生家必以脾胃为先"，中医养生实践和"治未病"理论尤其注重饮食调理。鉴于脾胃对神经系统的营养性作用，即"脾藏营，营舍意"，有人提出"脾脑相关"和"脾主智"的理论，系统指导认知功能与脾胃的相关性。脾胃衰退不仅影响营养作用，气血运行无力还会产生痰饮、湿浊等病理产物，促进衰老。所以衰老往往表现为正虚邪实的征象，临床治疗也往往在补脾益气的同时兼用祛痰、利湿、化浊、活血等治法。

研究显示，补益脾胃能有效改善阿尔茨海默病患者的饮食、消化、排便等脾胃症状，同时对神志、认知、智力、情绪、睡眠等也有改善作用，其机制可能与抗脂质过氧化作用、保护和修复细胞膜、提高细胞膜转运体的活性、抑制细胞凋亡、调节单胺类和胆碱类神经递质代谢等作用有关。网络药理学研究显示，补中益气汤在整体水平、器官水平以及分子水平均可有效改善消化和神经系统衰老的症状。补脾醒神益智方同样可以通过补脾而益气养血，改善老年人"忘"和"呆"等症状。四君子汤可影响脑细胞线粒体功能、脂质、氨基酸和能量代谢，起到抗衰老作用。强脾益智胶囊、益气聪明汤、强脾补精化瘀益智胶囊、补肾健脾开心方等方剂可通过上调海马区相关基因和蛋白表达，抑制炎症反应，保护神经元，改善老年学习记忆。

（三）祛痰醒神

"心者，君主之官，神明出焉"，心主神志是神经认知功能的生理基础。心主血脉与肾精和脾气之间关系密切，血、精、气充足则脑髓充养，神志健全，心神失养或心神不宁则会产生一系列神经系统症状。另外，衰老导致的多种神经系统疾病均存在神经递质代谢和物质能量代谢紊乱，产生病理性代谢产物。中医将其解释为一个由虚致实的过程，即衰老是由于脏腑功能低下，导致痰浊形成。痰浊阻窍是影响神经功能的重要原因，所以在补肾健脾的同时应加以祛痰醒神、补心益智。

研究显示，涤痰汤和化痰方均可修复海马神经元和突触损伤，有效改善代谢及部分血液流变学指标，治疗痰浊型老年轻度认知功能障碍。天王补心丹广泛用于治疗神经系统、循环系统和内分泌系统等疾病，具有改善记忆障碍、延缓衰老、治疗失眠、抗焦虑等作用。安寐丹同样可以改善睡眠，机制与 Orexin 通路有关。固本健脑液能治疗老年失眠，与改善痰瘀血滞有关。通脉益智胶囊、强脾益智胶囊、健脑醒神胶囊、温脾通络开窍方、还脑益聪方、开窍益智方、化瘀温胆汤、解毒益智方、复方千层塔合剂等方剂针对脑衰老"虚、痰、瘀"的主要病机，通过清除自由基、抑制氧化应激、抗炎、抑制神经元损伤、增加神经营养因子和神经递质等作用机制，达到益智醒神开窍的作用。

（四）活血化瘀

老年神经系统疾病的患者往往呈现虚实夹杂的病机，气虚血液运行无力，容易产生瘀血。许多中医学家认为衰老与血瘀关系密切。神经系统衰老常见呆证或狂症，往往兼见面色晦暗、巩膜混浊、肌肤瘀斑、舌下脉络粗长、脉涩结代等血瘀征象。有人提出了"血瘀致衰"的理论，认为气血失调是衰老的根本病机，瘀血阻滞使脑髓、脏腑、肌表失于濡养而呈现虚中夹瘀的征象。益气活血对脑衰老疾病，具有改善脑供血、抗脂质过氧化、减少脂褐素沉积、抗细胞凋亡等作用，发挥延缓衰老和促智作用。尤其是血管性痴呆，活血化瘀法疗效显著。

研究显示，四物汤能够调节糖、脂、氨基酸等营养物质代谢，改善增龄小鼠功能蛋白表达水平，从而达到延缓衰老的效果。加味桃核承气汤治疗能明显改善血管性痴呆患者认知能力、生活行为能力等。软脉灵口服液、健脑软脉颗粒、芪龙胶囊、还脑益聪方等均具有益气活血的功效，有效改善阿尔茨海默病的脑缺血、脑缺氧、微循环等。改良三甲散兼顾补肾、祛痰、化瘀，能有效去除"痰、瘀、毒"等病理产物蓄积，通过抗炎和抑制过度自噬，可治疗阿尔茨海默病。

二、神经系统功能退化与单味中药研究

单味中药与复方一样，对老年性神经系统功能减退的临床应用和研究都是在中医理论指导下进行，主要集中于补肾、健脾、益气、化痰、活血等中药，其改善神经系统症状的机制除了直接作用于脑之外，还和全身性的抗衰老、免疫调节作用有关。

补肾填精的代表药物熟地黄被历代中医推崇具有抗衰老作用，研究表明它可以促进神经干细胞增殖，改善衰老相关的运动和认知功能障碍。巴戟天是经典的补肾药，临床和实验研究表明巴戟天和提取的巴戟甲素具有调节脑中神经营养因子水平、维持突触结

构稳定性、抑制炎症因子表达和神经元纤维化的作用，可改善老年痴呆症状。独活及其醇提取物能明显提高衰老小鼠的学习记忆能力，延缓脑老化，与其降低脑组织 mtDNA 缺失、提高脑组织呼吸链酶复合体活性、提高血清 SOD 活性、降低血清 IL-6、IL-18 等，发挥脑局部和全身性的抗炎、抗氧化作用有关。何首乌对神经系统的抗衰老作用，主要和它促进神经细胞生长和对血糖、胆固醇的调节和抗氧化应激等全身作用有关。其他补肾类中药如牛膝、黄精、肉苁蓉、鹿茸、枸杞、核桃等，均通过相似的作用机制发挥对神经系统或全身性的抗衰老作用。

人参是补气抗衰老的传统名贵中药，能补五脏虚，其有效成分人参皂苷具有抗氧化、调节免疫、调节神经系统、调节衰老基因表达等作用。其他补气类的中药如黄芪、刺五加、红景天、冬虫夏草等也能通过全身性的免疫调节作用发挥抗衰老和保护神经系统的作用。

针对神经系统衰老过程产生的病理产物，祛痰行气的中药能够醒脑开窍，改善记忆和认知功能障碍。药理研究显示，天麻具有对神经系统促智抗衰老作用，可广泛用于治疗头痛、眩晕、肢体麻木、半身不遂、语言謇涩、小儿惊风等神经系统病症。石菖蒲、远志、郁金、银杏叶、头顶一颗珠等以其神经元保护功能，在阿尔茨海默病的相关研究中也多有报道。

活血化瘀类中药对机体各个系统的作用十分广泛，体现了较好的抗衰老效果。红花是经典的活血药，除了用于治疗心脑血管系统和血液系统疾病外，其活血成分红花黄色素还具有较好的抗氧化和抗炎的药理作用，可减缓神经系统衰老。三七及其活性成分三七总皂苷也能减少老年大鼠海马组织损伤，可用于治疗 AD。川芎、当归等药同样可以通过行气活血，改善微循环，改善局部代谢，进而发挥抗衰老作用。

三、神经系统功能退化与针灸治疗研究

在中医抗衰老的临床实践中，针灸颇具中医特色和优势，治法包括艾灸、天灸、针刺、电针、埋线等。针对衰老虚中夹实的病机特征，针灸取穴以培元固本、益气通经为原则，以补为主，以通为辅。基于现代医学对衰老机制的研究，针灸抗衰老的机制主要和抗自由基损伤、调节免疫、调节神经内分泌、调控衰老基因与长寿基因表达的作用有关。

研究报道，灸法能补脾益肾壮阳，对人体各个层面具有调节作用，其延缓衰老的机制与调节脑部代谢、减缓神经元淀粉样变性、抗氧化、提高免疫功能、改善神经内分泌等作用有关。灸法适用于多种中枢和外周神经系统病变，包括阿尔茨海默病、帕金森病、失眠、脑梗死、梅尼埃病、颈椎病、眩晕、慢性疲劳综合征、脑瘫等。灸法抗衰老的选穴主要有关元、命门、百会、肾俞、足三里、大椎、悬钟、神阙等，以及督脉、任脉、足阳明胃经和足少阴肾经的其他穴位。艾灸的方法以温和灸、雀啄灸、隔物灸（姜、药、盐）、艾条灸、温针灸等为主。另外还有药线灸、天灸等特殊灸法的报道，以及灵龟八法按时开穴灸等特色取穴方法。关于古代常用的瘢痕灸，因为会造成皮损，现代研究和临床应用较少。

　　针法包括电针的补益作用比灸法稍弱，但是醒脑开窍的作用更强，取穴大部分与灸法相似，但也有其特殊性，针刺可选用水沟、印堂、太冲、合谷、内关等醒脑作用更强或不宜灸法的穴位，也有部分穴位如神阙等不宜针刺只能用灸法。针刺和电针可以通过调节衰老基因和长寿基因表达、细胞因子、信号蛋白、骨架蛋白等多个层面影响神经细胞的代谢、转录、信号转导、突触结构、凋亡等过程，通过多方位、多层次的调节来延缓脑老化。

　　埋线法作用更持久，对于慢性病治疗具有优势，其取穴同样根据经络腧穴的配伍原则。研究显示埋线可以通过影响海马内多巴胺、乙酰胆碱、单胺氧化酶和部分信号蛋白的含量，发挥抗应激损伤和延缓衰老等作用。报道显示，肾俞穴、足三里穴埋线，可以有效防治老年性耳聋。

　　此外，还有从肝论治和从肺论治开展神经系统抗衰老的相关研究。因为衰老过程中，脏腑功能整体衰退，临床症状各有偏重。肝主藏血，肝血与肾精、脾气之间关系密切，衰老过程中肝肾亏虚往往同时出现，脾胃虚弱也会导致肝血虚证，所以肝肾同补具有较好的抗衰老的效果，机制与改善垂体、肾上腺、脾和胸腺功能，调节免疫和细胞周期等作用有关。此外，肝主疏泄，与全身的气机运化有关。基于中医体质学说，肝郁导致情志不畅、气机郁滞可加速脑老化。在人体衰老的早期阶段，肝郁会导致患者情绪、心理、神经电生理及生化指标的异常。而且肝郁容易导致血瘀，所以通过疏肝解郁活血的方法能延缓衰老早期的进程。肺主气，司呼吸，参与神经系统衰老主要与气机和痰浊有关。研究报道，部分阿尔茨海默病表现为气虚、痰浊等症状，从肺论治，给予补肺宣肺、通腑降浊的治疗，能有效缓解症状。

第十一章 内分泌系统的功能与衰老 ▷▷▷

内分泌系统是机体重要的调节系统，由内分泌腺和分散在机体各器官、组织中的内分泌细胞组成，其主要通过分泌的激素发挥调节机体新陈代谢、生长发育、生殖、免疫等作用。内分泌系统与神经系统相辅相成，共同调节机体的生理功能，维持内环境的稳定。内分泌系统对机体的生理功能具有高度的整合作用，因而，其功能减退必将对机体的衰老和寿命产生明显影响。同时，衰老亦可反过来进一步加速内分泌系统功能的减退，形成恶性循环，加速衰老的进程。随着增龄出现人体多种生理功能的减退都与内分泌系统功能的减退密切相关。如下丘脑-腺垂体-肾上腺皮质轴、下丘脑-腺垂体-性腺轴等调节发生增龄性变化，这些变化必然促进机体进一步衰老，对机体的生理功能产生影响。

第一节　内分泌系统功能概述

内分泌系统是机体重要的生理功能整合系统，通过分泌高效能的激素作用于靶器官、靶组织、靶细胞，发挥调节机体新陈代谢、生长发育、生殖、免疫等作用。激素按其化学结构分为含氮激素（肽类、蛋白质类、胺类）和类固醇激素两类；激素作用的方式包括远距分泌、旁分泌、自分泌、神经分泌四种；激素作用的一般特征包括信息传递作用、相对特异性作用、高效能作用及激素间相互作用；激素作用的机制包括第二信使学说和基因表达调控学说。

一、下丘脑与垂体的功能

下丘脑与垂体构成下丘脑-垂体功能单位，包括下丘脑-腺垂体系统和下丘脑-神经垂体系统两部分。下丘脑通过垂体门脉系统与腺垂体之间进行双向的沟通和联系；其通过下丘脑-垂体束与神经垂体直接相连。

（一）下丘脑-腺垂体系统

1. 下丘脑调节肽　下丘脑调节肽（hypothalamic regulatory peptide，HRP）是下丘脑促垂体区细胞分泌的调节腺垂体活动的激素。依据 HRP 对腺垂体调节效应的不同，分为促释放激素和释放抑制激素，共7种（表11-1）。

表 11-1 下丘脑调节肽、腺垂体激素及靶腺激素

下丘脑调节肽	下丘脑调节肽（缩写词）	腺垂体激素	腺垂体激素（缩写词）	靶腺激素
促甲状腺激素释放激素	TRH	促甲状腺激素	TSH	甲状腺激素
促肾上腺皮质激素释放激素	CRH	促肾上腺皮质激素	ACTH	糖皮质激素
促性腺激素释放激素	GnRH	卵泡刺激素	FSH	性激素
促性腺激素释放激素	GnRH	黄体生成素	LH	性激素
生长激素释放激素	GHRH	生长激素	GH	
生长激素释放抑制激素（生长抑素）	GHRIH(SS)	生长激素	GH	
催乳素释放因子	PRF	催乳素	PRL	
催乳素释放抑制因子	PIF	催乳素	PRL	

2. 下丘脑分泌激素的调节 下丘脑分泌的激素受神经调节和激素的反馈调节。神经系统通过神经递质调控激素的分泌，许多神经递质如多巴胺、5-羟色胺、乙酰胆碱、去甲肾上腺素、阿片类物质都可以调控下丘脑激素的分泌；靶腺激素通过下丘脑-腺垂体-靶腺轴对下丘脑分泌的激素进行反馈调节。

3. 腺垂体激素 腺垂体是人体最重要的内分泌腺，其分泌的激素共 7 种，包括 TSH、ACTH、FSH、LH、PRL、GH、MSH，前四种激素属于促激素，通过下丘脑-腺垂体-靶腺轴调节靶腺激素的分泌和靶腺细胞的发育；后三种激素直接作用于靶组织和靶细胞发挥调节作用（表 11-2）。

表 11-2 腺垂体激素的主要生物学作用

激素英文简称	主要作用部位（靶腺、靶组织及靶细胞）	主要作用
TSH	甲状腺	促进甲状腺激素的合成、分泌和甲状腺腺泡细胞的增生
ACTH	肾上腺皮质	促进糖皮质激素的合成、分泌和肾上腺皮质束状带及网状带细胞的发育
FSH	性腺	刺激卵泡的生长和雌激素的分泌；促进睾丸精子的成热
LH	性腺	刺激排卵和促进黄体生成；促进睾丸睾酮的合成和分泌
GH	骨、内脏、肌肉组织	调节物质代谢和促进生长发育
PRL	乳腺	促进乳腺发育，在哺乳期维持泌乳
MSH	黑色素细胞	刺激黑色素细胞合成黑色素

（1）生长激素（growth hormone，GH）：人生长激素（hGH）由 191 个氨基酸残基

组成。GH 具有种属差异性，不同种属动物的生长激素化学结构和免疫学特性具有显著差异，因此，除灵长类动物的生长激素外，从其他动物体内提取的生长激素对人类没有作用。

1）生物学作用：①促进生长发育（对骨、肌肉和内脏组织作用显著）。不同年龄阶段，生长激素分泌异常可出现相应的病症（表 11-3）。②调节物质代谢：促进蛋白质合成、脂肪分解、抑制外周组织对葡萄糖的摄取、利用，从而升高血糖。③参与机体应激反应：与 PRL、ACTH 被称为机体重要的三种腺垂体分泌的应激激素。④调节免疫功能：GH 可促进免疫细胞的分化，调节免疫功能。

表 11-3 生长激素分泌异常产生的病症

发病原因	病症	病症表现
幼年时期，生长激素分泌过少	侏儒症	生长发育停滞，身材矮小
幼年时期，生长激素分泌过多	巨人症	身材高大
成年以后，生长激素分泌过多	肢端肥大症	手足粗大、下颌突出、内脏器官肥大

2）作用机制：①直接作用：GH→靶细胞受体→促生长效应。②间接作用：GH 诱导靶细胞产生生长激素介质（somatomedins，SM）→促生长效应。SM 又称胰岛素样生长因子（insulin-like growth factor，IGF），分 IGF-1（SMC）和 IGF-2（SMA）。其中，IGF-1 起重要作用。

3）分泌调节：①GH 受下丘脑分泌的 GHRH 和 GHRIH（SS）双重调控，前者促进 GH 的分泌，后者抑制 GH 的分泌。正常情况下，GHRH 发挥经常性调节作用。②GH 对下丘脑和腺垂体产生负反馈调节作用。③其他因素：睡眠、代谢、运动、应激、其他激素等对 GH 均具有调节作用。

睡眠：慢波睡眠期间 GH 分泌↑→促进机体的生长发育和体力恢复。代谢：低血糖等能量供应缺乏或耗能增加→GH 分泌↑。激素及应激：甲状腺激素、雌激素，睾酮及应激→GH 分泌↑。

（2）催乳素（PRL）：PRL 由 199 个氨基酸残基组成，是由垂体前叶嗜酸细胞分泌。

1）生物学作用：主要体现在以下四个方面。①对乳腺的作用：促进乳腺生长发育，分娩后启动和维持乳腺泌乳。②对性腺的作用：刺激卵泡的生长和雌激素的分泌；促进睾丸精子成熟。③在应激反应中的作用：与 GH、ACTH 共同参与机体的应激反应。④调节免疫功能：促进 B 淋巴细胞进入乳腺，分泌免疫球蛋白进入乳汁，增强婴儿的免疫功能。

2）分泌调节：PRL 受下丘脑分泌的 PRF 和 PIF 的双重调控，前者促进 PRL 分泌，后者抑制 PRL 分泌，抑制作用占优势。

（二）下丘脑-神经垂体系统

神经垂体本身并不分泌激素，下丘脑通过下丘脑-神经垂体束，将视上核、室旁核分泌的血管升压素（vasopressin，VP）和缩宫素（oxytocin，OT）储存于神经垂体中，当机体需要时，释放入血，经运输到达靶器官发挥效应。

1. 血管升压素

（1）生物学作用：VP（生理情况下，低浓度）→与肾脏远曲小管和集合管上皮细胞 V_2 受体结合→上皮细胞对水的通透性↑→水的重吸收↑→抗利尿效应；VP（病理情况下，高浓度）→与血管平滑肌细胞 V_1 受体结合→血管收缩→血压↑。

（2）分泌调节：调节 VP 合成和释放的有效刺激是血浆晶体渗透压（最重要）、循环血量以及动脉血压。

1）渗透压：

血浆晶体渗透压↑→下丘脑渗透压感受器（+）→ VP 分泌↑。

血浆晶体渗透压↓→下丘脑渗透压感受器（-）→ VP 分泌↓。

2）循环血量与血压：

循环血量↑或动脉血压↑→下丘脑渗透压/动脉窦压力感受器（-）→VP 分泌↓。

循环血量↓或动脉血压↓→下丘脑渗透压/动脉窦压力感受器（+）→VP 分泌↑。

2. 缩宫素 缩宫素（OT）又称催产素，是一种 9 肽的激素。

（1）生物学作用：①对乳腺：具有射乳作用，OT 可促进乳腺腺泡周围的肌上皮样细胞收缩，促进乳汁排出。②对子宫：促进妊娠子宫收缩，雌激素能增加子宫对 OT 的敏感性；孕激素则相反，临床上可用于保胎。

（2）分泌调节：通过射乳反射（吸吮乳头引起的神经-内分泌反射）和催产反射（分娩时胎儿对子宫颈的机械扩张刺激引起的神经-内分泌反射）引起 OT 分泌。

二、甲状腺与甲状旁腺功能

甲状腺是人体最大的内分泌腺。甲状腺腺泡上皮细胞合成和分泌甲状腺激素，其主要作用是促进物质与能量代谢、促进生长发育（尤其可促进神经系统的正常发育）、提高神经系统兴奋性、影响循环系统的功能。甲状腺激素分泌的调节方式包括：下丘脑-腺垂体-甲状腺轴调节、自主神经系统对甲状腺的调节、甲状腺功能的自身调节、其他激素的影响及甲状腺功能的免疫调节。

（一）甲状腺

成年人的甲状腺重约 $20 \sim 30g$，是人体内最大的内分泌腺，腺体由甲状腺腺泡组成，腺泡由单层腺泡上皮细胞围成，内充满胶质，胶质的主要成分是甲状腺球蛋白。

1. 甲状腺激素的合成与代谢

（1）甲状腺分泌的激素：三碘甲腺原氨酸（T_3）、四碘甲腺原氨酸（T_4，也称甲状腺素），反式三碘甲状腺原氨酸（rT_3）。甲状腺激素的合成与代谢过程，见图 11-1。

（2）合成原料：碘和甲状腺球蛋白。

（3）合成过程：甲状腺腺泡聚碘（继发性主动转运）→碘的活化，即 I^- 在过氧化酶（thyroperoxidase，TPO）催化下，转变成 I 原子→酪氨酸的碘化（活化碘取代甲状腺球蛋白酪氨酸残基上的氢，此过程需 TPO 催化）→碘化酪氨酸缩合（此过程需 TPO 催化）→甲状腺激素。

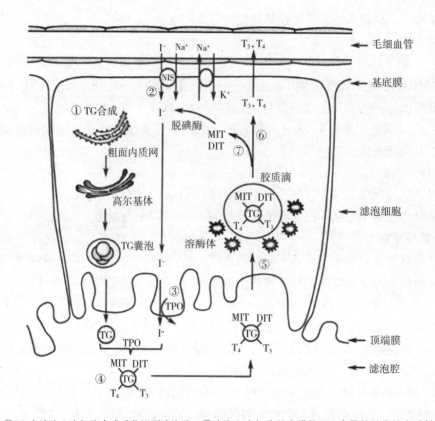

注：①TG 在滤泡上皮细胞合成后分泌到滤泡腔；②滤泡上皮细胞基底膜的 NIS 介导的继发性主动转运将 I^- 转运进细胞内；③I^- 被 TPO 活化；④TG 分子上酪氨酸残基经 TPO 作用被碘化为 MIT 和 DIT，继续缩合生成 T_4 和 T_3；⑤在 TSH 刺激下，滤泡上皮细胞吞饮含甲状腺激素的胶质滴，溶酶体蛋白酶水解甲状腺激素，释放 T_4、T_3 及 MIT 和 DIT；⑥T_4、T_3 分泌释放入血；⑦脱碘，碘回收。TG：甲状腺球蛋白。TPO：甲状腺过氧化酶。NIS：钠 – 碘同向转运体。MIT：一碘酪氨酸残基。DIT：二碘酪氨酸残基。

图 11–1　甲状腺激素的合成与代谢过程示意图

（4）贮存：甲状腺激素合成后，以胶质的形式贮存在腺泡腔内，且贮存量很大。

（5）摄取和释放：TSH→甲状腺腺泡细胞→甲状腺球蛋白胶质小滴（吞饮方式）→进入腺泡细胞→T_3 和 T_4（在蛋白水解酶的作用下）释放→入血。

（6）运输：90% 以上的甲状腺激素与血浆蛋白结合（结合型）运输，结合型无生物学作用；<1% 的甲状腺激素，以游离型运输，量虽少，但发挥生物学作用。

2. 甲状腺激素的生物学作用

（1）调节能量代谢与物质代谢：

1）对能量代谢的影响：甲状腺激素→心、肝、肾、骨骼肌→耗氧量↑↑、机体的产热量↑↑、基础代谢率↑↑。甲状腺激素的产热效应可能与其诱导的 Na^+-K^+-ATP 酶的活性增强和促进脂肪酸氧化有关。

2）对三大营养物质代谢的影响：见表 11-4。

表 11-4　甲状腺激素对物质代谢的影响

	调节效应	调节机制
糖	升糖（主要）	促进糖的吸收，抑制糖原的分解；加强其他激素的升糖效应
	降糖	加强外周组织对糖的利用
蛋白质	（生理剂量）蛋白质增加	加速蛋白质和各种酶的生成
	（甲亢：剂量过多）蛋白质减少	加速蛋白质的分解
	（甲减：剂量不足）蛋白质减少	减少蛋白质的合成，但组织间黏蛋白增多
脂肪	脂肪减少	促进脂肪酸的氧化分解、增强其他激素对脂肪酸的分解作用；既促进胆固醇的合成，又促进胆固醇的降解，分解速度超过合成速度

（2）促进生长发育：甲状腺激素可促进组织（主要是脑和骨）的分化、生长与发育成熟。胚胎时期甲状腺激素合成减少或出生后甲状腺功能减退的儿童可表现为身材矮小、智力低下，称为呆小症/克汀病（cretinism）。

（3）对神经系统的影响：甲状腺激素不但影响神经组织的发育成熟，亦可提高已分化成熟的神经系统兴奋性，还有兴奋交感神经的作用。

（4）对心血管系统的影响：甲状腺激素→心率↑、心肌收缩力↑→心输出量和心脏做功量↑；甲状腺激素→舒张血管→外周阻力↓→舒张压↓→脉压↑。

（5）其他：影响生殖功能及其他内分泌腺的分泌。

3. 甲状腺功能的调节

（1）下丘脑-腺垂体系统的调节：下丘脑 TRH 分泌↑→腺垂体 TSH 分泌↑→甲状腺 T_3、T_4 的合成和释放↑、腺体增生。

（2）甲状腺激素的负反馈调节：T_3 和 T_4↑→腺垂体 TSH 分泌↓（负反馈机制）、腺垂体对 TRH 反应性↓→T_3 和 T_4 浓度降至正常；反之，T_3 和 T_4↓→负反馈机制↓→T_3 和 T_4 浓度升至正常。长期缺碘造成 T_3、T_4 合成不足，此负反馈减弱，可引起甲状腺肿。

（3）自主神经对甲状腺激素的调节：交感神经（＋）→神经纤维末梢释放 NE→作用于甲状腺细胞上的 α-受体及 β-受体→T_3 和 T_4 分泌↑；迷走神经（＋）→神经纤维末梢释放 ACh→作用于甲状腺细胞上的 M-受体→T_3 和 T_4 分泌↓。

（4）甲状腺的自身调节：食物碘供应↓→甲状腺聚碘↑→T_3、T_4 合成↑；起初食物碘供应↑→T_3、T_4 合成↑；过量碘供应↑→T_3、T_4 合成↓甚至消失（Wolff-Chaikoff 效应）；碘供应继续↑→T_3、T_4 合成↑。

（5）其他激素的影响：雌激素↑→腺垂体对 TRH 的反应性↑→TSH 分泌↑→T_3、T_4 分泌↑；生长激素和糖皮质激素↑→TSH 分泌↓→T_3、T_4 分泌↓。

（二）甲状旁腺

甲状旁腺主细胞合成和分泌甲状旁腺激素（parathyrin，PTH），PTH 是调节血钙、血磷水平最重要的激素。

1. PTH 生物学作用　PTH 可调节骨、肾、小肠组织对钙、磷的代谢，其对钙、磷代谢总的效应是升高血钙和降低血磷（表11-5）。血钙浓度的高低直接影响可兴奋组织的兴奋性、腺体的分泌及骨代谢的平衡等。

表11-5　PTH 对钙、磷代谢的作用及作用机制

作用部位及总效应	作用	作用机制
骨	成骨作用↓	PTH 作用数分钟后，骨液中的钙入血（快速效应）
	溶骨作用↑	PTH 作用 12～14h 后，使破骨细胞活动增强，骨钙、磷入血（延缓效应）
小肠	钙吸收↑	提高肾内 1α-羟化酶活性，促进 $1,25-(OH)_2-VitD_3$，生成，促进小肠吸收钙
	磷吸收↑	提高肾内 1α-羟化酶活性，促进 $1,25-(OH)_2-VitD_3$，生成，促进小肠吸收磷
肾脏	钙重吸收↑	促进远曲小管和集合管对钙的重吸收，减少尿钙排泄
	磷重吸收↓	抑制近端小管和远端小管对磷的重吸收，促进尿磷排泄
总效应	血钙水平↑	
	血磷水平↓	

2. PTH 分泌调节　血钙浓度变化是调节 PTH 分泌的主要因素。

（1）血钙的调节：血钙↓→PTH 分泌↑→骨钙释放↑、肾小管重吸收钙↑→血钙迅速回升；反之，当血钙↓→PTH 分泌↓。

（2）其他因素：降钙素↑、血磷↑、血镁↓，通过间接作用→PTH↑；儿茶酚胺↑、组胺↑→相应受体→PTH↑。

三、肾上腺功能

肾上腺（adrenal gland）由肾上腺髓质（adrenal medulla）和肾上腺皮质（adrenal cortex）组成。皮质细胞分泌皮质激素，髓质细胞分泌髓质激素。

（一）肾上腺皮质的功能

1. 肾上腺皮质激素的合成与代谢　肾上腺皮质细胞分泌维持生命活动所必需的三类激素见表11-6。

表11-6　肾上腺皮质分泌的激素

肾上腺皮质细胞	分泌激素	代表激素
球状带细胞	盐皮质激素	醛固酮（aldosterone）（主要）
束状带细胞	糖皮质激素	皮质醇（cortisol）（主要）

续表

肾上腺皮质细胞	分泌激素	代表激素
网状带细胞	性激素及 糖皮质激素	脱氢表雄酮（dehydroepiandrosterone）（主要） 雌二醇（estradiol） 少量的糖皮质激素

（1）激素合成的原料：胆固醇。

（2）合成过程：合成场所在线粒体。胆固醇→与胆固醇受体结合→进入细胞→胆固醇酯→胆固醇→孕烯醇酮→各种肾上腺皮质激素。

（3）运输：通过结合型和游离型两种形式运输。结合型不发挥作用，游离型到达靶细胞发挥作用。

2. 糖皮质激素

（1）糖皮质激素的生物学作用：血浆中的糖皮质激素主要为皮质醇，其次为皮质酮。体内大多数组织存在糖皮质激素受体，因此，糖皮质激素具有广泛而复杂的生物学作用。

1）调节代谢：包括物质代谢和水盐代谢（表11-7）。

表11-7 糖皮质激素对代谢的调节作用

代谢类型	物质	主要生理作用
物质代谢	糖	增强肝糖异生，减少外周组织对糖的利用，使血糖升高
	脂肪	促进四肢脂肪分解，增强脂肪酸在肝脏的氧化过程，有利于糖异生
	蛋白质	加强肝外组织蛋白质的分解，促进肝内蛋白质的合成
水盐代谢	水、钠、钾	作用于肾脏远端小管和集合管，发挥轻微的保钠、排钾及排水作用

2）对组织、器官的影响：详见表11-8。

表11-8 糖皮质激素对系统、器官和组织的影响

系统、器官、组织	主要生理功能
血细胞	红细胞↑、中性粒细胞↑、血小板数量↑、嗜酸性粒细胞↓、淋巴细胞↓
循环系统	心肌、血管平滑肌对儿茶酚胺的敏感性（允许作用）↑、细胞膜上的肾上腺素能受体上调，血管平滑肌的紧张性↑，参与正常血压的维持；降低毛细血管壁的通透性，减少血浆滤出，维持血容量；强心作用（离体）
神经系统	中枢神经系统的兴奋性↑，改变行为和认知能力，影响新生儿脑的发育
消化系统	消化液和消化酶的分泌↑，胃腺细胞对迷走神经与促胃液素的反应性↑
呼吸系统	促进胎儿肺泡的发育和肺表面活性物质的生成
骨骼肌	增强骨骼肌的收缩力
骨	抑制成骨、促进溶骨

3）参与应激反应：糖皮质激素与生长激素、催乳素、血管升压素、胰高血糖素等激素一同参与应激反应，提高机体对有害刺激的耐受力，减轻不良反应。

4）药理剂量的作用：临床使用的糖皮质激素主要具有抗休克、抗炎、抗过敏、抗毒等作用。它可通过抑制炎症反应的全过程抑制 T 细胞分化、减少细胞因子产生、抑制 B 细胞抗体生成；可通过抑制淋巴组织生长、吞噬活动、抗体生成等抑制炎症反应和免疫反应。

（2）糖皮质激素的调节：

1）下丘脑-腺垂体系统调节：下丘脑分泌 CRH↑→腺垂体 CRH-受体→腺垂体分泌 ACTH↑→肾上腺皮质 ACTH-受体→糖皮质激素分泌↑。

2）糖皮质激素负反馈调节：血中糖皮质激素浓度↑→使腺垂体 ACTH 细胞和下丘脑 CRH 神经元的活动↓（负反馈机制）→ACTH 和 CRH 的合成和释放↓、ACTH 细胞对 CRH 的敏感性↓→糖皮质激素分泌↓。

3）ACTH 分泌呈现昼夜节律：入睡后 ACTH 分泌减少，午夜最低，随后又逐渐增多，至觉醒前进入分泌高峰，白天逐渐降低，维持在较低水平，入睡时再减少。糖皮质激素随 ACTH 分泌亦呈现昼夜节律性波动。

4）应激性调节：应激刺激→下丘脑 CRH 分泌↑→腺垂体 ACTH 分泌↑→肾上腺糖皮质激素分泌↑，同时负反馈效应暂时解除→机体对有害刺激的"耐受力"↑↑。

3. 盐皮质激素　盐皮质激素以醛固酮为代表，对水盐代谢作用最强。

（1）醛固酮的生物学作用：醛固酮→作用于肾脏远曲小管和集合小管上皮细胞→钠、水重吸收↑、钾排出↑（保钠、保水和排钾）。

（2）醛固酮的分泌调节：

1）肾素-血管紧张素系统：肾素→血管紧张素原→血管紧张素 I →血管紧张素 II （主要）↑、血管紧张素 III ↑→促进肾上腺皮质球状带细胞生长、醛固酮酶的活性↑→醛固酮合成和分泌↑。

2）血 Na^+、K^+ 浓度的变化：血 Na^+↓或血 K^+↑→醛固酮合成和分泌↑；反之，醛固酮合成和分泌↓。

4. 肾上腺雄激素

（1）肾上腺雄激素的生物学作用：在青春期，肾上腺雄激素可促进男女两性生长，促使外生殖器发育和第二性征出现。雄激素对成年男性影响不明显，但男童可因分泌过多致性早熟。雄激素可刺激女性腋毛和阴毛生长，维持性欲和性行为等。肾上腺皮质雄激素分泌过多的女性可出现痤疮、多毛和男性化等表现。

（2）肾上腺雄激素的分泌调节（见第十二章雄激素内容）

1）下丘脑-腺垂体-性腺轴调节

2）雄激素的反馈调节

（二）肾上腺髓质的功能

肾上腺髓质嗜铬细胞分泌肾上腺素（epinephrine，E）和去甲肾上腺素（norepinephrine，NE），属于儿茶酚胺类激素。

1. 肾上腺髓质激素的合成与代谢 肾上腺髓质激素的合成与交感神经节后纤维合成去甲肾上腺素的过程基本一致，不同的是嗜铬细胞胞浆中存在大量苯乙醇胺-N-甲基移位酶（phenylethanolamine-N-methyltrans-ferase，PNMT），可使去甲肾上腺素甲基化而成肾上腺素。肾上腺素与去甲肾上腺素一起贮存在髓质细胞的囊泡内，以待释放。

髓质中肾上腺素与去甲肾上腺素的比例大约为 4∶1，以肾上腺素为主。血液中的去甲肾上腺素，除由髓质分泌外，主要来自肾上腺素能神经纤维末梢，而血中的肾上腺素则主要来自肾上腺髓质。体内的肾上腺素和去甲肾上腺素通过单胺氧化酶（MAO）及儿茶酚-O-位甲基转换酶（catechol-O-methyltransferase，COMT）的作用灭活。

2. 肾上腺髓质激素的生物学作用 肾上腺髓质与交感神经系统组成交感-肾上腺髓质系统，髓质激素的作用与交感神经的活动紧密联系。有人研究交感-肾上腺髓质系统的作用，提出应急学说（emergency hypothesis），认为机体遭遇特殊紧急情况时，如畏惧、焦虑、剧痛、失血、脱水、低氧、暴冷暴热以及剧烈运动等，这一系统将立即被调动起来，肾上腺素与去甲肾上腺素的分泌大大增加，其作用：①提高中枢神经系统的兴奋性，使机体处于警觉状态，反应灵敏。②呼吸功能加强，肺通气量增加。③心血管活动加强，心输出量增加，血压升高，血液循环加快，内脏血管收缩，骨骼肌血管舒张，而血流量增多，全身血液重新分配以利于应急时重要器官得到更多的血液供应。④加强能量代谢、增加供能，肝糖原分解增强而血糖升高，脂肪分解加速而血中游离脂肪酸增多，葡萄糖与脂肪酸氧化过程增强，以适应在应急情况下对能量的需要。

上述这些变化都是在紧急情况下，通过交感-肾上腺髓质系统发生的适应性反应，故称之为应急反应（emergency reaction）。实际上，引起应急反应的各种刺激，也是引起应激反应（stress response）的刺激，当机体受到应激刺激时，同时引起应急反应与应激反应，两者相辅相成，共同维持机体的适应能力。

3. 肾上腺髓质激素分泌的调节

（1）交感神经的作用：肾上腺髓质接受交感神经节前纤维支配，交感神经兴奋时，末梢释放 ACh 作用于肾上腺髓质嗜铬细胞上 N_1 型胆碱能受体，使 E 和 NE 分泌增加。

（2）ACTH 的作用：ACTH 可通过糖皮质激素间接作用或其直接作用提高嗜铬细胞中多巴胺 β-羟化酶与 COMT 的活性，促进肾上腺髓质 E 和 NE 的合成。

（3）儿茶酚胺的反馈作用：当肾上腺髓质细胞内儿茶酚胺浓度增加到一定程度时，可抑制某些合成酶的活性，通过自身调节方式使合成减少。如当髓质细胞内 NE 或 DA 含量达到一定水平时，可反过来抑制儿茶酚胺合成的限速酶酪氨酸羟化酶的活性。

四、胰岛的内分泌

胰岛是胰腺内的内分泌团，胰岛的内分泌细胞依据形态学特征及分泌的激素，主要分为 5 种类型（表11-9）。下面主要介绍胰岛素和胰高血糖素。

表 11-9 胰岛分泌的激素及生物学作用

来源	占比例	分泌激素	激素英文	生理作用
A 细胞	25% 左右	胰高血糖素	glucagon	促进糖原分解和糖异生，使血糖明显的升高
B 细胞	60%~70%	胰岛素	insulin	促进葡萄糖进入细胞，降低血糖
PP 细胞	很少	胰多肽	pancreatic polypeptide（PP）	抑制餐后胰液和胆汁分泌
D 细胞	10% 左右	生长抑素	Somatostatin（SS）	抑制多种胃肠激素释放，抑制多种消化液分泌
D₁ 细胞	很少	血管活性肠肽	vasoactive intastinal peptide（VIP）	消化道中主要作用为舒张肠道平滑肌

（一）胰岛素

1. 生物学作用 胰岛素（insulin）是促进合成代谢，维持血糖水平稳定的关键激素，是体内唯一降低血糖水平的激素。胰岛素的作用包括：

（1）调节物质代谢：胰岛素作用于靶器官、靶组织，主要是肝、脂肪组织和肌肉组织，其作用主要是调节物质代谢过程中多种酶的生物活性。

（2）促进机体生长发育：具体作用，详见（图 11-2）。

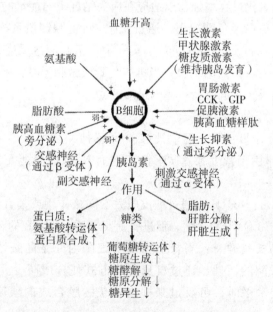

图 11-2 胰岛素的主要生物学作用及调节因素

2. 分泌调节

（1）血糖：血糖浓度是调节胰岛素分泌的最重要因素。血糖浓度↑→胰岛素分泌↑→血糖↓。当血糖浓度回到正常水平时，胰岛素分泌也迅速回到基础水平。

（2）氨基酸和脂肪酸：氨基酸（精氨酸和赖氨酸的作用最强）↑→胰岛素分泌↑；脂肪酸↑→胰岛素分泌↑。

（3）激素的作用：

1）胃肠激素：抑胃肽（GIP）是重要的生理性促胰岛素分泌因子，作用最为明显。

2）其他激素：生长激素、糖皮质激素、甲状腺激素和胰高血糖素等→血糖浓度↑→（间接作用）→胰岛素分泌↑。胰高血糖素→刺激 B 细胞分泌胰岛素↑。胰岛 D 细胞分泌的生长抑素（旁分泌作用）→胰岛素的分泌↓。

3. 神经调节 迷走神经（＋）→ACh→M 受体→胰岛素的分泌↑；交感神经（＋）→NE→α 受体→胰岛素的分泌↓。

（二）胰高血糖素

1. 生物学作用 与胰岛素的作用相反，胰高血糖素是促进分解代谢的激素，动员体内的能源物质供能。其靶器官主要是肝脏。

（1）胰高血糖素→糖原分解和糖异生作用↑、糖原合成↓→血糖↑↑。

$1mol/L$ 的胰高血糖素可使糖原分解释放出 $3 \times 10^6 mol/L$ 的葡萄糖。

（2）胰高血糖素→脂肪合成↓、脂肪分解↑、脂肪酸氧化↑→酮体生成↑。

（3）胰高血糖素→肝内蛋白质合成↓、蛋白质分解↑、糖异生↑。

（4）胰高血糖素→胰岛素和胰岛生长抑素的分泌↑。

药理剂量的胰高血糖素→心肌细胞内 cAMP↑→心肌的收缩力↑。

2. 分泌调节

（1）血糖：血糖浓度是影响胰高血糖素分泌的最重要因素。血糖↓→胰高血糖素分泌↑；反之，血糖↑→胰高血糖素分泌↓。

（2）氨基酸：血中氨基酸↑→胰岛素分泌↑→血糖↓；同时，血中氨基酸↑→胰高血糖素分泌↑，这对防止低血糖有一定的生理意义。此外，血液中的长链脂肪酸和丙酮可抑制胰高血糖素分泌。

（3）激素：胰岛素↑→血糖↓→胰高血糖素的分泌↑（间接作用）；胰岛素和生长抑素↑→胰岛 A 细胞→胰高血糖素分泌↓（直接作用）。因而，胰岛素对胰高血糖素的分泌具有双向的调节作用。

（4）神经调节：交感神经（＋）→NE→β 受体→胰高血糖素分泌↑；迷走神经（＋）→ACh→M 受体→胰高血糖素的分泌↓。

第二节　内分泌系统衰老的特征

随着年龄的增长，机体生理功能出现了以退行性改变为主要特征的衰老性变化。内分泌系统的衰老是机体衰老的一部分，内分泌系统的衰老又可以进一步加速机体衰老。老年人内分泌系统从腺体组织结构到激素水平、功能活动均发生了一系列变化，这既是机体老化的过程，更是老年疾病表现出不同于非老年疾病临床表现的重要病理生理基础。

内分泌系统功能减退体现在各个内分泌腺体结构及功能上的改变：下丘脑-腺垂体

功能、肾上腺功能、甲状腺功能、性腺功能、机体对胰岛素的敏感性和葡萄糖的耐量及免疫功能均降低等。因此，了解内分泌系统的结构与功能在老年期的变化特点，既有利于揭示衰老本身对内分泌系统的影响，又可为临床上诊断某些老年性疾病的内分泌系统检查提供依据，对老年性疾病的诊治和保健具有十分重要的临床意义。

一、内分泌系统衰老的形态学特征

随着年龄的增长，老年人内分泌系统的形态学变化呈现出相应的解剖学特征和组织学特征。这些形态学的改变是导致其功能减退的根本原因。

现代研究证明，老年人内分泌腺的形态学改变主要表现为：①腺体重量减轻；②结缔组织增生、纤维化；③血液供应减少。内分泌器官重量减轻的顺序是胰腺、甲状腺、睾丸和肾上腺；男、女之间略有差异，男性是以甲状腺减轻最明显，女性则以胰腺减轻最明显。

（一）老年内分泌系统的解剖学特征

老年人的内分泌系统可出现以退行性改变为特征的解剖学变化，表现为腺体萎缩、体积减小、重量减轻、血管硬化、结缔组织增生、脂褐素沉积，并常伴有结节和腺瘤的出现。

1. 下丘脑-垂体系统的改变

（1）下丘脑：下丘脑是机体重要的神经-内分泌枢纽，研究显示，随着年龄的增长，下丘脑发生明显的退行性改变，主要表现为体积减小、重量减轻、血管硬化、血供减少、结缔组织增生等。

（2）垂体：垂体位于下丘脑-腺垂体-内分泌腺-靶细胞轴的中枢部位，对机体生长、发育、生殖、代谢、应激、衰老等各种活动都具有重要调节作用。随着年龄的增长，垂体亦发生退化。老年人垂体的重量较中青年减轻约20%、血管硬化及血供明显减少，这与垂体斑块状纤维化形成、血管变性、局灶性坏死、铁沉积及小腺瘤形成密切相关。同时，这些变化既反映垂体本身的变化，也反映了下丘脑调节垂体功能的老化。

2. 甲状腺和甲状旁腺的改变

（1）甲状腺：甲状腺是人体最大的内分泌器官，成年人重约20～30g，其形态和结构可随年龄的增长发生退行性变化。研究显示，老年人的甲状腺发生萎缩和纤维化，重量减轻，60岁以上的老年人，甲状腺的重量减少40%～60%左右。并且随年龄增长，甲状腺结节的发生率也增加，一些研究表明，70岁以上的老年妇女中，90%有甲状腺结节。

（2）甲状旁腺：甲状旁腺亦随增龄而重量减轻。

3. 肾上腺与胰岛的改变

（1）肾上腺：随着年龄的增长，肾上腺的相对重量无明显变化。肾上腺皮质出现以萎缩和纤维化为特征的退行性改变，球状带多处变薄，结构显得不完整，束状带结构紊乱，网状带有明显的脂褐素沉积，皮质和髓质细胞减少，有的老年人伴发皮质结节，肾上腺皮质腺瘤在老年人多见。研究显示，衰老雌性大鼠肾上腺皮质有广泛出血灶，在雄性衰老大鼠却极少见到这种出血灶。

（2）胰岛：随着年龄的增长，胰岛 B 细胞数目减少，并有脂褐素沉积，胰岛渐趋萎缩。

（二）老年内分泌系统的组织学特征

老年人的内分泌系统在显微镜下观察，可见细胞数量减少，细胞形态改变，细胞器结构改变、破坏，结缔组织增生、纤维化，铁沉积。

1. 下丘脑-垂体系统的改变

（1）下丘脑：随着年龄的增长，下丘脑各核团发生衰老性变化，表现为神经元的数量均有不同程度的减少、细胞形态及超微结构发生改变。研究发现，衰老时下丘脑内侧视前区（MPOA）的神经元约丢失 30%，下丘脑前区（AHA）和弓状核（AKC）内的神经元约丢失 23%，视上核神经元数目亦减少。下丘脑的神经元发生皱缩，且神经元的结构发生进行性紊乱，表现为控制神经内分泌区域内的神经元的树突和轴突发生变性。电镜下可观察到，下丘脑神经内分泌细胞的细胞器结构改变、破坏，如下丘脑弓状核神经元的线粒体嵴断裂、粗面内质网脱颗粒、高尔基复合体扩张等。

（2）垂体：随着年龄的增长，垂体亦出现老化。垂体神经叶内膨大部分中的分泌颗粒明显减少，分散的微泡和空泡相对增多，退化和变性的神经膨大增多，突触小泡减少，轴-轴突触缺乏，细胞间隙增宽。垂体弥漫性纤维化和铁沉积增多，50 岁以上更显著。垂体细胞中，嗜碱性细胞及嗜酸性细胞均相对减少，嫌色细胞相对增多，细胞外形呈纤维性收缩和皱褶改变，易发生垂体腺瘤。

2. 甲状腺和甲状旁腺的改变 在衰老过程中，甲状腺发生老化，其组织学结构亦发生相应的变化。老年人甲状腺及甲状旁腺随年龄增加重量均减轻。甲状腺滤泡间结缔组织增多，伴纤维化并有炎性细胞浸润及结节形成，甲状腺滤泡缩小，相邻细胞融合；分泌颗粒减少，溶酶体分布混乱，且体积增大，所含脂滴增加；滤泡内胶质染色异常。

3. 肾上腺和胰岛的改变

（1）肾上腺：在衰老过程中，肾上腺可发生退行性改变，如皮质出现结节、皮质和髓质细胞减少、结缔组织增生、脂褐素颗粒沉积与细胞超微结构变化。老年肾上腺皮质球状带、束状带、网状带界限仍清楚，但各带因结节形成而变形，结缔组织和间质纤维组织增加替代正常肾上腺皮质和髓质，皮质内沉积大量脂褐素颗粒，束状带含激素的类脂缺失。也有些老年人肾上腺的组织学与年轻人比较，并无明显改变。

（2）胰岛：研究显示，在衰老的过程中，胰岛 A 细胞没有明显变化；胰岛 B 细胞出现一系列的老年性形态学变化（细胞数量减少，胞核固缩，核膜凹陷，周边异染色质出现，大量分泌颗粒的空晕扩大，胞质中粗面内质网扩张、脱粒，数量减少，出现大量的脂滴，溶酶体增多）。老年人胰岛细胞的增殖能力显著下降，脂肪浸润，胰岛 B 细胞与 A 细胞的比率降低，且各组织细胞膜上的胰岛素受体数目也减少。

二、内分泌系统衰老的功能学特征

随着机体的衰老，内分泌系统形态结构发生变化，导致内分泌系统的生理功能从细胞、器官、内分泌轴到激素-受体水平发生多层面的改变。内分泌系统的生理功能通常大多数是降低，包括生理性的下调和病理性的减退；也有些可能很少改变或完全没有改变；少数功能可能有增强。内分泌系统功能的这种改变既是机体老化的过程，也是老年疾病表现出不同于非老年患者临床表现的重要病理生理基础。因此，了解老年人内分泌系统的生理学、病理学改变，对老年病的预防、诊治将具有重要临床意义。

（一）下丘脑-垂体系统的改变

正常情况下，机体内分泌功能的稳定主要依赖于下丘脑-腺垂体-靶腺轴的调控和靶腺激素对腺垂体及下丘脑的负反馈调节。下丘脑-腺垂体起着调控衰老中心的作用，其增龄性形态、功能改变与增龄性代谢功能改变、病理学改变及应激以至衰老本身均有密切关系。衰老时，下丘脑-腺垂体功能减退，下丘脑-腺垂体对负反馈抑制的阈值升高，可能与老年人垂体嗜酸性粒细胞减少有关。

1. 下丘脑

（1）昼夜节律的改变：健康青年人的下丘脑视上核中血管升压素（VP）含量很高，其与昼夜节律的形成有关。老年人的视上核神经元数目减少，形态结构老化，分泌的VP减少，且VP晨高夜低的现象消失或明显减弱，产生昼夜节律冲动的振幅和数目减少，提示老年人昼夜节律的调节产生障碍。下丘脑昼夜节律的调节障碍是导致老年人失眠、智力下降、抑郁等的重要原因。

（2）尿浓缩功能的改变：老年人VP的血浆浓度降低，且老年人肾小管对VP的反应性下降，导致尿浓缩功能降低，这是老年人夜尿增多的原因之一。

（3）单胺类递质功能的改变：老年人下丘脑单胺类递质功能的改变可能是老年人内分泌障碍的关键环节。衰老时，下丘脑分泌的促性腺激素释放激素（GnRH）的活性降低，生长激素释放激素（GHRH）的含量减少，而生长激素释放抑制激素（SS）的合成和分泌增加，下丘脑合成和分泌促肾上腺皮质激素释放激素（CRH）和促甲状腺激素释放激素（TRH）的能力逐渐降低，导致下丘脑对腺垂体的调节功能减弱。

目前认为，下丘脑衰老的可能机制如下：老龄时，细胞内谷胱甘肽等抗氧化剂产生减少，导致具有高反应活性的自由基不断产生，损伤细胞的生物膜、DNA链，最终导致细胞死亡，功能减退；也有学者认为，老龄时，细胞内蛋白质分子内部的交叉键增加，引起细胞内分子结构的异常。另有学者认为，老龄时，支配下丘脑的传入神经纤维发生增龄性退变，导致神经递质异常，如调节下丘脑功能的NA和多巴胺（DA）的活性及更新率降低、DA再摄取受抑制。

2. 垂体　垂体位于下丘脑-垂体-靶腺轴的中枢部位，对生长、发育、生殖、代谢、应激、衰老等各种生命活动都具有重要调节作用。随着增龄，其形态结构和功能亦发生变化。

（1）无明显改变的腺垂体激素：①老年人血中促肾上腺皮质激素（ACTH）的浓度、昼夜节律变化维持正常，但垂体对糖皮质激素负反馈作用的敏感性减弱。②促甲状腺激素（TSH）水平无年龄差异，部分老年男性可见TSH对TRH的反应性降低，但老年女性则无年龄差别。

（2）有明显改变的腺垂体激素：①更年期女性卵泡刺激素（FSH）、黄体生成素（LH）明显升高。②生长激素（GH）分泌明显减少，晨间与夜间 GH 值无差异，表明与睡眠有关的昼夜分泌现象消失，青年人 GH 的脉冲式分泌明显多于老年人，其幅度也较大。高浓度代谢产物如精氨酸刺激 GH 分泌，老年人较中青年 GH 分泌减少。

（3）垂体微腺瘤：老年人的垂体微腺瘤发病率很高，研究发现约 25% 的高龄老年人患有垂体腺瘤，其中大多数为微腺瘤。

随着增龄，处于内分泌系统调节中枢地位的下丘脑-垂体系统发生的功能学改变，必将影响靶腺的形态结构及靶腺激素的合成与分泌，进而影响机体的生理功能。因而，老年人内分泌系统分泌激素出现异常，不但与内分泌腺本身功能的减退有关，还与下丘脑、垂体功能的减退有关。随着老年人下丘脑-垂体系统的变化对内环境稳定性的调控力减弱，易导致全身性代谢紊乱和动脉粥样硬化、高血压及冠状动脉和脑动脉的血液循环障碍的发展。

（二）甲状腺和甲状旁腺功能的改变

甲状腺激素具有促进物质与能量代谢，促进生长发育，尤其可促进神经系统的正常发育，提高神经系统兴奋性，影响循环系统等重要的生理功能。甲状腺激素水平的维持主要依赖下丘脑-腺垂体-甲状腺轴及甲状腺激素对腺垂体的负反馈调节。甲状旁腺激素是调节钙、磷代谢的主要激素，其可升高血钙、降低血磷。老年人的甲状腺激素的水平、调节功能、甲状腺激素清除率、代谢对甲状腺激素的反应性均发生改变，甲状旁腺功能亦随增龄发生改变。

1. 甲状腺功能的改变

（1）甲状腺激素水平的改变：正常成年人，每日 T_4 和 T_3 的分泌量分别为 80mg 和 30mg，而老年人降低至 60mg 和 20mg，这些改变可能与所观察到的老年人甲状腺的聚碘减少有关。T_3 的 20% 直接由甲状腺分泌，另外 80% 由肝脏、肾脏和肌肉等处的 T_4 经 5'-脱碘酶作用转化而来。随着年龄增长，肝脏、肌肉和肾脏等组织的 5'-脱碘酶活性减弱，产生的 T_3 随之减少，T_3 浓度可下降 10%~20%。研究表明，血清总 T_4（TT_4）和游离 T_4（FT_4），在老年男性和老年女性之间无性别差异。近年来，对百岁老人（100~110 岁）的研究分析显示，FT_3 水平低，TSH 的水平也低，在高龄人群中，血清 TSH 水平和年龄成反比。

（2）甲状腺激素调节的改变：甲状腺激素的调节主要通过下丘脑-腺垂体-甲状腺轴及甲状腺激素对腺垂体的负反馈调节实现。老年人 T_4 和 T_3 水平降低，使甲状腺激素对 TSH 和 TRH 的抑制作用减弱。TSH 的生物活性随年龄增长降低，部分老年男性可见 TSH 对 TRH 的反应性降低。甲状腺对 TSH 的反应性并没有随年龄而发生改变，如果给予外源性的促甲状腺激素，老年人的甲状腺激素分泌量可与年轻人相似，所以，老年人甲状腺的储备能力仍然完好。但有研究发现，老年人甲状腺细胞膜上对 TSH 的高亲和力结合位点减少。

（3）甲状腺激素清除的改变：碘化物在甲状腺聚集，并经血浆由肾排出。随着年龄增长，肾脏和甲状腺清除碘的能力降低，碘的清除率减少。研究发现，以甲状腺 24

小时放射性碘摄取计算，60 岁以上者甲状腺碘的清除率即减少，80 岁以上者尿碘的排出也特异性减少。血液中的 T_4 清除率降低，T_4 的半衰期延长，血清 T_4 的半衰期从 30 岁时的平均 6.7 天增加到 70 岁时的平均 9.1 天。T_4 降解效率只有健康年轻人的 50%。T_4 和 T_3 的脱碘作用减弱，连续的单脱碘作用也减弱，肝脏的 5'-脱碘酶活性降低。

（4）代谢对甲状腺激素反应性影响：代谢对甲状腺激素的反应性随年龄增长发生变化，基础代谢率对 T_3 刺激的反应性降低，脂质的过氧化反应亦降低。研究发现，随着年龄的增长，肾皮质和肝脏中的 Na^+-K^+-ATP 酶的活性降低，而甲状腺激素的产热效应与此酶密切相关，所以导致与年龄相关的机体产热量减少。此外，Ca^{2+}-ATP 酶的活性和肌质网 Ca^{2+}-ATP 的基因表达均减弱，T_3 的刺激作用也减弱，这也可能是导致年龄相关的心脏舒张功能减弱的原因。

总之，老年人下丘脑-腺垂体-甲状腺轴的活动减弱，基础代谢率和耗氧量下降以适应新的代谢变化，这可以看作机体的自稳调节。老年人甲状腺对 TSH 的反应性未发生变化，TT_4、FT_4、甲状腺结合球蛋白（TBG）无增龄性变化，TT_3、FT_3 随增龄降低，rT_3 增高。应激状态时，老年人 T_4 的分泌及代谢仍加速，以适应机体的需求。一般老年人甲状腺 I^{131} 摄取率与非老年人无明显差别。但是，在临床上要注意许多慢性或危重疾病可影响血 T_3、T_4 的水平与功能，使 T_4 在外周组织转化为 T_3 减少，而 TSH 正常，导致临床上老年患者出现正常甲状腺功能病态综合征远较非老年人多见；此外，老年人长期服用一些含碘药物治疗心脑血管疾病及其他慢性疾病，这些药物可导致甲状腺肿大、甲状腺结节或甲状腺功能异常。

2. 甲状旁腺功能的改变

老年人肾脏对 PTH 的反应性降低，使肾脏 1a-羟化酶不能完全活化，导致 PTH 介导的肾脏合成 $1,25-(OH)_2-VitD_3$ 功能受损，血中 $1,25-(OH)_2-VitD_3$ 减少，最终影响肠道对钙、磷的正常吸收，导致老年人相对缺乏钙、磷。老年人钙缺乏，促使维持正常血钙浓度的 PTH 水平随着年龄增长而上升。PTH 水平升高，促进溶骨过程，抑制成骨过程，使骨钙降低；同时 PTH 抑制肾小管对磷的重吸收的作用增强，使血磷降低。因此，长期摄入不足、吸收功能损害及肾小管功能障碍可导致老年人出现低磷血症，同时老年人骨钙降低，导致老年人骨质疏松的发生。

（三）下丘脑-腺垂体-肾上腺轴（HPA）的改变

下丘脑-腺垂体-肾上腺轴（the hypothalamic-pituitary-adrenal axis，HPA），也称为边缘系统-下丘脑-腺垂体-肾上腺轴（LHPA 轴），是一个直接作用和反馈互动的调节系统，是三者之间的互动构成的调节轴。HPA 轴是神经-内分泌系统的重要部分，参与控制应激的反应，并调节多种复杂活动，如消化、免疫、情绪、性行为，以及能量贮存和消耗。

1. 老年人 ACTH 水平的改变　老年人基础的 ACTH 水平不随增龄发生变化，ACTH 脉冲频率亦不随增龄发生变化。检测肾上腺皮质功能的指标显示，老年人血皮质醇增高程度和年轻人无差异；ACTH 兴奋试验显示，静滴 ACTH 后，血皮质醇浓度不受年龄影响，但尿中 17 羟皮质醇的量却较年轻人低。因此，皮质醇对外源性 ACTH 的反应性是正常的，HPA 调节皮质醇的功能良好。老年人血浆皮质醇的分泌率减低，同时与之相应的皮质醇的清除率亦有降低，所以血浆皮质醇的浓度在非应激状态下与年轻人基本一致。老年人的 ACTH 和皮质醇的昼夜分泌节律亦完好，虽然老年人稍有时相的提前，与年轻人相比，最低与高峰的分泌稍提前完成 1～1.5 小时，这种皮质醇节律时相的提前，应归于习惯的改变，可能是老年人有较早睡眠习惯的反映。

2. **老年人 HPA 水平的改变**　正常情况下，机体遇到应激刺激时，HPA 活动增强，血中的 ACTH 和糖皮质激素增加，产生对抗应激刺激的非特异性反应。随着增龄，下丘脑-腺垂体-肾上腺皮质轴对最大应激的应答性是完整的，老年人具有与年轻人相同的应激能力、应激反应和应激水平。但研究发现，HPA 轴对糖皮质激素负反馈的敏感性随增龄而降低，最明显的是皮质醇对应激的反应。当机体受到应激刺激时，如外科手术后，老年人应激皮质醇水平的高峰比年轻人高，而且持续时间长。地塞米松对老年人皮质醇抑制作用较弱。老年人在超过适量的应激力时，可导致应激性失调，产生高浓度的皮质醇，其对调节皮质醇的海马神经元产生神经毒性损伤，导致糖皮质激素进一步分泌过多，形成恶性循环并对调节 HPA 轴反馈抑制机制造成损伤。

海马是与认知、学习和记忆密切相关的重要脑区，海马损伤将导致与年龄有关的认知障碍。HPA 轴功能异常也可能是促使糖尿病发生的原因或是糖尿病造成的后果。总之，糖皮质激素的增加对于糖尿病的控制是不利的。还有研究显示，糖皮质激素增加可引起胸腺退化与淋巴细胞减少，导致免疫能力的缺损、肿瘤的生长、高脂血症、高血压以及神经元可塑性的受损。

（四）交感-肾上腺髓质系统的改变

肾上腺髓质受交感神经的节前纤维支配，形成交感-肾上腺髓质系统。肾上腺髓质分泌肾上腺素（E）和去甲肾上腺素（NE）。

1. **肾上腺髓质分泌的改变**　研究发现，老年人交感神经系统的活力增加，NE 的分泌增加，清除减少，因而基础血浆 NE 水平增高。另外，老年人受到直立体位、冷加压、运动、用力握拳等刺激时，NE 也会分泌增加。老年人肾上腺髓质的功能相对无改变，E 的清除率增加，分泌率亦增加，二者比例接近，因而血液循环中 E 的水平无变化，E 对各种刺激的反应不受影响。

2. **交感神经系统的改变**　虽然老年人交感神经系统的活力增加，但交感肾上腺髓质系统对肾上腺素能受体间的反应通常是减低的。如老年人的 NE 水平升高，不会影响心率，用异丙肾上腺素刺激 β 受体，一般在老年人产生的心肌收缩力增强和心率加快的变化较年轻人弱。老年人对缺氧刺激，通过 β 受体介导的变时性反应减低。由于肾上腺素能受体水平及受体后水平改变，导致老年人肾上腺素能受体对儿茶酚胺的反应性减弱。

此外，以注射胰岛素产生低血糖作为刺激因素来研究尿中肾上腺素和去甲肾上腺素的分泌，结果显示老年人对胰岛素刺激产生的反应比青年人明显延迟或反应缺失。因而，老年人的交感-肾上腺髓质系统对各种应激的适应能力明显减退。

（五）肾素-血管紧张素-醛固酮系统（RAAS）的改变

醛固酮来源于肾上腺皮质的球状带细胞，其分泌主要受肾素-血管紧张素系统及血钠和血钾浓度变化的调节。

1. 醛固酮分泌的改变　随着增龄，醛固酮的分泌明显减少。研究显示，80岁以上的老年人与年轻人相比，血浆醛固酮明显减少，下降30%左右。此外，老年人在缺钠及直立体位的刺激下，醛固酮的分泌也是减少的。有人测定年龄在20～59岁的正常人尿、血浆醛固酮水平，发现无论限钠或不限钠时，50岁以上者的血浆醛固酮浓度上限低于30岁以下的青年，醛固酮分泌率随增龄而降低，对低盐饮食和利尿剂反应降低。

2. 球状带细胞的萎缩　老年人血浆醛固酮的水平降低，是多种因素综合作用的结果，包括肾上腺皮质球状带的形态结构老化和调节机制的减退。老年人肾上腺皮质球状带细胞萎缩，醛固酮的分泌减少，同时醛固酮的清除率亦下降，但分泌率下降明显；老年人肾小球球旁细胞的组织学和功能减退，合成的肾素减少，且肾素的活性减低，约比年轻人低50%。肾素分泌减少及活性减低，使血管紧张素Ⅱ生成随之减少，导致醛固酮的分泌减少；心房钠尿肽分泌增加，通过直接或间接作用抑制肾素分泌，降低血浆活性肾素和血管紧张素Ⅱ水平，抑制醛固酮的分泌。

3. 血钾血钠的改变　醛固酮分泌减少，引起肾脏丢失钠，加上老年人口渴感减少和肾对抗利尿激素的敏感性减弱，使老年人易发生血容量减少和脱水。这种相对的低肾素性、低钠血症、低醛固酮血症使老年人发生高血钾的危险增高，尤其是糖尿病和肾功不全的患者。临床上，在应用醛固酮拮抗剂或类固醇类消炎药后，可能导致这类患者出现致命的高钾血症，一定要加以重视。

（六）生长素-胰岛素样生长因子（GH-IGF）轴的改变

生长素-胰岛素样生长因子（GH-IGF）轴是生长发育的主要调控因素，具有广泛的生理作用。可促进细胞增殖，直接或间接调节骨骼生长，调节生长发育和物质代谢。

GH具有促进机体的生长发育（尤其对肌肉、内脏、骨组织作用显著）、调节物质代谢、参与对抗应激等生理作用。GH可通过作用于GH受体的直接途径和通过胰岛素样生长因子1（IGF-1）介导的间接途径发挥生理作用。GH的分泌受下丘脑分泌的GH-RH和SS的双重调控，前者兴奋，后者抑制。

1. GH分泌的节律改变　有研究表明，在老年动物和人类衰老过程中，机体组织合成蛋白质的能力普遍下降，导致多种生理功能衰退，其中GH-IGF轴活性下降是其重要原因之一。GH分泌的脉冲节律、昼夜节律以及GH分泌量随年龄增长发生减退性变化。正常情况下，GH的分泌具有脉冲式节律，睡眠后分泌增高，通常发生在入睡开始后4个小时内，大幅度波动发生在慢波睡眠时，每天分泌量也不尽相同。但是，IGF-1在24小时内浓度是恒定的。老年人GH的分泌，晨间与夜间GH水平无差异，老年人GH的脉冲式分泌比青年人明显减少，其幅度也明显减小，表明老年人GH的脉冲节律和与睡眠有关的昼夜节律消失。

2. GH分泌量进行性下降　GH的分泌随增龄对刺激的反应性减弱，如高浓度代谢产物精氨酸刺激 GH 分泌，老年人较中青年 GH 分泌减少。随着增龄，GH 的分泌量呈进行性下降。GH 在青春期上升，在成年后分泌达到最高水平，以后逐渐下降，到达老年期下降更多。男性的 GH 增龄变化不显著，女性在 50 岁以后，GH 分泌水平降低。研究发现，成年人的 GH 分泌，约每年下降 14%，至 70～80 岁，约半数老年人已无 GH 的分泌。血浆 IGF-1 相应每 10 年下降 7%～13%，至 70～80 岁 40% 的老人血浆 IGF-1 下降，相当于 GH 有缺陷的儿童。血浆 IGF 结合蛋白-3（IGFBP-3）的水平在健康老年人中随增龄而下降。GH 控制着 IGF-1 的水平，因此随着年龄的增长 GH 和 IGF-1 产生了相对的缺乏。

3. GH 分泌降低的机制　研究表明，老年人 GH 分泌量减少，是多因素综合作用的结果。其中老年人下丘脑 GHRH 和 SS 对腺垂体分泌 GH 调节的失衡是导致 GH 分泌减少的主要原因：老年人调节下丘脑的多巴胺能和去甲肾上腺素能神经元活动减弱，DA 和 NE 在老年人下丘脑显著减少及更新率降低，导致下丘脑功能减退。下丘脑内细胞分泌的 GHRH 减少，对腺垂体调节减弱，导致垂体 GH 细胞萎缩，再加之老年人腺垂体细胞的形态结构发生老化、腺垂体 GH 细胞上的 GHRH 受体数量减少，或者 GHRH 与受体结合后，细胞内的信号转导功能发生障碍，均导致腺垂体 GH 细胞对下丘脑 GHRH 的反应性降低，腺垂体 GH 的分泌减少。此外研究发现，老年人下丘脑 SS 水平升高，老龄大鼠在注射抗 SS 抗血清后，可观察到血液中 GH 水平大大提高，提示垂体 GH 分泌减少亦与老年人下丘脑 SS 分泌增加有关。

4. GH-IGF-1 轴的病理生理学改变　GH-IGF-1 轴活性下降，可导致老年人发生以下病理生理学改变：①内分泌代谢紊乱：脂肪分解减少，血胆固醇、甘油三酯、低密度脂蛋白、载脂蛋白水平升高，高密度脂蛋白降低，游离脂肪酸减少；蛋白合成储存能力降低，基础代谢率降低，体力活动减少，运动能力下降。②心血管功能紊乱：心脏体积缩小，心率减慢、心脏收缩力下降，外周阻力增加，可发生动脉硬化。③身体构成成分及分布异常：脂肪增加，特别是腰腹部增加明显，形成"中心性肥胖"。正常情况下，IGF-1 是调节骨细胞功能和代谢的重要因子，能减少骨胶原的分化、成熟及补充，增长骨质沉积。随着增龄，IGF-1 分泌减少，成骨细胞活性下降。因此，老年人易出现骨质疏松和骨折倾向。④神经-精神功能紊乱：常有心理和情感障碍，性情抑郁孤独，易疲劳嗜睡，精力不足，记忆力减退，认知功能下降，性欲降低，对生活缺乏兴趣，自觉健康状况不良。

（七）胰岛内分泌功能的改变

随着年龄的增长，胰岛的结构和功能进行性减退，胰岛素的分泌量减少，分泌节律紊乱。研究发现，成年后胰岛 B 细胞的功能与年龄呈负相关，年龄每增长 1 岁，胰岛 B 细胞功能下降 1%。检测胰岛功能的相关试验研究也证实这种与增龄有关的胰岛素分泌功能减退表现为胰岛素分泌量的变化。

1. 葡萄糖耐量的改变　葡萄糖耐量试验（OGTT）广泛用于评价胰岛素分泌功能。研究发现，老年人口服葡萄糖后胰岛素分泌峰值延迟，空腹血糖及糖负荷后血糖均高于年轻人。在 20～96 岁的研究对象中，随年龄增长胰岛素分泌量增加，而经身体质量指数（BMI）匹配后，老年组胰岛素分泌量明显降低。

2. 静脉葡萄糖耐量改变　静脉葡萄糖耐量试验（IVGTT）可用于评价胰岛素第一时相和第二时相分泌功能。第一时相胰岛素分泌指静脉注射葡萄糖后 10min 胰岛素的分泌，接着出现可持续数小时的第二时相胰岛素分泌。有研究表明，随年龄增长，胰岛素第一时相的分泌变化不明显，而第二时相的分泌呈进行性减退。通过对老年人和年轻人的研究发现，两组第一时相分泌无显著差异，老年组第二时相分泌较年轻组减少 56%。

3. 胰岛分泌功能改变　高糖钳夹试验是评价胰岛分泌功能的金指标。动物研究表明，在实验的前 2h 内，将血糖维持在 11mmol/L 时，青年组与老年组胰岛素分泌量无明显差异，胰岛素分泌与胰岛素敏感性呈典型双曲线关系，而在随后的延时实验中，将高糖水平调至 18mmol/L 时，青年组胰岛素分泌量提高 3 倍，老年组胰岛素分泌量仅提高 1/2 倍。

4. 胰岛 B 细胞功能改变　测定胰岛素原/胰岛素（PI/IRI）转换率是评价胰岛 B 细胞功能早期变化的敏感指标。研究发现，老年人胰岛 B 细胞功能减退，PI/IRI 比值升高。老年人空腹状态下，胰岛素分泌节律紊乱，幅度减小，昼夜节律消失，提示老年人胰岛素分泌储备能力已下降。但胰高血糖素的基础分泌量、对刺激的反应性及浓度不随增龄而变化。

（1）胰岛 B 细胞数量减少的机制：胰岛 B 细胞的数量的维持主要取决于 B 细胞的新生、增殖以及凋亡之间的动态平衡。研究发现，不同年龄大鼠胰岛在高糖环境中的增殖能力随年龄增长而逐渐下降，即老年组大鼠胰岛细胞增殖明显降低，而年轻组大鼠胰岛细胞增殖持续增加，同时老年组伴有转录因子 PDX-1 表达减少；成年期胰岛 B 细胞凋亡率较低，老年期胰岛细胞凋亡率则显著增加。研究发现，大鼠胰岛内凋亡相关蛋白 Fas 受体和 Fas 配体表达增加，而人胰岛尚未发现相应的改变，可能与种属差异有关。通过对老年人和急进性高血压患者研究发现，胰腺组织易受动脉粥样硬化的影响，使胰腺小动脉损伤，导致胰岛血流减少和缺氧，最终出现透明样变性，胰岛 B 细胞凋亡增加；随年龄增长，机体多数组织持续产生活性氧（ROS），而老年机体抗氧化能力减弱。当 ROS 浓度超过正常时，随年龄增长而出现的日益加重的氧化应激可造成胰岛 B 细胞的损伤，使胰岛 B 细胞凋亡增加。此外，研究亦发现，老年个体胰岛淀粉样多肽物质沉积增多，亦可诱导胰岛 B 细胞凋亡。因此，老年人 B 细胞的新生及增殖减少，凋亡增加，多种调节机制处于失衡状态，导致胰岛 B 细胞的数量减少，功能减退。

（2）临床意义：老年人除胰岛素分泌的量减少外，还伴有肥胖，尤其是内脏、腹部脂肪积聚的累积型肥胖者易发生胰岛素抵抗，即靶器官对胰岛素的反应性降低。50 岁以后糖尿病的发生率随年龄增长而增高，而且多数是 2 型糖尿病，此型糖尿病胰岛素绝对或相对不足，多是由于胰岛素作用的靶细胞膜表面的胰岛素受体数目减少，或者胰岛素与受体的亲和力下降，受体后信号转导系统的缺陷，以致靶细胞对胰岛素的敏感性降低，产生胰岛素抵抗。且老年机体胰岛素抵抗增加，导致 B 细胞负担进一步加重。当 B 细胞代偿能力逐渐下降，胰岛素分泌不足以克服胰岛素抵抗的影响时，则会导致糖代谢紊乱，发生糖尿病。在临床上，老龄化肥胖、遗传因素、高糖毒性、脂毒性、合并用药都可能成为老年人胰岛细胞功能减退的原因。因此，对存在高危因素的老年人要定期检测血糖，空腹血糖≥5.6mmol/L时需行口服葡萄糖耐量试验以评估B细胞功能，以便早期发现和干预。

第三节　内分泌系统功能老化的相关疾病

随着年龄的增长，内分泌系统会发生各种形态和功能的变化，机体各系统功能也会普遍下降。同时内分泌功能减退或紊乱还会影响机体代谢、免疫力等，使老年人的内环境稳态失衡，从而发生一系列老年性疾病，如高血压、糖尿病、骨质疏松、前列腺肥大等。老龄内分泌系统的功能下降引起的病理生理学变化必将对老年人的生活质量带来很大影响。

一、老年人内分泌系统疾病的特征

内分泌系统疾病在老年人中很常见。老年人内分泌从腺体组织结构到激素水平、功能活动均发生了系列变化，这既是机体老化的过程，也是老年疾病临床表现的重要病理生理基础。衰老受到基因控制或是由下丘脑"生物钟"控制。

（一）老年人下丘脑的特征

下丘脑是连接神经系统和内分泌系统的"转换中继站"，上与大脑皮层联系，下与垂体联系，能将神经系统传来的信息转变为神经激素信号，如分泌下丘脑调节肽等，通过这些激素再对腺垂体分泌的激素进行调节，从而对各重要内分泌腺如甲状腺、肾上腺、性腺等进行调节，故认为下丘脑是调节内分泌系统的"司令部"，其影响具有全局性。

随着老龄化的进展，下丘脑腺体重量减轻，血供减少，结缔组织增生，细胞形态发生改变，从而引起内分泌发生一系列功能改变。如老年人下丘脑视上核神经元数量减少，功能减退，对环境周期性变化的整合调节/反应能力下降，对光和非光刺激反应性减弱，生物节律尤其昼夜节律调节容易紊乱；视上核分泌的血管升压素晨高夜低的规律也参与了机体的昼夜律调节，老年人内分泌调节障碍，分泌规律减弱或被打乱，是老年人容易失眠、智力下降等的重要原因。下丘脑单胺类递质的改变可能是老年人内分泌调节障碍的关键环节。

（二）老年人脑垂体的特征

老年人的脑垂体重量减轻、细胞数量锐减、血液供应减少、结缔组织增多、嫌色细胞和嗜碱性细胞相对增多而嗜酸性细胞相对减少，细胞形态和细胞器结构的改变、破坏等影响了老年人的代谢、应激、衰老等生命活动。老年人促甲状腺激素、促肾上腺皮质激素、黄体生成素等基本不受增龄影响，而老年女性卵泡刺激素、催乳素分泌增加，男性催乳素分泌也增加。垂体生长激素脉冲式分泌也随老年人年龄增加呈进行性下降，生长激素的减少引起的表现与生长激素缺乏综合征相似，表现为肌肉容量减少，脂肪容量相对或绝对增加，血清脂蛋白升高，中枢神经系统胆碱能活动减弱，生长抑素分泌增多抑制生长激素分泌。老年人抗利尿激素分泌减少及肾小管对其敏感性降低是导致老年人夜尿增多的原因。

（三）老年人肾上腺皮质的特征

老年人肾上腺皮质呈现以纤维化为特征的退行性改变或腺体增生，多发皮质结节，皮质和髓质细胞减少，脂褐素沉积，细胞微结构变化。肾上腺皮质束状带对促肾上腺皮质激素（ACTH）的反应性下降，易导致应激失调，这是老年人在危重疾病时发展和转归与年轻时不同的原因。老年人肾上腺皮质网状带明显萎缩甚至消失，分泌性激素的功能明显降低。老年人肾上腺皮质球状带萎缩，加上肾素活性降低，RAAS 功能减弱，醛固酮分泌减少，老年人对低钠和体位改变调节功能较差。肾上腺髓质分泌的肾上腺素和去甲肾上腺素随年龄升高，可加重高血压反应。

（四）老年人甲状腺的特征

老年人的甲状腺重量减轻，60 岁以上老年人，甲状腺重量减少一半，滤泡缩小，滤泡间结缔组织增加，伴纤维化、炎性细胞浸润和结节形成。老年人甲状腺功能变化特点：下丘脑-腺垂体-甲状腺轴功能活动减弱，基础代谢率和耗氧量下降，反应能力下降，应激功能减退；甲状腺合成 T_3、T_4 减少，代谢水平降低；许多慢性病和危重病影响 T_3、T_4 水平与功能，可出现正常甲状腺功能病态综合征，也称为低 T_3 综合征。由于急性重症疾病（非甲状腺本身疾病）时 T_4 的内环脱碘酶活性被激活，T_4 向 rT_3 的转化加速，而 T_4 向 T_3 转化减慢，T_3 生成减少。老年人长期使用含碘药物治疗疾病时这些药物可引起甲状腺肿大、甲状腺结节形成和甲状腺功能异常。老年人甲状腺对 TSH 的反应性下降，TT_3、FT_3 随增龄降低，rT_3 增高。应激状态时，老年人 T_4 分泌及代谢仍可加速。

（五）老年人胰岛的特征

老年人对内生胰岛素的敏感性较青年人降低约 40%。动物实验表明，胰岛 B 细胞与 A 细胞和 D 细胞的比例随增龄而变化，胰岛增生能力随增龄而下降。老年人的糖耐量呈进行性减退，可能主要与下列因素有关：体力活动不足；肌肉组织的容量减少；糖原贮存不足；胰岛 B 细胞功能减退，胰岛素分泌不足；胰岛素抵抗，抵抗部位可能主要是受体功能的缺陷。由于老年人胰岛素敏感性下降及 B 细胞储备功能不足，故危重病应激较易诱发糖尿病或发生应激性高血糖症，易诱发糖尿病急性并发症。

（六）钙调节激素变化

钙调节激素包括甲状旁腺素（PTH）、降钙素（CT）和维生素 D_3。老年人血中 $1,25-(OH)_2-VitD_3$ 水平较青年人低，是由于老年人肾脏对 PTH 的反应性降低，1α-羟化酶不能完全活化，使 $1,25-(OH)_2-VitD_3$ 的生成量减少，影响肠道对钙的吸收，使血钙降低，老年人容易骨质疏松。老年女性绝经后雌激素水平降低可能通过提高骨骼对 PTH 的敏感性，促进骨吸收，造成更年期后女性容易骨质疏松。

二、老年性糖尿病

老年性糖尿病（diabetes mellitus，DM），是由于胰岛素分泌绝对不足或相对缺乏引起的一类慢性、代谢性疾病，特征为高血糖和尿糖，主要发生于中老年人群，故称老年性糖尿病。我国老年性糖尿病年龄≥60 岁，西方国家年龄≥65 岁，多与遗传、饮食、行为习惯等因素等有关。

（一）病因与发病的生理学机制

机体胰岛 β 细胞功能受损与胰岛素抵抗是老年糖尿病发病的病理生理学机制，主要有两个方面。

1. 胰岛 β 细胞功能受损　老年人 β 细胞功能受损的主要表现：胰岛素分泌的第一时相减弱或缺失；基础胰岛素分泌脉冲的异常为不规律，周期短；血浆胰岛素原/胰岛素比值升高。老年人 β 细胞功能受损的发生是源于 β 细胞功能下降和数量减少。遗传因素、代谢异常（葡萄糖毒性、脂质毒性、激素改变等）、胰岛淀粉样变性和胰岛细胞凋亡，以及炎症介质和氧自由基等多种因素导致其发生。

2. 胰岛素抵抗　胰岛素抵抗是指胰岛素效应器官或部位对胰岛素的生理学作用不敏感的一种状态，表现为靶器官对胰岛素介导的糖代谢作用不敏感。靶器官主要是肌肉、肝脏和脂肪组织。胰岛素抵抗发生的确切机制还不完全清楚，可能与葡萄糖激酶基因和胰岛素受体底物基因的突变有关，也可能以胰岛素作用的信号转导通路下游信号蛋白分子的表达异常相关。

（二）老年性糖尿病的特点

1. 流行病学特点

根据 WHO 公布的数据显示，糖尿病（DM）已经成为全球第 3 位威胁人类健康的慢性非传染性疾病，在发达国家中 45 岁以上人群中 DM 患病率已经高达 10%～20%，且不论是发达国家，还是发展中国家，DM 患病率均呈逐年增加的趋势，并有随年龄增长患病率上升的高龄高患病率的特点。年龄、不良生活习惯、肥胖、高血压以及遗传因素都是糖尿病产生的危险因素。老年性糖尿病一般是 2 型糖尿病（T_2DM）。老年起病的 T_2DM 患者数在 60～70 岁者最多，之后随年龄增长逐渐降低；而中年起病的 T_2DM 患者数随年龄增长逐渐升高，在 50～60 岁者最多。在我国，T_2DM 患者已达 3000 万人以上，其中 90% 以上为中老年人。

2. 病理生理特点　糖尿病代谢紊乱主要是由于胰岛素绝对或相对不足引起的。

（1）糖代谢方面：由于胰岛素不足，葡萄糖进入细胞，在胞内磷酸化减少，导致糖酵解、磷酸戊糖通路及三羧酸循环均减弱，从而使能量供给明显减少，糖原合成减少而分解增多。总之，葡萄糖在肝脏、肌肉和脂肪组织的利用减少，肝糖输出增多，从而出现高血糖。

（2）脂肪代谢方面：由于胰岛素不足，脂肪组织摄取葡萄糖及从血浆转移甘油减少，脂肪合成减少，脂蛋白脂酶活性低下，血浆中游离脂肪酸和甘油三酯浓度升高。在胰岛素极度缺乏时，激素敏感性脂酶活性增强，储存脂肪动员和分解加速，血游离脂肪酸更加增高。肝细胞摄取脂肪酸后，因再酯化代谢通路受阻，脂肪酸与辅酶 A 结合生成脂酰辅酶 A，经氧化生成乙酰辅酶 A。因草酰乙酸生成不足，乙酰辅酶 A 进入三羧酸循环受阻而大量缩合为乙酰乙酸、丙酮和 β-羟丁酸（三者统称酮体）。当酮体生成超过组织利用和排泄的能力时，大量酮体堆积形成酮症或进一步发展为酮症酸中毒。

（3）蛋白质代谢方面：胰岛素分泌不足，肝脏和肌肉等组织摄取氨基酸减少，蛋白质合成减少，分解加速，导致负氮平衡。血浆中的戊糖氨基酸包括丙氨酸、甘氨酸、苏氨酸和谷氨酸浓度降低。同时血中戊酮氨基酸包括亮氨酸、异亮氨酸和缬氨酸等支链氨基酸水平增高，提示肌肉摄取氨基酸合成蛋白质能力减弱，导致患者消瘦、乏力、组织修复能力降低，伤口难愈合，以及抵抗力降低，容易感染等。

3. 临床特点

（1）典型症状"三多一少"少见：多尿、多饮、多食和体重减轻（即"三多一少"）症状共存，在中青年患者中约占85%以上，而老年患者仅占20%～40%，且程度轻微，常被忽视。老年人肾糖阈值比中青年人高，故血糖轻度升高不会出现尿糖和多尿症状。老年人口渴中枢不如中青年人敏感，不易出现烦渴、多饮。由于老年人糖尿病无症状或症状不典型，多数患者是因健康检查或其他原因就诊而被发现，诊断和治疗常被延误，致使老年性糖尿病患者常常在诊断糖尿病之时就已发生多种并发症。

（2）非特异性症状较常见：多数老年DM患者虽无"三多一少"典型症状，但常有疲乏、无力、轻度口渴、尿频、多汗、皮肤瘙痒、阳痿等非特异性症状之一项或几项，这些症状虽在非老年患者中被视为非特异症状，但在老年人，应视为老年人糖尿病的典型表现，临床上若出现上述两项以上，即应考虑患糖尿病的可能。

（3）常合并代谢综合征：许多老年性糖尿病患者有多种代谢异常表现，主要包括中心性肥胖、高血压、高甘油三酯血症、极低密度脂蛋白胆固醇血症和低密度脂蛋白胆固醇血症，这一时期大血管并发症（如冠状动脉粥样硬化）的危险性已升高。

（4）慢性并发症多且严重：老年性糖尿病患者因年龄大、病程长、治疗延误等原因，常伴有多种慢性并发症，包括大血管和微血管并发症，发生率可高达40%。慢性并发症的表现与其他T_2DM患者相同，但并发症的发生率、严重程度、致残率、致死率在老年患者中更高。如心血管疾病的发生率及与之有关的死亡率是无糖尿病老年人的2倍。老年性糖尿病患者不仅冠心病患病率高，而且冠状动脉管腔狭窄严重，受累血管多，病变较弥漫，无痛性心肌梗死较多见。老年性糖尿病患者脑血管病患病率是无糖尿病的3～4倍，以脑血栓形成多见，下肢血管病变较非老年患者多见且严重。老年性糖尿病并发视网膜病变者占35%～45%，失明率高达20%；糖尿病肾病常与高血压肾病并存，加速肾功能衰竭。老年患者还常因神经病变而发现糖尿病，糖尿病足的患病率较非老年患者高3～4倍。

（5）急性并发症的病死率高：高渗性非酮症糖尿病昏迷主要见于老年性糖尿病患者，原因是老年人常伴渴感减退或消失，认知能力下降，高血糖未控制又未充分补液，易引起脱水，在诱因作用下，加重高血糖和血浆高渗，病死率高。老年患者在感染等应激情况下也可发生糖尿病酮症酸中毒，但并不比非老年人多见，一旦发生则病情重、预后差。由于年龄增长和疾病因素，老年人心、肺、肝、肾功能减退，服用双胍类降糖药及缺氧状态下可发生乳酸性酸中毒。老年人低血糖症也是常见的急性并发症，主要见于糖尿病早期，由胰岛素分泌与血糖高峰不同步所致，或为口服降糖药、注射胰岛素过量引起。与非老年人相比，老年人低血糖引起儿茶酚胺类分泌相对较少，因此缺乏心悸、出汗等交感神经兴奋的表现，常常突出表现为乏力和精神症状。老年人对低血糖的耐受性差，应尽量避免发生。

（6）特殊表现：老年人糖尿病可有一些特殊临床表现，应引起足够重视。主要有以下几项：①肩关节疼痛：10% 老年患者可有肩关节疼痛伴中、重度关节活动受限。②糖尿病性肌病：包括不对称的肌无力、疼痛和骨盆肌、下腹肌萎缩。③精神心理改变：表现为精神萎靡、抑郁、焦虑、悲观，记忆力减退。④足部皮肤大疱：类似于Ⅱ度烫伤水疱，常在 1 周内逐渐消失。⑤肾乳头坏死：通常发生于老年性糖尿病患者，往往无腰痛和发热的表现。⑥糖尿病性神经病性恶病质：是老年人糖尿病常见的一种特殊并发症，表现为抑郁、体重明显下降、周围神经病变伴剧痛，可在持续 1～2 年后自然缓解。

（三）治疗中的生理学原理

老年性糖尿病多为 2 型糖尿病，治疗除改善胰岛素抵抗和保护与恢复胰岛 β 细胞功能外，还需控制血压、血脂、体重，以及戒烟等。通过全面控制各种危险因素，降低糖尿病所致心脑血管疾病发病率和病死率以及总死亡率，提高生活质量。总体来说，糖尿病最主要的治疗方案为饮食、运动和药物治疗。

1. 饮食治疗 饮食治疗是综合治疗的基础。糖尿病以血糖升高伴糖、脂肪和蛋白质代谢异常为特征，大多数 2 型糖尿病源于体重超重。饮食治疗原则是平衡膳食，营养全面，比例适当。不论糖尿病类型和病情轻重都应坚持饮食治疗，以达到纠正代谢紊乱、合理控制体重、满足营养需求和提高生活质量的目的。合理而有节制的饮食可以避免或减轻因长期高血糖刺激导致的胰岛素水平增高和胰岛素抵抗。摄入血糖生成指数（glycemic index，GI）较高的食物会增加对胰岛素的需求，因而强迫胰岛 β 细胞进一步增加胰岛素的生成，从而加剧 β 细胞破坏。饮食需要做到定时、定量和定质，合理搭配，增加食物纤维的摄入，避免摄入过多的钠盐。合理考虑食物的 GI 和血糖负荷（glycemic load，GL），放宽选择范围，达到平衡膳食，满足机体对各种营养素的需求。

2. 运动治疗 运动锻炼是公认的预防和治疗胰岛素抵抗、糖耐量异常和 2 型糖尿病的方法。绝对的卧床休息，可导致健康个体糖耐量异常和胰岛素抵抗，而增加机体活动可以显著减轻糖耐量受损的加剧，运动的效果与能量消耗总量成正比。运动对糖尿病的治疗作用是基于对胰岛 β 细胞数量和功能的保护作用，对免疫反应的调节作用，以及其他方面的变化带来的间接效应。其主要机制有以下方面。

（1）增加促进胰岛 β 细胞增殖的细胞因子水平：运动增加循环血中生长激素（GH）、IGF-1、GLP-1、IL-6 等的水平。这些因子对 β 细胞增殖均具有积极的促进作用。通过间接作用促进 β 细胞增殖，从而对抗 2 型糖尿患者 β 细胞凋亡的作用。

（2）帮助维持正常血糖和血脂水平保护 β 细胞：运动可以帮助糖尿病患者或具有糖尿病风险的人群维持正常的血浆葡萄糖和血清脂质浓度，这对保护 β 细胞十分重要，因为，长期暴露于高浓度游离脂肪酸可导致胰岛素分泌功能受损和胰岛 β 细胞凋亡。

（3）调控脂源性细胞因子水平而调节免疫反应：运动可以减少内脏脂肪含量，调节脂肪细胞因子（adipocytokine）生成。脂肪细胞因子中的瘦素（leptin）和 TNF-α 等具有抗炎效应。运动可以降低血液中瘦素和 TNF-α 的水平，从而潜在地调节介导糖尿病的免疫反应。

（4）增加肌肉体积提高线粒体氧化功能而改善代谢：骨骼肌不仅是人体利用葡萄糖的重要部位，也是体内储存糖分的重要部位，对血糖平衡具有重要的缓冲作用。肌肉在血糖增高时将糖转运存储到肌肉中，避免血糖过高；血糖降低时肌肉可释放存储肌糖原，维持机体能量需求，防止血糖过低。运动可以显著增加肌肉体积和力量，尤其是长期规律有氧运动，可以提高线粒体氧化功能，增加线粒体密度和氧化酶活性，从而改善机体能量代谢，改善机体胰岛素敏感性并缓解高血糖症状。

3. 药物治疗　老年性糖尿病患者的药物使用原则：个体化的治疗措施，预防和治疗心血管疾病的危险因素，控制血糖，预防和治疗微血管并发症，筛查并干预老年综合征，设立糖化血红蛋白（HbA1c）目标靶值，建议功能状态良好的老年患者应小于 7.5%。

（1）药物分类：目前糖尿病治疗的最有效方法是药物治疗。常用的降糖药物主要包括磺酰脲类、苯甲酸衍生物、双胍类、α-葡萄糖苷酶抑制剂（AGI）、胰岛素增敏剂、非磺酰脲类促胰岛素分泌剂、二肽基肽酶（DPP-4）抑制剂等。联合用药不仅可以改善对血糖的控制，还能最大限度减少药物剂量及速度。

（2）常用代表药：①苯甲酸衍生物类降糖药物作为一种常用的餐时血糖调节剂，作用时间较短，起效速度快，对于餐后降血糖具有较好的效果，并且安全性较高，对于绝大多数老年性糖尿病患者均具有较好的治疗效果。②双胍类降糖药物是肥胖型 T_2DM 治疗的首选，代表药是二甲双胍，但是临床用药过程中，对于肝肾功能不全患者应该尽量避免使用。③α 葡萄糖苷酶抑制剂类降糖药物具有很好的降餐后血糖作用，单用基本不会引发低血糖症，因此对于老年性糖尿病患者具有较好的适用性，并且能够有效改善患者慢性便秘等症状。④达格列净属于钠-葡萄糖协同转运蛋白-2（SGLT-2）抑制剂，通过抑制近曲小管 SGLT-2 而降低肾糖阈值，促进钠和葡萄糖的排泄，达到降低血糖、降低糖化血红蛋白的目的，还有渗透性利尿作用，从而引起血压下降、体重减轻。⑤西格列汀属于二肽基肽酶-4（DPP-4）抑制剂，可通过增加活性肠促胰岛激素的水平而改善血糖控制。肠促胰岛激素包括胰高血糖素样多肽-1（GLP-1）和葡萄糖依赖性促胰岛素分泌多肽（GIP），GLP-1 和 GIP 可通过涉及环磷腺苷的细胞内信号途径增加胰岛 β 细胞合成并释放胰岛素。改善胰岛 β 细胞对葡萄糖的反应性并促进胰岛素的生物合成与释放。

三、老年性甲状腺功能减退症

甲状腺功能减退症（hypothyroidism），简称甲减，是由各种原因导致的低甲状腺激素血症或甲状腺激素抵抗而引起的全身性低代谢综合征，其病理特征是黏多糖在组织和皮肤堆积，表现为黏液性水肿。根据甲状腺功能减退的程度，可分为临床甲减和亚临床甲减。亚临床甲减指血清 TSH 升高，但 T_3 和 TT_4 正常。

有研究认为老年人摄取碘的能力降低，T_4分泌减少。也有研究得出不一样的结论，认为T_4不随增龄而改变。健康老年男性的T_3降低20%，女性T_3降低10%。T_3降低可能与T_4转变为T_3减少有关，随年龄增长5'-脱碘酶减少，导致T_3自外周组织生成减少，见图11-3。

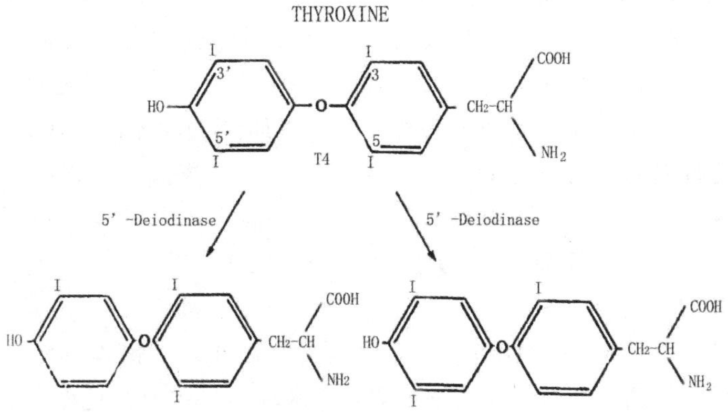

注：T_3：3,5,3'-3 碘甲腺原氨酸。rT_3：3,3',5'-3 碘甲腺原氨酸。5-Deiodinase 为5-脱碘酶。5'-Deiodinase 为5'-脱碘酶。

图11-3 T_4结构式及在周围组织中经过酶途径T_4脱碘形成主要活性代谢物T_3及非活性rT_3

（一）病因与发病的生理学机制

当人体甲状腺激素分泌不足时，就会引发甲状腺功能减退，并且根据其病情严重程度，患者会出现不同程度的症状。甲状腺功能减退通常病程较长且发病隐匿，很多患者可能长时间都没有特异性表现，随着病情日益严重，症状才会逐渐凸显。研究显示，目前引起甲状腺功能减退的原因主要有下面几种。

1. 自身免疫损伤 最常见的原因是自身免疫性甲状腺炎，包括桥本甲状腺炎、萎缩性甲状腺炎、产后甲状腺炎等，占原发性甲减的99%以上。自身免疫性甲状腺炎甲状腺滤泡破坏的直接原因是浸润的T细胞释放的细胞因子（IFN-γ，IL-2等）通过Fas途径导致甲状腺细胞凋亡。

2. 甲状腺破坏 随年龄增长，甲状腺结节发病率逐年增高，行甲状腺切除术后会导致甲减的发生；放射性^{131}I治疗甲亢时，β射线直接造成甲状腺的辐射损伤，导致甲减发生。

3. 碘过量 碘过量可引起具有潜在性甲状腺疾病者发生甲减，也可诱发和加重自身免疫性甲状腺炎。含碘药物胺碘酮诱发甲减的发生率为5%~22%。丹麦一项研究发现，补碘后人群的甲状腺过氧化物酶抗体阳性率由14.3%升至23.8%，同时，甲状腺功能减退的发病率也由每年38.3/10000增加至每年47.2/10000。因此，碘营养过剩与临床甲状腺功能减退的相关性可能与激发甲状腺自身免疫应答有关，尤其对于老年人群、新生儿及甲状腺疾病易感人群。

4. 抗甲状腺药物 如硫脲类、咪唑类、锂盐等抗甲状腺药物。长期服用抑制甲状腺激素的合成，从而引起甲减。

（二）老年性甲状腺功能减退症的特点

老年人由于反应比较慢，其起病隐匿，仅少部分患者有临床表现，且有时被误以为由于衰老所引起，而不被注意和重视，以致漏诊。其特点如下。

1. 流行病学特点　国外报告的临床甲状腺功能减退症患病率为 0.8%～1.0%，发病率为 3.5/1000；我国学者报告临床甲减患病率是 1.0%，发病率为 2.9/1000，女性多于男性，随年龄增长，发病率有增加趋势。研究表明在成年人中的血清 T_3 水平随增龄下降，血清 T_4 和游离 T_4（FT_4）水平变化不大。20 世纪 70 年代，通过调查发现甲状腺功能减退的发生率在老年人中有增加趋势。在调查研究的原始队列中，大于 60 岁的人群中甲状腺功能减退的患病率为 4.4%，老年女性的患病率高达 5.9%。

老年亚临床甲减的发生也逐年增加，国外有报道，70～80 岁人群亚临床甲减的患病率为 14.7%，80 岁以上升高到 20.1%。

2. 病理生理特点

（1）自身免疫性甲状腺炎：当病毒、射线、药物和碘的摄入等外在环境因素通过干扰正常的甲状腺代谢，或对甲状腺细胞的直接破坏，导致机体免疫调节机制紊乱，其中甲状腺组织内淋巴细胞浸润，浆细胞产生针对甲状腺组织的自身抗体破坏甲状腺组织细胞。

（2）医源性甲减：由于老年患者常患有甲状腺结节，行甲状腺切除术后会导致甲减发生。我国老年人群甲状腺结节发病率高，且随年龄增长发病率逐渐上升。此外，放射性[131]I 治疗甲亢已被普遍应用于临床，但治疗后易致甲减发生，且随着随访时间的延长甲减的发病率也逐渐增加。有报道称甲亢患者接受[131]I 治疗后导致早期甲减的发病率约为 10%～20%，10 年随访中甲减的发病率上升至 75%。

（3）药物性甲减：老年患者常伴随多种疾病，联合服用多种药物，一些药物如干扰素、含碘药物、对氨基水杨酸等使用不当时也会引起甲减。

3. 临床特点　老年甲减的症状与甲状腺激素合成或分泌不足引起的产热效应降低、中枢神经系统兴奋性降低、外周交感神经兴奋性下降，以及糖、脂肪、蛋白质代谢异常密切相关。表现为畏寒、乏力、体重增加、淡漠、反应迟钝、动作缓慢、食欲减退、心动过缓等。此外，重症甲减患者还可出现黏液性水肿、昏迷，其预后差，甚至危及生命。

（三）治疗中的生理学原理

左旋甲状腺素（L-thyroxine，L-T_4）是目前甲减最主要的替代治疗药物。给药需循序渐进，尤其是伴有心脏疾病的患者，起始剂量要低，因甲状腺激素有正性变时、变力作用，使心输出量和心肌耗氧量增加，避免过量药物造成心脏的损伤；同时由于老年患者对 L-T_4 的代谢清除速率较慢、多种口服药易于产生相互作用，因此老年患者服用 L-T_4 的剂量要少于成人甲减患者，且年龄愈大，所需替代剂量愈低。

第四节　内分泌系统功能退化的中医药相关研究

中医学认为内分泌系统涉及肾、肝、脾等多脏腑功能的正常发挥和气血津液升降出入的正常代谢。本章介绍了中医学对内分泌系统的基本认识，以及从中医复方、单味药等治疗手段展开的现代研究，多层面揭示了其作用机制。

一、延缓内分泌系统功能退化的中医学相关研究

（一）中医对内分泌系统功能的基本认识

人体是由精气构成，人体各脏腑功能的正常发挥和气血津液的升降出入，皆以精气为物质基础，实际上包括了所谓的激素在内。中医精气学说中提到内分泌系统通过激素有生物节律性的分泌从而发挥对人体的调节功能。中医古籍中对内分泌系统、腺体、激素等并无相应的名称，但早在《黄帝内经》中已有相关的描述，如《素问·上古天真论》所谓"女子七岁，肾气盛，齿更发长；二七而天癸至，任脉通，太冲脉盛，月事以时下，故有子""丈夫八岁，肾气实，发长齿更；二八，肾气盛，天癸至，精气溢泻，阴阳和，故能有子"，此"天癸"显然就是性激素之类的物质，其分泌与否、分泌多少与肾气有关。《古今录验方》等书中已有对糖尿病患者"每发即小便至甜"的记载，在《肘后备急方》《千金翼方》中也分别载有治疗甲状腺肿大、性功能减退等疾病的处方。

（二）内分泌系统功能退化的中医病机

从中医学角度来说，激素是内分泌腺体所分泌的物质，当归属于"阴"的范畴，且与"精"之特性相似，故激素当归属于"阴精"之列，而在诸多阴精中唯有元精才具有与激素雷同的作用，而元精则为命门所归藏，诚如张景岳所言，"命门之水，谓之元精"。命门为肾所系，既藏元精，又藏生殖之精和五脏六腑之精，《怡堂散记》曰："五脏六腑之精，肾实藏而司其输泻，输泻以时，则五脏六腑之精相续不绝。"因此，内分泌功能退化引起的疾病多与"肾"相关。激素过剩则为中医所言之肾实证，可见相火偏旺或阴精壅盛；而内分泌系统功能衰退从而导致激素不足则可与肾虚证相对应，包括肾阴亏虚与肾阳不足。

（三）中医延缓内分泌系统功能退化的思路与方法

中医在延缓内分泌功能衰退方面，中医药协同治疗多从"肾"入手，利用中医药调节肾阴和肾阳，从而达到延缓内分泌系统衰退的作用。脾为后天之本，津血精液生化之源，肾中精气又赖脾化精微以充养，故肾虚亦可从脾论治。然始终以"虚"为本，脾虚则运化失司，致水湿内停，泛溢肌肤。若脾虚不能升清，水谷精微失于输化，则气血乏源。肾为先天之本，为生命活动之根，藏精、主水、司二便。肾阳虚，不能主水，肾气化功能失常，则二便失摄。肾阴虚，阴精不能上充于脑则健忘。故"补元气，养肾阳，滋阴精"可以成为延缓内分泌功能衰退的三大法则。

二、延缓内分泌系统功能退化的中药学研究

内分泌系统功能退化常见性欲和性功能改变、体重改变、视力减退、情绪改变、消化道症状以及肾、肝、脾等系统伴随症状，中医认为内分泌功能减退引起的疾病多与"肾"有关。多以"补元气，养肾阳，滋阴精"为延缓内分泌功能衰退的三大治疗

法则。

（一）延缓内分泌系统功能退化的单味药物研究

1. 滋补元气　大补元气非人参莫属。缪希雍《本草经疏》谓"人参本补五脏真阳之气者也""人参能回阳气于垂绝……益真气，则五脏皆补矣"。《药性论》谓人参"补五脏六腑，保中守神"。人参具有大补元气，复脉固脱，补脾益肺，生津养血，安神益智之功效，且其主要成分人参皂苷对垂体-肾上腺皮质功能有刺激作用，促进肾上腺皮质激素分泌的初始部位可能是垂体前叶，同时人参也可以显著提高甲状腺功能并增强性功能。

2. 温养肾阳　下丘脑-垂体-性腺轴（HPGA）参与调控机体的发育、生殖和衰老。随着机体衰老，HPGA功能逐渐降低，导致全身靶器官的功能下降。现代药理学研究发现，中医学中"肾藏精主骨"的物质本源与HPGA密切相关。现代研究表明，肾阳虚为HPGA紊乱所致，肾阳虚证的主要发病环节在下丘脑。滋养肾阳可以有效促进性激素分泌，调节生殖内分泌系统。养阳之药宜柔不宜刚，临床常用补肾阳的单味药主要包括以下几种。

（1）肉苁蓉：属于《神农本草经》"上品"类中药，具有补肾壮阳、益精补髓、养血润燥、悦色延年之功效。其中，肉苁蓉多糖能通过增强下丘脑-腺垂体-卵巢轴（HPOA）功能实现对肾上腺素与皮质激素的调节，可使FSH、LH指标下调及E_2含量回升，能显著改善机体的内分泌调节机制，延缓内分泌系统退化。

（2）黄芪、枸杞子：黄芪、枸杞子均为常用的抗衰老中药。其中，黄芪具有补气升阳、益卫固表、利尿退肿、增强机体免疫力之功效；枸杞子具有滋肾补血养肝、明目、益精生肌等功效。这两味药均可延缓肾上腺皮质轴功能的退化。

（3）巴戟天：补肾温而不燥，是补肾阳的要药，也是历代医家补肾常用药物之一。巴戟天可能通过提高垂体对黄体生成素释放激素（LRH）的反应性及卵巢对黄体生成素（LH）的反应性来提高下丘脑-腺垂体-卵巢轴的促黄体功能。

（4）仙茅：是传统医药中补肾壮阳的常用中药，临床多用于肾阳不足、命门火衰引起的阳痿精冷、小便频数、腰膝冷痛、筋骨痿软等虚寒症状。有实验表明，该药在调节下丘脑-腺垂体-甲状腺轴、肾上腺轴，延缓其衰退方面有重要作用。

（5）淫羊藿、女贞子：淫羊藿是中医温补肾阳的常见药物，性属温，味辛甘，归肝肾经。女贞子味甘性凉，功善滋补肝肾、清热明目，《本草经疏》曰："女贞子，气味俱阴，正入肾除热补精之要品，肾得补，则五脏自安，精神自足，百病去而身肥健矣。"淫羊藿、女贞子均可改善HPGA功能，促进性激素分泌，调节生殖内分泌系统。

3. 滋养肾阴　女性因多产房劳伤肾耗精，故而绝经后常见肾阴不足，肝肾同居于下焦，乙癸同源，肾水不足以涵养肝木，致使肝肾阴虚的证型较为常见。卵巢功能减退，雌激素水平低下，引起垂体促性腺激素水平过高，则多表现为肾阴虚证，更年期综合征患者常见。"形不足者温之以气，精不足者补之以味"，养阴与填精两者关系密切，互有联系。中医认为，肾藏精主导月经，肾气与肾-天癸-冲任-胞宫轴密切相关，对应于西医学的下丘脑-腺垂体-卵巢-子宫性腺轴，可见该病的基本病机为肾虚及脾虚肝郁失调。卵巢衰退与肾、肝、脾三个脏腑有关。故滋肾阴可促进乳腺和女性生殖器官的发育，调节月经周期。冲、任二脉能够直接或间接作用于性腺轴。临床常见滋肾阴的单味药包括：

（1）熟地黄：熟地黄味甘、性寒，具有滋阴生津之功，既能改善阴虚证的症状，又能调节甲状腺激素水平的异常。此外，养阴的作用主要体现在肾阴的营养不足方面，符合中医理论。

（2）五味子：近来研究人员发现，五味子中的乙素、木脂素、多糖、五味子醇对内分泌系统有很好的保护作用，可以有效延缓内分泌功能退化。

（3）紫河车：紫河车又称为胞衣、胎衣等，为健康产妇分娩出的胎盘加工品。《杏轩医案》中用其补任脉，因其含有促性腺激素和雌、孕激素，可促进乳腺和女性生殖器官的发育，调节月经周期。

（二）内分泌系统功能退化与中药复方研究

复方与单味中药一样，对内分泌系统功能减退的临床应用和研究都是在中医理论指导下进行，主要集中于对滋补肾阴、肾阳的研究。其改善内分泌系统症状的机制除了直接作用于肾之外，还和全身性的抗衰老、免疫调节作用有关。这里我们列举一些常用滋补肾阴、肾阳的中医复方：

1. 芪桂颗粒　现代研究发现，芪桂颗粒可改善大鼠下丘脑–腺垂体–甲状腺轴功能，为临床治疗甲状腺疾病提供理论依据，颗粒制剂能规范、安全、有效地应用于甲状腺功能低下及减退的治疗。

2. 金匮肾气丸　金匮肾气丸具有补肾助阳，化生肾气之功效。金匮肾气丸治疗因下丘脑–腺垂体–肾上腺轴激素平衡被破坏的肾阳虚模型小鼠，能够使小鼠异常的肾上腺轴激素水平得以恢复。

3. 六味地黄汤　六味地黄汤具有填精、滋阴、补肾之功效。肾阴虚小鼠下丘脑–腺垂体–肾上腺轴（HPA）和下丘脑–腺垂体–性腺轴（HPGA）功能下降，六味地黄汤可对其有明显的改善作用。

4. 二仙汤合酸枣仁汤　因卵巢功能衰退，下丘脑–腺垂体–卵巢轴的激素分泌失调，使卵巢分泌雌二醇减少，腺垂体分泌 FSH 增多，继而影响自主神经功能，出现失眠等自主神经功能失调症状。二仙汤合酸枣仁汤通过提高雌二醇水平，抑制 FSH、LH 表达来延缓卵巢功能衰退。

第十二章 生殖系统功能与衰老 ▷▷▷▷

生殖（reproduction）是指生物体产生与自己相似的子代个体的过程，它是人类繁衍后代、延续种族的重要生命活动，主要受下丘脑-垂体-性腺轴系统的调控。随着年龄的增长，生殖器官的结构和功能逐渐衰退，体内各类性腺激素也相应发生变化，从而引发老年性阴道炎、子宫脱垂、前列腺肥大及性功能障碍等疾病。

第一节　生殖功能概述

生殖主要通过男女两性生殖器官的活动而实现。生殖器官按生理功能可分为主性器官和附性器官（表12-1）。

表12-1　男性和女性生殖系统的比较

	男性生殖系统	女性生殖系统
主性器官	睾丸 曲细精管：产生精子的部位 生精细胞：产生精子 支持细胞：雄激素结合蛋白、抑制素 间质细胞：雄激素	卵巢 卵母细胞和卵泡细胞：产生卵子 卵巢内膜细胞和颗粒细胞：雌激素 黄体细胞：孕激素
附属器官	输精管道（附睾、输精管、射精管、男性尿道） 附属腺（精囊腺、前列腺、尿道球腺） 外生殖器	输卵管 子宫 阴道、外阴

一、男性生殖功能

男性生殖功能主要包括生成精子、分泌雄激素及完成性活动。睾丸为男性主性器官，具有生精和内分泌的双重作用。

（一）睾丸的功能

睾丸曲细精管是精子产生、发育、成熟的部位；间质细胞主要分泌雄激素；支持细胞具有维持生精微环境稳态、形成血-睾屏障及内分泌功能。

1. 生精作用　睾丸的生精作用是指曲细精管上皮中的精原细胞发育为成熟精子的过程。人类的生精周期平均为74天左右。45岁后随着曲细精管的萎缩，生精能力逐渐减弱。

精子形如蝌蚪，头部含有亲代遗传物质。新生成的精子本身没有运动能力，须被运送至附睾内发育成熟，停留18～24小时后，获得运动能力。大量的精子贮存于输精管。精子与附睾、精囊、前列腺、尿道球腺的分泌物混合形成精液。通常男子每次射出精液2～6mL，每毫升精液含（0.2～4）×10^8个精子，若少于0.2×10^8个精子，不易使卵子受精。

此外，支持细胞可产生一种雄激素结合蛋白（androgen binding protein，ABP），ABP与睾酮或双氢睾酮结合后，转运至曲细精管内，将提高与维持雄激素在局部"微环境"曲细精管的浓度，促进生精过程。

2. 内分泌作用 睾丸的间质细胞分泌雄激素，包括睾酮（testosterone，T）、5-双氢睾酮（dihydrotestosterone，DHT）、脱氢异雄酮及雄烯二酮，其中活性最强的是5-双氢睾酮，分泌量最多的是睾酮。男性青春期时，睾酮含量逐渐升高达600ng/mL的高水平。人体内的睾酮大约65%与性激素结合球蛋白紧密结合，33%与白蛋白结合，2%以游离睾酮形式存在，发挥生物活性的主要是后两种。65岁后间质细胞对黄体生成素的反应性下降、血中睾酮的含量逐渐减少，成为老年男子性欲下降和精子生成量减少的主要原因。

此外，睾丸的支持细胞还分泌抑制素和雌激素。

（1）睾酮的生物作用：

1）维持生精作用：促进生精细胞的分化和精子的形成。

2）刺激男性生殖器官的生长发育：促进男性第二性征的出现并维持其正常状态。

3）对代谢的作用：促进蛋白质合成，特别是骨骼肌和生殖器官；促使骨基质增加，钙盐沉积，骨骼生长加速；类似醛固酮作用，可使水钠潴留；刺激肾脏合成促红细胞生成素，促进红细胞生成。

4）维持和提高性欲：睾酮或双氢睾酮作用于大脑和下丘脑，引起促性腺激素和性行为改变，从而提高性感，维持正常性欲。

（2）抑制素：由睾丸支持细胞分泌的糖蛋白激素，主要作用是抑制腺垂体卵泡刺激素的分泌。

（二）睾丸功能的调节

睾丸的功能受下丘脑-腺垂体-睾丸轴调控，下丘脑、腺垂体分泌的激素可调节睾丸的功能。睾丸分泌的激素又可负反馈影响下丘脑和腺垂体相关激素分泌，从而维持生精过程和血液中性激素水平的相对稳态（图12-1）。

1. 下丘脑-腺垂体对睾丸功能的调节 下丘脑分泌的促性腺激素释放激素（GnRH）脉冲式分泌，释放频率为50～60分间歇，通过垂体门脉系统直接作用于腺垂体，促进腺垂体促性腺细胞分泌卵泡刺激素（FSH）和黄体生成素（LH）。FSH能促进曲细精管的增生、发育，并在雄激素的作用下，使精子产生和发育成熟；而LH能刺激睾丸的间质细胞发育并分泌睾酮。

2. 反馈调节 血中睾酮浓度升高时，可反馈作用于下丘脑，抑制GnRH的分泌；也可反馈作用于腺垂体，抑制LH分泌。长期大量使用睾酮，可因抑制垂体前叶的分泌而导致睾丸萎缩，故临床应用时须加注意。动物实验摘除睾丸后，由于雄激素的分泌减少，垂体前叶增大，促性腺激素分泌增多。此外，支持细胞分泌的抑制素可反馈抑制FSH的分泌。

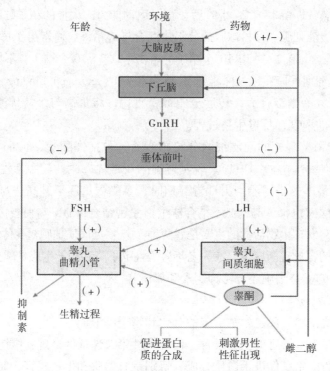

图 12-1　下丘脑-腺垂体-睾丸轴功能调节示意图

二、女性生殖功能

卵巢是女性的主性器官，可产生和排出卵子，同时又可分泌雌激素、孕激素及少量雄激素。女性生殖功能主要受下丘脑-垂体-卵巢轴系统的调控。

（一）卵巢功能

1. 卵巢的生卵功能　卵巢中未发育的卵泡称原始卵泡，由外围单层卵泡细胞和中间的一个初级卵母细胞构成。进入青春期，原始卵泡在 FSH 的作用下开始生长发育，单层变为多层的颗粒细胞，形成初级卵泡。随后卵泡细胞不断分裂增殖，卵母细胞不断增大，其周围有透明带和放射冠形成，即次级卵泡形成，同时，卵泡基底膜外的间质细胞分化形成了内膜和外膜细胞。内膜细胞和颗粒细胞逐渐成熟并具备了内分泌功能。次级卵泡体积继续增大形成优势卵泡，即成熟卵泡。从原始卵泡到卵子成熟全过程大约 14 天。

成熟卵泡壁发生破裂，卵细胞、透明带、放射冠随同卵泡液冲出卵泡的过程称排卵（ovulation）。排卵后，塌陷的卵泡颗粒细胞和内膜细胞转变为黄体细胞而形成黄体。如排出的卵子未受精，黄体维持两周即退化为白体（月经黄体），如排出的卵子受精，则黄体成为妊娠黄体。

女性在性成熟以后，15～20 个原始卵泡在一个生殖周期同时开始生长发育，但只有一个卵泡发育成优势卵泡并成熟、排卵，其余的卵泡发育到一定程度即自行退化闭锁。一般女性一生中只有约 400～500 个卵泡能发育成熟。

2. 卵巢的内分泌功能　卵巢主要分泌雌激素和孕激素，还有少量雄激素。在排卵前由卵泡分泌雌激素，排卵后由黄体分泌雌激素和孕激素。

（1）雌激素、孕激素的生理作用：见表12-2。

表12-2　雌激素、孕激素的生理作用

雌激素	孕激素
对生殖器官的作用 ①使子宫内膜增生期的改变 ②增强子宫平滑肌的收缩 ③促进卵泡发育、输卵管运动，使阴道上皮增生、角化，糖原含量增加	对子宫的作用 ①使子宫内膜产生分泌期改变 ②抑制子宫平滑肌收缩 ③降低母体对胎儿的免疫排斥反应
刺激女性副性征的出现，促进乳腺导管和结缔组织增生 对代谢的调节作用：促进蛋白质合成；调节骨细胞活动；促进钠水重吸收，导致钠水潴留等	促进乳腺腺泡发育，为泌乳做准备 产热作用：使基础体温在排卵后升高0.5℃左右，黄体期维持此水平

（2）雄激素的生理作用：女性体内少量雄激素主要来自卵泡内膜细胞和肾上腺皮质网状带，适量雄激素配合雌激素可刺激女性阴毛与腋毛的生长，增强女性的性欲，维持性快感。

（二）卵巢功能的调节

卵巢的周期性变化是在下丘脑-腺垂体-卵巢轴的调控下完成的。在下丘脑GnRH的控制下，腺垂体分泌FSH和LH，FSH和LH作用于卵巢，刺激卵泡发育、成熟卵泡排卵、黄体形成以及雌激素和孕激素的合成，同时卵巢合成的雌激素和孕激素对下丘脑-腺垂体的活动也有反馈性调节作用（图12-2）。

（三）月经周期

月经是指在卵巢激素作用下，子宫内膜发生周期性脱落、流血的现象。月经始于青春期，具有明显的周期性，称为月经周期。按照子宫内膜变化特点，可将月经周期分为月经期、增生期及分泌期（表12-3）。按照卵巢的变化分期，可将月经周期以排卵为界分为卵泡期（相当于月经期和增生期）和黄体期（相当于分泌期）。成年女性月经周期变化平均为28天，每次月经持续5～7天。

表12-3　月经周期中子宫内膜的变化

分期	时间	子宫内膜	激素的变化和作用
月经期	第1～4天	因动脉血管痉挛，缺血缺氧、变性、坏死、剥落	排卵后未受精，黄体萎缩退化，血中雌、孕激素骤然下降，子宫内膜失去二者支持作用
增生期	第5～14天	生长增厚，血管增多延长，腺体增多	在FSH作用下，卵泡分泌雌激素，促进月经后子宫内膜迅速修复、腺体增生，内膜逐渐增生变厚
分泌期	第15～28天	进一步增生变厚，血管迂曲，血供丰富；腺体增大，并分泌含糖原的黏液；内膜柔软	排卵后卵泡发育成黄体，并大量分泌孕激素和雌激素，二者协同作用进一步为胚胎植入和继续发育准备适宜条件

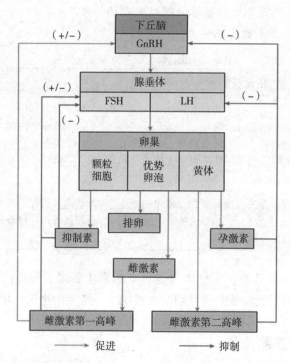

图 12-2　下丘脑-腺垂体-卵巢轴功能调节示意图

三、性生理学

性是人类的一种本能，是生命延续的手段，它使人类种族不断繁衍。性生理学是生殖医学的基础学科之一，主要研究人体从性不成熟到性成熟的发展过程及性成熟后人体相关的性活动和生理、心理变化机制。

性成熟与下丘脑-腺垂体-性腺轴系统密切相关。在青春期前，下丘脑-腺垂体对性腺激素的敏感性较高，低水平的性腺激素即可抑制下丘脑 GnRH 的分泌。进入青春期后，下丘脑-腺垂体对性激素的敏感性降低，GnRH、FSH 和 LH 的分泌增多促进性腺发育和性激素的分泌；同时，血浆中雌二醇和睾酮的浓度逐渐升高，刺激男女生殖器官的发育和第二性征的出现。

性活动是一种极为复杂的生理过程，并受各种因素影响。性兴奋（sexual excitation），也称性冲动，是精神或肉体上受到有关性刺激时，性器官和其他一些有关部位会出现一系列生理变化，为性的结合做好准备。性行为（sexual behavior）主要是指在性兴奋的基础上，为满足性欲和获得性快感而出现的动作和行为，即包括性交（sexual intercourse）男女两性发生性器官的接触或交媾的过程，也包括虽无两性性器官的接触，但与性器官有联系的行为，如性自慰和同性恋等。人类性行为主要是完成生殖任务和性欲释放，以及获得性快感的过程，是两性在长期生存和发展中形成的。

人类的性反应，从性兴奋开始到高潮的平息，遵循着一个有规律的程序。Masters和 Johnson 把性反应的过程分为 4 个阶段：兴奋期、平台期、高潮期及消退期。兴奋期是性欲被唤起后机体开始出现的性紧张阶段；平台期是指性兴奋不断积聚，性紧张持续稳定在较高水平阶段；高潮期是指在平台期的基础上，迅速发生身心极度快感阶段，是性反应周期中最关键、最短暂的阶段；而消退期则为身体紧张松弛，性能量得到释放，血管充血得到逐渐消退和恢复的过程。性反应周期的划分是人为的，在不同个体之间或即使同一个个体在不同时间、不同情况下，各个阶段的反应均有较大差异。

（一）男性的性兴奋与性行为

男性性兴奋的反应除心理性活动外，主要表现为阴茎勃起和射精。

1. 阴茎勃起　阴茎勃起（erection）是指受到性刺激时，阴茎海绵体充血，阴茎迅速胀大变硬并挺伸的现象，阴茎勃起习惯上被视作男性性生理活动好坏的一个重要征象。阴茎勃起的形成与消退是由血液流入和流出阴茎的动力学引起的。当性刺激使阴茎海绵体窦平滑肌松弛，小动脉主动扩张，动脉血流量增加，阴茎海绵体膨胀，压迫白膜下小静脉，使静脉回流受阻，诱发阴茎变粗、变硬而勃起。因此，阴茎勃起的主导因素是动脉血流量明显增加，勃起的维持靠静脉回流受阻实现。通过阴茎海绵体的血流量在勃起前约 4mL/min，诱发勃起时达 80mL/min，维持勃起时约为 $20\sim40$mL/min。

勃起是一种反射活动，对阴茎的直接刺激，来自其他感受器的刺激以及精神活动等都可引起这一反射。勃起受自主神经系统的支配和调节，脊髓是勃起反射的初级中枢。

雄激素可激发男性性欲，通过其受体介导对阴茎勃起的调节作用，在受到性刺激时，通过神经调节，血管内皮细胞在一氧化氮合酶的作用下释放一氧化氮，通过激活 cGMP，在雄激素受体介导下，阴茎海绵体的平滑肌细胞发生松弛而使阴茎海绵体的血液充盈，使阴茎勃起。

2. 射精　射精（ejaculation）是男性性高潮时精液经尿道口喷射出体外的过程，可分为移精和排射两个阶段。移精是由交感神经传出冲动引起输精管和精囊腺平滑肌收缩，从而将输精管和精囊腺中的精液移送至尿道；排射是指借助于阴部神经的传出冲动，使阴茎海绵体根部横纹肌收缩，从而将尿道内精液射出，射精的同时伴有强烈快感，即性兴奋达到性高潮。多数人只能在一次性交时效内一次射精，极少有人可以重复射精，即使射精，精液量也会越来越少，浓度越来越稀薄，最后射出前列腺和精囊内不含精子的液体。在男性射精后的一段时间内，一般不能再次发生阴茎勃起和射精，称为不应期。不应期的长短与年龄、身体状况等多种因素有关。

射精是一种非常复杂的神经反射活动。血液中雄激素是性兴奋的动力，外部的性刺激是诱发性兴奋的条件，表现为阴茎勃起，阴茎头部的感受器通过阴部神经将兴奋传到射精中枢。射精中枢在强烈性兴奋作用下，由脊髓传出的冲动，经腹下神经和膀胱神经丛的交感神经纤维传至附属性器官处，平滑肌收缩引起精液溢出到后尿道。当后尿道精液蓄积到足够量时，神经冲动经阴部神经的传出纤维传递到尿道周围肌肉群，促使尿道周围肌肉群收缩，把存在后尿道的精液挤向压力低的前尿道，经尿道口喷射而出完成射精。

（二）女性的性兴奋与性行为

女性的性兴奋主要包括阴道润滑、阴蒂勃起及性高潮。

1. 阴道润滑 女性在受到性刺激后 10~30 秒，阴道壁的血管充血，开始渗出一种稀薄的黏性液体，起到润滑作用，有利于性交进行；阴道外 1/3 段的充血，使阴道口缩窄，可在性交时对阴茎起到"紧握"作用，以加强性交动作的效果，并提高性刺激的强度；阴道内 2/3 扩张，宫颈与宫体抬高，延长阴道宽度和深度，利于接纳阴茎和储精。

2. 阴蒂勃起 阴蒂头部有丰富的感觉神经末梢分布，对性刺激非常敏感，是女性的性感受器之一；性兴奋时，阴蒂充血，膨胀，敏感性升高，可使女性获得性快感并达到性高潮。

3. 性高潮 当外阴和阴道（主要是外 1/3）受到刺激达到一定程度后，阴道和肛门括约肌发生不随意的节律性收缩，子宫也发生收缩和提升，同时伴面部扭曲、全身痉挛、呻吟、出汗及短暂神志迷乱，心率呼吸加快，收缩压及舒张压升高。性高潮只持续数秒，在短暂时间里通过强烈的肌肉痉挛使逐渐积累的性紧张迅速释放，心理上感受到极大的愉悦和快感。关于性高潮的神经调节机制尚不清楚。

此外，性兴奋和性行为的基础是性欲，即进行性活动的欲望，是人类进入青春期之后常见的生理、心理现象。男性的性欲易被视觉刺激所激发，女性的性欲则易被触觉刺激所激发。还有男性体内雄激素对性行为起单一主导作用，女性体内雌激素和雄激素对性欲均有一定的激发效果，女性的性行为更易受到生理状况、社会、心理等因素的影响，且有较大个体差异。不同年龄段男性与女性的性欲望高峰期也是不同的（图12-3）。

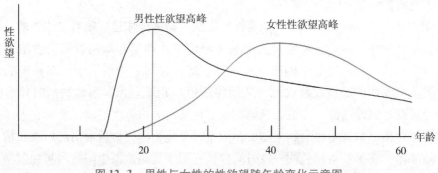

图 12-3 男性与女性的性欲望随年龄变化示意图

第二节 生殖系统功能的衰老

随着人口老龄化的加剧，生理性衰老所引起的身体功能下降引起广泛关注。衰老是人类在生命过程中整体的形态、结构和功能逐渐衰退现象的总称，是生命必经的生物过程，是一个生殖成熟后才开始的持续线性过程。人体衰老最根本的变化是男女更年期的来临。男性睾酮总量随老化进程缓慢下降，而女性绝经后，雌激素分泌迅速撤退，故更年期表现显著。生殖衰老所发生的性激素分泌及其调节机制的改变不仅导致生殖功能的减退，而且伴随的内分泌紊乱还会影响全身多个系统和器官，如皮肤萎缩、骨质丢失、肌力降低、腹型肥胖、心血管疾病、阿尔茨海默病、肿瘤等。

一、男性生殖功能衰老

男性生殖的衰老主要表现为睾丸的生精作用和内分泌作用衰退。中年以后，睾丸中的生精细胞和分泌雄激素的细胞组织不断减少，纤维性组织不断增多，引起睾丸渐渐萎缩变小，精子减少，睾酮水平下降。这一过程是缓慢进展的或呈阶段性下降。睾酮水平的下降，一方面表现为生殖器官本身的衰退，如阴茎缩小、阴囊肌肉松弛和附属性腺分泌液减少等；另一方面是刺激和维持男性性欲的作用减弱，出现性兴奋水平和性生活频率的减低，有的老年男性出现阳痿而丧失性能力。

（一）男性生殖的解剖组织学特征

1. 睾丸与副性器官　老年男性的睾丸萎缩变小，质地变软，70岁时相当于$11 \sim 12$岁男孩睾丸大小，但男性如有良好的心理状态，保持一定的性活动，即使过了70岁，睾丸大小仍然正常。因此睾丸体积的个体差异明显，并受种族差异的影响。老年附睾逐步退化，附睾内变性精子增多。精囊逐渐缩小，囊壁变薄，重量减轻。尿道球腺呈退行性变化。

男性两侧睾丸间质细胞的数量随着衰老和睾酮水平降低而减少，20岁成年男性数量超过7×10^8，每经过10年减少大约8×10^7。超微结构显示老年人正常的间质细胞仅占间质细胞总数的42.6%，可见间质细胞超微结构异常在老年男性睾丸形态学改变中更常见。此外，由于睾丸精索动脉粥样硬化特别是局部有功能的毛细血管数目减少，血液供血不足影响血液与曲细精管的交换，使睾丸呈现退行性变化，表现为曲细精管直径缩小、生精上皮变薄、结缔组织增生、白膜增厚，曲细精管界膜纤维化、管间组织纤维化、间质细胞常有变性等。萎缩严重者，曲细精管的细胞极度减少或完全消失。

2. 前列腺　男性从$46 \sim 50$岁开始，由于雄激素分泌减少，前列腺上皮逐步从柱状到立方形，基质中的肌肉组织逐步减少，胶原纤维增多，这种变化在各小叶不均一。前列腺的正常发育有赖于男性激素，尤其是双氢睾酮，故前列腺增生主要发生于对雄激素敏感和依赖的侧叶、中叶腺体和（或）基质，而后叶则易发生灶性或弥漫性的萎缩。前列腺增生的程度不一，一般可增至$30 \sim 50g$，最重者可达数百克。

（二）男性生殖的生理学改变

1. 血浆性激素水平的变化　男性血浆睾酮以3种形式存在：2%的睾酮以游离形式存在；33%的睾酮与白蛋白松散结合；65%的睾酮与性激素结合球蛋白紧密结合，前两者具有生物活性。通常睾酮含量在45岁左右水平开始下降，50岁后随年龄增加而减少，昼夜节律性分泌的晨间分泌高峰消失。80岁的老年男性与20岁的年轻男性比较，血清总睾酮和游离睾酮分别下降约35%和50%。睾酮的下降与下丘脑-腺垂体-睾丸轴调控系统密切相关。老年下丘脑GnRH细胞数量减少引起GnRH的释放量减少，同时垂体的LH腺脉冲幅度降低，睾丸中的间质细胞和支持细胞数目也显著减少，对促性腺激素的反应和产生雄激素的能力减弱。还有血浆性激素结合球蛋白逐渐增高，导致生物可利用睾酮水平的下降。此外，血睾酮下降还与精神心理、生活方式、慢性疾病等有关。

但健康男性在衰老过程中循环睾酮水平个体间差异很大，一些80岁以上的老年男性血清睾酮水平仍能达到年轻成年男性的水平。

睾酮随着年龄的增长而下降，其对垂体的负反馈作用减弱，血清中LH和FSH的浓度增高。美国新墨西哥州衰老过程研究的15年随访观察结果显示，血清中LH的平均浓度从9.4U/L增至13.7U/L，FSH从14.1U/L增至27.4U/L。研究表明，血清LH和FSH的浓度分别每年增加0.9%和3.1%。此外，随着年龄的增长，男性体内性激素结合蛋白含量逐渐升高，进而导致游离睾酮下降速度更快。

2. 生育能力的变化 男性生育能力随年龄的增加而降低。从50多岁起，精液量减少，精子活力低下、精子形态发生明显异常，受精力较弱。但由于个体发育、内分泌及环境等因素的差异较大，生殖能力的减退随年龄增长的变化呈高度差异性。

3. 性功能的改变

（1）性欲减退：随年龄增长伴发性欲和性功能减退已是公认的事实，老年人阴茎的敏感性下降，缺乏自发勃起或夜间自发性勃起减少，阴茎充分勃起需要更长时间、更强烈、更直接的性刺激，勃起坚度降低，射精后阴茎勃起消散速度更迅速，很快软化。

（2）性功能减退：性高潮出现较慢，60岁左右男子一般满足于每周1次，至多2次的性高潮。射出精液减少，射精距离缩短甚至流溢而出，60～80岁的许多男性，每次性交中往往没有射精发生。老年人性高潮后的性淡漠期延长，性频率降低，性生活质量差，容易产生沮丧情绪，降低性生活的兴趣，阳痿发生率高。这些变化与老年人睾丸间质细胞功能减弱引起睾酮含量降低有关。

（3）男性化特征减退：老年男性还常伴随一系列男性化特征的减退，如胡须和阴毛生长速度减慢等。

（4）其他表现：随着睾丸结构和功能的逐渐衰退，55岁左右的男性常表现为容易疲劳、体力下降、前列腺增生、勃起减弱、性欲降低、精力不集中、易激动、乳房肥大等一组综合征症状，称之为男性更年期。男性更年期是一个渐进性的漫长的演变过程，个体差异性大，相当一部分人可未意识到男性更年期的存在而已进入老年。此外，睾酮水平的下降可导致肌肉蛋白合成减少，肌力下降；内脏脂肪堆积、腹型肥胖；骨密度下降；情绪和认知功能障碍等一系列的生理功能改变。

二、女性生殖功能衰老

妇女更年期是中年向老年期的过渡，主要是卵巢功能退化、生殖能力停止的老化过程。更年期又称为围绝经期，一般可分为绝经前期、绝经期和绝经后期。绝经前期一般指自绝经前2～5年开始，月经周期常不规则，可能出现更年期症状；绝经期是指在更年期年龄停经已达1年者；绝经后期指绝经1年后的生命时期，一般持续6～8年。更年期结束后，卵巢功能消失时，亦即意味着老年期的开始，各器官呈现进行性衰退。

正常妇女的生殖衰老是一个卵巢卵泡逐渐减少的过程，到更年期初级卵泡已耗尽，近绝经期一般停止排卵。进入老年期，卵巢体积逐渐缩小，皮质被结缔组织代替，间质细胞纤维化，不再分泌雌激素和黄体酮。一般女性绝经后，雌激素分泌迅速撤退，因而更年期表现显著，如潮热、皮肤蚁走感、喉头球块感、多汗、痉挛、心悸与性欲减退等。有些人由于代谢紊乱而有肌肉与关节疼痛、血脂增高，随着雌激素水平的降低，皮肤失去弹性，出现皱纹、萎缩与褐斑，阴道黏膜萎缩，出现刺痛、灼热感及（或）性交痛，甚至发生阴道炎。

（一）女性生殖的解剖组织学特征

1. 卵巢衰老的特征 卵巢为一对扁椭圆形的性腺，是产生卵子和分泌性激素的器官。自出生后，经青春期、生育期、更年期至绝经，卵巢的形态有一系列的动态性变化。在更年期和老年期卵巢体积明显变小、重量减轻及功能退化，这些变化是其他各种生殖器官发生改变的根本原因。

（1）卵巢大小变化：卵巢大小在性成熟期为 3.5cm×2.5cm×1.5cm，至更年期萎缩变小，质地变硬。绝经前期的卵巢为 3.5cm×2cm×1.5cm；绝经后 1～2 年为 2cm×1.5cm×0.5cm；绝经后 2～5 年仅为 1.5cm×0.75cm×0.5cm。卵巢重量在性成熟期约为 6～12g，自 30 岁后开始下降，60 岁时降为 3～5g。卵巢的血管自 50 岁后开始减少，动脉分支自 50～60 支降到 20 支；自 40 岁起卵巢门处血管发生硬化，这与卵巢萎缩无直接关系。

（2）卵巢结构变化：更年期和老年期卵巢衰老退化在结构上发生变化，即卵细胞逐渐减少和间质细胞进行性增加。

1）卵泡的变化：一般卵巢的衰老源于卵巢内卵母细胞的不断耗竭，生育晚期后卵泡消耗速度的加快和不可再生性决定了女性卵巢的生殖功能和内分泌功能都提前于躯体其他脏器的衰老，但卵巢的生殖功能和内分泌功能并不是同时出现衰退，卵巢的生殖功能衰退比内分泌功能衰退提前 10 年。新生儿的卵巢大约有 200 万个卵泡。儿童时期多数卵泡退化，近青春期只剩下大约 40 万个原始卵泡，每个月经周期有 20～30 个卵泡成熟，仅有 1 个卵泡达到成熟排卵，其余皆退化减少，可见到各个不同时期的生长卵泡、闭锁卵泡、黄体、白体及纤维体等结构。38 岁之前卵泡消耗的速度相对恒定，38 岁以后卵泡衰竭速度加快，生育力开始急剧减退。绝经时卵泡只剩下 1000 个左右，直到末次月经 5 年后。对绝经后摘除的卵巢进行组织学检查，卵泡结构仍存在，仅可见到个别的初级或次级卵泡，卵泡上皮萎缩，结缔组织充塞，形成闭锁卵泡，并偶见黄体，这些结构直到绝经 10 年左右才完全消失。此外，卵子的质量也随年龄的增长而下降，可致高龄妇女的不孕率、流产率升高，这与染色体非整倍畸形、线粒体功能下降及染色体退化等有关。

2）间质细胞的变化：在生育年龄，卵巢皮质的间质细胞具有高度分化潜能，它可以分化成颗粒细胞、卵泡膜细胞、黄体及白体。更年期直至老年期，间质细胞无退行性改变，常表现为弥漫性或结节性增殖，这种改变的具体机制尚不明确，可能与两种因素有关：①起源于闭锁卵泡的膜细胞可能通过化生过程转变为间质细胞。②绝经后促性腺激素高水平维持，促使能识别促性腺激素的间质细胞应答增生。

2. 子宫衰老的特征

（1）子宫体的改变：绝经后子宫体肌肉组织萎缩，结缔组织增生，子宫壁变薄、质地变硬，子宫体积变小，重量减轻。成年女性子宫长度为7～8cm，重约50g，60岁后子宫长度可缩小至5cm，39g重。绝经后子宫体萎缩退化较宫颈明显，二者比例由青春期的2:1恢复至婴儿期的1:2。同时，子宫韧带和骨盆底组织变松弛，子宫位置由前倾前屈变为后倾后屈，容易发生子宫脱垂。另外，子宫肌瘤患者进入绝经期后，肌瘤组织随着子宫的退化而迅速变小。

子宫内膜是卵巢激素的主要靶器官。在绝经前期表现为黄体功能不全，或具有无排卵性周期特征的增生期子宫内膜。绝经后初期子宫内膜演变成为过渡型，为静止的无周期变化的内膜，持续约6～8个月。此后，子宫内膜逐渐退化变为萎缩型。少数老年妇女仍有雌、雄激素产生，可见到增殖的子宫内膜。

在卵巢功能衰退过程中，需要注意以下几个方面：①子宫内膜癌的发生：好发年龄在50～59岁，多数患者的临床表现为绝经后不规则的阴道出血；少数患者表现为月经过多，有时合并子宫腔积脓，排出脓性分泌物等。因此，绝经后出现以上症状，首要进行子宫内膜检查以排除恶性病变。②细菌感染：老年妇女绝经后，萎缩的子宫内膜菲薄，上皮易受损且再生和修复能力下降，抵抗感染的能力减弱。此外，绝经后子宫内膜无周期性脱落，细菌滞留，易发生子宫内膜炎，如同时伴有宫颈管粘连或狭窄，即形成宫腔积脓。③息肉：更年期妇女常发生子宫内膜息肉，它与其他部分的内膜息肉一样，经历相同的退行性变化过程，结果形成老年妇女纤维性囊性息肉。

（2）子宫颈的改变：子宫颈是子宫的下端部分，突出于阴道内，末端为宫颈外口，它是阻止病原体进入内生殖器的一个重要防线。宫颈内膜和子宫峡部内膜交接之处在组织学上称为内口。宫颈组织学内口与外口之间的管道为宫颈管，呈中间粗大，两端较细的纺锤形。随着年龄的增长、雌激素水平下降，宫颈形态发生明显改变。与性成熟期相比，妇女更年期开始后宫颈变短变硬，颜色由红色变为苍白，宫颈阴道部逐渐萎缩，宫颈虽呈球形但穹隆变浅。至老年期，宫颈变为扁平，穹隆完全消失。

绝经后妇女宫颈平滑肌组织退化减少，结缔组织增加。宫颈黏膜和腺体明显萎缩，分泌碱性黏液减少，形成黏液栓的能力减弱，从而易引起阴道内细菌的上行性感染；宫颈口缩小，颈管狭窄，老年妇女在诊断性刮宫时，子宫探针不易深入子宫。

在性成熟期妇女，宫颈鳞状上皮和柱状上皮的交界线位于外口，移行带位于宫颈阴道部表面，此时如有宫颈癌变，则发生于宫颈外口处或子宫颈阴道部表面，易于早期诊断。更年期及老年期妇女由于鳞柱交界线上移，深入颈管内，故肉眼不易辨认。移行带区上皮变化在颈管深处发生，致使老年妇女宫颈癌好发于颈管内，往往宫颈表面光滑而癌肿已侵及颈管深部，对早期诊断造成一定困难。因此，绝经后妇女行宫颈刮片细胞学防癌检查时，除在宫颈表面取材外，必须自颈管中刮取标本，方能提高诊断率。

3. 阴道衰老的特征 阴道是一个开放的生态环境，是连接子宫和外阴的通道。阴道组织随着增龄雌激素水平的下降而逐渐萎缩，缩短变窄，阴道壁黏膜变薄，略带淡粉色或苍白色，表面或布有小出血点；皱襞展平，组织弹性减退。老年期阴道萎缩加重，穹隆变为平坦，萎缩的子宫颈阴道部和阴道穹隆处在同一平面。最后阴道顶端狭窄形成漏斗状，阴道口则呈孔状，边缘发硬，萎缩变化以阴道上1/3段及阴道口特别明显。同时，老年妇女阴道渗出液减少，造成性交不快或困难，有时可发生性交损伤。另外，绝经后阴道鳞状上皮萎缩变薄，糖原含量下降，乳酸杆菌数量减少，糖酵解产生乳酸下降，阴道环境由酸性变为中性或碱性，使适合碱性的致病菌生长，造成阴道内菌群失调，往往引发老年阴道炎。

4. 外阴衰老的改变 外阴包括大、小阴唇，阴阜，阴蒂，前庭，尿道口，阴道口，处女膜，前庭大腺，尿道旁腺，阴道前庭球，会阴和后联合。自更年期开始，外阴组织逐渐退化，至老年期明显萎缩。出现上皮变薄，皮下脂肪减少，弹性纤维消失，血管末梢变细，血液灌注减少，导致阴毛短软稀少，变为灰白；阴道口处萎缩性改变最为明显，导致尿道开口倒向阴道口，致导尿时不易找到尿道外口；萎缩的阴道前壁牵拉尿道外口黏膜外翻，因而老年妇女易患尿道炎或尿道肉阜；尿道黏膜萎缩和括约肌松弛，往往引起老年妇女出现尿意紧迫或尿失禁。

（二）女性生殖的生理学特征

绝经前期妇女主要表现为雌激素减少，黄体酮水平降低，而睾酮和脱氢表雄酮均无变化。绝经后期妇女所有性激素分泌水平均见降低，而以雌激素减少最明显，因此更年期是以雌激素占优势向雄激素占优势的过渡。绝经后妇女切除卵巢者，其雌酮及雌二醇浓度并不进一步下降，而睾酮和雄烯二酮浓度显著下降。由此说明，绝经后卵巢虽不继续分泌雌激素，但继续分泌雄激素。进入老年期后性激素水平进一步全面下降。

1. 雌激素水平的改变 正常妇女血清雌激素主要是雌二醇及雌酮，两者均呈周期性波动，血清雌二醇的正常范围为 $35\sim500pg/mL$，雌酮为 $30\sim200pg/mL$。多数妇女体内雌激素缺乏征象并不出现在绝经之后，而是出现在绝经之前。40岁后月经正常的妇女血清雌激素水平下降，雌二醇浓度的峰值仅为年轻妇女的一半。绝经前期雌激素变化个体差异较大，有些妇女体内雌激素水平可保持正常水平或稍减低，仅见周期性波动消失。绝经期血清雌二醇浓度进一步下降至 $20pg/mL$，或尿液雌激素排出值 $<10\mu g/24h$。由于雌激素水平过低，不足以引起撤退性出血，遂使月经完全停止。绝经后期雌激素继续呈进行性下降，血清雌二醇浓度为 $10\sim15pg/mL$。研究发现，绝经后1年雌激素仍能保持在正常卵泡早期的水平；绝经后 $3\sim5$ 年还有相当量的水平；直至绝经后 $6\sim10$ 年才降至最低。

雌激素水平随着年龄的增长逐渐降低的同时，其种类和来源也发生了变化。

（1）雌激素的种类变化：生育期妇女体内以雌二醇为主，有周期变化和昼夜节律，雌二醇与雌酮比值大于1。绝经后期雌激素中雌二醇下降约90%，失去昼夜节律和周期变化，雌酮成为绝经后妇女的主要雌激素，雌二醇与雌酮比率降低甚至倒置。绝经后雌酮的血清浓度与绝经前妇女月经周期中早期卵泡期的浓度相重叠，且有昼夜变化，晨间高，傍晚低。

（2）雌激素的来源变化：绝经前雌二醇和雌酮主要来源于卵巢。绝经后卵巢几乎已不能分泌雌激素，卵巢间质细胞虽能分泌雄激素，由于卵巢内不能使其芳香化，故不能在卵巢内转化为雌激素。因而，绝经后雌激素（主要是雌酮）来自类固醇前体在脂肪、肝脏和肾脏的芳香化酶作用下转化生成。

1）雌酮的改变：绝经后雌酮的产生由腺外转化代替了腺性分泌，肾上腺皮质产生的雄烯二酮经含有芳香化酶的周围组织作用转化产生。已被证实的腺外转化部位有脂肪、肌肉、肝、肾、脑和肾上腺，其中脂肪和肌肉细胞的转化作用可能占 30%～40%，但脂肪中真正起芳香化作用者不是脂肪细胞本身，而是其周围基质组织。绝经后妇女从雄烯二酮转化为雌酮的百分率高于有排卵周期的妇女 1 倍，随着增龄，转化率进一步增高。

2）雌二醇的改变：绝经后卵巢分泌雌激素能力几乎丧失，因此绝经后血液中少量雌二醇并非来自卵巢，其主要来源于肾上腺分泌的类固醇前体进入雌二醇池，经周围转化而成。雌酮和睾酮均能转化为雌二醇，主要以前者为主。

总之，绝经后雌激素明显减少，生育期雌激素主要以雌二醇为主，由卵巢分泌；绝经后则以雌酮为主，由腺外组织芳香化转化而来。

2. 黄体酮水平的改变　年轻妇女黄体酮的主要来源是卵巢黄体。绝经后妇女的血浆黄体酮浓度仅为年轻妇女卵泡期浓度的 30%，这是因为绝经后卵巢不再出现功能性卵泡，无排卵发生，致使黄体酮浓度保持低水平。小量黄体酮的产生可能来源于肾上腺皮质分泌。

3. 雄激素水平的改变　女性体内雄激素主要有雄烯二酮、睾酮及脱氢表雄酮。绝经后雄激素水平有所下降，但不如雌激素下降明显。女性肾上腺为血浆雄激素的主要来源，尤其是雄烯二酮。

（1）雄烯二酮的改变：绝经前期血中雄烯二酮来自肾上腺和卵巢分泌，各占 50%。绝经后期雄烯二酮的血清浓度约为年轻妇女的 1/2，其中 80%～85% 的雄烯二酮来自肾上腺，卵巢仅能分泌 15%～20%。老年妇女的雄烯二酮浓度有昼夜改变，峰值在上午 8～12 时，低值在下午 3～4 时，此种节律的出现反映了肾上腺活力。

（2）睾酮的改变：绝经前期睾酮的血清浓度较低，平均为 289 ± 12pg/mL；半数以上来自雄烯二酮的周围转化，其余部分来自腺性分泌，肾上腺及卵巢约各占 25%；绝经后睾酮浓度略减少，存在着昼夜节律，最高在上午 8 时，最低在下午 4 时。

也有认为，绝经后卵巢分泌的睾酮高于绝经前所分泌的，其机制可能一方面由于绝经后卵巢门细胞及间质细胞仍具有如绝经前分泌睾酮的功能；另一方面是由于雌激素减少使内源性促性腺激素增多，促进性腺细胞分泌雄激素的功能增强。

（3）脱氢表雄酮的改变：老年妇女肾上腺产生的脱氢表雄酮和脱氢表雄酮硫酸盐分别下降 60% 和 80%。和年轻妇女一样，此两种雄激素主要来源于肾上腺，卵巢分泌少于 25%。因此，脱氢表雄酮和其硫酸盐浓度的明显下降，反映肾上腺分泌雄激素不足。

另外，随着增龄，雌激素水平的降低，卵泡对 FSH 和 LH 的反应日益不敏感，FSH 和 LH 呈反馈性上升。FSH 上升的幅度大于 LH，FSH 可上升 10～13 倍，而 LH 上升 3～5 倍。FSH 大于 LH，绝经后 1～3 年水平最高，以后略有下降，但仍高于绝经前，切除双侧卵巢后 2～3 天即可见 FSH 和 LH 上升。通常 FSH 升高是卵巢功能衰竭的标志，常出现在月经变化之前。绝经后高频率和高峰度的 FSH 和 LH，在 70 岁后开始下降。

第三节　生殖系统老化的相关疾病

随着年龄的增长，决定人类生殖功能的下丘脑-垂体-性腺轴衰退明显。50岁后，男性睾丸逐渐缩小，重量降低，生精上皮变薄，生精细胞和间质细胞数量减少，精子形成能力下降，雄激素的分泌量逐渐减少，性功能逐渐减退。附睾逐渐退化，输精管的基底膜增厚、管腔变狭。精囊壁变薄，重量减轻。阴茎皮肤松弛，勃起时间延长，坚硬度下降，常常出现阳痿。随着年龄增加，前列腺出现衰老性改变，前列腺间质和结缔组织成分增生填充，前列腺良性增生。女性绝经后卵巢重量减轻，性激素的周期性变化减退，雌激素水平降低，容易导致骨质疏松和围绝经期综合征。宫体缩小，重量减轻，子宫内膜萎缩变薄，腺体稀少，宫颈黏液分泌减少，宫颈口狭窄，支持子宫的韧带松弛，子宫容易脱垂。输卵管黏膜萎缩，管腔狭窄，不易受精。外阴显著萎缩，大小阴唇变薄，阴道黏膜下结缔组织增多，变窄和缩短，上皮层变薄，阴道杆菌产乳酸减少，PH上升，局部抗感染能力下降，容易发生老年性阴道炎。

一、老年人生殖系统疾病的特征

随着年龄的增长，生殖系统功能逐渐发生形态改变和功能减退，给老年人带来许多生活上的不便和痛苦，也影响着老年人的心身健康。老年生殖系统疾病的主要特征有以下四个方面。

(一) 性激素水平下降相关疾病增加

男性雄激素下降，尤其是睾酮分泌减少，使老年男性性功能减退，尤其50岁之后，出现疲劳乏力、体力不济、阴茎勃起障碍、性欲下降、记忆力下降、情绪容易激动、乳房肥大等男性更年期综合征。但男性更年期的发生是一个缓慢的过程，往往不易察觉。女性体内的雌激素、孕激素在50岁左右表现出下降迅速、突然，成断崖式。因此大多数女性表现出明显的症状，如阵发性面部红热、疲劳、头疼、性功能减退等围绝经期症状。对绝经后女性，非性器官也出现改变，如骨质疏松症、动脉硬化症、心脏病等发病率明显增加。

(二) 生殖系统恶性疾病发病率增加

肿瘤是老年患者的主要死亡和致病原因，超过50%的肿瘤新病例发生于70岁或以上的年龄。外阴鳞状细胞癌占外阴恶性肿瘤的80%～90%，主要发生于绝经后妇女。外阴恶性黑色素瘤多见于65～75岁女性，居外阴原发恶性肿瘤的第2位（2%～4%）。子宫颈癌高发年龄为50～55岁。子宫内膜癌平均发病年龄为60岁，其中75%发生于50岁以上女性。子宫肉瘤多见于40～60岁以上女性。卵巢上皮性肿瘤为最常见的卵巢肿瘤，占卵巢恶性肿瘤的85%～90%，多见于中老年女性。

(三) 女性生殖系统感染率明显提高

由于老年人全身的免疫系统功能减弱，局部抗感染能力随着激素水平的下降而明显下降。同时卵巢功能衰退，雌激素分泌减少，使阴道局部黏膜变薄，阴道皱襞展平，所以局部的抵抗力下降。生殖系统又和外界相通，外界的致病微生物容易通过阴道逆行感染。因此老年女性生殖系统感染率明显增加，容易患老年性阴道炎等。

（四）男性前列腺增生与前列腺癌成为常见病

随着年龄的增加，前列腺增生变得更为常见。前列腺癌的发病率也逐渐增加。前列腺癌是发生于前列腺上皮细胞的一种恶性肿瘤，发病的高峰期是 70 岁以后。

二、良性前列腺增生

良性前列腺增生简称前列腺增生症（hyperplasia of prostate），是 50 岁以上男性的常见病，常常引起中老年男性排尿障碍。前列腺位于膀胱与尿生殖膈之间，形如栗子，包绕尿道根，尿道从前列腺中间穿过。前列腺分内外两层，内层为尿道周围的黏膜和黏膜下腺体，外层为前列腺腺体，后者构成前列腺的主体。两层之间有纤维膜隔开。前列腺增生主要发生在内层，是前列腺内层尿道腺和尿道下腺上皮细胞及基质增生，腺泡囊性扩张，结缔组织及平滑肌节样增生，导致排尿障碍。

（一）病因与发病的生理学机制

前列腺增生的病因及发病机制尚不明确，但其发生必须具备两个基本条件：有功能的睾丸和年龄的增长。

1. 激素学说　包括双氢睾酮聚集假说和雌激素与雄激素协同假说。前列腺内含有丰富的 5α-还原酶，可将睾酮转化为更具生理活性的双氢睾酮。它可与特殊受体结合形成复合物进入细胞，再与核受体连接并与染色质结合进而影响 RNA 及 DNA 的合成，促进前列腺的增生。雌激素与雄激素协同作用在前列腺增生的发生中起着重要作用。前列腺增生组织中雌激素与雄激素在结合状态下可刺激细胞合成和分泌细胞外基质蛋白，在细胞周围形成一层致密的纤维结缔组织而参与前列腺增生的发生发展，即前列腺增生发生发展变化中存在着雌、雄激素的相互协同作用，雌、雄激素的平衡改变是前列腺增生发生的原因。

2. 前列腺细胞凋亡学说　近几年，前列腺细胞凋亡是一个非常活跃的研究领域。前列腺增生发病过程中存在复杂的细胞凋亡调控网络，凋亡调控基因之间相互关系的改变对前列腺增生的发生发展尤其是上皮细胞增生起着重要的影响。

3. 胚胎再唤醒学说　在双氢睾酮的影响下，将胚胎时具有的前列腺间质诱发上皮分支和出芽样的增生潜能再度唤醒，可发生和前列腺增生相似的组织改变。

4. 前列腺炎诱发前列腺增生　前列腺慢性炎症和前列腺增生具有互为诱导的关系。部分病例可能先有前列腺炎，推测是由浓缩前列腺液的化学诱导，导致 T 淋巴细胞在局部聚集。活化的淋巴细胞可释放炎症递质和生长因子，刺激凋亡抑制因子，最后导致前列腺的细胞增殖。而另一部分病例可能先患有前列腺增生，前列腺增生可以造成前列腺导管机械性梗阻及扩张，分泌停滞，导管壁破坏和缺血，同时在结节的分化、重组、成熟和梗死的过程中，可发生感染或无菌性炎症，进一步加剧腺体周围的炎症。两者互为因果相互促进，恶性循环。

（二）良性前列腺增生的特点

1. 流行病学特点 前列腺增生症是老年男性的常见疾病，发病率随年龄的增长而增高。有人统计，体格检查发现前列腺增生患者在50～59岁男性人群中为20%，60～69岁为35%，70～79岁为43%。随人均寿命的延长，我国前列腺增生症的发病率逐渐增加，已成为泌尿外科和老年医学的重要课题。

2. 病理生理学特点 良性前列腺增生有三个特征：①前列腺增生引起膀胱出口机械性梗阻症状。前列腺位于膀胱与尿生殖膈之间，包绕尿道根，尿道从前列腺中间穿过，因此前列腺腺体增生，压迫膀胱颈部和后尿道，造成机械性尿路梗阻。②前列腺、前列腺包膜及膀胱颈部平滑肌的肌张力增加，引起功能性梗阻症状。③膀胱逼尿肌功能受损。膀胱逼尿肌因急、慢性尿潴留使逼尿肌受到过度牵拉萎缩变薄或纤维化，引起收缩功能下降，此类患者排尿困难症状大多比较重。

近年来通过电子显微镜观察到膀胱的肌细胞之间胶原纤维增多，细胞间的距离增大，细胞之间连接减少，使细胞间信号转导障碍，影响逼尿肌收缩。

3. 临床特点 本病是一个进展缓慢的疾病，大部分老年人早期症状并不明显，随着病程进展，逐渐加重。

（1）尿频尿急：是最早出现的临床表现，以夜间最突出。前列腺充血刺激引起尿频，尿急多由膀胱炎症引起。

（2）进行性排尿困难：是最重要的症状。开始表现为排尿等待及排尿无力，继而尿流变细、中断，甚至出现尿潴留。

（3）血尿：往往为镜下血尿。前列腺黏膜上毛细血管充血及小血管扩张，并受到膀胱充盈、收缩的牵拉而破裂出血。合并膀胱肿瘤时也会出现肉眼血尿。

（4）急性尿潴留：60%的前列腺增生患者可出现。往往在受寒、激烈运动、饮酒或刺激性食物摄入后未能及时排尿，引起增生的腺体及膀胱颈部充血、水肿而产生尿潴留。

（三）治疗中的生理学原理

由于患者的耐受程度不同，改善症状和提高生存质量是治疗措施选择的重要依据。充分了解患者的意愿，向患者系统交代各种治疗方法的疗效与不良反应。

1. 常用药物 治疗良性前列腺增生的主要药物有2大类：①5-α还原酶抑制剂：5-α还原酶可将睾酮转化为更具生理活性的双氢睾酮。通过抑制体内睾酮向双氢睾酮的转变，降低前列腺内双氢睾酮的含量，达到缩小前列腺体积、改善排尿困难的治疗目的。主要适用于治疗前列腺体积增大伴有下尿路症状的良性前列腺增生患者。②α-受体阻滞剂：α-受体主要分布在前列腺和膀胱颈平滑肌表面，α受体兴奋可引起前列腺和膀胱颈平滑肌收缩，膀胱出口梗阻增加。因此α受体阻断剂通过阻滞分布在前列腺和膀胱颈部平滑肌表面的肾上腺素能受体，松弛平滑肌，达到缓解膀胱出口动力性梗阻的作用。

2. 联合用药 常用联合治疗的方法，采取α受体阻滞剂与5α还原酶抑制剂联合，通过两药的不同作用位点和不同作用机制，以提高疗效。也可采用α受体阻断剂与M

受体阻断剂联合，M 受体阻断剂可阻断膀胱逼尿肌上的 M 受体，解除尿道梗阻，解决排尿困难。联合应用在减少排尿困难、降低排尿频率、减少夜尿、改善症状、改善生存质量等方面有明显作用。

3. 治疗的个体化 良性前列腺增生是一种临床进展性疾病。药物治疗应针对患者的症状进展风险及治疗反应等因素，在药物剂量疗程联合用药等方面考虑个体化因素。不同个体对阿尔法受体阻断剂和 M 受体阻滞药的反应不同，治疗剂量和疗程也存在差异。部分患者最终需要外科治疗来解决尿道梗阻的症状及其对生存质量所致的影响和并发症。

三、围绝经期综合征

围绝经期综合征（menopause syndrome）是指妇女绝经前后出现性激素波动或减少所致的一系列躯体及精神心理症状。绝经分自然绝经和人工绝经。自然绝经是指卵巢内卵泡生理性耗竭所致的绝经；人工绝经是指两侧卵巢经手术切除或放射线照射等所致的绝经。人工绝经者更易发生绝经期综合征。男性也有类似围绝经期综合征的表现，但没有女性表现明显，往往被忽视。

（一）病因与发病的生理学机制

围绝经期综合征发生的最主要原因是卵巢功能衰退，下丘脑-垂体-性腺轴功能紊乱。绝经期女性卵巢功能衰退，卵泡分泌抑制素、雌激素和孕激素减少，对下丘脑垂体的负反馈作用减弱而出现下丘脑与垂体功能亢进。血浆中 GnRH 水平增高，从而使 LH 和 FSH 分泌也增高，后者增高更明显，因 LH 易被类固醇抑制。FSH 平均分泌量约为生育年龄的 $13 \sim 14$ 倍，而 LH 约为 3 倍。FSH 升高的另一种原因是在生长中的卵泡产生的抑制素能抑制 FSH 的释放，而卵巢老化时该物质分泌减少，减弱了对 FSH 释放的抑制。

围绝经期综合征的潮热是一种血管舒缩症状，发病机制目前尚未完全明确，文献报道潮热与内分泌、神经递质、血管舒缩因子等因素有相关性。围绝经期综合征症状的发生与否，与本人原来的精神状态以及社会心理因素有密切的关系，若原有精神因素者，出现的症状不仅多而且较重。

（二）围绝经期综合征的特点

1. 流行病学特点 我国城市妇女平均绝经年龄为 49.5 岁，农村妇女为 47.5 岁，80% 为 $44 \sim 54$ 岁。我国约有 1.3 亿围绝经期妇女，预计 2030 年将达 2.8 亿，占女性总人口数的近一半，因此，这些围绝经期妇女的健康管理将会是我们社会需要重点关注的问题之一。围绝经期妇女中，约 1/3 能通过自我调节达到新的平衡而无自觉症状，约 2/3 的妇女可出现一系列与激素下降有关的症状，15% 出现严重的围绝经期综合征表现。

2. 病理生理学特点 绝经前后最明显变化是卵巢功能衰退，随后表现为下丘脑-垂体功能退化，卵巢功能逐渐丧失，合成各种性激素减少和各种促激素的紊乱，引起生理和心理上的诸多改变，出现各种临床症状。

（1）雌激素：卵巢功能衰退的最早征象是卵泡对 FSH 敏感性降低，FSH 水平升高。

绝经过渡早期雌激素水平波动很大，由于 FSH 升高对卵泡过度刺激引起雌二醇分泌过多，甚至可高于正常卵泡期水平，因此整个绝经过渡期雌激素水平并非逐渐下降，只是在卵泡完全停止生长发育后，雌激素水平才迅速下降，绝经后卵巢极少分泌雌激素，但妇女循环中仍有低水平雌激素，主要来自肾上腺皮质和来自卵巢的雄烯二酮经周围组织中芳香化酶转化的雌酮。绝经后妇女循环中雌酮高于雌二醇。

（2）孕激素：绝经过渡期卵巢尚有排卵功能，仍有黄体酮分泌。但因卵泡发育质量下降，黄体功能不良，导致黄体酮分泌减少，绝经后无黄体酮分泌。

（3）雄激素：绝经后雄激素来源于卵巢间质细胞及肾上腺，总体雄激素水平下降。其中雄烯二酮主要来源于肾上腺，量约为绝经前的一半。卵巢主要产生睾酮，由于升高的 LH 对卵巢间质细胞的刺激增加，使睾酮水平较绝经前增高。

（4）促性腺激素：绝经过渡期 FSH 水平升高，呈波动型，LH 仍在正常范围，FSH/LH 仍为 <1。绝经后雌激素水平降低，诱导下丘脑释放促性腺激素释放激素增加，刺激垂体释放 FSH 和 LH 增加，其中 FSH 升高较 LH 更显著，FSH/LH >1。卵泡闭锁导致雌激素和抑制素水平降低以及 FSH 水平升高，是绝经的主要信号。

（5）其他激素：①GnRH 在绝经后分泌增加，并与 LH 相平衡。②抑制素水平在绝经后开始下降，较雌二醇下降早且明显，可能成为反映卵巢功能衰退更敏感的指标。③抗米勒管激素（AMH）水平在绝经后下降，较 FSH 升高、雌二醇下降早，能较早反映卵巢功能衰退。

3. 临床特点

（1）月经紊乱：月经紊乱是绝经过渡期的常见症状，由于排卵减少或无排卵，表现为月经周期不规则、经期持续时间长及经量增多或减少。

（2）血管舒缩症状：主要表现为潮热，为血管舒缩功能不稳定所致，是雌激素降低的特征性症状。其特点是反复出现短暂的面部和颈部及胸部皮肤阵阵发红，伴有低热，继之出汗，一般持续 1～3 分钟。

（3）自主神经失调症状：常出现如心悸、眩晕、头痛、失眠、耳鸣等。

（4）精神神经症状：围绝经期（perimenopausal period）女性常表现为注意力不易集中，并且情绪波动大，如激动易怒、焦虑不安或情绪低落、抑郁、不能自我控制等情绪症状。记忆力减退也较常见。

（5）远期症状：围绝经期综合征的远期症状有四个方面：①>50% 的绝经期女性会出现绝经泌尿生殖综合征（genitourinary syndrome of menopause，GSM），主要表现为泌尿生殖道萎缩症状，如阴道干燥、性交困难及反复阴道感染、尿路感染等。②绝经后妇女雌激素缺乏使骨质吸收增加，骨量快速丢失，而出现骨质疏松。③绝经后期妇女比老年男性患阿尔茨海默病风险增高。④绝经后妇女糖脂代谢异常增加，动脉硬化、冠心病的发病风险较绝经前明显增加。

（三）治疗中的生理学原理

1. 一般治疗 通过心理疏导，使绝经过渡期妇女了解绝经过渡期的生理过程，并以乐观的心态相适应，必要时选用适量镇静药以助睡眠。

2. 激素补充治疗（hormone replacement therapy，HRT） 激素补充治疗是针对围绝经期综合征女性卵巢分泌功能减弱，而采用外源性性激素补充的一种疗法。

（1）明显改善的症状：潮热、盗汗、睡眠障碍、疲倦、情绪障碍（如易激动、烦躁、焦虑、紧张或情绪低落）等绝经相关症状；阴道干涩、疼痛、排尿困难、性交痛、反复发作的阴道炎、反复泌尿系统感染、夜尿多、尿频和尿急等泌尿生殖道萎缩相关的问题；低骨量及绝经后期骨质疏松症等。这些症状均是由于雌激素下降所产生的，因此补充雌激素后可以明显改善上述症状。

（2）制剂及剂量选择：主要药物为雌激素，辅以孕激素。单用雌激素治疗仅适用于子宫已切除者，单用孕激素适用于绝经过渡期功能失调性子宫。用药方案应个体化，以最小剂量且有效为佳。

（3）用药剂量与时间：选择最小剂量和与治疗目标相一致的最短时期，在卵巢功能开始衰退并出现相关症状时即可开始应用。需定期评估，明确受益大于风险方可继续应用。停止雌激素治疗时，一般主张应缓慢减量或间歇用药，逐步停药，防止症状复发。

四、萎缩性阴道炎

萎缩性阴道炎（atrophic vaginitis）为雌激素水平降低、局部抵抗力下降引起的以需氧菌感染为主的阴道炎症，也称老年性阴道炎。常见于自然绝经或人工绝经后的妇女，也可见于产后闭经、接受药物假绝经治疗者。

（一）病因与发病的生理学机制

绝经后女性因卵巢功能衰退，雌激素水平降低，阴道壁萎缩，黏膜变薄，上皮细胞内糖原含量减少，阴道内 pH 增高（多为 $5.0 \sim 7.0$），失去了自净和防御能力，致病菌容易入侵繁殖引起炎症。同时绝经后阴道黏膜萎缩，上皮菲薄，血运不足，使阴道局部抵抗力降低，便于细菌入侵繁殖引起炎症。正常女性阴道中厌氧菌较多，嗜酸的乳杆菌占优势，而老年性阴道炎多为需氧菌和厌氧菌混合感染所致。老年人行动不便，导致个人卫生习惯不良，也可能与本病有关。此外，手术切除双侧卵巢、卵巢早衰、盆腔放疗等均可引起本病发生。

（二）萎缩性阴道炎的特点

1. 流行病学特点 萎缩性阴道炎是围绝经期和绝经后妇女中很常见的疾病之一。近年来，随着我国人口的老龄化，萎缩性阴道炎的发病率也呈逐年上升趋势，约超过60%绝经后女性罹患此病，国外报道高达98.5%。研究表明，萎缩性阴道炎造成的阴道不适会造成夫妻双方性体验不佳，对夫妻关系带来直接的负面影响（对女性58%，对男性78%）。

2. 病理生理学特点

（1）老年人阴道自净和防御能力下降：正常育龄妇女，雌激素水平较高，阴道壁黏膜丰厚，上皮细胞内糖原较多，血运充足，阴道局部抵抗力较强，细菌等不容易入侵引起炎症。而老年女性由于失去雌激素的作用，导致阴道自净和屏障作用减弱，阴道局部抵抗力下降，往往容易诱发炎症。

（2）容易反复，病程迁延：本病是由于雌激素下降引起的，雌激素水平下降是老年人自然衰老的趋势，因此治疗后疾病容易反复发作，病程迁延。

（3）阴道内微生物平衡破坏，菌群失调：女性阴道内寄生着多种微生物，彼此相互拮抗，相互制约，共同维护阴道内的微生物平衡。健康女性阴道内厌氧菌与需氧菌的比例为 5:1。这些细菌不仅直接产生 H_2O_2、细菌素、防御素等，使外袭菌无法立足，而且在维持阴道酸性环境、激活宿主免疫功能等方面发挥重要作用。老年女性由于失去雌激素的支持，容易引起阴道微生物平衡失调，引起外袭菌侵袭，导致多种阴道疾病。

3. 临床特点　主要症状为外阴灼热不适、强烈瘙痒，阴道分泌物稀薄，呈淡黄色；感染严重者阴道分泌物呈脓血性。可伴有性交痛。检查时见阴道皱襞消失、萎缩、菲薄，阴道黏膜充血，有散在小出血点或点状出血斑，有时见浅表溃疡。

（三）治疗中的生理学原理

萎缩性阴道炎的治疗原则是增强阴道黏膜的抵抗力和抑制细菌生长繁殖，所以主要有两个方面：①增加阴道抵抗力。补充雌激素主要是针对病因的治疗，以增加阴道抵抗力。雌激素制剂可局部给药，也可全身给药。也可选择用其他雌孕激素制剂连续联合用药。②抑制细菌生长。阴道局部应用抗生素如诺氟沙星，放于阴道深部。

五、老年性尿失禁

膀胱不能维持其控制排尿的功能，使尿液不自主地流出，称之为尿失禁（urinary incontinence，UI）。国际尿控协会的最新定义认为，尿失禁是一种给患者及照料者带来社会及卫生问题的尿液非随意流失的疾病。

（一）病因与发病的生理学机制

无论哪一个年龄段，控制排尿功能不但依赖于下泌尿道功能，神经支配的完整性，以及盆底肌、膀胱颈、后尿道周围筋膜和韧带对尿道的支持，同时也与泌尿系统外的因素如精神状态、四肢的活动能力有关。老年人常伴有行动不便、反应缓慢、年龄相关的下泌尿道解剖和功能改变，并且容易罹患一些影响神经生理完整性的疾病，以上种种原因是老年人发生尿失禁的易发因素。同时老年人膀胱容量逐渐减少，尿道肌肉萎缩、纤维化、弹性下降，导致残余尿和尿失禁。老年女性因雌激素下降，盆底肌肉松弛，尿道黏膜萎缩，也容易出现尿失禁。老年男性因前列腺增大，体积变大，容易引起梗阻性尿失禁。尿失禁并不是正常衰老的一部分，尿失禁发生在任何年龄都是不正常的。

（二）老年性尿失禁的特点

1. 流行病学特点　尿失禁是老年人的主要常见疾病之一。国际上多个流行病学调查报告指出，尿失禁在不同人群中的患病率为 17%～45%。随着年龄的增长，尿失禁的患病率相应升高。有 15%～38% 的老年人受尿失禁的困扰。这一比率在老年人群中女性比男性高。在医院和养老院中，50% 的老年患者存在尿失禁。尿失禁虽然不直接危及患者的生命，但可引起许多并发症，严重降低了老年患者的生活质量。随着世界人口的老龄化，我国将成为世界上最大的人口老龄化国家，无疑尿失禁亦将成为我国老年病科、泌尿外科医师所要面临的主要疾病之一。

2. 病理生理特点

（1）与年龄相关的原发病存在：萎缩性尿道炎和阴道炎是老年女性常见的疾病，可出现尿频、尿急等下泌尿道症状，严重者可造成压力性尿失禁。便秘作为尿失禁的原因在医院的老年患者中可高达 10%。

（2）老年性逼尿肌过度活动：一种是逼尿肌过度活动，但逼尿肌收缩力正常；另一种是逼尿肌过度活动伴随逼尿肌收缩力受损。逼尿肌收缩力受损是老年性逼尿肌过度活动患者最常见的表现形式，临床上常表现为尿急、尿频、尿流率下降、残余尿增多，甚至出现膀胱小梁小室形成，易与前列腺增生混淆。

（3）老年性逼尿肌活动低下：逼尿肌活动低下所致的尿失禁占 5%～10%，可导致尿潴留以及充盈性尿失禁。其原因包括支配膀胱的神经受损（如椎间盘压缩或肿瘤累及）、糖尿病自主神经病变、帕金森病等。有慢性出口梗阻的患者其逼尿肌可发生纤维变性，所以即使梗阻解除，膀胱仍然不能正常地排空。

（4）老年人尿道内括约肌功能下降：在尿道内口处，膀胱的平滑肌环形增厚，称尿道内括约肌。此括约肌为不随意肌。平时处于紧张状态，当膀胱内充满尿液时，膀胱逼尿肌收缩，尿道内括约肌松弛开放，促进尿液排出。如此括约肌功能丧失，可发生尿失禁。老年女性此括约肌收缩功能下降明显，可引起尿失禁。

3. 临床特点

（1）暂时性尿失禁：暂时性尿失禁（reversible urinary incontinence）约占老年性尿失禁的 1/3。常将 4 大原因的英文单词的第一个字母排在一起成为"DRIP"（意为"水滴"）。谵妄（D, delirium），由于患者一过性的意识不清导致的尿失禁。活动能力受限（R, restricted mobility），尿失禁可以是老年患者不能到达厕所的结果。感染、炎症和便秘（I, infection, inflammation, impaction of stool），老年人常患泌尿系统感染，可引起尿频、尿急、尿痛，严重时可出现急迫性尿失禁。尿排出量过多和药物的影响（P, polyuria, pharmaceuticals），因摄入液体过多、使用利尿药、代谢性疾病等引起，也是尿失禁的重要原因之一。

（2）下泌尿道疾病所致的尿失禁：①膀胱过度活动是老年性尿失禁患者最常见的病因。临床表现为急迫性尿失禁综合征，即尿频、尿急；夜间多尿和尿失禁常见；排尿后残余尿量一般不多。②压力性尿失禁是老年女性中第二位最常见的尿失禁类型。临床表现为在腹压增高时如喷嚏、咳嗽、笑、弯腰或者站起时出现不自主的尿液自尿道外口漏出（同时没有膀胱收缩）。③膀胱出口梗阻是老年男性第二位最常见的尿失禁病因，但是有梗阻的大多数患者并无尿失禁。常见原因为良性前列腺增生、前列腺癌和尿道狭窄。在此基础上如果有逼尿肌失代偿发生，严重时可表现为充盈性尿失禁。④逼尿肌活动低下所致的尿失禁在老年性尿失禁中占 5%～10%，可导致尿潴留以及充盈性尿失禁。

（三）治疗中的生理学原理

老年人尿失禁的发生是多种原因共同作用的结果，在治疗尿失禁时应遵循个体化原则，针对不同的情况采取相应的治疗措施，暂时性尿失禁患者如能及时去除病因，尿失禁症状会随之消失。治疗的总体目标：①患者的日常生活需求得到满足。②行为训练及药物治疗有效，做到饮食控制及规律的康复训练等。③患者能接受现状，并积极配合治疗，恢复参加社交活动。

1. 膀胱过度活动的治疗

（1）非药物治疗：非药物治疗有四种方式：①解除尿失禁暂时性因素。②膀胱行为治疗：即训练定时排尿（timed toileting），对认知无障碍的老年人可采用。③提示排尿法：对有认知障碍的老年人可采用提示排尿法。④其他辅助治疗：给顽固性尿失禁患者提供尿垫、尿裤，采用避孕套等外部集尿装置。

（2）药物治疗：药物治疗常使用以下两类：①一线药物：如托特罗定（tolterod-ine）。这是一种竞争性 M 胆碱受体阻滞剂，对 M 胆碱受体有高度特异性，对其他神经递质的受体和潜在靶点的作用或亲和力较弱。试验表明对膀胱平滑肌的选择性高于唾液腺。用于膀胱过度兴奋引起的尿频、尿急或紧迫性尿失禁等症状的治疗。②其他药物：如奥昔布宁（oxybutynin）。这是一种解痉药，解痉作用高于阿托品。作用于膀胱平滑肌，减少膀胱平滑肌收缩，缓解膀胱功能障碍。能减轻尿频、尿急、尿失禁、夜尿及遗尿等症状。同时，可增大膀胱容量，延长排尿间隔时间，减少排尿次数。

2. 压力性尿失禁的治疗

（1）女性压力性尿失禁的治疗：有保守治疗和药物治疗两个方面。一是保守治疗，包括：①高度推荐盆底肌训练，盆底肌训练对女性压力性尿失禁的预防和治疗作用，已为多个随机对照试验的系统评价研究所证实。②推荐减肥。肥胖是女性压力性尿失禁的明确相关因素。减轻体重有助于预防压力性尿失禁的发生。患有压力性尿失禁的肥胖女性减轻体重 5%～10%，尿失禁次数将减少 50% 以上。③改变饮食习惯，有助于改善压力性尿失禁的程度。二是药物治疗，主要作用原理在于增加尿道闭合压，提高尿道关闭功能。选择性 α1 受体激动剂，作用原理为激活尿道平滑肌 α1 受体以及躯体运动神经元，以增加尿道阻力。

（2）男性压力性尿失禁的治疗：男性压力性尿失禁大多发生在前列腺术后，可以根据具体情况选择以上保守治疗和药物治疗。考虑男性的特殊性，可选择避孕套等外部集尿装置和（或）选择尿垫或尿裤等方法以提高生活质量。

3. 膀胱出口梗阻的治疗　老年男性膀胱出口梗阻多因良性前列腺增生所致，由前列腺增生引起的尿失禁分急迫性尿失禁和充盈性尿失禁。治疗包括药物性治疗（α 受体阻滞剂和 5-α 还原酶）和外科治疗（尿道前列腺电切术仍是 BPH 治疗的"金标准"）。

4. 逼尿肌活动低下的治疗　老年人逼尿肌活动低下，往往与膀胱出口长时间梗阻导致逼尿肌受损或糖尿病所致的周围神经系统损害有关；另外，衰老导致的逼尿肌老化亦是原因之一。因此，应尽量进行病因治疗，如不能去除病因，则可选择间歇导尿或膀胱造瘘等治疗以提高患者生活质量。总之，老年性尿失禁病因复杂，必须针对患者的具体情况，选择适当的治疗方法，提高疾病的治愈率，改善患者的生活质量。

第四节　生殖系统功能退化的中医药相关研究

大量研究资料表明，中医药对生殖功能具有确切的双向调节作用，其作用具有多途径多环节的综合效应。无论在延缓生殖功能的衰老，还是改善生殖功能，甚至中药节育等方面，均受到极大关注。

一、中医学对生殖系统功能退化机制的研究

（一）肾精、肾气、肾阴、肾阳的功能

"肾"被历代医家称为"先天之本""生命之根"。肾之精气阴阳是中医学藏象理论的重要内容。中医"肾"的功能涉及人的生、长、壮、老、已等多个方面，体现出"肾为先天之本"的含义。肾精、肾气、肾阴、肾阳失去协调平衡或功能减退，会影响机体正常生命活动。

肾藏精，主生殖与发育。先天之精禀受于父母，后天之精来源于饮食，由脾胃化生而成，两者贮藏于肾，称为"肾精"。"肾精"是人体生殖功能的物质基础，影响到人体各个脏腑。肾的精气盛衰，关系到生殖和生长发育的能力。《素问·上古天真论》说："丈夫八岁，肾气实，发长齿更；二八，肾气盛，天癸至，精气溢泻……七八，肝气衰，筋不能动，天癸竭，精少，肾藏衰，形体皆极，八八，则齿发去……""女子七岁，肾气盛，齿更发长，二七而天癸至，任脉通，太冲脉盛，月事以时下……七七，任脉虚，太冲脉衰少，天癸竭，地道不通，故形坏而无子也。"这些均说明了肾的精气在主持人体生长、发育和生殖功能方面的作用。人从幼年开始，肾的精气逐渐充盛，发育到青春期，肾的精气充盛，产生了一种叫"天癸"的物质，于是男子就产生精子，女子就开始按期来月经，性功能逐渐成熟，而有生殖的能力；待到老年，肾的精气渐衰，性功能和生殖能力随之减退至消失，形体也就逐渐衰老。

肾阳，又称"元阳""真阳"，主"命门之火"，含有生命根本之意，它是维持生命活动的动力源泉，对各脏腑组织有滋养和推动功能，暖脾运化，助肺吸气，促进生殖功能成熟，促进生长发育，推动水液运行和气化等作用。若"命门"火衰，男子则出现阳痿早泄或滑精，女子月经不调或经闭等。肾阴又叫"元阴""真阴"，主"命门之水"，肾阴为一身阴气之源，"五脏之阴气，非此不能滋"，是人体阴气的根本，对各脏腑组织起着凉润、抑制、宁静的作用。肾阴充足，脏腑形体官窍得以濡润，其功能活动得以调控而不亢奋，同时机体代谢减缓，产热减少，精神宁静内守。若肾阴不足，抑制、宁静、凉润等功能减退，则致脏腑功能虚性亢奋，新陈代谢相对加快，产热相对增多，精神虚性躁动，发为虚热性病证。肾中阴阳犹如水火一样内寄于肾，故前人又有"肾为水火之宅"的理论。肾阴和肾阳在体内是相互制约，相互依存的，以维持人体生理上的动态平衡。这一平衡状态遭到破坏，则形成肾阴阳失调的病理变化。若见五心烦热，潮热盗汗，男子遗精，女子梦交等，则为阴虚火旺之症，是由于肾阴虚少，不足以制阳的缘故。而出现精神疲惫，腰膝冷痛，形寒肢冷，小便不利或小便频数，男子阳痿

早泄，妇女宫冷不孕等症，则是肾阳虚衰，温煦和生化的功能不足所致。

（二）肾阴、肾阳与下丘脑-腺垂体-性腺轴的关系

西医学认为在人体内分泌系统中，下丘脑-腺垂体-内分泌腺轴是人体内分泌系统中重要的组成部分。下丘脑通过分泌下丘脑调节肽，调节腺垂体的分泌，腺垂体通过分泌促激素调节性腺的分泌及其功能。性腺所分泌的激素，又反过来对下丘脑和腺垂体发挥反馈调节作用，从而形成了下丘脑-腺垂体-性腺轴。研究肾阴肾阳与下丘脑-腺垂体-性腺轴的关系，对揭示肾阴肾阳的实质有重要的意义。中医认为，肾的功能与机体内分泌系统的功能有密切关系。以阴阳属性归属，则有的属阴，有的属阳，人体内分泌系统可视为阴阳对立的矛盾统一体。

肾主生殖，而生殖是在下丘脑-腺垂体-性腺轴的调节下进行的。故肾阴与肾阳的作用也包含有下丘脑-腺垂体-性腺轴的功能。阴阳是相对的概念，肾阴肾阳是宏观的指导原则。性别有男女，以此角度来分，雄属阳，雌属阴，故雄激素归为阳，雌激素归为阴。如从功能角度分，肾阳虚表现为机体功能减退，而肾阴虚则表现为某些功能亢进，这都是机体失去平衡的表现。研究表明肾阳虚老年男性患者的下丘脑-腺垂体系统激素水平升高明显，表现在 LH 及 FSH 升高明显，雌二醇升高明显。肾气虚、肾阳虚、肾阴虚老年男性患者雄激素值均显著低于正常对照组且有不同程度下降，雌二醇值均显著高于正常对照组。

二、中医药延缓生殖系统功能退化的方药研究

肾虚是衰老的基本病机，而衰老与下丘脑-腺垂体-性腺轴关系最密切，因此补肾方可以调节下丘脑-腺垂体-性腺轴，从而延缓生殖系统的衰老。

（一）延缓生殖系统功能退化方剂研究

中药方剂中补肾精名方五子衍宗丸，补肾阳名方肾气丸、右归丸、二仙汤，补肾阴名方六味地黄丸、左归丸，中药饮片如紫河车、熟地黄、制何首乌、人参、蛤蚧、淫羊藿、肉苁蓉、鹿茸、石斛、女贞子、龟甲等，这些均有良好的促进生殖、延缓衰老等作用的研究报告。

1. 五子衍宗丸　为"摄生众妙方"中的补肾方剂，具有填精补髓、疏利肾气、种嗣衍宗等功效。药理研究证实，五子衍宗丸有促进生精细胞的分裂增殖，促进曲细精管中精原细胞和初级精母细胞数目增加，促进精子生成和成熟的作用，提高生殖器重量、增加雄激素分泌。五子衍宗丸可以明显提高模型动物精子活力，改善精子密度，对睾丸组织损伤有一定保护作用。五子衍宗丸也可促进卵泡发育，提高女性患者雌激素水平。因此五子衍宗丸可促进生殖系统的功能，延缓生殖系统的衰老。

2. 肾气丸　可通过提高衰老大鼠血清睾酮水平、增强睾丸组织抗氧化能力及降低其生精细胞的凋亡指数，发挥延缓性腺衰老的作用。

3. 六味地黄丸　服用六味地黄丸的大鼠，血清中 FSH 和 LH 浓度降低，雌二醇和 T-AOC 浓度增高，大鼠卵巢颗粒细胞中细胞器完整，线粒体较多，卵巢组织中的 FSH 受体表达降低，E 受体的表达水平增高，因此六味地黄丸可以改善自然衰老 SD 大鼠的

血清激素分泌水平，并在一定程度上改善自然衰老 SD 大鼠的卵巢功能。

4. 左归丸、右归丸　腹腔注射环磷酰胺建立卵巢早衰模型的小鼠，予左归丸、右归丸 8 周后，卵泡计数、SIRT1 及血清抗米勒管激素、基础抑制素 B 显著高于早衰组，血清 LH、FSH 显著低于早衰组。右归丸组原始卵泡数显著高于左归丸组。表明左归丸、右归丸均有良好的提高小鼠卵巢功能，延缓生殖器官衰老的作用。左归丸高、低剂量组小鼠的卵母细胞 ATP 含量明显提高，线粒体结构得到改善且数目明显提高，线粒体膜电位明显升高，左归丸能够通过促进线粒体自我更新的动力过程，改善自然衰老的线粒体功能，从而延缓卵巢衰老。

5. 补肾活血方　可促进老年小鼠睾丸曲细精管增粗，精原细胞平均数增大。

6. 二仙汤　提高了雌、雄老年大鼠下丘脑 GnRH 基因转录水平，增加了腺垂体 GnRH 的单位含量，明显提高大鼠睾丸间质细胞上清液中的睾酮水平，提高黄体细胞上清液中的黄体酮水平，促进颗粒细胞分泌雌二醇，这些均表明二仙汤可以延缓下丘脑-垂体-性腺轴的衰老。

7. 补肾疗更浸膏　含有肉苁蓉、锁阳、紫河车等的补肾疗更浸膏，可升高老年小鼠血清 E_2、P 含量，降低 FSH、LH 含量，提高老年小鼠子宫、卵巢系数，增加子宫内膜厚度，并可明显增加老年小鼠卵巢各级卵泡数，降低卵巢颗粒细胞凋亡数，同时可不同程度改善老年小鼠病变子宫内膜组织结构。补肾疗更浸膏能有效延缓老年雌性小鼠卵巢功能衰退进程，改善其生殖系统功能。

（二）延缓生殖系统功能退化的中药饮片研究

1. 何首乌　预防性应用不同剂量的中药何首乌饮（补肝肾，益精血）可抑制衰老模型的雌性大鼠下丘脑-腺垂体-性腺轴中关键的调节因子 p19、p53、p16 等基因及蛋白表达，抑制衰老相关细胞因子 TNF-α 蛋白表达，减缓大鼠下丘脑弓状核、垂体前叶和卵巢的超微结构如线粒体、溶酶体、粗面内质网、高尔基复合体等的损伤，从而改善下丘脑-腺垂体-性腺轴功能，延缓其衰老。

2. 海龙　海龙为我国传统温肾壮阳药，始载于《本草纲目拾遗》。海龙能增加雄性小鼠精子数和精子活率，可对抗环磷酰胺引起的精子数降低、精子活率下降，可明显增加环磷酰胺造模小鼠的前列腺重量。

3. 松花粉　松花粉能够改变睾丸细胞 EGFR、LHR、IGF-I 的表达以及血清 T 的含量，显著提高精子的活动度、存活率和精子的数量，从而改善睾丸生精功能，从而达到抗下丘脑-腺垂体-睾丸衰老的作用。

总之，中医中药在延缓生殖系统衰老方面做出了积极的探索。补肾在人类和动物的衰老上扮演了重要的角色，补肾之药往往具有良好的延缓衰老的功效。

第十三章 运动系统的功能与衰老 ▷▷▷

　　运动系统由骨、骨连结和骨骼肌三部分组成，起着保护、支持和运动的作用。运动生理学主要研究人体在运动中内环境的变化与适应，研究人体在体育活动和运动训练影响下结构和功能的变化。本章主要讨论人体在运动过程中功能变化的规律，运动系统的结构与功能及其衰老的变化，运动系统衰老的相关疾病，运动系统功能退化与中医药等相关研究内容。

第一节　运动系统功能概述

　　运动系统有运动、支持和保护等作用。运动系统由骨、骨连接和骨骼肌组成，约占成人体重的60%～70%。在人体的各种运动过程中，都是以骨为杠杆、骨连接为枢纽、骨骼肌为动力实现的，三者互相制约、互相依存。骨以不同形式连结在一起，构成骨骼，形成了人体的基本形态，并为肌肉提供附着。肌肉是运动系统的主要动力器官，在神经系统支配下肌肉收缩，牵拉其所附着的骨，以可动的骨连接为枢纽，产生杠杆运动。

一、骨的结构与功能

　　骨是人体的框架，可起到支撑和保护的作用。骨的形态结构决定其功能。骨骼处于动态平衡，会不断生长和代谢更新。

（一）骨的概述

　　1. 骨的分类　骨是一种器官，主要由骨组织构成，表面覆盖骨膜和软骨，内含骨髓，有丰富的血管、淋巴和神经分布，不断进行新陈代谢，并具有修复、再生和改建的能力。经常进行体育锻炼，可促进骨的生长发育，长期失用会萎缩退化。

　　成年人全身共有206块骨。按其所在部位可分为中轴骨和附肢骨两部分。中轴骨包括颅骨和躯干骨，共有80块，其中颅骨29块，躯干骨51块。附肢骨包括上肢骨和下肢骨，共有126块，其中上肢骨64块，下肢骨62块。

　　全身骨按形态可分为长骨、短骨、扁骨及不规则骨（图13-1）。长骨呈长管状，分布于四肢，可分为一体和两端。体又称骨干，骨质致密，长骨内部的空腔称为骨髓腔，容纳骨髓；端又称骺，较膨大，并有光滑的关节面，由关节软骨覆盖，如肱骨、股骨等。在运动中主要起杠杆作用。短骨形似立方体且成群分布，主要分布于手腕部和足踝部，具有使手和足灵活运动以及分散压力等作用。扁骨呈板状，面积较大，薄而坚固，主要分布于颅骨、胸骨等处，参与形成体腔，具有保护脏器和为骨骼肌提供附着点等作用。不规则骨形状不规则，如椎骨。有些不规则骨内含有空腔，称为含气骨，如上颌骨等。此外，包裹在肌腱内，由肌腱钙化而成的扁圆小骨，称为籽骨，如髌骨。籽骨的主要作用是保护肌腱、改变骨骼肌牵引方向和增大力臂。

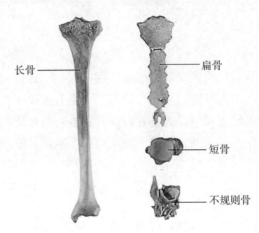

长骨　扁骨　短骨　不规则骨

图 13-1　骨的分类

2. 骨组织的结构组成

骨组织是一种坚硬的结缔组织，由骨细胞、骨纤维和骨基质组成。

（1）骨组织的成分：骨组织的细胞成分包括骨原细胞（osteogenic cell）、成骨细胞（osteoblast）、骨细胞（osteocyte）和破骨细胞（osteoclast），骨细胞存在于骨组织内，其他三种细胞均位于骨组织的边缘（图 13-2）。骨原细胞是骨组织中的干细胞，存在于骨外膜及骨内膜的内层及中央管内，靠近骨基质面。在骨的生长发育时期，或成年后骨的改建或骨组织修复过程中，骨原细胞可分裂增殖并分化为成骨细胞。成骨细胞是形成骨骼的重要功能细胞。当骨生长和再生时，成骨细胞于骨组织表面排列成规则的一层，并向周围分泌基质和纤维，将自身包埋于其中，形成类骨质（osteoid），由骨盐沉积后变为骨组织，成骨细胞成熟后转变为骨细胞。成骨细胞在骨形成过程中要经历成骨细胞增殖、细胞外基质成熟、细胞外基质矿化和成骨细胞凋亡 4 个阶段。骨细胞是成熟骨组织中的主要细胞，是在人成年期由成骨细胞（骨母细胞）转化而来。当新骨基质钙化后，细胞会被包埋在坚硬的细胞间质腔隙中（骨陷窝），这时细胞的合成活动停止，胞质减少而成为骨细胞。破骨细胞多位于骨组织被吸收部位所形成的陷窝内，数量比成骨细胞少，破骨细胞可释放多种蛋白酶、碳酸酐酶和乳酸等，溶解骨组织。

骨纤维由胶原纤维组成。Ⅰ型胶原是骨和肌肉中唯一的胶原，是组成骨纤维的主要成分。胶原纤维普遍呈平行排列，但也有分支，交互连接成错综的网状结构。胶原的功能是使各种组织和器官具有强度和结构完整性。

骨基质包括有机质和无机质。有机质中胶原占 90%，非胶原占 10%，随着骨的成熟和钙化，非胶原比例逐渐下降到 6% 左右。无机质中钙与磷含量最多，约 99% 以上的钙和 87% 以上的磷以羟磷灰石的形式构成骨盐，与胶原纤维结合在一起使骨组织具有

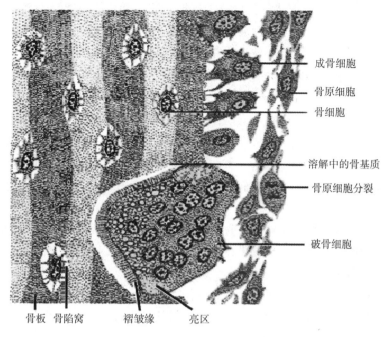

图 13-2 骨组织的结构组成

特殊的硬度和韧性。目前已发现有多种对于骨的生长、再生、发育等有重要作用的蛋白质，如骨粘连蛋白（osteonectin）、纤维黏连素、骨钙素（osteocalcin）等。

（2）骨组织各成分的功能：骨原细胞是成骨细胞的主要来源。骨细胞对骨内微细骨折具有修复作用，维持骨结构的完整性。成骨细胞的主要功能是生成骨组织的纤维和有机质，破骨细胞的功能则是破坏并吸收分解的骨组织。成骨细胞与破骨细胞相互协调作用，共同维护骨的正常代谢。

（3）骨的化学组成与物理特性：骨由有机物和无机物两类组成。成人骨中有机物约占 28%，主要是骨胶原纤维束和黏多糖蛋白，构成骨的支架，赋予骨弹性和韧性；无机物约占 72%，主要是水和钙盐，保证骨坚硬挺实。两种成分的比例，随年龄的增长而发生变化。幼儿时期骨的有机物和无机物比例约为 1:1，弹性较大、柔软、易发生变形，在外力作用下不易骨折。成年人骨有机物和无机物的比例约为 3:7，使骨具有最佳的物理性能。老年人激素水平下降，影响钙、磷的吸收和沉积，骨质出现多孔性，骨组织总量减少，骨的脆性较大，容易发生骨折。

（二）骨代谢（骨构建与骨重建）

（1）骨构建过程：骨的代谢是通过成骨细胞和破骨细胞参与的骨形成与骨吸收来实现的，其代谢活动是一个动态平衡过程。在人的生长期，骨形成大于骨吸收，吸收骨量呈线性增长，表现为骨皮质增厚，骨松质更密。这一过程称为骨构建（modeling）或骨塑形。在成人期，骨生长停止，但骨的形成和吸收仍在继续，处于一种平衡状态，称为骨重建（remodeling）。骨重建开始于骨吸收，随后是骨形成。骨的吸收与形成连续进行，最终使骨能不断自我修复和适应新的应力要求。

（2）骨重建过程：骨重建过程可分为五期。第一期：休止期又称静止期，此期既无骨吸收也无骨形成。第二期：激活期，破骨细胞的前驱细胞分化成破骨前细胞并附着在骨表面上。第三期：吸收期，破骨前细胞与暴露的骨表面接触、融合，分化成破骨细胞，进行骨吸收。破骨细胞吸收一定数量的骨质后消失。正常人吸收期约 30 天，在吸收期，骨表面形成吸收陷窝（absorption lacuna）。第四期：转换期或逆转期，吸收期末结束，破骨细胞移向其他部位。第五期：形成期，成骨细胞在陷窝的表面上相继出现并分化增殖，形成类骨，随后类骨成熟，骨化成骨。骨重建周期约为三个月，骨重建所形成的结构称为一个骨重建单位（bone reconstructive unit，BRU）。骨重建可调节骨矿盐平衡，修复显微损伤及移除无承载功能的骨组织，可维持和降低骨强度和骨量。

（三）骨的血液供应

不同种类的骨血管分布不同。长骨的动脉供应包括滋养动脉、干骺端动脉、骺动脉及骨膜动脉，其中滋养动脉大约提供 50%～70% 的供血量，不规则骨、扁骨和短骨的动脉则来自骨膜动脉或滋养动脉。

血管进入骨骺的方式有两种：①骨骺的侧面有软组织覆盖，血管在远离骺板的部位通过软组织直接进入骨骺。②关节内骨骺为关节软骨所覆盖，血管通过紧贴骺板边缘的关节软骨进入骨骺。

（四）骨的功能

骨的力学构造及骨的理化成分使骨具有力学和生理学的功能。

1. 力学功能　骨的力学功能包括支撑功能、杠杆功能和保护功能。

（1）支撑功能：骨是全身最坚硬的组织，通过骨连接构成一个有机的整体，使机体保持一定的形状和姿势，对机体起着支撑作用，并负荷身体自身的重量及附加的重量，如脊柱、四肢等。

（2）杠杆功能：运动系统的各种机械运动均是在神经系统的支配下，通过骨骼肌的收缩、牵拉骨围绕关节运动产生的。骨在各种运动中发挥着杠杆功能和承重作用。

（3）保护功能：某些骨按一定的方式互相连接围成体腔或腔隙保护某些组织，如头颅骨借助缝隙及软骨连接方式围成颅腔保护脑；椎骨彼此连接构成椎管，以容纳脊髓并起保护作用；胸骨、胸椎和肋骨借助关节、软骨围成胸廓保护心脏、肺、大血管等。

此外，骨骼形成的某些结构能维持血管的正常形态和避免神经受压迫，如足部骨形成的足弓，能免于足底的血管和神经受压迫。骨的材料力学性质，既保证了骨的强度和硬度，又很好地完成其支撑和保护功能，使其具有一定的弹性和韧性。

2. 生理学功能

骨的生理学功能包括钙、磷贮存功能，物质代谢功能和造血功能等。

（1）钙磷贮存功能与物质代谢功能：骨是人体最大的钙库和磷库，能够调节血液中的钙磷含量平衡。当血液中钙磷含量增高时，钙磷贮存在骨中；当血液中钙磷含量降低时，骨内的钙磷释放到血液中。

（2）造血功能：骨髓分为红骨髓和黄骨髓，红骨髓有造血和免疫功能。胎儿和幼儿的骨髓均为红骨髓，5 岁以后，长骨骨干内的红骨髓逐渐被脂肪组织代替，变为黄色，这就是黄骨髓，黄骨髓没有造血能力。但机体失血过多或重度贫血时，黄骨髓也能转化为红骨髓，恢复造血功能。

（五）体育运动对骨形态结构的影响

长期、系统、科学的体育锻炼对骨形态结构产生的形态学适应主要表现为促进骨的生长发育、改善骨的内部结构。骨周围肌肉活动越多，骨的长度增长越明显，骨密度明显增厚，骨径也会明显变粗，同时骨面肌肉附着处突起明显，骨小梁的排列张力和压力的变化更加清晰而有规律。

缺乏或不适当的体育运动将会使骨产生不适应的变化，主要表现在骺软骨过早愈合，两侧肢体骨的生长发育不均衡，过早出现骨质疏松等变化。

二、骨连结（关节）结构与功能

骨连接（关节）是维持运动、传承重力、改变力的方向的一种结构。骨连接（关节）特定的解剖特征在很大程度上决定了其活动范围、自由度和整体功能。人体的主要骨连接（关节）有肩关节、肘关节、腕关节、髋关节、膝关节、踝关节等。

（一）骨连结概述

全身各骨之间借纤维结缔组织、软骨或骨相连，称为骨连结。按骨连结的不同方式分为直接连结和间接连结，间接连结又称为关节，是骨连结的最高分化形式，相对骨关节面互相分离，关节面之间有腔隙，具有较大的活动性。其中以肩关节、肘关节、腕关节、髋关节、膝关节、踝关节为人体六大主要关节。关节的基本结构包括关节面、关节囊和关节腔。关节面覆盖有关节软骨，关节软骨具有弹性，能承受压力和吸收震荡，关节软骨表面光滑，附有少量滑液，有利于活动，关节软骨无血管和神经，其营养由滑液和关节囊滑液层的血管供应。关节囊分为内、外两层，外层为纤维层，有致密的纤维结缔组织构成，富有血管、神经、淋巴管，在某些部位纤维层的表面增厚，形成韧带；内层为滑膜层，有平滑光亮薄而柔润的疏松结缔组织构成。关节腔是由关节软骨和关节囊滑膜共同围成的密闭腔隙，在正常情况下腔内含少量的滑液，关节腔内为负压，对维持关节的稳固性有一定的作用。

（二）关节的运动

1. 关节的运动方式 关节的运动形式和范围主要取决于关节面的形状和大小，关节围绕运动轴可进行各种运动，运动形式表现为沿着3个互相垂直的轴做3组拮抗性的运动。人体的关节运动一般都是旋转运动，即运动环节绕关节的某个轴进行。关节运动方式可分为以下四种：

（1）屈、伸运动：一般是指围绕冠状轴进行的运动。运动时两骨之间相互靠拢，角度变小称为屈；角度增大称为伸。

（2）内收、外展运动：一般是指围绕关节矢状轴所做的运动。运动时骨向人体正中矢状面靠拢，称为内收；远离人体正中矢状面称为外展。手指的收展以中指为准，足趾的收展以第2趾为准。

（3）旋内、旋外运动：一般是指围绕关节垂直轴所做的运动。使骨的前面向前内侧旋转称为旋内；向外侧旋转称为旋外。在前臂，将手掌转向后、手背转向前的运动称为旋前；反之，将手掌转向前、手背转向后的运动称为旋后。

（4）环转运动：一般是指围绕关节冠状轴和矢状轴所做的复合运动。环转运动时，关节头在原位转动，骨（肢体）的远侧端做圆周运动，实际为屈、外展、伸、内收依次连续运动，如肩关节、髋关节、腕关节等。

2. 影响关节运动幅度的因素　关节运动幅度是指一个动作从开始到结束，该关节处相邻的两环节间运动范围的极限角度。关节运动幅度与关节灵活性和稳固性有关，并受到以下因素影响。

（1）相对关节的关节面积差：两关节面积差是先天决定因素。组成关节的两个关节之间面积差越大，关节的运动范围越大。

（2）关节囊的厚薄及松紧度：关节囊薄而松弛，关节活动度大，但稳定性较差，如果关节囊厚且紧实，则关节活动度小，稳定性较高。

（3）关节韧带的多少与强弱：关节韧带多而厚，关节越稳定，但运动幅度会减小。如果韧带少而弱，则关节运动幅度大，但稳定性下降。

（4）关节周围的肌肉状况：关节周围肌肉的伸展性和弹性越好，关节活动范围越大，反之亦然。

（5）关节周围的骨突起：关节周围的骨突起阻碍关节运动，影响运动幅度。

（三）体育运动对运动系统的影响

1. 体育对运动系统结构的影响　系统的体育锻炼可使骨关节面增厚，从而承受更大的负荷。软骨内有孔隙，组织间隙充满液体，在应力作用下液体流进或流出软骨组织，这是无血管组织获得营养的重要途径。适宜的体育活动创造了这种环境，为软骨获得营养并经久不衰提供了条件。实验证明，体育活动可以使肌腱和韧带增粗，在骨附着处直径增大，胶原含量增加，单位体积内细胞数量增加。

2. 体育对运动系统功能的影响　体育锻炼增强了关节周围肌肉力量，导致肌腱、韧带增粗、关节面软骨增厚，加大了关节的稳固性。关节稳固性的提高加强了对关节的保护作用，但这也会缩小关节活动幅度。系统的柔韧性练习可以增加关节囊周围肌腱、韧带和肌肉的伸展性，增加关节运动幅度。不同运动项目对提升关节的柔韧性有不同作用，如游泳和体操可以使肩关节、肘关节、手关节、足关节柔韧性增大；跨栏、跳高可增大髋关节的运动幅度；艺术体操、花样滑冰可增大脊柱的运动幅度。

三、骨骼肌的结构与功能

肌肉收缩是机体的主要活动形式之一，许多生理功能都是借助肌肉的收缩来实现。

（一）骨骼肌的结构组成

1. 肌纤维　骨骼肌约占成人体重的40%左右。骨骼肌最基本的结构和功能单位称为肌纤维（muscle fiber）或肌细胞。成人肌纤维呈细长圆柱形，直径约 $60\mu m$，长可达数毫米乃至数十厘米。在大多数肌肉中，肌束和肌纤维呈平行排列，两端和由结缔组织构成的肌腱相融合，附着在骨上，通常四肢的骨骼肌在附着点之间至少要跨过一个关节，通过肌肉的收缩和舒张，引起肢体的屈曲和伸直。

2. 肌原纤维和肌节　骨骼肌细胞内含有上千条直径 1～2μm、纵向平行排列的肌原纤维（myofibril），在光镜下沿长轴可见明暗交替的横纹，分别称为明带和暗带。在暗带的中央有一条横向的线，称为 M 线，M 线两侧有相对较亮的区域称为 H 带；在明带的中央也有一条横线，称为 Z 线。相邻两 Z 线之间的区段称为肌节（sarcomere），肌节是肌肉收缩和舒张的基本单位。肌原纤维由粗肌丝和细肌丝构成，由于粗、细肌丝在肌节中的规则排列使肌原纤维呈现明暗交替的横纹。在光镜下观察到，骨骼肌收缩时肌肉缩短，但暗带宽度不变，只有明带和 H 带相应变窄。肌节在一定范围内因肌肉被牵引而变长，肌肉收缩时变短，其长度在 1.5～3.5μm 变化，当骨骼肌处于安静状态时肌节长度为 2.0～2.2μm。

3. 肌丝　肌原纤维中含有两种肌丝，粗肌丝（thick filament）和细肌丝（thin filament）。粗肌丝长度与暗带相同。细肌丝由 Z 线向两侧明带伸出，每侧的长度都是 1.0μm，其游离端在肌小节长度小于 3.5μm 时，有一段伸入暗带，和粗肌丝处于交错和重叠的状态。肌肉被拉长时，肌小节长度增大，这时细肌丝由暗带重叠区拉出，明带长度增大。粗肌丝由肌球蛋白组成；细肌丝由肌动蛋白、原肌球蛋白、肌钙蛋白组成（图 13-3）。

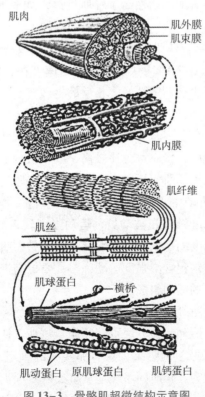

图 13-3　骨骼肌超微结构示意图

（二）肌纤维的类型及性质

1. 肌纤维的分类 17世纪，研究者根据动物骨骼肌的颜色将其分为红肌和白肌两种。19世纪，研究者证实了红肌和白肌具有不同的生理特点，如红肌收缩速度慢，不易疲劳，而白肌收缩速度快，易疲劳等。20世纪60年代，采用ATP酶染色法可将骨骼肌纤维分为Ⅰ型与Ⅱ型，前者为慢肌，后者为快肌。

2. 肌纤维的特征 快肌和慢肌两种肌纤维在形态、生理与代谢方面具有显著不同的特征。

（1）形态特征：快肌纤维直径较慢肌纤维粗，含有较多收缩蛋白。快肌纤维肌质网较慢肌纤维发达。慢肌纤维周围毛细血管网较快肌纤维丰富，含有较多的肌红蛋白，因而慢肌纤维通常呈红色。慢肌纤维含有较多线粒体，线粒体体积较大。在神经支配上，慢肌纤维由较小的运动神经元支配，运动神经纤维较细，传导速度较慢，一般为 $2\sim8m/s$；快肌纤维由较大运动神经元支配，神经纤维较粗，传导速度较快，可达 $8\sim40m/s$。

（2）代谢特征：慢肌纤维中氧化酶系统如细胞色素氧化酶（CYTOX）、苹果酸脱氧酶（MDH）和琥珀酸脱氢酶（SDH）等活性高于快肌纤维。慢肌纤维氧化脂肪的能力是快肌纤维的4倍。

快肌纤维中无氧代谢有关的酶活性高于慢肌纤维，如肌激酶（MK）活性为慢肌纤维的1.8倍；磷酸肌酸激酶（CPK）活性为慢肌纤维的1.3倍；乳酸脱氢酶（LDH）的活性为慢肌纤维的2～2.5倍。快肌纤维的无氧代谢能力较慢肌纤维强。

（3）生理特点：快肌纤维收缩潜伏期短，收缩速度快，收缩力量大，但收缩不够持久，易疲劳；慢肌则表现出抗疲劳性好等相反的生理特点。

同一块肌肉中含有快肌、慢肌两种肌纤维成分。一般成年上下肢肌肉的慢肌纤维占比平均为40%～60%，因个体差异从24%～74.2%变化。以维持身体姿势和持续轻度紧张性工作为主要功能的肌肉中，慢肌百分比较高，如下肢比目鱼肌中慢肌纤维占89%。以快速动力性工作为主要功能的肌肉快肌百分比较高，如肱三头肌中快肌纤维占55%。

3. 运动与肌纤维 在运动中不同类型的肌纤维参与工作的程度依运动强度而定。在以较低强度运动时，慢肌纤维首先被动员，运动强度较大时，快肌纤维首先被动员。在体育锻炼中，采用不同强度的运动，可以发展不同类型的肌纤维。为了增强快肌纤维的代谢能力，运动计划中必须包含高强度运动练习；要提高慢肌纤维代谢能力，运动计划要由低强度、持续时间长的运动组成。

关于运动训练能否引起肌纤维类型转变目前还有争论。一种观点认为，肌纤维类型是遗传的，不能通过体育锻炼和其他方法得到改变。该观点认为，优秀运动员某种肌纤维占优势的现象是"自然选择"的结果，只有那些肌纤维组成占优势的运动员才能取得优异成绩。另一种观点认为，长时间系统地从事某一专项训练，可使肌肉结构和功能产生适应性变化，即"训练适应"。上述两种观点各有一些实验支持，但都缺乏足够的证据。不论体育锻炼能否改变肌纤维类型，但运动锻炼能使肌纤维形态和代谢特征发生较大的变化是肯定的。运动训练至少可以从以下几个方面影响肌纤维类型。

（1）肌纤维选择性肥大：Saltin 等发现耐力训练可引起慢肌纤维选择性肥大，速度、爆发力训练可引起快肌纤维选择性肥大。通过 10 周的举重训练，快肌纤维面积由 $5473\mu m^2$ 增加到 $7140\mu m^2$。

（2）酶活性改变：肌纤维对训练的适应还表现为肌肉中有关酶活性的选择性增强。研究发现，长跑运动员肌肉中，与氧化供能有密切关系的琥珀酸脱氢酶（SDH）活性较高，而与糖酵解及磷酸化供能有关的乳酸脱氢酶（LDH）及磷酸化酶（PHOSP）的活性较低。短跑运动员则相反。

（3）运动对肌肉结缔组织的影响：结缔组织在肌肉中对肌组织起着支持和联络作用，也是肌肉收缩的弹性元件。结缔组织包含肌腱、肌内膜、肌束膜等。研究显示，在引起肌肉选择性肥大的同时，肌肉中的结缔组织也相应增加，肌肉中胶原蛋白的增加，可能是导致结缔组织增加的原因。

（三）骨骼肌收缩的形式

根据肌肉收缩时张力和长度的变化，肌肉收缩形式可分为缩短收缩、拉长收缩和等长收缩。

1. 缩短收缩　缩短收缩是指肌肉收缩时产生的张力大于外加阻力，同时肌肉缩短，牵拉其附着的骨杠杆做相向运动的收缩形式。缩短收缩时肌肉起止点相互靠近，又称向心收缩（concentric contraction）。体育锻炼中的弯举哑铃、高抬腿跑和挥拍扣球等动作，主动肌做的就是缩短收缩。缩短收缩时，肌肉做正功。依据整个关节运动范围肌肉张力与负荷的关系，缩短收缩又可以分为非等动收缩和等动收缩。非等动收缩（习惯上称等张收缩）在整个收缩过程中负荷是恒定的，但由于不同关节角度杠杆作用不同和肌肉收缩长度变化的影响，收缩速度也不相同。例如，屈肘举起恒定负荷时，肱二头肌的张力在关节角度 115℃～120℃时最大，关节角度 30℃时最小。由此，在非等动收缩中，所能举起的最大重量只能是张力最小的关节角度所能承受的最大负荷。也就是说，肌肉在做最大非等动收缩时，只有关节的某一角度达到收缩能力的 100%，而关节的其他部位则小于 100%。用非等动收缩形式进行锻炼只有关节力量最薄弱点能达到最大锻炼效果。等动收缩是通过专门的等动练习器械实现的。该器械使负荷随关节运动得到精确调整，即在关节角度的张力最弱点负荷最小，而在关节角度张力的最强点负荷最大，因此，在整个关节范围内肌肉产生的张力始终与负荷相同，肌肉能以恒定速度或等同的强度收缩。自由泳的手臂划水动作，就是等动收缩。在做最大等动收缩时，肌肉产生的张力在整个关节范围都是其能力的 100%，因而采用等动收缩发展力量可使肌肉在关节整个运动范围都得到最大锻炼。

2. 拉长收缩　拉长收缩时，肌肉收缩所产生的张力小于外力，肌肉虽积极收缩但被拉长。拉长收缩因肌肉起止点距离拉长，又称离心收缩（eccentric contraction），此时肌肉做负功。在人体运动中，拉长收缩起制动、减速和克服重力等作用。例如人从高处落下，脚接触地面时，反射性地引起小腿三头肌、股四头肌和臀大肌产生拉长收缩，克服重力与地面的冲撞，减少运动损伤。

3. 等长收缩　当肌肉产生的张力等于外力，肌肉虽积极收缩，但长度不变，这种收缩称为等长收缩（isometric contraction）。等长收缩时负荷未产生位移，肌肉消耗能量却没有做功。等长收缩在人体运动中起着支持、固定和保持某一姿势的作用，如站立、悬垂和支撑等（表 13-1）。

表 13-1　肌肉三种收缩形式的比较

收缩形式	肌肉长度变化	外力与肌张力比较	功能作用	对外所做的功
缩短收缩	缩短	小于肌张力	加速	正功
拉长收缩	拉长	大于肌张力	减速	负功
等长收缩	不变	等于肌张力	固定	不做功

资料来源：邓树勋. 运动生理学. 北京：高等教育出版社。

（四）肌肉收缩的力学特征

肌肉收缩的力学特征是指肌肉收缩时的张力与速度、长度与张力的关系，此外，还有肌肉做功和功率问题等。

1. 肌肉收缩的张力与速度的关系　肌肉在后负荷（指肌肉开始收缩时才遇到的负荷或阻力）条件下收缩时，最初肌肉因遇到阻力而不能缩短，只表现为张力的增加，但当肌肉张力发展大于外加的阻力负荷时，肌肉开始以一定的速度缩短，负荷被移动。如果以肌肉开始缩短的张力和初速度为指标，会发现后负荷越大，肌肉产生的张力也越大，肌肉缩短开始也越晚，缩短的初速度也越小；反之亦然。肌肉在后负荷作用下表现的张力与速度的这种关系描绘在直角坐标系上可得到一条曲线，称张力-速度曲线（图 13-4）。该曲线说明在一定范围内，肌肉收缩产生的张力和速度大致呈反比关系。肌肉收缩的张力-速度关系提示，要获得收缩的较大速度，负荷必须相应减少；要克服较大阻力，即产生较大的张力，收缩速度必须减慢。肌肉收缩的张力-速度关系是由肌肉的性质决定的。

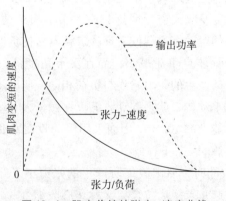

图 13-4　肌肉收缩的张力-速度曲线

2. 肌肉收缩的长度与张力关系　在肌肉收缩前施加于肌肉一定的负荷，称前负荷。前负荷使肌肉收缩前就处于某种被拉长状态即改变肌肉初长度。实验表明，最初增大肌肉收缩的初长度，肌肉收缩时产生的张力也增加；但当初长度增大超过某一长度时，张力反而减小。如果在坐标图上将肌肉在不同前负荷作用下长度与张力的变化绘制下来，就可以得到一条曲线，该曲线称为肌肉收缩的长度-张力曲线（图13-5）。该曲线类似开口向下的抛物线，其顶点是适宜初长度时，肌肉收缩产生的张力最大。长度和张力的关系可以用肌肉收缩的肌丝滑行理论解释。肌肉处于最适初长度时，粗细肌丝处于最理想的重叠状态，发挥作用的横桥数目最多。一般认为，人体肌肉适宜初长度稍长于肌肉在身体中的"静息长度"。

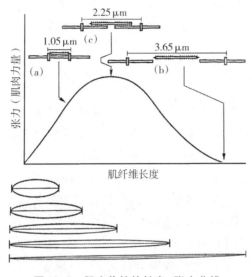

图13-5 肌肉收缩的长度-张力曲线

3. 肌肉的做功、功率和机械效率 肌肉在做非等长收缩时做了功，在做等长收缩时物体没有产生位移，因而没有做功。肌肉做功时克服的阻力，包括肌肉的内阻力和外阻力，肌肉做功相应分为内功和外功。肌肉克服外阻力，如举起重物时做了外功。

在体育锻炼中，人体所能输出的功率或爆发力的大小是十分重要的。如短跑的起跑和途中跑，其加速度的大小取决于功率的大小；起跳和投掷动作效果，同样也都取决于功率的大小。

肌肉收缩时消耗的能量，被转变为功和热。在等长收缩时机械功等于零，其生化反应所能释放的能量全部变成热量散发。在做非等长收缩时，能量的一部分消耗在做功上，另一部分转变成热能。因此，肌肉收缩消耗的总能量是做功所消耗的能量和所产生的热能总和。

人体肌肉收缩的机械效率一般为25%～30%。人体肌肉收缩的机械效率不是常数，而是以肌肉活动条件为转移，大小取决于肌肉活动时承受的负荷和收缩速度。

第二节 运动系统的衰老

在机体的整个生命过程中，运动系统（包括骨骼、关节、肌肉）经历生长、成熟和退化等阶段。与其他系统相比，骨骼是最坚固和耐用的器官。正常时，骨骼具有一定的抗损伤和自身修复能力。随着年龄增长，人体骨量丢失，骨密度下降，骨骼中的有机物减少，无机盐增加，致使骨的弹性和韧性降低，其内部结构也发生了明显改变，因此骨质疏松在老人中比较多见，且易出现骨折。随年龄增长关节的衰老主要表现在关节面上的软骨退化，易出现骨质增生、关节酸痛，从而限制机体运动能力，进一步影响其他系统。骨关节炎是造成老年人运动障碍的主要原因之一。骨骼肌的老年性变化受许多因素影响，老年人的肌肉收缩功能下降，不仅由于肌纤维本身的衰老，而且还与神经、血管和内分泌等衰老所引起的肌肉活动降低有关。随着增龄，肌肉骨骼系统的强度（包括张力、压力、扭转与弯曲等）也逐年下降，其中最明显的是软骨的强度减弱，然后依次为肌肉、骨和肌腱。

一、骨骼衰老的变化

骨是钙和其他无机物的储存库，能协助调节体内无机盐的平衡，还与肺和肾等一起维持机体的酸碱平衡，提供缓冲酸碱平衡的磷酸盐和碳酸盐等。骨的再造发生在整个生命活动过程中，是维持骨组织代谢和力学功能的重要机制。骨再造处于骨吸收与骨形成互相耦联的动态平衡之中，骨吸收和骨形成在空间和时间上紧密相连，以维持骨的生理功能和形态结构的高度统一性，并为骨转换和矿物质动态平衡提供有效的物质基础。

（一）老年人骨骼的形态结构变化

骨结构的增龄变化是明显的。成年人随着增龄，骨形成与骨吸收之间的平衡逐渐失调。到40岁后骨形成减少，而骨吸收率增加，导致骨质逐年减少。在50～60岁，老年男性骨的重量与20～30岁时相比约减少12%，女性约减少36%。位于长骨和扁骨骨内膜面的骨质缓慢吸收，骨小梁减少；长骨骨外膜面有少量新骨生成，使骨外表面显得较粗糙，而骨皮质变薄且疏松。在骨质减少时骨的微细结构也发生改变，骨小梁厚度和体积均减少，骨的脆性增加，容易发生骨折。骨质疏松是老年人骨组织结构改变的最主要且最明显的表现，女性比男性出现早，女性开始于40～45岁，男性骨质疏松发生晚于女性，发病率也低于女性。

老年人身高变矮是普遍现象。据估计在65～74岁，身高平均减少约3.81cm，85～94岁身高约减少7.62cm，这与退行性椎间盘病变引起的厚度变薄以及脊椎骨骨质疏松与塌陷，使脊柱后凸与侧弯等因素有关。椎间盘是人体组织中发生退行性改变最早的结构之一，主要表现为水分和蛋白质含量减少，胶原含量和比例相应改变，髓核脱水和纤维化，组织增厚，应力明显下降，退变的椎间盘对负载的承受能力明显下降。

（二）老年人骨代谢的变化

骨代谢中成骨细胞和破骨细胞之间存在着复杂的联系，它们共同参与骨骼发育和维持，成骨细胞的骨形成和破骨细胞的骨吸收之间的平衡构成了骨代谢的两个主要过程。骨吸收与骨形成的协调失衡会导致骨质减少甚至骨质疏松。

1. 骨形成和骨吸收的增龄变化 成年以前骨形成和骨吸收率高，说明骨的更新率高，有大量正在形成的骨单位。成年至中年期间，骨形成和骨吸收均明显减少，骨组织中大多数是成熟的骨单位，说明此时骨的结构处于比较稳定的时期。中年以后骨吸收逐渐增加，密度较高的骨单位出现，并且随增龄而增多，成熟的骨单位相应减少。60岁以后骨内膜面的骨吸收进一步增多，成熟骨单位进一步减少，高密度的骨单位进一步增多，显微放射摄影技术显示骨的多孔特点，即骨质疏松。70岁以后，被填塞的骨陷窝较多，多集中于间骨板。

2. 骨质成分的变化　骨的化学成分由有机物和无机物构成，人的一生中，骨的化学成分在不断发生变化。有机物使骨具有弹性和韧性；无机物使骨坚硬挺实。随着年龄增长骨质中的有机物骨胶原纤维和黏蛋白含量减少，无机物碳酸钙和磷酸钙的含量相对增多，因而老人的骨骼脆性增大，使骨质变脆，易发生骨折（表13-2）。

表 13-2　不同年龄段骨的成分及特点

年龄段	有机物：无机物	特点
少儿	1:1	弹性大、硬度小，易变形
成人	3:7	有弹性、坚硬（最合适）
老年	1:4	弹性小、脆性大，易骨折

3. 骨质疏松　骨质疏松的特点是单位体积中骨质（无机物）量减少，骨质密度降低，导致脆性增加，在普通应力下也可能发生骨折。老年的骨质密度随增龄而降低，容易骨折。50岁以上的中国人骨质疏松症的患病率为20.1%，其中男性为9.2%，女性为26.2%；60岁以上的中国人骨质疏松症的患病率为24.6%，其中男性10.3%，女性32.0%。

（三）骨骼衰老的原因和机制

骨代谢受激素、血钙水平多种因素调节。在骨重塑中，骨吸收与骨形成的协调失衡会导致骨质减少甚至骨质疏松，老年人骨组织吸收大于骨形成，骨骼的衰老过程与多种因素有关。

1. 老年人骨代谢激素调节的改变　在多种激素的共同调节下，骨不断地更新与重建，同时又维持血钙和血磷的稳态。甲状旁腺分泌的甲状旁腺激素（PTH）、甲状腺C细胞分泌的降钙素（CT）以及钙三醇（calcitriol，即 $1,25-(OH)_2-VitD_3$）是共同调节机体钙、磷与骨代谢稳态的三种基础激素。此外，雌激素、生长激素、胰岛素及甲状腺激素等也参与钙、磷代谢的调节。

老年人因肾功能减退，血清甲状旁腺激素（PTH）和血磷含量升高，小肠壁 $1,25-(OH)_2-VitD_3$ 受体减少，影响对钙的吸收，导致血钙降低，进一步促进PTH的分泌，引起破骨细胞增生活跃，促进骨的吸收。血清降钙素和 $25-(OH)_2-VitD_3$ 含量降低以及肾功能的衰退，可引起1a-羟化酶活性的降低 $1,25-(OH)_2-VitD_3$ 合成减少。

骨的生长和骨量的维持受性激素的影响，雌激素与成骨过程有直接的关系。成骨细胞和破骨细胞表面有雌激素受体，雌激素与雌激素受体结合后刺激成骨细胞活动，加速成骨，抑制破骨细胞的溶解作用（即降低破骨细胞溶酶的产生，使破骨细胞凋亡），增加骨盐的沉积。绝经后妇女卵巢功能衰退，雌激素分泌减少，骨祖细胞数量减少（骨祖细胞具有分化、衍变为成骨细胞的功能），蛋白合成能力下降，骨盐沉积和新骨形成减少；骨对甲状旁腺素（PTH）的敏感性增高，破骨细胞数量增多，并从静止转向活化，破骨细胞分裂增殖，活性增加，骨的吸收大于骨的生成。男性雌激素水平与其骨密度呈正相关，老年男性骨质疏松时其雌激素水平下降，可能是催化睾酮转化成雌二醇的芳香酶不足所致患者的 LH 和 FSH 水平增高。雄激素能刺激骨的生长，加速骨代谢。睾酮对成骨细胞的增殖起直接增强作用，能间接促进蛋白质合成，骨内胶原增加，钙磷矿物质在类骨质上沉积。老年人睾丸间质细胞数量减少，血睾酮水平下降。

2. 老年人血钙水平下降　机体内钙的代谢影响骨骼的衰老。骨基质中的钙磷来自血液，当血中钙磷的沉积大于 40mol/L 时，即以羟基磷灰石形式沉积在骨组织中。血钙一部分来自饮食，饮食中钙在维生素 D 作用下在肠道中吸收入血，还有一部分来自骨钙的溶解，所以骨中的钙既可动员入血，又可从血钙得到补充，是维持血钙浓度的"钙库"。

老年人血钙水平降低与多方面因素有关：①钙摄入量减少。随年龄的增长，机体对钙的需要量增加，50 岁后的妇女对钙每天需要量从青年时的约 80mg 增至 500mg 左右。70 岁以上老年人每天需要量 1000～1200mg。老年人饮食量减少，尤其是素食者，其摄入的钙量更少，低于机体对钙的需求量。②胃肠道的吸收功能减退，对钙的吸收减少。③户外活动较少，活动量也小，肌肉萎缩，影响钙的储存。加上其皮肤中 7-脱氢胆固醇减少，维生素 D_3 的合成量降低，肾脏的羟化酶活性下降，导致 $1,25-(OH)_2-VitD_3$ 生成减少。④由于血钙水平下降，甲状旁腺分泌代偿性增强导致溶骨现象。

二、关节衰老的变化

关节是骨与骨之间的连接结构，关节的基本结构是关节面、关节囊和关节腔；关节的辅助结构包括韧带、关节盘、关节唇、滑膜襞和滑膜囊等。组成关节的各种结构，随增龄出现各种变化，以软骨的改变最明显。软骨的硬度、脆性和不透明度增加；软骨细胞的耗氧量降低；基质的含硫量改变，胶原纤维变粗，滑膜绒毛也增加。

（一）老年人骨关节的结构功能改变

老年人关节软骨进行性退化，软骨纤维化，关节囊浸润液减少，并有磨损及骨化，肌腱韧带萎缩硬化，故老年人骨关节结构功能老化活动不灵。

1. 老年人关节活动障碍　由于关节活动频率较高，关节软骨进行性退化，软骨中水分丢失，关节软骨面变薄，软骨粗糙、破裂，完整性受损，表面软骨成为小碎片，脱落于关节腔内，引起骨关节面的损伤，软骨碎片的刺激可引起滑膜发炎、滑膜腔积液和关节囊纤维化；关节软骨钙化和纤维化，软骨边缘出现骨质增生形成骨刺，导致关节活动障碍。

关节周围的肌肉痉挛引起关节强直，并在膝关节、髋关节、指间关节和椎间关节等部位产生疼痛。60 岁的老年人易患严重的钙化性肩周炎，由此引起长期肩关节不能活动和疼痛，即形成"冰冻肩"，中医称为"五十肩"。其病理改变是关节囊的老年性退行性改变，纤维组织发生透明变、肿胀及断裂，纤维组织变性而形成瘢痕。

2. 椎间盘退行性改变 椎间盘由髓核及其周围的纤维环组成，连接于两椎体之间。椎间盘退行性改变是导致老年人颈椎病和腰椎间盘突出症发生率高的基本原因。随着年龄的增长，纤维环和髓核含水量逐渐减少，弹性和韧性下降。软骨中的水分逐渐丧失，使椎间盘收缩变薄，故老年人会出现"老缩"现象，比年轻时变得矮一些。由于脊柱变短弯曲，钙代谢异常，骨质疏松，椎间盘与脊椎骨的变性缩短，故老年人常有"驼背"现象。脊椎骨之间的椎间关节及膝关节又支撑着机体的重量，因此随年龄增长，老年人的关节面磨损较严重。此外，脊椎变形，椎间盘变性、纤维化和髓核突出压迫神经根而引起的腰腿痛，亦是老年人常见的症状。

（二）老年人骨关节的组织学改变

关节结构的增龄变化是多方面的，扫描电镜发现关节面粗糙，起伏不平，有直径 $200 \sim 400 \mu m$ 的深坑和直径 $20 \sim 45 \mu m$ 的次级小凹，这些坑、凹的直径随增龄而增大加深。主要有以下的改变：①关节面起伏程度很大，关节表面布满裂片状凸起，可能是因长期磨损所致，称为关节"干燥"。②软骨细胞的耗氧量随增龄而下降，这与软骨细胞减少及退行性变化有关。③随着年龄增长，关节软骨的含水量、亲水性的黏多糖、硫酸软骨素 A 减少，胶原含量增加，导致关节软骨钙化及纤维化而失去正常的弹性，颜色变黄。④关节软骨面不光滑，容易发生钙化和骨质增生，导致老年人的颈椎、腰椎和四肢骨关节骨质增生性炎症。⑤关节囊的纤维结缔组织增生，韧带退行性变，使关节灵活性降低，关节活动受限。

1. 关节软骨的老化 关节软骨（articular cartilage，AC）是覆盖在关节内骨骼表面的结缔组织，是组成活动关节面的有弹性的负重组织，可减少关节面在滑动中的摩擦，具有润滑和耐磨的特性，并有吸收机械震荡、传导负荷至软骨下骨的作用。组成关节的各种结构，随增龄出现各种变化，以软骨的改变最明显。由于关节活动频率较高，因此随年龄增长，老年人的关节面磨损较严重。老年人关节软骨的硬度、脆性和不透明度增加，软骨细胞的耗氧量降低，基质的含硫量改变，原纤维变粗，滑膜绒毛也增加。关节软骨主要由大量的细胞外基质和散在分布的高度特异细胞（软骨细胞）组成，基质的主要成分是水、蛋白多糖和胶原，并有少量的糖蛋白和其他蛋白，这些成分决定了关节软骨独特而复杂的力学特性。

关节软骨细胞是静止细胞，一旦关节发育完成，就会在成年后保持稳定，除非发生创伤或病理事件，否则关节软骨细胞不会增殖，而细胞衰老的特征恰恰就在于其生长停滞，代谢改变和增殖能力丧失，所以不管是关节软骨细胞伴随个体年龄增长因端粒达到临界长度引起的生理性衰老，还是因应力事件破坏了软骨细胞 DNA 复制的非生理性衰老，都会减慢关节软骨细胞的增殖速度，继而影响关节软骨的修复能力。

2. 软骨下骨的老化 软骨下骨也是关节组成的重要部分，由两部分结构组成。一部分是与钙化软骨层相连的板状样的骨，此部分结构类似于皮质骨，另一部分由骨小梁和髓腔构成的松质骨构成。这样的双层结构，可以保证与软骨紧密相连，同时具有空腔的松质骨可以很好地承受机械应力。软骨下骨里面的细胞和结构比关节软骨更为丰富，有骨陷窝里面的骨细胞，贴着骨小梁的破骨细胞和成骨细胞，有骨髓腔中的骨髓间充质干细胞、脂肪细胞等，还有穿行于软骨下骨里面血管和神经等。这些细胞和组织为维持软骨下骨功能和结构都是必不可少的。异常的应力加载会导致软骨下骨与软骨之间的连接处发生微骨折，导致软骨下骨水肿，血管或者神经侵入软骨中。当异常应力持续存在，软骨下骨就在力学的作用下进行重构，而对软骨下骨重构发挥主要作用的软骨下骨成骨细胞和破骨细胞之间成骨和破骨被打破，软骨下骨就会硬化，骨髓腔就会变小，但整体的骨量却是下降的。

3. 滑膜的老化　正常的关节软骨是无血管和淋巴管的，主要营养供给靠软骨周围的滑膜分泌。正常情况下，滑膜较薄，主要由成纤维细胞样滑膜细胞（FLS）组成，这些细胞在为关节腔和软骨提供透明质酸、润滑素等营养物质方面具有关键作用。此外，滑膜作为一层半透膜的结构，还有一个功能就是过滤功能，正常状态下，滑膜可以防止关节腔内高分子的透明质酸不被渗透至血管中流走，而在滑膜出现炎症时，膜的通透性就会改变，因此在关节炎的患者血清中可以看到透明质酸的浓度是增高的，这也成为检测滑膜炎的一个标准。

老年人滑膜萎缩变薄，纤维增多，基质减少；滑膜下层的弹力纤维和胶原纤维随退变而增多，引起滑膜纤维化和钙化，失去弹性，同时分泌滑液减少，进一步影响关节软骨的新陈代谢，加快关节软骨的衰老退变；关节囊出现纤维组织增生，韧带发生退行性变，弹性降低，导致关节活动受限。老年人关节滑膜组织的吸收和分泌之间的平衡失调，滑液成分发生改变。滑膜组织中的细胞数量减少，细胞膜的通透性改变，胞质的电子密度降低，细胞器减少，线粒体变异，具有吞噬功能的滑膜细胞内的溶酶体和粗面内质网增多，高尔基复合体和滑膜囊泡减少，酸性黏多糖的合成和分泌减少，引起细胞水肿。间质水肿，基质中胶原纤维数量增多，纤维变性，毛细血管数量减少，内皮细胞水肿，大量的淋巴细胞浸润。滑膜基质的变化是由于滑膜细胞的变性所造成，关节软骨由淡蓝色逐渐变成棕黄色。电镜观察早期的软骨改变，可见软骨表面不规则空泡状缺损，其缺损的深度和直径随年龄的增长而增加。除髌骨软骨变得较薄（尤其是妇女）外，其他软骨都变得较厚，使软骨变硬失去弹性，并较易产生紧张和疲劳感。

（三）老年人关节衰老的原因和机制

在力学和生物学因素的共同作用下，成熟的关节软骨组织中的软骨细胞、细胞外基质降解和合成正常耦联失衡是关节软骨进行性的退变、丢失和继发性骨质增生的主要原因。

1. 软骨细胞的衰老　软骨细胞是成熟软骨组织内唯一的细胞类型，因此在骨关节老化中发挥着关键的作用。软骨细胞是静止的细胞，基本功能会保持稳定，除非发生创伤或外界刺激，这些细胞的生理分化功能不会有太大的变化。随着机体的不断老化软骨组织再生功能会不断降低。在正常情况下，软骨细胞数量少且很少发生分裂，并且在发生凋亡后不易被吞噬细胞清除。随着年龄的增长，凋亡细胞数目增多进一步累积导致软骨组织损伤加重。与此同时，与衰老密切关联的氧化应激和炎症反应影响软骨细胞的染色体端粒的长短，并参与软骨细胞向终末表型分化的过程。

2. 细胞外基质稳态失衡 软骨基质也是软骨组织的重要组成部分,其主要成分Ⅱ型胶原和聚集蛋白聚糖等同样受到衰老的影响。随着机体的老化,Ⅱ型胶原糖基化的终末产物在软骨组织内大量蓄积,引发胶原间广泛的交联,造成软骨硬度增加,脆性加大,更易受到疲劳性应力的损伤,也更易被基质金属蛋白酶类降解。随着关节软骨的不断老化,其中有许多的分子信号通路发生了重要改变,影响细胞外基质的稳态,导致软骨结构的破坏,从而导致其生物力学性能的逐渐恶化。

三、骨骼肌衰老的变化

肌肉的强度在20～30岁时达到最高峰,此后随增龄而持续降低,且有进行性加速的趋向,其衰老性改变比其他组织表现得更为明显。肌肉的衰老表现为肌肉萎缩变硬,肌纤维体积逐渐变小,数量减少,肌力降低,收缩速度缓慢,弹性和肌张力减退,肌肉组织间的脂肪和纤维结缔组织增生,肌肉呈假性肥大,功能降低并易疲劳。

(一)老年人骨骼肌收缩功能的变化

增龄过程中骨骼肌的衰老主要表现为肌肉力量(肌力)的下降。研究表明:65岁时的骨骼肌力量仅相当于20岁人的50%,到70～80岁,老年女性骨骼肌力量下降30%,而老年男性下降58%。

1. 肌肉力量下降 人的肌肉随着年龄增加有生理变化,人的骨骼肌力量水平在25～30岁时达到一生中的最高值,40～60岁人群肌肉的质和量开始降低,身体加速进行脂肪储存,随之而来的是胰岛素抵抗问题。60～70岁人群,随着激素变化带来肌肉、脂肪分布的转变,同时营养摄入、吸收以及消化功能的降低,增加了肌肉丢失的风险。70岁以上人群由于衰老等各方面的影响,即使运动得当,肌肉增加蛋白合成的能力也会减少。随着年龄的增长,骨骼肌质量不断减少,主动肌最大随意活动降低,伴随着主动肌和对抗肌协调能力减弱,导致骨骼肌力量和爆发力急剧下降。

2. 骨骼肌收缩时相改变 骨骼肌收缩的时相特征也随骨骼肌的衰老表现出其规律性改变。随年龄的增长,骨骼肌募集运动单位数目减少,受大运动神经元支配的由快肌纤维组成的大运动单位减少,募集速度也下降,出现骨骼肌达到最大力量收缩的时间和最大松弛速度逐渐延长的趋势,但70岁以后,骨骼肌收缩后的松弛速度才出现明显的延长。

(二)骨骼肌衰老的形态结构变化

随着年龄增加,老年人的骨骼肌萎缩程度越来越明显,衰老的标志之一就是肌肉的萎缩和功能减退。面部、颈部和背部的肌肉张力减低;腹肌变厚,腰围增大;手肌萎缩消瘦,尤以手背部肌肉更为明显。肌肉纤维的萎缩和肌力降低使老年人的体力及劳动能力降低。

1. 骨骼肌质量、肌肉横截面积的变化 骨骼肌力量随增龄退化,骨骼肌横断面积和骨骼肌质量也出现了明显的降低趋势。

(1)肌肉横截面积变小:骨骼肌在正常成年个体中占体重的45%～50%,男性略高,这一比例在40岁起每10年肌肉质量平均会流失5%,而到了65岁以上会加速流失，75～80岁老年个体减少约25%。肌肉萎缩的严重程度通常以肌肉湿重、肌肉体积、横截面积、胶原蛋白含量及肌肉总蛋白含量等来衡量，其中肌肉湿重及体积的改变最为显著。通过用计算机断层扫描技术观察股四头肌发现，30岁以后，人体股四头肌横断面积开始变小，骨骼肌密度减小，骨骼肌间的脂肪含量增多。

（2）骨骼肌质量减小：随年龄增长肌肉质量的减小存在两种可能性。一种是骨骼肌细胞体积的减小，而肌纤维数量并没有发生变化。如宇航员处于失重状态、因患病长期卧床等导致的骨骼肌质量减小。另一种可能就是肌纤维数量的减少，如患有骨骼肌萎缩症。老年性骨骼肌质量减少的机制可能与以上两种变化均有关系。骨骼肌质量、肌肉力量随年龄增长而逐渐下降是一个自然趋势。即便青年时代身体功能很好（如运动员）也难以幸免，但是肌肉丢失的速度在不同老年个体间又有很大的差异，青壮年时肌肉储备良好的老人，肌肉减少的速度相对缓慢。

2. 肌纤维的变化　随着年龄增加，老年人的骨骼肌萎缩程度越来越明显，表现为肌肉质量和体积减小，从微观结构上，肌纤维数目减少，肌纤维体积变小，细胞内有脂褐素沉着，线粒体数目减少，线粒体变大嵴变短、基质空泡化严重，肌球蛋白ATP酶的活力下降，同时，每个运动单位的毛细血管的数目减少。

研究发现肌纤维大小在60岁以前改变很小，这段时间内肌肉量的减少可能主要与肌纤维数目的减少有关；60岁以后肌纤维横截面积的变小比较明显，加之肌纤维数目的减少，因此肌肉量的减少加快。人体骨骼肌Ⅱ型肌纤维横截面积较大，Ⅰ型肌纤维横截面积较小。随着年龄的增长，Ⅱ型肌纤维数量下降伴随Ⅰ型肌纤维数量的增加使骨骼肌横截面积减少，骨骼肌质量下降。老年人骨骼肌在质量减轻的同时也出现肌纤维类型转变，衰老骨骼肌的萎缩主要是Ⅱ型肌纤维的萎缩。70岁后，Ⅱ型肌纤维横截面积下降15%～20%，Ⅰ型肌纤维百分比下降40%。Ⅱ型肌纤维百分比下降是由于Ⅱ型肌纤维向Ⅰ型肌纤维的转化，或是Ⅰ型肌纤维数量的直接减少，其结果是肌肉质量减少。

（三）老年人骨骼肌代谢的变化

身体活动的减退是衰老的典型表现之一。从成年开始，人体平均每天总的能量消耗会随年龄增长而出现下降，大约每年下降125KJ；男性25岁平均每日总能耗为15.5MJ，到70岁时则只有10MJ。女性平均每日总能耗约为男性的2/3，这可能与两性的体质量（尤其是瘦体质量）差异有关。当然，每个年龄组个体之间的能量消耗差别是相当大的，但逐年下降是一种必然的趋势。老年人由于肌肉的活动减退，耗能和耗氧量降低，因而引起肌肉的糖、脂肪、蛋白质和能量代谢以及与之相关的酶、激素等生化代谢过程均发生明显的变化，与肌肉的收缩和舒张过程密切相关的Ca^{2+}的浓度、转运也发生了显著的变化。

1. 糖代谢水平降低　骨骼肌是机体葡萄糖摄取、利用的主要场所，同时骨骼肌细胞也可以磷酸肌酸或肌糖原形式储存能量。当骨骼肌发生萎缩后由于局部血流量的减少及其运氧能力的降低，造成肌肉相对缺血缺氧。此过程可直接影响糖代谢的过程，引起糖代谢调节出现紊乱，从而发生骨骼肌胰岛素抵抗（insulin resistance，IR）现象。骨骼肌糖原合成减弱、降低葡糖转运蛋白（$GLUT_4$）的表达或转位，使肌细胞膜对葡萄糖的转运率下降，造成机体葡萄糖代谢不平衡。

2. 蛋白质代谢降低 肌肉质量及功能的维持需要蛋白合成与蛋白降解之间保持平衡，涉及合成代谢与分解代谢之间保持适当的比例。随着年龄的增加，骨骼肌组织中蛋白质合成代谢率会逐渐低于分解代谢率，骨骼肌萎缩时泛素－蛋白酶体系统（ubiquitin-proteasome system，UPS）、钙依赖蛋白酶（calpain）系统和溶酶体系统活动加强，从而使骨骼肌蛋白的降解活动增加，出现所谓的"负氮平衡"，最终导致骨骼肌总蛋白含量的减少，表现为骨骼肌质量的下降和肌力的减退。随着年龄的增长，老年人骨骼肌对较低浓度的氨基酸敏感性下降，蛋白质合成速率减弱，最终表现为骨骼肌质量下降。

（四）老年人骨骼肌衰老的原因与机制

骨骼肌衰老是一个渐进的过程，其机制十分复杂。神经、激素、代谢、免疫因子以及骨骼肌本身的运动单位数量、肌纤维类型、肌纤维数量、兴奋收缩耦联、蛋白质合成和分解代谢、基因表达等的变化都会在不同水平和程度上影响肌质量和肌力。造成老年人骨骼肌衰老的因素综合起来可能有以下几方面：

1. 肌肉丢失 老年人肌肉活动减少，由于对肌肉刺激的强度和频率的减少，直接影响到肌肉收缩蛋白的合成，同时也间接改变了运动反应中的激素分泌。随着年龄增加，骨骼肌蛋白更新率下降，骨骼肌中蛋白质合成代谢率会逐渐低于分解代谢率，即合成减少而分解增加。与年轻人相比，老年人的骨骼肌蛋白合成能力明显降低，这种蛋白质合成代谢与分解代谢之间的不平衡被认为是造成肌肉丢失的重要原因之一。近年来研究发现，肌肉丢失与卫星细胞数量的减少有关。对肌纤维修复与再生起着重要作用的卫星细胞，会随着年龄的增长出现自我繁殖能力下降。

2. 神经－骨骼肌功能衰退 骨骼肌的衰老不仅表现为肌纤维数的减少、肌纤维变小，而且出现神经骨骼肌功能衰退的现象。运动神经元数目减少，对脊髓前根的解剖分析发现，大 α 运动神经元数目从 30 岁开始减少，到 80 岁时大约减少 30%；电生理学研究也证实了这种减少现象，但在 60 岁以前不明显，60 岁以后迅速减少，运动神经元数目的减少比肌纤维数目的减少更明显。

老年人运动神经元轴索的传导速率下降及有髓神经纤维减少可导致肌肉力量的下降；随着老化，机体神经冲动发放频率较低，这就使大的运动神经元因持续得不到足够的刺激发生丢失或凋亡，再进一步使所支配的骨骼肌发生失神经萎缩。这可能是发生快肌向慢肌转化的一个原因，也说明衰老可能在兴奋－收缩耦联水平上调控骨骼肌的功能。老年人神经－肌肉间的神经递质减少，神经末梢变性，导致肌纤维膜结构改变，膜电位降低，胆碱摄入量以及乙酰胆碱受体减少。另外，老年人运动神经传导速度降低以及肌肉－神经的不应性增加，这些改变均可能是造成肌肉萎缩的因素。而在衰老肌纤维中 Ca^{2+} 的释放与重摄取能力下降，直接降低肌肉的收缩能力，肌纤维表现出收缩和舒张时间的延长。

3. 骨骼肌相关激素及调节因子的变化 随着年龄的增长，血液循环中的几种促肌细胞生成的激素和细胞因子的水平都在下降，如睾酮（T）、生长激素（GH）、胰岛素样生长因子（IGF）、脱氢异雄酮（DHEA）（即一种睾酮的合成前体物）、雌二醇（estradiol）和黄体酮（progesterone）。它们的作用是调节骨骼肌细胞分裂、分化、成熟和维持细胞的正常形态和功能，而血清皮质醇（serum cortisol）水平随年龄增长而增加。

（1）睾酮水平的下降：睾酮是常见的促合成代谢的激素，它促进核酸和蛋白质的合成，还能促进肌纤维和骨骼的生长。对于男性，游离睾酮浓度从25岁到75岁下降大约40%，而游离睾酮与骨骼肌力量密切相关。研究发现老年男性采用睾酮替代疗法后，其骨骼肌质量和力量，蛋白质的合成率都有增加。对于女性，血清中睾酮浓度也随年龄增长而下降，但是下降水平要比男性小，睾酮在维持女性骨骼肌质量中的作用尚不清楚。

（2）生长激素水平下降：GH是强有力的合成代谢促进剂，通过cAMP激活蛋白激酶，促使组织细胞RNA合成加强。衰老过程中无论男性还是女性，GH的分泌都在减少，这就会导致肝脏合成的胰岛素样生长因子-1（IGF-1）水平下降。IGF-1在肌肉中具有促进合成代谢效果，它能增加肌肉蛋白质合成，促进细胞的分化和增生，并能增强肌纤维的神经营养效果。GH对机体生长的影响主要是通过IGF-1来介导的。在正常生理或应激状态下，运动引起的机体适应性变化与GH-IGF-1轴的功能密切相关。IGF-1还可以刺激骨骼肌卫星细胞的增殖与分化，而卫星细胞被认为是促肌细胞生成的物质基础，也有人称之为"骨骼肌干细胞"。

（3）性激素分泌减少：随着年龄老化性激素分泌量随之减少，生长激素对运动的反应下降以及胰岛素敏感性的减退等均可造成肌肉量的减少。衰老过程中，生长因子如IGF-1的合成显著下降。一些细胞因子，如IL-1、TNF、IL-15和CNTF等均对肌蛋白质合成和分解有着重要的影响。老年性胰岛素抵抗现象也可能会改变骨骼肌蛋白质合成速率，线粒体DNA的氧化损伤则是自由基引起衰老的分子基础。

总之，骨骼肌衰老性萎缩的发生机制是多因素所造成的。一方面是机体内的增龄性改变，神经、激素、代谢、免疫因子以及骨骼肌本身的运动单位数量、肌纤维类型、肌纤维数量、兴奋收缩耦联、蛋白质合成和分解代谢、基因表达等的变化都会在不同水平和程度上影响肌质量和肌力。另一方面是生活方式的变化，体力活动和营养水平与骨骼肌衰老无疑有着关联。随着衰老体力活动水平降低，生理系统功能会适应性下降，运动能力也会进一步下降。

第三节　运动系统衰老的相关疾病

老年人机体内的运动器官逐渐发生衰老和退化，表现为骨质疏松、肌肉松弛、关节僵硬、四肢屈伸不便、全身行动迟缓、应激能力减退等衰老现象。骨质疏松症、肌肉减少症、退行性骨关节病、老年特发性炎性肌病等是运动系统衰老常见疾病。

一、老年人运动系统疾病的特征

1. 骨质疏松　随着年龄的增长，老年人骨骼的变化主要是骨钙出现负平衡。骨组织破坏逐渐大于生成，女性闭经后骨组织破坏加速，骨折风险增加。老年人骨骼内的化学成分发生了变化，骨中的有机物质如胶原蛋白、黏蛋白等逐渐减少，骨质发生进行性萎缩，而无机盐如碳酸钙、磷酸钙、硫酸钙等却增加。无机盐含量越高，骨骼的弹性和韧性越差，骨质疏松，骨骼脆性增加，容易骨折。不论是骨质老化还是骨质疏松，骨的大小和形状不发生明显改变，但骨骼中的矿物质在不断减少，内部构造出现变化，如骨基质变薄，骨小梁减少并变细，以致骨密度减少而导致骨质疏松而发生骨骼一定程度的变形，如脊柱弯曲、变短、甚至骨折等。老年人的椎间盘也收缩变薄，背呈弓状，身材变矮，称为老缩。男性老年人平均缩短身长的 2.25%，而女性老人为 2.5%。随着骨总量的减少，骨骼力学性能明显减退，甚至不能承受正常的生理负荷，容易发生变形和骨折。骨质疏松越严重，骨骼性能越差，骨折发生的危险性增高。骨的新陈代谢缓慢，造成老年人骨的修复与再生能力逐渐减退。骨质愈合需要的时间较长，不愈合的比例增加。有些老年人由于偏食、牙齿松动、脱落，咀嚼困难，肠胃功能减退，造成食物中蛋白质、钙、维生素 D 摄入不足，也会影响骨骼代谢。由于老年人性腺功能衰退，性激素分泌过少，导致骨生成能力下降，同样会造成骨骼的改变。

2. 肌肉松弛　老年人肌肉的变化主要表现是肌肉在体重中所占的比例逐渐降低。30 岁时男性肌肉可占体重的 42%~44%，而老年人的肌肉则占体重的 24%~26%。脊髓前角运动神经元营养障碍，近侧轴索的轴浆停止流动，是造成老年人肌肉萎缩的重要原因。40 岁起已有肌肉老化，肌动蛋白、肌球蛋白和 ATP 供应减少，至 80 岁肌肉老化严重，肌肉丰满度几乎减半。老年人骨骼肌的肌细胞内水分减少，细胞间液体增加，更容易发生脱水。肌组织内有脂肪细胞和纤维组织生长，使肌假性肥大、效率降低，且容易疲劳；同时肌纤维也变得细小，其弹性、伸展性和传导性都大大减弱。肌力随年龄增长而下降，且肌韧带萎缩，弹性消失、变硬。由于肌强度、持久力、敏感度和运动神经活性降低，神经–肌肉的兴奋性降低，老年人绝对或相对不应期延长，加之老年人脊髓和大脑功能的衰退，神经传导速度减慢，致使老年人活动更加减少，最终老年人肌力减弱，易出现疲劳、腰酸腿疼、反射变慢，动作迟缓、笨拙、举步抬腿不高，行走缓慢不稳等。运动可防止或延缓肌肉老化。肌肉的功能下降，男性较女性更为显著。

3. 关节僵硬　由于关节软骨、关节囊、椎间盘及韧带的老化和退行性改变，使关节活动范围随年龄增长而缩小，滑膜萎缩，分泌滑液减少；关节软骨变薄，弹性降低，增生而骨化；关节囊及周围软组织老化，易引起疼痛及功能障碍，形成慢性老年性关节炎。尤其是肩关节后伸、外旋，肘关节的伸展，前臂的旋后，脊柱的整体运动，髋关节的旋转及膝关节伸展等活动明显受限。随着年龄的增长，老年人普遍存在关节的退行性改变，尤以承重较大的膝关节、腰椎和脊柱最为明显。关节变硬，逐渐失去弹性，纤维关节是最早发生的变化，其病理生理学改变有以下表现。

（1）关节软骨改变：关节软骨面变薄，软骨粗糙、破裂，完整性受损，表面软骨成为小碎片脱落于关节腔内，形成游离体，可使老年人行走时关节疼痛；由于关节软骨的变性，使关节的韧带、关节囊和腱膜等因纤维化及钙化而僵硬，关节活动受限；在退化的关节软骨边缘出现骨质增生形成骨刺，加重关节活动障碍。

（2）滑膜改变：老年人滑膜变薄萎缩，表面的皱襞和绒毛增多，滑膜细胞的细胞质减少，纤维增多，基质减少，代谢功能减退。滑膜下层的胶原纤维和弹力纤维增多，导致滑膜表面和毛细血管的距离变大，造成循环障碍，滑膜细胞的溶酶体活性下降，也促使关节软骨变性和损害。

（3）滑液改变：关节软骨退变时，滑液的水分和亲水性黏多糖减少，而胶原纤维增多，滑液中透明质酸减少，细胞数明显增多，并发滑膜炎时，滑液中有大量炎症细胞。

（4）椎间盘改变：颈部和腰部的椎间盘因长期负重和承受各种冲击及挤压力，使纤维环中的纤维变粗，弹性下降。富有弹性的髓核物质被软骨细胞所替代，椎间盘液体减少，变硬，弹性下降，使椎间盘逐渐演变成软骨实体，加上椎间盘周围韧带松弛，椎体活动出现错动不稳、刺激和牵拉椎骨，出现骨质增生骨赘或骨刺。这些因素刺激或压迫脊髓和神经，出现颈、腰椎病的症状和体征。

二、原发性骨质疏松症

骨质疏松症（osteoporosis，OP）是以骨量减少，骨组织结构退化，骨的机械强度降低和骨折危险程度增加为特征的非特异的骨代谢性疾病。骨质疏松症是中老年人尤其是绝经后妇女的常见病和多发病，也是长期卧床患者的常见并发症。我国目前骨质疏松症患者已过亿，占总人口近10%。老年人群低骨量和骨质疏松症患病率每年以5%的速度显著增长，预计到2050年骨质疏松症患者将超过2亿。

（一）病因与发病的生理学机制

WHO把骨密度低于2.5SD（SD表示与正常年轻成人骨密度对比的标准差）作为诊断骨质疏松症的标准，把骨密度在1~2.5SD者诊断为骨量减少。骨质疏松症是老年人骨组织结构改变的最主要且最明显的表现，女性比男性出现早，女性开始于40~45岁，男性骨质疏松发生晚于女性，发病率也低于女性。老年人骨组织严重吸收，如牙齿大部或完全脱落者的下颌骨可吸收至基底骨，以致影响义齿修复。骨质疏松症的病因与病机是多方面的，其主要生理学机制有以下几方面：

1. 钙的需要量增加和摄入量减少　随着年龄的增长，机体对钙的需要量增加，50岁后的妇女每天需要量从青年时期的约80mg增至1500mg，70岁以上老年人每天需要量为1000~1200mg。但老年人饮食量的减少，尤其是素食者，其摄入的钙量减少，低于机体对钙的需求量；胃肠道的吸收功能减退，也是钙的吸收减少的重要因素。

2. 维生素D摄入和活化减少　老年人受到限制户外活动减少，肌肉萎缩，影响钙的储存和阳光对皮肤中17羟-脱氢胆固醇合成减少，维生素D_3的合成量降低；老年人肾脏的羟化酶活性下降，导致$1,25-(OH)_2-VitD_3$生成减少。老年人因顾虑血管硬化或冠心病，不敢进食蛋黄和牛乳，而这些食品中含有丰富的维生素D，造成维生素D的摄入受到限制。

3. 药物和遗传等其他因素　①遗传因素，身体瘦小的及有骨质疏松家族史者的发病危险性大。②老年人同时服用某些药物可以加重骨质疏松，如可的松一类药物超生理剂量的长期服用可以抑制肝内维生素D_3的羟化，抑制成骨细胞的增殖和分化，使成骨细胞的数量大量减少。③绝经后的妇女雌激素分泌减少，成骨作用下降。④由于血钙水平下降，甲状旁腺分泌代偿性增强，导致出现溶骨现象。

（二）骨质疏松症的特点

1. 流行病学特点　骨质疏松症已成为世界上的常见病、多发病，发病率位居第7位。在中国骨质疏松症患者已达8600万人，占人口总数的6.6%，年龄在50岁以上的女性发病率高达50%，年龄在70岁以上的男性发病率超过20%，80岁以上人群患病率达50.10%，其中绝大多数人为老年骨质疏松症或合并绝经后骨质疏松症，年龄大于50岁的人群约1/5～1/3会在余生发生骨质疏松性骨折。

2. 骨质疏松症的病理生理学特点　原发性骨质疏松症是一种以骨量低下、骨微结构破坏导致骨脆性增加、易发生骨折为特征的全身性疾病，常见于老年人。骨质疏松症的病理生理学特点主要有两个方面。

（1）疼痛是骨质疏松症的最常见症状：疼痛的症状包括肌肉疼痛与骨痛，可发生在全身各部位，以腰背痛多见。疼痛常沿着脊柱两侧扩散，仰卧或坐位时疼痛减轻，直立时后伸或久立、久坐时加剧，日间疼痛轻，夜间和清晨醒来时比较重，咳嗽、弯腰、运动、大便用力时加重。疼痛可以是由骨结构的破坏，刺激或压迫神经所致，如破骨细胞的溶骨，负重的脊椎因活动过度造成骨微细结构破坏，或是因骨质疏松，骨骼变形，肌肉为了纠正这种偏向而加倍收缩痉挛所致。

（2）骨折是骨质疏松症最大的危害：骨质疏松症的骨折常见部位是髋部（股骨近端）、腕部、踝部（胫骨远端）和脊椎骨。骨质疏松症患者在活动时容易发生骨折，这与骨量减少以及骨的质量有关；如显微镜下骨折的创伤积累，疲劳性骨折损伤后异常的修复等，这些平时容易忽略的损伤加上骨结构的缺陷都会加重骨折的危险性。胸椎、腰椎的压缩性骨折加重身高缩短和驼背，约15%～20%的髋关节骨折会导致患者死亡。第一次骨折后，发生再次或反复骨折的概率明显增加。

3. 骨质疏松症的临床分型　因增龄所导致的骨质疏松称原发性骨质疏松，目前分为两种类型。Ⅰ型是绝经后骨质疏松，主要是雌激素分泌减少，$1,25-(OH)_2-VitD_3$ 生成和小肠对钙的吸收均减少，而血清钙和尿钙水平较高，此型的特点是甲状旁腺激素的分泌水平较低，影响钙盐的沉积，而溶骨却增强。Ⅱ型是非绝经后骨质疏松，主要是皮肤中维生素 D_3 生成减少，肾脏羟化酶活性降低，$1,25-(OH)_2-VitD_3$ 生成减少，钙吸收减少，继发甲状旁腺激素分泌亢进，溶骨作用增强。

4. 骨质疏松症的临床特点　老年骨质疏松症起病缓慢，早期症状隐匿，患者无明显不适感，当骨量丢失达到相当程度时才出现症状，主要临床特点有下列三个方面。

（1）慢性骨痛：老年骨质疏松症患者的慢性骨痛常与其他原因导致的疼痛相混淆，一般认为老年骨质疏松症疼痛的特点为腰背疼痛和全身性骨骼疼痛，负重后加重，昼轻夜重，严重时翻身困难。

（2）身高变矮，脊柱变形：身高变矮常被看成是老化的正常表现。老年骨质疏松症时多节段的椎体骨折，导致身高变矮，脊柱变形，甚至出现驼背，并引起或加重心肺功能障碍，对老年人的活动能力和心理产生影响，降低其生存质量。

（3）脆性骨折：脆性骨折是指低能量或非暴力性骨折，老年骨质疏松症患者的骨折常发生在低于站立身高时跌倒或在日常活动中发生骨折。骨折的常见部位为胸腰椎、髋部和上臂。发生过椎体骨折的患者 1 年内再次发生骨折的风险达 26%。

（三）治疗中的生理学原理

药物治疗　有效的药物治疗能阻止和治疗骨质疏松症，包括雌激素替代疗法、降钙素、选择性雌激素受体调节剂以及二磷酸盐等，这些药物可以阻止骨吸收但对骨形成的作用特别小。临床治疗发现缓释氟化钠以及低剂量的 PTH 能增加骨形成，可以阻止雌激素缺乏妇女的骨量丢失。前者还可以减少椎体骨折的发生率。研究证实这些药物能改善 BMI，对于性腺功能减退的骨质疏松症男性给予睾酮治疗能维持骨量，给予钙和维生素 D 是重要的预防措施。用于治疗和阻止骨质疏松症发展的药物分为两大类，第一类为抑制骨吸收药，包括钙剂、维生素 D 及活性维生素 D、降钙素、二磷酸盐、雌激素以及异黄酮；第二类为促进骨形成药，包括氟化物、合成类固醇、甲状旁腺激素以及异黄酮。

（1）激素代替疗法：激素代替疗法（hormone replacement therapy，HRT）被认为是治疗绝经后妇女骨质疏松症的最佳选择，也是最有效的治疗方法，存在的问题是激素代替疗法可能带来其他系统的不良反应。激素代替疗法避免用于患有乳腺疾病的患者，以及不能耐受其副作用者。

1）雌二醇：能减轻骨吸收增加成骨细胞活性，多项研究表明雌二醇能阻止脊柱和髋骨的骨量丢失，建议绝经后即开始服用，在耐受的情况下终身服用。另有炔雌醇（ethinylestradiol）和炔诺酮（norethindrone），均属于孕激素，用来治疗中到重度的与绝经期有关的血管舒缩症状。

2）雄激素：研究表明对于性激素严重缺乏所致的骨质疏松症男性患者，给予睾酮替代治疗能增加脊柱的 BMD，但对髋骨似乎无效，因此雄激素可视为一种抗骨吸收药。睾酮（testosterone）肌内注射可用于治疗性腺功能减退的 BMD 下降患者。但肾功能受损以及老年患者慎用，以免增加前列腺增生的危险。

（2）选择性雌激素受体调节剂：选择性雌激素受体调节剂（selective estrogen receptor modulators，SERMs）在某些器官具有弱的雌激素样作用，而在另一些器官可起拮抗雌激素的作用。SERMs 能预防骨质疏松，还能减少心血管疾病、乳腺癌和子宫内膜癌的发生率，如雷洛昔芬（raloxifene）。

（3）二磷酸盐类药物：二磷酸盐（Bisphosphonates）类药物是骨骼中与羟基磷灰石相结合的焦磷酸盐的人工合成类似物，能特异性抑制破骨细胞介导的骨吸收并增加骨密度，与调节破骨细胞的功能以及活性有关。

（4）降钙素：降钙素为一种肽类激素，可以快速抑制破骨细胞活性，缓慢作用可以减少破骨细胞的数量，具有止痛、增加活动功能和改善钙平衡的功能，对于骨折的患者具有止痛的作用。

（5）维生素 D 和钙：维生素 D 及其代谢产物可以促进小肠钙的吸收和骨的矿化，活性维生素 D 可以促进骨形成、增加骨钙素的生成和碱性磷酸酶的活性。服用活性维生素 D 较单纯服用钙剂更能降低骨质疏松症患者椎体和椎体外骨折的发生率。

三、肌肉减少症

肌肉减少症（sarcopenia），又称年龄相关性肌肉衰减症，是一种随年龄增加产生的退行性病变，其特点是骨骼肌质量的减少、肌肉力量的下降及躯体运动功能的减退。肌肉减少症在 1991 年首次提出，形容骨骼肌减少，同时泛指骨骼肌细胞去神经支配、线粒体功能障碍、炎症、激素合成及分泌改变以及由以上过程引发的一系列临床症状，如肌力降低、易疲劳、代谢紊乱、骨折等情况。骨骼肌是人体运动系统的动力，肌肉的衰老和萎缩是人体衰老的重要标志，还容易引起骨折以及关节损伤等问题。患有肌肉减少症的老年人站立困难、步履缓慢、容易跌倒骨折等。肌肉减少症还会影响到重要器官的功能，可能导致心脏和肺部衰竭，甚至死亡。

（一）病因与发病的生理学机制

人的肌肉随着年龄增加有生理变化，在 20～40 岁时达到结构和功能的最高峰，40～60 岁人群肌肉的质和量开始降低，身体加速进行脂肪储存，随之而来的是胰岛素抵抗问题。60～70 岁人群，随着激素变化带来肌肉、脂肪分布的转变等问题外，随着年龄增长，其他器官功能下降，营养摄入、吸收以及消化功能的降低，增加了肌肉丢失的风险。70 岁以上人群由于衰老等各方面的影响，即使运动得当，肌肉增加蛋白合成的能力也会减少，在人体从成熟到衰老过程中，神经肌肉系统的功能和表现显著下降，其特征就是即使是健康的老年人也会不可避免地发生骨骼肌质量下降及肌力减退。肌肉减少症病因除年龄因素外，骨骼肌细胞去神经支配、线粒体功能障碍、炎症反应、营养吸收利用障碍、肥胖、脂肪浸润及内分泌改变等多种因素均可消耗骨骼肌而导致肌肉减少症的发生。

1. 增龄性改变 老化是骨骼肌减少症的最重要病因。骨骼肌是人体最大的蛋白质库，占人体总蛋白质的 60% 左右。蛋白质重量约是肌肉重量的 20%，随着年龄的增加，蛋白质的合成减少，分解增加，是造成年龄相关肌肉减少症的关键因素之一。年龄增加，运动神经元也会出现相应的退行性变化，破坏神经-肌肉接头的结构和功能的完整性，导致骨骼肌纤维去神经支配，也是导致衰老性骨骼肌功能衰退的重要原因。

2. 内分泌因素 生长激素、雄激素等多种内分泌激素参与调节了人体骨骼肌的代谢及蛋白质合成，生长激素、睾酮、胰岛素样生长因子均与肌肉量、肌肉强度及握力有明确的相关性。生长激素不仅可增强肌肉的合成代谢，增加肌肉量，还可改善老年个体的肌肉强度及握力。

3. 炎症 低度慢性炎症被认为是衰老和年龄相关疾病的潜在分子机制，它可以作为正常老化和年龄相关的生理病理过程之间的桥梁。炎症与氧化损伤有关，激活泛素-蛋白酶系统促蛋白质降解，引起与年龄相关的肌肉质量和强度下降。炎症反应的关键因子水平，如白介素-1β（interleukin-1β，IL-1β）、肿瘤坏死因子（tumor necrosis factor-alpha，TNF-α）、环氧化酶-2（cyclooxygenase-2，COX-2）和白介素-6（interleukin-6，IL-6），在老化过程中都被证明是上调的，通过激活 NF-κB，产生细胞凋亡信号，上调泛素基因，影响骨骼肌的细胞周期、骨骼肌蛋白质降解和介导炎症反应。研究显示，高水平 IL-6 和 C 反应蛋白（C-reactive protein，CRP）使肌肉量和肌肉强度丢失风险增加。氧化应激的过程也促进骨骼肌细胞炎症反应，而活性氧（ROS）作为第二信使，直接或间接影响 NF-κB，导致骨骼肌细胞分解增加，蛋白质合成下降。

4. 恶病质　恶病质是肿瘤引发肌肉减少症的主要原因，与肿瘤、终末期肾病等消耗性疾病状态相关。肿瘤患者由于肿瘤细胞代谢特点、抗肿瘤治疗的影响、心理生理因素、免疫炎症细胞因子等导致营养摄入不足，肿瘤依赖人体而生长，并在肿瘤发生发展过程中消耗体内有限的蛋白质和能量，肌肉蛋白质分解大大增加。大部分有恶病质的患者都有肌肉减少症，但是大多数肌肉减少症患者不一定有恶病质。

5. 肠道细菌　肠道存有百亿细菌，作为一个独立"器官"影响着机体的代谢、内分泌、免疫功能变化，肠道微生态的稳定对于衰老进程扮演着重要角色。肠道菌群可通过提高抗氧化活性、抑制炎症因子及炎症细胞，来增强宿主健康和延缓衰老，提高免疫内稳态，预防胰岛素抵抗，抑制慢性炎症。

6. 维生素 D　维生素 D 参与肌肉力量和强度的维持，维生素 D 缺乏可能通过诱导低钙血症和降低胰岛素分泌影响肌肉蛋白质周转。维生素 D 和含丰富亮氨酸的乳清蛋白口服营养补充剂的补充，能改善老年人肌肉质量和下肢功能。维生素 D 的多种代谢物也通过各种形式影响肌肉细胞代谢：$1,25-(OH)_2-VitD_3$作用的靶点之一为肌肉细胞，严重 $1,25-(OH)_2-VitD_3$缺乏症（<25nmol/L）的临床症状与肌病、肌肉疼痛和步态障碍有关。较低的 $1,25-(OH)_2-VitD_3$ 和较高的甲状旁腺激素水平会增加老年人患肌肉减少症的风险。

此外，营养不良是常见的老年综合征，与老年住院患者的不良结局密切相关。蛋白质等营养素在维持营养不良患者肌肉数量与肌肉功能方面发挥重要作用。

（二）老年肌肉减少症的特点

1. 流行病学特点　肌肉减少症在中老年中非常常见，研究发现骨骼肌衰老的流行率随年龄增大。大致从 40 岁起，骨骼肌就开始衰老，数量和质量平均每年减少 8% 左右，到了 70 岁以上减少速度更快，减少到一定的程度就会影响健康。如果年轻时缺乏锻炼，肌肉储备不足，年老后肌肉会比常运动的人衰老得更快。流行病学调查显示65～70 岁的人群肌肉减少症的发生率为 13%～24%，而在 85 岁以上人群中，肌肉减少症的发生率超过 50%，而且男性肌肉减少症的发生率要高于女性。

2. 病理生理学特点　根据病理类型分型，肌肉减少症可被分为生理性及病理性两种，病理性又分为良性和恶性，分别由良性疾病与恶性肿瘤引起，生理性包括年龄相关性肌肉减少症；肿瘤所致的肌肉减少症，大部分原因是由恶病质引起的肌肉减少。恶病质是一种与原发疾病有关的代谢综合征，有明显的肌肉减少现象，伴或不伴脂肪减少。

从组织病理学的观点，增龄性骨骼肌减少症的重要特征是 Ⅱ 型骨骼肌纤维的萎缩和死亡，线粒体等细胞器成分减少，同时伴有肌纤维间脂肪组织沉积增多，而作为骨骼肌主要干细胞成分的肌卫星细胞（SC）数量与功能减退。老化过程中及体力活动减少导致肌肉丢失。增龄性骨骼肌减少症的发生是蛋白质合成和分解失衡的结果，表现为蛋白分解增加或（和）合成相对减少，最终导致肌肉的逐渐丢失。蛋白水解系统包括泛素 - 蛋白酶体系统、钙激活蛋白酶以及自噬等直接参与这一过程，而老年机体激素改变、线粒体功能障碍及氧化应激、慢性炎症等对此过程具有重要调控作用。

3. 临床特点　肌肉减少症是指因持续骨骼肌量流失、强度和功能下降而引起的综合征。其主要特点有两个方面：

（1）肌力减退：研究显示，肌肉减少症患者在不同肢体部位、不同负荷状态下，均存在肌力的减退。由于肌肉力量下降导致的躯体运动功能减退，步速减慢，需要助步器；攀爬、抬举、抱持，甚至坐立等日常动作困难。肌少症和跌倒、骨折、共病、失能关系密切，增加死亡风险。累及呼吸肌时出现吞咽、呼吸困难。

（2）肌肉质量下降：老化过程中，骨骼肌质量和数量减少，肌肉中的肌纤维被无收缩能力的纤维组织和脂肪组织所取代，造成肌肉的力量明显减弱，躯体活动下降。

（三）治疗中的生理学原理

肌肉减少症主要特点是肌肉量逐步减少和肌肉强度、生理功能减退。治疗肌肉减少症的基础方法就是运动干预和营养干预。

1. 运动干预　肌肉减少症的预防和治疗最关键的是运动，运动促进肌肉合成、增强肌肉力量、减少全身及局部炎症反应、增加线粒体数量和功能，运动对于肌肉整体功能的保持以及延缓衰老有着显著的作用，采取适当的抗阻训练可提高肌肉力量。耐力训练可改善心肺功能、提高肌肉氧化能力和总体运动功能；而抗阻力训练直接针对肌肉的锻炼，促进肌肉肥大，增加肌肉质量，增强肌肉力量。

2. 营养干预　营养干预是治疗肌肉减少症的基础方法。加强营养，增加蛋白质和维生素的摄入，可以预防并缓解肌肉减少。要维持肌肉力量和肌力，保证足量优质蛋白质摄入尤其重要，老年人需要更多的蛋白，健康老年人每日蛋白质摄入量应在 $1.0 \sim 1.5g/kg$，严重疾病或者严重营养不良的老年人应增加到 $2.0g/kg$，其中优质蛋白比例最好能达到 50%，并均衡分配到一日三餐中，蛋白质占总能量 $15\% \sim 20\%$。在必需氨基酸中，亮氨酸是近年的研究热点，充足的亮氨酸供给能增强肌肉的合成代谢。特别是亮氨酸可促进蛋白质合成，抑制蛋白质分解，改善骨骼肌线粒体的数量和质量，促进胰岛素分泌，促进脂肪燃烧。亮氨酸除了作为合成蛋白质原料之外，更多的是发挥调节蛋白合成的作用。乳清蛋白中亮氨酸含量相对较高。老年人在普通饮食基础上，每天补充 $1 \sim 20g$ 乳清蛋白，能补充膳食蛋白质的不足，促进肌肉蛋白质合成、防治肌肉减少症，防止肥胖。

此外，矿物质镁、硒和钙可能也是预防、治疗肌肉减少症的营养物质。药物治疗方面，目前尚没有治疗肌少症的特效药物，雄激素受体调节剂、活性维生素 D、Ghrelin 类似物、生长激素等可能有一定效果。

四、退行性骨关节病

退行性骨关节病（degenerative osteoarthropathy），又称骨关节炎（osteoarthritis，OA）、退行性关节炎、老年性关节炎、肥大性关节炎，它是一种常见的慢性关节疾病，以关节软骨进行性退变为病理基础，继而引起滑膜炎、软骨下骨硬化、骨囊肿和骨赘形成、关节囊以及其内外软组织结构改变，导致受累关节疼痛、畸形和功能障碍。本病多见于中老年人群，好发于负重关节及活动量较多的关节，包括膝、手、髋和脊柱，是导致老年人活动能力受损的主要肌肉骨骼原因。主要临床症状包括慢性疼痛、关节不稳定、僵硬、关节畸形和影像学关节间隙变窄。

（一）病因与发病的生理学机制

骨关节炎可简单分为原发性和继发性两种：原发性骨关节炎无明确病因，可能是多种因素综合作用的结果，如遗传、老年、肥胖等。继发性骨关节炎常常由于过度使用、机械与外伤、内分泌紊乱或炎症等明确致病因素引起。在上述这些全身因素与局部因素的综合作用下，关节软骨的受损、关节滑膜的病变，以及软骨下骨反应性增生被认为是骨关节炎发病过程中的重要病理特征。

1. 软骨的损伤和退化　软骨的损伤和退化是骨关节炎发生与发展过程中的一个关键环节，软骨细胞和软骨基质在生化、组成结构和代谢上发生的不同程度的改变，直接参与软骨的软化、破溃和局部剥脱等关节软骨损伤的过程，并引发关节僵硬变形、肿胀疼痛等多种相应的临床症状，促进了骨关节炎的病程进展。

2. 关节滑膜的病变　在骨关节炎发病过程中也起着重要作用，譬如关节滑液的缺失导致关节骨骼缺少必要的保护，因此更容易受到外界炎性因子的侵入，而且在机械应力作用下关节也更易发生损伤，最终导致了骨关节炎的发生发展。此外，关节滑膜的另一种常见的病变——滑膜炎症是软骨基质降解产物引起的继发性改变，同样参与了骨关节炎的发病过程。

3. 软骨下骨反应性增生　是骨关节炎发生发展的主要成因之一。在骨关节炎患者关节的软骨下骨表现为骨小梁数目增加，密度增高，间距变小，骨小梁方向与关节表面更垂直，进而出现骨质象牙化、骨囊肿和骨赘形成等病理变化。

因此，软骨、滑膜和软骨下骨的改变在骨关节炎的发病过程中都起到了非常重要的作用，一方面关节软骨发生形态学的改变和功能损伤，另外一方面关节滑膜发生病变以及软骨下骨出现反应性增生，而衰老引起的一系列内环境的改变则加剧了这些进程，同时进一步揭示出年龄因素在骨关节炎中的重要地位。

（二）退行性骨关节病的特点

1. 流行病学特点　退行性骨关节病是最常见的慢性关节疾病，发病率随年龄增长而增加，年龄在 60 岁以上人群中患病率可达 50%，75 岁则高达 80%，仅膝关节骨关节炎患病率就可高达 78.5%，骨关节炎致残率高达 53%，是老年人致残的头号杀手。随着社会人口老龄化加剧，该病发病率呈显著上升趋势，是一种严重威胁老年人健康的慢性、变形性关节疾病。

2. 临床特点

（1）症状：常有关节疼痛、关节僵硬、关节肿大、关节摩擦音，活动度下降，还表现在晨僵、关节积液及骨性肥大等，疾病发生早期疼痛发生在关节活动后，休息可缓解，晚期疼痛可在轻微活动甚至休息时出现，好发于脊柱颈椎和腰椎，双膝关节、双足跟骨和手指关节等处。

（2）体征：查体时可见关节压痛、肿胀和畸形，在手、趾和膝关节可以触及无症状的骨凸出物，手的远端指间关节背面可见希伯登结节；近端指间关节背面可见夏尔结节。

（3）X 射线检查：可见关节间隙变窄，软骨下骨质致密，骨小梁断裂，有硬化和囊性变。关节边缘有唇样增生。后期骨端变形，关节面凹凸不平。关节内软骨剥落，骨质碎裂进入关节，形成关节内游离体。

（三）治疗中的生理学原理

骨关节炎主要的治疗方法是减少关节的负重和过度的大幅度活动，以延缓病变的进程。肥胖患者应减轻体重，以此减少关节的负荷。下肢关节有病变时可使用拐杖或手杖，以求减轻关节的负担。理疗及适当的锻炼可保持关节的活动范围，必要时可使用夹板支具及手杖等，对控制急性期症状有所帮助。消炎镇痛药物可减轻或控制症状，但应在评估患者风险因素后慎重使用且不宜长期服用。软骨保护剂如硫酸氨基葡萄糖具有缓解症状和改善功能的作用，同时长期服用可以延缓疾病的结构性进展。对晚期病例，在全身情况能耐受手术的条件下，行人工关节置换术，目前是公认的消除疼痛、矫正畸形、改善功能的有效方法，可以大大提高患者的生活质量。

1. 药物治疗　常采用补益肝肾、强筋壮骨、祛风散寒、除湿活血、通络止痛等治法，包括药物内治、外敷、熏洗等。内服药物包括中药和西药的使用，常见的用药包括镇痛剂、非甾体抗炎药、肾上腺皮质激素类药物等，其主要作用效果在于能较快地止痛和改善症状，对于关节的疼痛、肿胀、麻木等症状的减轻较为有利，但对于病变及病灶部位的治疗效果不显著。这些药物的使用可以在一定程度上使病情得到不同程度的改善，但难以达到理想的效果。

2. 运动疗法　运动训练能加强机体肌组织和骨组织的活性，增加其功能和稳定性，有效增加其力量，不但可以减缓肌萎缩的快速发展，减轻关节的疼痛，而且对于骨关节病炎症的消退、气血的调和、食欲的增加等有较好影响，是治疗早、中期老年退行性骨关节病的有效方法。

针对老年退行性骨关节病的症状，肌力训练和有氧运动训练相结合的运动方式效果最佳。一方面肌力训练可以增加肌组织的力量，加强骨关节的稳定性，重新调整关节面的应力分布，促进关节内滑液的分泌，增加软骨营养，有利于重建和修复；另一方面有氧运动训练能有效地提高患者的心肺功能，增加气血流动速度，对于患者机体的代谢、免疫和生化等方面均会起到较好的应激作用，对于提高其疗效具有较好的作用。

五、老年特发性炎性肌病

老年特发性炎性肌病（senile idiopathic inflammatory myopathies，SIIM）是一组病因不明的以四肢近端肌肉受累为突出表现的炎性骨骼肌疾病。

（一）病因与发病的生理学机制

目前认为免疫失调可能是该病的主要病因，可能与免疫易感性、遗传和环境等因素有关。该病特点是髋周、肩周、咽部及颈部等肌群进行性无力，以多发性肌炎（poly-myositis，PM）和皮肌炎（dermatomyositis，DM）最为常见。PM 常呈急性或亚急性起病，在数周到数月出现对称性四肢近端为主的肌无力伴压痛，血清肌酶增高，红细胞沉降率、C 反应蛋白升高，肌电图呈肌源性损害，肌肉活检提示骨骼肌变性、坏死、淋巴细胞浸润，用糖皮质激素治疗好转等特点。如果疾病同时累及皮肤，则称为 DM。发生于老年人的 PM/DM 容易合并心脏、肺损害，并发恶性肿瘤，治疗困难，总体预后较中青年患者差。

（二）老年特发性炎性肌病的特点

1. 流行病学特点　目前我国还缺乏关于老年 PM/DM 的流行病学数据。国外研究结果显示，PM 发病率随着年龄的增长而增长，年龄在 50 岁左右的发病率为 2.5/百万人口，年龄大于 65 岁的发病率为 10.5/百万人口。女性发病多于男性，女性与男性之比约为 2∶1，DM 比 PM 更多见。

2. 临床特点　未经治疗的 PM 长期后遗症包括慢性肌无力、肺间质纤维化、心肌炎、严重的吞咽困难和呼吸衰竭。预后不良相关的因素包括高龄、糖皮质激素治疗效果差、肌肉障碍（如吞咽困难和呼吸肌无力）、肺间质纤维化、心脏受累及相关的恶性肿瘤等。

（1）骨骼肌受累：骨骼肌受累主要表现为四肢近端对称性肌无力，50% 患者伴有肌痛或肌压痛。上肢近端肌受累可出现抬臂困难，不能梳头及穿衣；下肢近端肌受累可出现上楼梯困难，下蹲或从座椅上站起困难；颈肌无力可出现抬头困难；咽喉肌无力可出现构音障碍和吞咽困难；呼吸肌受累出现胸闷、气短、严重时呼吸衰竭。

远端肌无力不常见，但整个病程中可有不同程度远端肌无力表现。随着病程延长，可出现肌萎缩、关节挛缩。老年患者肌无力症状以轻度无力为主，重度肌无力相对较少。

（2）皮肤受累：DM 除肌肉受累外，还有特征性皮肤改变。可出现在肌肉受累之前，也可与肌炎同时或在肌炎之后出现。DM 常见皮肤病变包括：①眶周皮疹。这是 DM 特征性皮损，发生率为 60%～80%。表现为上眼睑或眶周水肿性紫红色皮疹，可为一侧或双侧，光照加重。还可出现在两颊部、鼻梁、颈部、前胸"V"形区和肩背部（披肩征）。②Gottron 征。这是 DM 另一特征性改变，主要表现在关节伸面，特别是掌指关节、指间关节或肘关节伸面，呈红色或紫红色斑丘疹、边缘不整或融合成片、常伴有皮肤萎缩、毛细血管扩张、色素沉着或减退、偶有皮肤破溃。此类皮损亦可出现在膝关节伸面及内踝等处，表面常覆有鳞屑或局部水肿。③甲周病变。甲根皱襞处可见毛细血管扩张性红斑或瘀点，甲周及甲床有不规则增厚、局部出现色素沉着或色素脱失。④"技工手"。手指掌面和侧面皮肤过度角化、裂纹及粗糙，类似于长期从事手工作业技术工人的手。还可出现脚跟部的皮肤表皮增厚、粗糙和过度角化。⑤其他皮肤和黏膜改变。皮肤血管炎和脂膜炎也是 DM 较常见的皮损，还可有手指的雷诺现象（Raynaud's phenomenon，Rp。又称间歇性手指皮色改变和肢端动脉痉挛现象）、手指溃疡及口腔黏膜红斑等。部分患者可出现肌肉硬结、皮下小结或皮下钙化等改变。

（3）骨骼肌以外部位受累：①心脏：心脏受累发生率为6%～75%，老年患者由于常合并冠心病和高心病，心脏损害较年轻人常见，最常表现为心律不齐、传导阻滞及心肌病后充血性心力衰竭等。②肺：肺间质纤维化和胸膜炎是PM最常见肺部表现，少数患者有少量胸膜腔积液。肺部受累是影响PM预后的重要因素之一。③消化道：可累及咽部、食管上段横纹肌，表现为吞咽困难和饮水呛咳。食管下段和小肠蠕动减弱，可引起咽下困难及腹胀等。④肾：少数发生肾脏受累，表现为蛋白尿、血尿、管型尿，罕见暴发型可表现为横纹肌溶解引起肌红蛋白尿和肾衰竭。⑤关节：关节痛（多在疾病初期），合并其他结缔组织病时也会出现关节痛。⑥并发恶性肿瘤：老年PM/DM患者较中青年患者更容易并发恶性肿瘤。据报道，老年患者中以60～69岁并发恶性肿瘤可能性最大，多数在PM/DM诊断后1～2年发生，也可在PM/DM之前或同时发生。合并恶性肿瘤者大多数对糖皮质激素及免疫抑制剂不敏感，皮损不易消退，肌痛、肌无力等症状及肌酶升高均改善不佳，即使大剂量药物使肌酶及症状在短时期内被控制，但很快复发。

（三）治疗中的生理学原理

目前的循证医学尚缺乏关于PM/DM治疗的随机、双盲、安慰剂对照研究，也没有评价疗效的固定指标。多数专家认为：药物治疗目标包括改善肌肉力量、减少肌肉并发症并降低升高的CK水平。PM/DM是一种异质性疾病，因此需要依据临床表现的严重程度、患者对疾病的耐受性、骨骼以外器官组织的受累情况，曾经使用的治疗方法以及药物的禁忌证等实施个体化治疗。

1. 糖皮质激素 到目前为止，糖皮质激素仍然是治疗PM和DM的首选药物。但激素用法尚无统一标准，一般开始剂量为泼尼松1～2mg/（kg·d）或等效剂量的其他糖皮质激素。症状常在用药1～2个月后开始改善，然后开始逐渐减量，急性重症伴吞咽困难患者，可先用甲泼尼龙静脉冲击疗法（1000mg/d，连续3～5天），后序贯口服泼尼松。足量药物治疗超过3个月仍无效或药物减量过程中复发的患者应考虑其他药物治疗。当患者出现持续性肌无力，而肌酶正常时，可能出现了皮质类固醇肌病，在药物减量后症状可好转。

2. 免疫抑制剂 免疫抑制剂适用于：①患者对单独使用糖皮质激素反应差或难治性病例；②疾病快速进展；③器官功能严重受累；④激素依赖型；⑤出现糖质激素不良反应且患者不能耐受。免疫抑制剂主要包括：硫唑嘌呤（AZA）、氨甲蝶呤（MTX）、环磷酰胺（CTX）、环孢素、吗替麦考酚酯（骁悉）、他克莫司和来氟米特，其中AZA和MTX应用最为普遍。AZA疗效佳、耐受性较好，但起效较慢。疗程至少连续2年。MTX能较好控制肌炎，也可改善DM皮肤症状，易耐受，较常用。

第四节 运动系统功能退化的中医药相关研究

无论是古代或现代，运动系统疾病的治疗均以运动疗法和物理因子治疗为主。中医学治疗运动系统功能退化有悠久的历史。

一、运动系统功能退化与中医学相关研究

（一）针灸疗法

针灸疗法包括针法和灸法两种，起源于我国新石器时代。原始社会的人类，基于其本能，常采取体表刺激法解除疾病痛苦，也是动物常用的方法。随着有益的本能医疗行为逐渐被保存、固化、重复利用和传承，渐渐完成了"本能"向"意识"的行为转化。古代中国人在近 3000 年前已经形成了刺激体表固定位置的"腧"以治疗相对应的疾病，并把这种对应关系理论化为"经络学说"。其后由于针刺材料和工艺的进步，刺激的体表位置逐渐演变为"腧穴"，直至现代，历代医家孜孜以求于"穴"的新发现，并将理论归纳为现代的"针灸学"。灸的发明，亦如针刺，人类用火以后，当身体某一部位发生病痛时，受到火的烘烤而感到舒适或缓解，故认识到温热可用于治疗，继而从各种树枝施灸发展到艾灸。灸法的发明与寒冷的生活环境有着密切联系。拔罐法借火的热力，排出其中空气，使其吸附在皮肤表面来治病。

（二）运动疗法

东汉医学家华佗创制的五禽戏，以动物的运动姿态作为锻炼身体筋骨防病治病的方法，采用全身活动锻炼，改善功能活动，达到肢体稳定和平衡的目的。

北宋时期形成的易筋经可以使人的精神、形体和气息锻炼有效地结合起来，经过循序渐进持之以恒地锻炼，使五脏六腑及全身经脉得到充分的调理，特别适合肌肉骨骼疾病恢复期的运动治疗。

起源于唐朝的太极拳是依据中医经络学和阴阳理论等，综合地创造的一套有阴阳性质、符合人体结构与大自然运转规律的拳术，是全世界公认的有氧运动，蕴含着中国传统文化和传统哲学思想。

（三）按摩疗法

长沙马王堆汉墓出土的《导引图》是推拿治疗骨骼肌肉疾病较系统的彩绘图谱。《黄帝内经》中对按摩做了描述，《医宗金鉴》中指出手法的治疗方法。清代吴谦编著的《医宗金鉴·正骨心法要旨》系统地总结了正骨八法，即摸、接、端、提、推、拿、按、摩，概括了有关骨折的诊断复位固定及药物治疗。手法及正骨在我国各级医疗机构中普遍用于治疗骨骼肌肉系统损伤。

（四）自然疗法

古人早在 4000 多年前就利用自然因子祛病强身，《黄帝内经》中记载的养生学方法明确指出了人的生存和健康对自然环境的依赖。李时珍在 400 多年前就对我国 600 多个矿泉做了系统记载，说明了用泉来治病的方法。我国幅员辽阔，自然疗法丰富，有众多的自然疗法应用到肌肉骨骼疾病的治疗。

二、运动系统功能退化与中药学相关研究

中药可不同程度地治疗或缓解运动系统功能退化，治疗原则以辨证为主，根据辨证来用药。

1. 中药可缓解关节退化 如关节退化患者可食用富含胶质的黑木耳，有滋润保养的作用，山药可补肾气，荤食者可加猪蹄和生姜温阳散寒。此外还有中成药物，如肾骨胶囊、骨葆胶囊、护骨胶囊等补肾壮骨的药物，对于软骨的修复和生成也有一定的作用。

2. 中药可促进骨折愈合 促进骨骼生长的药物多数选择滋补肝肾的中成药物，中医里面讲肾主骨，肾精具有濡养的作用，能够促进骨骼生长与发育。临床当中常用的如仙灵骨葆胶囊、恒古骨伤愈合剂、金骨莲胶囊、骨康胶囊、接骨续筋胶囊，这些药品当中含有滋补肝肾的药物，都能够促进骨骼发育和生长，促进骨折早期愈合。也可以选择滋补肝肾类的药物做茶饮，常用如熟地黄、补骨脂、怀牛膝、狗脊、淫羊藿等。这些药物均具有很好的促进骨折愈合作用，可以代茶饮，可以泡酒。

3. 中药可防止肌无力 中医认为肾为先天之本，主藏精、主骨生髓。中医痿症与肾的关系最为密切，先天禀赋不足，精亏血少不能营养肌肉筋骨，逐渐出现肌肉无力、萎缩。脾胃为后天之本，化生气血，营养五脏六腑、肌肉筋骨，且脾主肌肉，脾胃虚弱，气血生化不足，肌肉无以营养导致肌营养不良、肌肉萎缩、肌无力。治疗该病以脾、肾为根本，肝主筋，主人身运动，且肝肾同源，故以健脾益气、滋补肝肾、生肌起痿、强筋壮骨为主要治则，人参、黄芪、全蝎、龟甲、当归等中药可使萎缩、无力的肌肉有不同程度的康复，防止萎缩及关节挛缩变形。

一般来讲，早期中医治疗肌肉萎缩应以健脾益气为主，中期重在补脾益肾，后期滋养肝肾、养阴益气为要。在中医理论指导下，遣方用药，把握性比较大。

第十四章 免疫系统的功能与衰老 ▷▷▷

免疫（immunity）是机体识别并清除抗原性物质的功能。对于多数生物而言，免疫与新陈代谢、遗传生殖并列为生命基本特征，是生命个体在进化过程中维持自身、延续物种所必需的生存机制。免疫系统能保护机体免受病原体感染和其他有害因素侵袭。免疫机制在老年病发病中起着重要的作用，而衰老的病因和衰老的免疫理论是通过主要组织相关复合体，将寿命与人类遗传联系起来。因此，从免疫学探讨衰老的本质，老年病的发展机制及制定防治老年病的免疫检测措施已成为当今老年病学研究的关键课题。

第一节 免疫系统基本功能概述

随着免疫学的发展，人们发现免疫的功能不仅仅局限于机体抗感染的防御功能，免疫的结果也并非对机体都是有利的。目前认为，免疫有识别和清除抗原性异物，维持机体内环境稳态的功能。

一、免疫系统的组成

人体免疫系统是实现免疫功能的物质基础，由免疫分子、免疫细胞、免疫组织与器官三大部分组成（图14-1）。

（一）免疫分子

免疫分子是介导免疫应答发生与发展的重要基础。免疫分子种类繁多，包括免疫球蛋白、补体、细胞因子、免疫细胞表面抗原受体、黏附分子以及血清中参与免疫应答的其他分子等。

1. 免疫球蛋白 抗体（antibody，Ab）是指B细胞受抗原刺激后活化、增殖、分化为浆细胞，浆细胞合成并分泌能与该抗原发生特异性结合的球蛋白。免疫球蛋白（immunoglobulin，Ig）是指具有抗体活性或化学结构上与抗体相似的球蛋白。抗体都是免疫球蛋白，但免疫球蛋白不都是抗体。免疫球蛋白按其存在的位置可分为分泌型和膜型。分泌型Ig广泛分布在血液、组织液和外分泌液中，主要为抗体。因此，抗体介导的免疫应答称体液免疫应答。膜型Ig，即膜表面Ig，存在于B细胞细胞膜上，是B细胞抗原识别受体（BCR）。

抗体有如下生物学作用：①抗体可与相应的抗原特异性结合，阻止病原体感染或中和毒素的毒性，发挥中和作用。②形成免疫复合物（immune complex，IC）可激活补体系统，由补体分子发挥免疫效应，形成抗原-抗体复合物即免疫复合物（immune com-

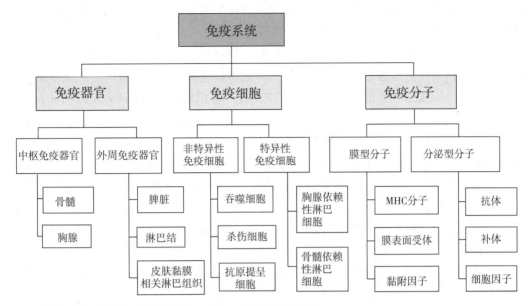

资料来源：刘黎青. 基础医学概论. 北京：中国中医药出版社。

图 14-1 免疫系统的组成成分示意图

plex，IC）。③抗体的 Fc 段可与特定细胞表面的 Fc 受体结合，产生不同的生物学效应。如调理作用、抗体依赖性细胞介导的细胞毒作用（antibody-dependent cell-mediated cytotoxicity，ADCC）、黏附作用等。

2. 补体系统 补体系统（complement system）由一组 30 多种蛋白（其中 20 多种为血清蛋白）所组成，其整体功能为溶解细菌和细胞，介导和促进炎症反应。

（1）组成：补体系统包括固有成分、调节蛋白和补体受体。固有成分存在于体液中，参与补体激活级联反应的成分。如：参与经典激活途径的 C1～C9，其中 C1 由 C1q、C1r、C1s 三种成分构成；其他成分用大写字母表示，如 MBL、B 因子等。调节蛋白可调控补体成分的激活或抑制，有可溶性或膜结合形式。一般以功能命名，如 C1 抑制物、C4 结合蛋白等。补体受体存在于细胞表面，与相应的补体成分结合，介导生物学效应，如 CR1、C3aR 等。

（2）作用：补体有如下生物学作用：①补体成分的活化可以介导溶解细胞作用，在抗感染、抗肿瘤及自身免疫病的发生过程中发挥重要作用；②补体激活过程中产生了多种活性片段，可以介导不同的生物学效应；③补体成分参与非特异性免疫应答，也在特异性免疫应答中发挥重要作用。

3. 细胞因子 细胞因子（cytokine，CK）是由免疫细胞和某些非免疫细胞经刺激后合成和分泌的一类具有广泛生物学活性的小分子蛋白质，作为细胞间信号传递分子主要参与调节免疫反应、免疫细胞分化发育、组织修复、炎症反应介导、刺激造血等功能。CK 按结构和功能可分：白细胞介素（IL）、干扰素（IFN）、肿瘤坏死因子（TNF）、集落刺激因子（CSF）、生长因子（GF）和趋化性细胞因子（chemokine）六大类。

细胞因子有如下生物学作用：①在不同细胞之间传递信息，体现多种生物学作用。

②对免疫功能而言，细胞因子也有重要作用。如在免疫细胞发育及免疫应答过程中起调控作用。③有些 CK 还有直接的抗感染、抗肿瘤作用。

4. 细胞表面分子 不同谱系的细胞在分化及活化过程中，细胞表面分子也会随之发生变化，其可作为细胞的表面特异性标志。因为这些分子一般都是蛋白质或多肽，也称细胞表面抗原或细胞分化抗原，用分化群表示，即 CD 抗原（cluster of differentiation, CD）。CD 分子是位于细胞膜上分化抗原的总称。各种细胞表面的分子是细胞间或介质与细胞间相互作用、相互识别的物质基础，也是鉴定和分离细胞的主要依据。其中和免疫功能关系比较密切的有主要组织相容性复合体（major histocompatibility complex, MHC）及其编码分子、黏附分子和模式识别受体。组织相容性抗原是指细胞表面能引起同种异体移植排斥的抗原，是代表个体特异性的同种异型抗原。其中能引起强而迅速排斥反应的抗原，称主要组织相容性抗原；引起较弱而缓慢排斥反应的抗原，称次要组织相容性抗原。

MHC 是指哺乳动物中编码主要组织相容性抗原的基因，是位于同一染色体上的一组紧密连锁的基因群，其编码产物称 MHC 分子。MHC 分子有如下生物学作用：MHC 多态性是遗传变异、进化选择的结果。群体中丰富的多态性使无关个体出现完全相同型别的概率极低，因此 HLA 型别可用于身份鉴定、器官移植配型等方面。在免疫应答过程中，MHC 分子是参与抗原加工和提呈的关键分子。MHC 分子表达的高低决定了机体对抗原应答的强弱。

此外，在非特异性免疫应答及免疫细胞分化和自身耐受的建立过程中，MHC 分子也起到重要的调节作用。黏附分子是由细胞产生，介导细胞与细胞或细胞与基质间相互接触和结合的一类分子，大多存在于细胞表面。黏附分子按结构可分为整合素家族、免疫球蛋白超家族、选择素家族、钙离子依赖的黏附分子家族、黏蛋白样家族和其他未归类的黏附分子。黏附分子与其配体结合后发挥生物学作用。人体中，黏附分子生物学活性广泛。在免疫应答中，主要参与免疫细胞的识别与活化，淋巴细胞归巢和再循环及炎症反应等；模式识别受体是指吞噬细胞和树突状细胞等非特异免疫细胞表面识别抗原性物质的受体，其可以识别、结合病原相关分子模式。

（二）免疫细胞

参与免疫应答及与之相关的细胞都可称免疫细胞。免疫细胞是免疫系统的功能单元。按功能又分为：固有免疫细胞和适应性免疫细胞。免疫细胞大多来源于骨髓造血干细胞。固有免疫细胞按功能可以分为吞噬细胞、自然杀伤细胞、抗原提呈细胞等。

1. 吞噬细胞 吞噬细胞（phagocytic cell）是一类具有吞噬杀伤功能的细胞。吞噬细胞包括单核-巨噬细胞和中性粒细胞。单核巨噬细胞系统是由髓系干细胞分化而来，在血液中称单核细胞；在多种器官、组织中的称巨噬细胞，两者构成单核巨噬细胞系统。中性粒细胞（neutrophil）来源于骨髓干细胞，呈球形，胞核呈分叶状，又称为多形核粒细胞。在吞噬、处理了大量细菌后，自身也死亡，成为脓细胞，不参与抗原提呈。中性粒细胞是血液中数量最多的白细胞，其吞噬的对象以细菌为主，也吞噬异物；感染发生时最先到达炎症部位，起重要的防御作用。

2. 自然杀伤细胞　自然杀伤细胞（natural killer cell，NK 细胞）是一种无须抗原致敏就能自发杀伤异常靶细胞的细胞，也可通过 ADCC 作用杀伤靶细胞。NK 细胞主要分布在外周血和脾脏，在淋巴结和其他组织中少量分布。

3. 抗原提呈细胞　抗原提呈细胞（antigen presenting cell，APC）又称辅佐细胞，是指通过捕获微生物或其他抗原将抗原信息提呈给 T 细胞，并使之活化产生免疫应答的一类免疫细胞。

4. 其他非特异性免疫细胞　主要有 3 种：①嗜酸性粒细胞：富含嗜酸性颗粒，含有过氧化物酶、酸性磷酸酶等多种酶类。主要分布在黏膜组织中，具有一定的吞噬能力，可吞噬和消化微生物，补体和抗体可加强其吞噬作用。在 IgG 和补体介导下能对寄生虫有杀伤作用，参与抗寄生虫感染。②嗜碱性粒细胞：富含嗜碱性颗粒，含有多种生物活性介质，可介导Ⅰ型超敏反应的发生与发展，主要分布在血液中。③肥大细胞：具有吞噬功能，可以作为抗原提呈细胞，分布在外周组织中。

5. 适应性免疫细胞　包括胸腺依赖性淋巴细胞（thymus dependent lymphocyte，T 细胞）和骨髓依赖性淋巴细胞（bone marrow dependent lymphocyte，B 细胞）。T 细胞和 B 细胞在免疫应答中起着重要的作用，也可以称为免疫活性细胞。T、B 细胞均来源于骨髓中的淋巴样干细胞。T 细胞在胸腺分化、成熟，B 细胞在骨髓分化、成熟。T 细胞占血液淋巴细胞总数的 70%～80%，在胸导管中占 90% 以上，淋巴结和脾脏中也大量存在。B 细胞占血液淋巴细胞总数的 10%～15%，在淋巴结和脾脏中大量存在。T 细胞和 B 细胞负责识别和应答特异性抗原。

（三）免疫组织与器官

免疫组织（immune tissue）又称为淋巴组织（lymphoid tissue），在消化道、呼吸道和泌尿生殖道等黏膜下有大量非包膜化弥散性的淋巴小结和淋巴组织，构成了黏膜相关淋巴组织，在抵御微生物经黏膜侵袭机体方面发挥重要的作用。淋巴组织构成了胸腺、脾脏、淋巴结等包膜化淋巴器官（lymphoid organ）的主要成分。淋巴器官又称为免疫器官（immune organ）。

人体的免疫器官根据功能可分为：中枢免疫器官（central immune organ）和外周免疫器官（peripheral immune organ）。前者称为初级淋巴器官，后者称为次级淋巴器官。哺乳动物中枢免疫器官是免疫细胞发生、分化和成熟的场所，包括骨髓、胸腺；在禽类还有腔上囊。外周免疫器官是成熟免疫细胞定居和发生免疫应答的场所，包括脾脏、淋巴结、皮肤黏膜相关淋巴组织等。

1. 中枢免疫器官　包括骨髓和胸腺。骨髓是各类免疫细胞发生的主要场所，也是 B 细胞分化成熟的场所和发生再次体液免疫应答的主要部位，因此，骨髓兼有中枢和外周免疫器官的功能。骨髓中的祖 B 细胞在骨髓微环境中，经分化发育，膜表面分子发生变化，成为成熟 B 细胞；胸腺是 T 细胞分化成熟的场所，来源于骨髓淋巴样干细胞，从骨髓中经血液循环进入胸腺的祖 T 细胞，在胸腺微环境中，经过阳性选择和阴性选择，细胞表面分子发生变化，发育成为成熟 T 细胞。

2. 外周免疫器官　主要有脾脏、淋巴结和皮肤、黏膜相关淋巴组织。其中脾脏是人体最大的外周免疫器官。体内约 25% 的成熟淋巴细胞位于脾脏中，其中 B 细胞约占淋巴细胞总数的 60%，T 细胞约 40%；淋巴结是免疫应答发生的主要场所和 T 细胞的主要定居地，其广泛分布于全身淋巴通道上，是成熟淋巴细胞主要定居的部位。淋巴结中的淋巴细胞约 75% 为 T 细胞，25% 为 B 细胞；皮肤相关淋巴组织指在表皮和真皮组织中分布的各类免疫细胞；黏膜相关淋巴组织主要指呼吸道、肠道、泌尿生殖道等的黏膜固有层和上皮细胞下散在的淋巴组织。皮肤和黏膜是外来的抗原性物质侵入机体的主要部位，也是人体的重要防御屏障。

二、免疫系统的应答

免疫应答（immune response）是指机体免疫系统识别并清除抗原性物质的过程。根据免疫应答的机制和作用特点，免疫应答可分：固有免疫（innate immunity）和适应性免疫（adaptive immunity）。固有免疫和适应性免疫的主要区别在于固有免疫应答可非特异性应答多种抗原性物质，而适应性免疫则高度特异性应答某一特定的抗原性物质。

（一）固有免疫

固有免疫又称为天然免疫（natural immunity）或非特异性免疫（nonspecific immunity）。固有免疫应答是宿主抵御病原微生物入侵的第一道防线，并启动和参与适应性免疫应答，是机体在长期种系发育与进化过程中逐渐形成的一种天然免疫防御功能。

1. 特点　固有免疫的特点是经遗传获得，与生俱有，针对病原微生物的入侵可迅速应答，其应答模式和强度不因与病原微生物的反复接触而改变。固有免疫系统由物理和生物化学屏障、固有免疫细胞和分子组成。物理屏障即为组织屏障，位于机体内外环境界面上，如体表的皮肤以呼吸道、消化道、泌尿生殖道的黏膜组织，对微生物入侵起到机械阻挡作用。

2. 结构　固有免疫的局部屏障结构是特殊的物理屏障，包括血-脑屏障、血-睾屏障和血-胸腺屏障等，可以防御病原入侵和维持内环境稳定。生物化学屏障包括皮肤和黏膜的分泌物包含的各种杀菌、抑菌物质，如皮脂腺分泌的不饱和脂肪酸，汗腺分泌的乳酸，呼吸道、消化道和泌尿生殖道分泌液中溶菌酶、抗菌肽等。

3. 细胞　固有免疫细胞包括吞噬细胞、树突状细胞、自然杀伤细胞和 B1 淋巴细胞等。吞噬细胞是很重要的固有免疫细胞，包括单核细胞、巨噬细胞和多形核中性粒细胞。病原微生物活化固有免疫导致炎症反应的发生，使感染得以控制。因此，固有免疫的重要功能是宿主抵御病原微生物入侵的第一道防线。

（二）适应性免疫

适应性免疫又称获得性免疫（acquired immunity）或者特异性免疫（specific immunity）。适应性免疫应答是免疫系统受抗原刺激后获得免疫力的过程，可针对不同抗原产生特异性的反应，作用强，且可以产生记忆。其特征为特异性、多样性、记忆性、特化作用、自我限制和自我耐受。同一种属的不同个体对相同的抗原，也可能产生不同的效应。根据介导免疫应答的免疫细胞和最终效应不同，免疫应答可分：T 细胞介导的细胞免疫应答和 B 细胞介导的体液免疫应答；根据相同抗原刺激的先后分：初次应答和再次应答。除 TI-Ag 刺激的体液免疫应答外，细胞免疫应答和体液免疫应答都有初次应答和再次应答之分。与初次应答相比，再次应答启动所需的抗原量少，对抗原的反应更迅速，作用更强，作用维持的时间也更长。再次应答的强弱取决于两次抗原刺激的间隔长短，间隔过短或过长，应答较弱。

三、免疫系统的功能

免疫功能是机体识别和清除外来入侵抗原及体内突变或衰老细胞并维持机体内环境稳定的功能的总称。免疫功能主要有免疫防御、免疫自稳和免疫监视。

1. 免疫防御 免疫防御（immunological defence）是机体防止外来病原生物的侵袭，清除已入侵病原生物及有害物质（如细菌毒素）的能力，或称抗感染免疫，这是机体维护自身生存、与致病因子斗争和保持物种独立的生理机制。免疫防御的对象是外源的病原微生物，包括细菌、病毒、真菌、寄生虫等，当这些外源的病原体进入机体后，就会诱导机体的免疫系统产生免疫应答，首先是引起非特异性的固有免疫应答，如果固有免疫应答无法完全清除这些病原体，就会引起后续特异性的适应性免疫应答，完全清除这些病原体，保护机体自身，同时形成免疫记忆，当下次再次遇到相同的病原体时，就会产生更快更强的免疫应答反应。如果适应性免疫应答也无法完全清除入侵的病原体，那么就会导致慢性感染状态甚至导致机体的死亡。免疫防御功能过低，可发生免疫缺陷病；但若应答过强或持续时间过长，则在清除病原体的同时，也可导致机体的组织损伤或功能异常，如发生超敏反应性疾病等。

2. 免疫自稳 免疫自稳（immunological homeostasis）是机体识别和清除自身损伤、衰老和死亡的组织细胞，维持自身生理平衡稳定的能力。免疫自稳的对象主要是机体内衰老、坏死和凋亡的细胞和免疫复合物等，主要通过免疫系统中的吞噬细胞实现这一功能，从而维持机体自身内环境的稳定。如外周血中的衰老红细胞是在脾脏中被吞噬清除的。临床上脾脏功能亢进导致的贫血，是因为红细胞在脾脏中被病理性过度吞噬清除导致。如此免疫自稳功能异常时，机体可发生自身免疫性疾病。

3. 免疫监视 免疫监视（immunological surveillance）是机体及时识别并清除发生突变或被病毒感染的细胞，防止肿瘤发生和病毒持续感染的能力。免疫监视的对象主要是体内突变的肿瘤细胞，由于各种原因，机体内总是会不断产生各种转化后的肿瘤细胞，肿瘤细胞会因为表面的 MHC I 类分子表达下调、过度表达某些自身抗原或者表达肿瘤特异性的抗原等被机体的免疫系统识别而清除。如此免疫监视功能异常时，机体可发生肿瘤和病毒持续性感染。

第二节 免疫系统功能的衰老

在衰老过程中，免疫系统的变化是多方面的。整体上包括胸腺萎缩、淋巴结减少、淋巴细胞减少或发育不全等，功能方面则表现为机体针对大量外源性抗原的体液免疫和细胞免疫能力下降，如感染机会增加、抗肿瘤能力降低以及自身免疫现象增加等。细胞和分子水平的改变主要是 T 淋巴细胞对抗原的反应能力下降、B 淋巴细胞抗原识别能力降低、树突状细胞抗原呈递能力明显减弱、低亲和力抗体增加、细胞因子及受体组成发生改变以及细胞增殖信号转导缺陷等衰老相关特征。概括来讲就是对外源性抗原的免疫应答能力降低，而对自身成分产生抗体阳性增高，免疫的稳定调节机制发生变化，涉及的免疫细胞、感染防御因子及内环境都有相应的变化。

一、胸腺的衰老改变

胸腺是 T 细胞发育的主要场所，骨髓来源的前体 T 细胞可在胸腺微环境中分化、发育、成熟并进行选择，从而产生出具有 MHC 限制性及自身耐受特征的功能性 T 细胞群体。胸腺微环境主要是由细胞外基质及骨髓来源的胸腺基质细胞组成，包括上皮细胞、巨噬细胞及树突状细胞（dendritic cells，DC）等。基质细胞分泌的可溶性细胞因子和胸腺细胞表面分子相互作用，促使胸腺细胞发育成熟，其中经历了细胞增殖与分化、基因重排产生 TCR 库、阴性选择和阳性选择等过程，最终只有 5% 的胸腺细胞能够经过如此严格的筛选而发育成熟，并迁移到外周参与宿主防御。所以胸腺在免疫细胞成熟中占有举足轻重的位置，它的变化（萎缩）势必对免疫功能产生直接的影响。

1. 胸腺萎缩 人体免疫器官受年龄因素影响最明显的就是胸腺。免疫老化的许多重要变化都与胸腺有关。有研究显示：以形态计量法测定正常人胸腺的资料，可见婴儿出生后 1 岁至 4 岁，胸腺重量和体积可达一生中的最大值，随后真正的胸腺组织部分体积（不包括血管周围的空间、脂肪和纤维组织）随年龄而不断减少，大约以每年 3% 的速度减少，持续到中年，此后其减少速度为每年小于 1%。根据这样的速度，理论上估计大约要到 120 岁胸腺组织将完全丧失。而同时，脂肪则相对增多，60 岁以后胸腺残余中淋巴成分很少，上皮细胞有时变为条索状或管状，有的胸腺小体变为上皮围成的囊状，小叶已不明显，有时出现纤维化现象。在小鼠中也观察到在青春期以前（18 天）胸腺重量就开始下降。胸腺萎缩是一个受控的过程，可受到激素、年龄等的影响。例如，怀孕期间皮质缩小，髓质增大并伴随有成熟胸腺细胞的增多。

2. 胸腺中淋巴细胞的变化 随着年龄出增长出现的胸腺萎缩可能对于外周 T 淋巴细胞的数量与质量也有一定的影响。当然也会影响到胸腺基质，这可能由于此过程某些重要细胞因子改变所引起。另外还有人发现，在老龄小鼠中，无论胸腺细胞还是外周 T 细胞其 fas 基因的表达及 fas 诱导的凋亡反应性均下降。总之，随增龄而出现的胸腺萎缩，会同时影响胸腺向外周淋巴器官输出的 T 淋巴细胞的数量和功能状态。

二、免疫细胞的衰老改变

人体的衰老伴随着免疫系统衰退，首先是胸腺功能及胸腺依赖性免疫下降，而后是对外源性抗原的免疫反应降低，免疫的稳定调节机制改变，T 淋巴细胞和 B 淋巴细胞的免疫反应减弱，寿命缩短等。

（一）T 细胞及其随增龄变化

衰老影响抗体和细胞介导的免疫反应，T 细胞比 B 细胞受影响更大。这方面可能由于前述胸腺的年龄相关性萎缩所致，另一方面也由于在年龄增长中 T 细胞发育、迁移和增殖过程中细胞因子微环境改变引起的。

1. T 细胞功能下降　T 细胞功能改变表现为 T 细胞增殖反应、T 细胞介导的免疫反应、迟发型皮肤超敏反应、混合淋巴细胞反应、细胞介导的细胞毒作用等均随年龄而下降。T 细胞功能低下还表现为对特异性抗原和丝裂原 ConA、PHA 及抗 CD3 抗体的增殖能力下降，T 细胞信号转导机制障碍，MHC I 类抗原表达异常，T 细胞库组成异常和一些细胞因子生成减少等。T 细胞前体数量下降，但每个前体增殖后的免疫反应能力无明显变化。

2. T 细胞功能降低的机制　老年和青年个体细胞免疫力之间存在差异，在衰老过程中一些基因转录因子的活性亦降低。其中老龄个体 T 细胞的 AP-1 和 NF-AT 均下降，大鼠也存在这种年龄相关性的 DNA 转录因子 AP-1、NF-AT 结合能力下降，可能与 p21ras 激酶信号通路改变有关。老年人的核因子 NF-cB 表达下降，可能与老年高活性的抑制因子有关。老年人常见的细胞膜硬度增加可导致 T 细胞反应下降，引起细胞内信号传导减弱。这可能是衰老过程中 T 细胞信号转导缺陷不断累积的结果，也可能是细胞表面共刺激分子，如 CD28 或 CD121a/CD18 表达下降的结果。其中，CD28 已基本被公认为是免疫衰老的重要标志之一，CD28 在人类 CD 扩 T 细胞和 CD^{4+} T 细胞表面随增龄而表达下降，T 细胞对有丝分裂原的反应下降也与 CD28 的增龄性表达下降有关。T 细胞对刺激反应下降会导致 T 效应细胞功能缺陷，如细胞毒或对 B 细胞的辅助功能。最终的 T 细胞活化是细胞进入细胞周期的入口，原癌基因的表达，如 C-myc 和 C-myb 基因，IL-2 及相应受体的合成是这一过程的前提。老年人中常见这些指标表达下降，可抑制细胞从 G_0 到 G_1 以及从 G_1 到 S 期的进程，从而引起抗原刺激反应的 T 细胞增殖下降。

衰老过程中，除了 T 细胞细胞因子分泌谱、亚群分化发生变化外，T 细胞激活后的转归过程也发生了变化，特别是活化后 T 细胞的凋亡障碍。所有这些都将进一步阻碍机体免疫系统功能的正常发挥，增加自身免疫性疾病的发生率。

（二）B 细胞及其增龄性变化

衰老不仅可以使 T 细胞免疫功能缺陷，亦可引起 B 细胞功能缺损，但 B 细胞增龄性变化要比 T 细胞少。虽然 B 细胞与 T 细胞一样，也受信号转导缺陷的影响，但抗体产量降低以及分泌时间缩短部分是由于 Th 细胞缺乏及功能降低所致。影响 T/B 细胞相互作用的微环境变化也起一定作用。

1. B 细胞数量与功能改变　B 细胞的数量在 20～100 岁期间不断下降，而且衰老可使 B 细胞应答能力明显改变。老年人在丝裂原的刺激下空斑形成细胞数量降低。已有报道表明体外老年个体 B 细胞对刺激普遍反应迟钝，这也许是 B 细胞增殖和成熟缓慢的原因，其机制可能是通过单核细胞释放的前列腺素 E 系列，降低衰老中 B 细胞反应的功能。研究还发现，骨髓中 B 细胞并未因衰老而变化，但成熟 B 细胞向脾脏迁移明显受到抑制，又因衰老产生特殊的 Ts 细胞对 B 细胞的作用，使脾脏等外周免疫器官中 B 细胞识别抗原的潜能明显降低。即使老年个体拥有正常数量的外周 B 细胞，与年青个体相比，由这些 B 细胞产生的抗体普遍亲和力较低，对机体的保护作用较差。这也是除 B 细胞数量减少以外，另一衰老过程中 B 细胞的特征性变化。有研究认为，产生这一现象的原因是初始型 B 细胞的减少和记忆 B 细胞的增多，前者使 B 细胞的补充更新受阻，后者使 B 细胞抗体库受限于以往接触过的抗原，而对新发生的免疫事件缺乏强有力的反应能力。

老年人胸腺产生的外周 CD^{4+} 辅佐 T 细胞亚群细胞表型和所分泌细胞因子的改变，导致 T 细胞介导的抗体反应失调，因此 CD^{4+} T 细胞的不平衡导致抗体反应中 B 细胞的增殖和突变下降，产生低亲和力抗体，并与自身抗原有较强的交叉反应。有些情况下自身抗体是 IgM 的异构体，与许多自身抗原反应均需要 T 细胞辅助。尽管目前尚无充分证据表明细胞的器官特异性反应，但外周自身反应性 T 细胞的出现常与器官 CD^{4+} 细胞浸润有关，可能自身反应性和调节性 CD^{4+} 细胞参与自身免疫性疾病的诱导和阻断。

2. B 细胞增龄性改变 B 细胞随增龄的变化，包括 5 个方面：①对疫苗及感染的抗体产生减低。②Ig 的类型及亚类变化，如在血液循环中的 IgG 和/或 IgA 增高。③产生的抗体亲和性下降。④抗独特型网络（anti-idiotype network）功能失调。⑤自身抗体增多。在周围血中，B 细胞的比例未改变。但是老年人的 CD^{19+} 细胞（泛 B 细胞标记）的比例降低。CD19 与 B 细胞活化、信号转导及生长调节密切相关。

3. B 细胞增龄性改变的特点

（1）对外源性抗原应答能力下降：老年人外源性抗原应答能力下降，尤以初次免疫为甚。若≥65 岁老年人接受初次疫苗注射（如流感疫苗），不但初次免疫应答低下，再次免疫仍然很低。

（2）抗体中和抗原能力下降：即使老年人的抗体产生达到青年人的水平，但其抗体也不像青年人那样足以中和抗原，例如老年人经流感疫苗及肺炎链球菌接种后，所产生的抗体也不足以起到保护作用。这一点具有非常重要的意义。这就是在多种优质抗生素治疗下，大多数老年人最终死于肺炎的原因。

（3）抗体缺失中和能力的机制：①亲和性和成熟程度降低：老年人的抗体缺失中和能力是由于在淋巴结生发中心亲和性和成熟程度降低，也就是在该处同 T 细胞 CD28 相反应的 B 细胞表面 B7 水平降低之故。B7-CD28 结合的信号在 T 细胞激活过程中可发挥协同刺激作用，并参与 CTL 的杀伤效应。②T 细胞与 B 细胞的相互作用减弱：老年人免疫应答降低缘于 B 细胞上的 CD40 与 T 细胞上的 CD40L 结合减低。由于 T 细胞与 B 细胞之间相互作用减弱而导致 Th 细胞产生较少的细胞因子，继而对 B 细胞的刺激减低。也因 Th 细胞产生细胞因子谱的变化而使 B 细胞对特异性抗原反应所产生抗体异性转变发生故障。可见 T 细胞活化障碍是增龄性 B 细胞活化异常的原因。

（4）抗独特型抗体产生增多：老年人的 B 细胞随增龄产生过多的抗独特型抗体（anti-idiotype antibody，Aid）。在免疫应答中，对外源性抗原产生抗体时，还产生这种抗体的抗体。这种 Aid 抗体可与特异性抗体免疫球蛋白分子特异性反应，使原来的特异性抗体失活。因此 Aid 是一种自身抗体（autoantibody，AuAb）。是一种正常免疫应答中重要的调节剂，在感染恢复期起下调抗体反应的作用。

（三）NK 细胞及其增龄变化

NK 细胞是自然杀伤性淋巴细胞（natural killertell，NK）的简称，在机体的正常状态下，不需抗体的存在，也不需抗原的刺激，即能杀伤某些肿瘤细胞。

1. NK 细胞的增龄变化 关于 NK 细胞在衰老过程中的变化，目前尚无定论。有认为老年人的 NK 细胞活性降低，而 NK 细胞数量维持不变或增加。也有报告 NK 细胞活性及 NK 细胞数量均下降，研究证明老年人 NK 细胞 IL-2R 密度减少，可使老年人 IL-2型 NK 细胞活性明显低于中青年，使其免疫监视功能不同程度损伤，因而肿瘤发病率升高。

2. NK 细胞增龄性改变的机制

（1）NK 细胞功能降低：对脾脏和淋巴结 NK 细胞的研究表明，增龄的 NK 细胞功能大大下降，提示 NK 细胞对癌变和病毒性疾病的敏感性丧失。但外周血的 NK 细胞数量随年龄增加，而增龄的 NK 细胞活力下降，可能与磷酸肌醇信号通路受损有关，尤其是 IP3 水平的降低，而细胞内的穿孔素不受年龄影响。

（2）NK 细胞的基本功能：NK 细胞是由骨髓造血干细胞分化发育而来的淋巴细胞，既无 T 细胞表面 CD3 分子，也无 B 细胞表面 Ig 的标志。其形态特点为胞质内有许多嗜苯胶颗粒，又称为大颗粒淋巴细胞（large granular lymphocyte，LGL）。NK 细胞占循环淋巴细胞的 15%，表达 CD16 和 CD56 膜分子，这是目前常用的检测人类 NK 细胞的分子标志。CD16（又称 Leu 抗原），是 NK 细胞表面的一种低亲和力受体。CD16 这种抗原也存在于中性粒细胞和嗜碱粒细胞表面。CD56（又称 NKH-1 抗原），是一种糖蛋白，CD56 抗原也存在于 T 细胞上。NK 细胞担当宿主的第一线防御，因为其无须预先致敏就能识别及杀伤肿瘤细胞及病毒感染细胞。

（3）LAK 细胞的基本功能：虽然 NK 细胞不同其他细胞相互作用就能发挥功能，但多种细胞因子如 IL-2、能增强 NK 细胞活性，使其分化为 LAK 细胞（lymphokine-activated killer cell，淋巴因子活化杀伤细胞）。LAK 细胞较 NK 细胞能更广谱地杀伤新的肿瘤细胞。NK 细胞和 LAK 细胞可借助分泌穿孔素（perforin）和丝氨酸蛋白酶（serine esterase）直接杀死靶细胞。还能借助与靶细胞的抗体结合的方式杀死靶细胞。NK 细胞和 LAK 细胞还能分泌肿瘤坏死因子（TNF）。

NK 细胞是一类重要的免疫调节细胞，活化的 NK 细胞可释放多种细胞因子，调节免疫应答。由于 NK 细胞具有天然抗肿瘤及抗病毒作用，而且老年人又易感染病毒及患肿瘤，因此有人把 NK 细胞的数目及活性作为老年人天然免疫功能的指标。通过测定 NK 细胞的表面标志 CD16 和（或）CD56 了解老年人 NK 细胞在周围血淋巴细胞中的比例情况。

（四）吞噬细胞及其增龄变化

吞噬细胞（中性粒细胞及单核吞噬细胞）能与侵入人体的异物（如病原微生物、环境污染物）结合，吞食及降解，消灭病原体或消除其危害性。

1. 吞噬细胞的类型与功能 单核吞噬细胞在不同器官有不同的名称。在血液中为单核细胞，在组织中为巨噬细胞，在肝脏中为库弗氏细胞（Kupffers Cell），在肺中为肺泡巨噬细胞，在脑中为小胶质细胞，在脾脏为窦巨噬细胞。这些细胞在人体防御体系的第一道防线中起着重要作用。它们在炎症反应及组织损伤中也是关键角色。在炎症过程中，一系列化学介质促使白细胞由毛细血管外渗至损伤部位，于此，吞噬细胞吞噬外源性异物，同时分泌一些细胞因子，如 IL-1、IL-6 和 TNF，发生局部及全身炎症反应。此外，巨噬细胞、朗格汉斯细胞（langerhans cell）、滤泡树突状细胞（follicular dendritic cell）、并指状细胞（interdigitating cell）还可作为抗原提呈细胞（APC），把抗原决定簇提呈给 T 细胞。借此使宿主对异物的非特异性（即吞噬细胞）和特异性（即 T 细胞）反应相连接。APC 分泌 IL-1 促进淋巴细胞的成熟及分化；IL-6 促进 B 细胞分化成熟为浆细胞，协同诱导细胞毒性 T 淋巴细胞（CTL）。虽然巨噬细胞和其他 APC 可作为 T 细胞特异性免疫应答的触发者，但同时它们又是 T 细胞介导活性的效应细胞。

2. 吞噬细胞的增龄变化　目前，对老年人单核细胞、巨噬细胞及中性粒细胞的功能变化尚了解不多。但老年人的中性粒细胞及巨噬细胞的吞噬功能都会随增龄而降低约50%。其粒细胞吞噬功能降低的临床意义尚不明确。巨噬细胞的吞噬功能降低将导致抗原提呈活性减低，以致使 T 细胞活性减弱。

单核细胞、巨核细胞以及树突状细胞的抗原提呈能力降低的原因可能是由于它们从血液迁移至组织的能力减低及受非特异性刺激（如植物血凝素，PHA，一种干扰素诱导剂）的增殖应答减弱所致，而不是由于所产生的细胞因子的差别。研究证明，老年人与青年人的单核细胞产生同量的 IL-1、IL-6、TNF，表达相似的多种细胞黏附分子。应当指出，IL-1 和 TNF 是由单核细胞及巨噬细胞所产生前炎症细胞因子，两者在急性期炎症反应中起着重要作用，能扩增 T 细胞活化和增强巨噬细胞和中性粒细胞的吞噬活性，但两者可被血液中可溶性受体拮抗物所抑制。如在败血症及恶病质时细胞因子剧增，或在无热性感染及不足免疫应答时，可溶性受体拮抗物增高。从老年人血液分离的单核细胞体外用 LPS（为脂多糖，是一种内毒素）刺激后所产生 IL-1 及 TNF-α 的拮抗物相比青年人要升高，说明 IL-1 拮抗物随增龄增高是因为 T 细胞功能随增龄降低。同时也证明老年人确实存在着单核细胞/巨噬细胞及中性粒细胞功能调节的失调。

巨噬细胞活化出现随增龄变化，是因为 T 细胞产生 IFN 减少，也因感染部位局部活化的 T 细胞减少。T 细胞表达缺陷不足以从周围血流中吸引 T 细胞到达炎症组织，以致使老年人易感疾病，如结核。此可以解释为何老年人的结核发病率升高或结核病易复发。

三、免疫应答的衰老改变

随着增龄免疫功能逐渐下降，胸腺发生明显的减退和萎缩，胸腺依赖性的免疫功能减退。在老年人出现以免疫缺陷为主的改变，产生特异性抗体的能力减弱以及细胞免疫功能降低，也可出现自身抗体和自身免疫现象，因此有人认为自身免疫与衰老有一定关系。

（一）细胞活化信号转导系统的增龄变化

免疫老化的主要原因在于 T 细胞活化受损，但细胞活化又涉及细胞内信号转导系统的连续运转，分三个过程进行：①细胞表面的受体识别和接收外界信号或刺激（上游途径）。②激活细胞内信号放大系统（中游途径）。③由细胞内信号分子将传导后的信号传递至靶基因（下游途径）引起包括酶活性、基因表达、膜通透性改变等一系列生理或病理效应。

1. 细胞内信号转导系统　从分子生物学意义上讲，细胞内信号转导系统是一个以胞内蛋白质构型和功能改变为基础的酶促逐级放大的级联反应。对免疫细胞而言，抗原、有丝分裂素、细胞因子、抗体等均不能直接穿过脂质双层膜，而是通过细胞膜上的受体介导信息传递。受体具有识别和激活双重作用，其本身也参与信息分子的产生和放大过程。细胞外的信息分子，如激素、神经介质、细胞因子等把信息转载至胞内的信息分子上，进而触发胞内信息的放大和传递过程。胞内的信息分子包括 cAMP（环腺苷一磷酸）、Ca^{2+}、甘油二酯（diacylglycerol，DAG）、一氧化氮（nitric oxide，NO）等。在胞浆内和细胞核之间进行信息传递的信息分子，多半是 DNA 结合蛋白或转录调控因子，参与基因表达调控，然后转运至细胞核内，调节靶基因表达，把短暂的、快速产生的信号转变为长期变化过程，从而诱导细胞发挥多重功能。

2. 跨膜信号转导的改变　一般来讲，老年人的 TCR-CD3 受体复合物的数量及亲和力没有显著变化。但淋巴细胞膜的脂质组成中胆固醇/磷脂（cholesterol/phospholipids）的比率增高，致使细胞膜黏滞性增加，而淋巴细胞的增殖应答降低。受体激活后的信号传导确实发生随增龄变化。通常在青年人免疫细胞中行使受体介导应答的细胞骨架的肌动蛋白聚合（actin polymerization）作用，而在老年人免疫细胞缺失。因此，正是由于这种细胞骨架的功能变化所引起的通过细胞质尾（cytoplasmic tails）不稳定的受体相互作用，而减弱了信号转导。

正常情况下，跨膜的信号传导需要几种刺激物与适当的受体相互作用，而诱导一系列的磷酸化及脱磷酸化反应，增加 Ca^{2+} 的移动及蛋白激酶 C（protein kinase C，PKC）的活性，最终导致转录因子的活化和基因转录。也已证实，T 细胞及 B 细胞经细胞膜刺激后皆见胞质内 Ca^{2+} 浓度及 PKC 活性随增龄降低，这些随增龄的变化可能在免疫功能随增龄降低中起着重要作用。有研究认为，这种降低的根本原因在于由丝氨酸/苏氨酸激酶的 MAPK（mitogen-activated protein kinase，有丝分裂素活化的蛋白激酶）家族所诱导的磷酸化脱磷酸化的异常。

3. 下游靶基因（酶）的改变　MAPK 家族至少有 12 个成员，亦属丝/苏氨酸激酶。其最大活性要求苏氨酸和酪氨酸同时磷酸化。MAPK 主要由 MAPK 激酶（即 MAPK kinase）激活，它们不但能在胞质中或传入核内磷酸化转录因子，从而表达途径基因，而且能磷酸化并激活其他信号分子，反馈调节多种信号转导途径。也就是说，MAPK 途经是由不同酶组成的级联反应，不同激酶经支架蛋白组合成多酶复合物，使级联反应特异地有序地进行。因此，不同刺激可经不同组合的 MAPK 途经介导基因表达、代谢、增殖、分化、凋亡、细胞骨架重排和细胞相互作用。由此可见，老年人免疫细胞功能衰退涉及细胞活化各层次的复杂过程。另有一种核转录因子为 NF-κB（nuclear factor-kappa B，核因子 κB）也发生随增龄的变化。NF-κB 是由 P50（NF-κBI）和 P65（RelA）组成的二聚体。正常时，在静止细胞中，NF-κB 在胞浆中与 IκB（inhibitor of κB，NF-κB 的抑制剂）结合处于无活性状态。Ca^{2+}、PKC 和 H_2O_2（过氧化氢）等诱导 IκB 激酶活化并磷酸化 IκB，使 IκB 与 NF-κB 解离。于是 NF-κB 转位入核内，与特异性位点结合，启动多种基因转录，如 IL-2 和 IL-2R 基因表达。NF-κB 能调节某些抗凋亡基因的转录，阻断内源性 NF-κB，则抑制肿瘤细胞增殖。在另一些细胞中，NF-κB 则是促凋亡分子。实验资料表明，老年人活化 T 细胞中的 NF-κB 活性比青年人的活性低。这种 NF-κB 活性的随增龄降低不是由于 NF-κB 活化时组成水平的差别，也不是由于亚单位构成变化，可能是由于降解的随增龄改变所致。遗憾的是老年人所见到的 NF-κB 活性降低的精确机制尚难定论。无论如何，可以充分肯定的是并非单一的信号转导步骤发生变化，而是几种随增龄的变化综合导致老年人淋巴细胞活化异常。

（二）抗原呈递细胞及其增龄变化

抗原呈递细胞（antigen presenting cell，APC）是一类在免疫反应起始阶段的重要辅助细胞，通过捕捉、处理和呈递抗原刺激 T 细胞和 B 细胞活化，包括巨噬细胞、树突状细胞（dendritic cell，DC）和郎格罕细胞（Langerhans´cells，LCs）等。老年小鼠的滤泡树突状细胞失去处理和呈递抗原复合物的能力，这可能是生发中心形成 B 细胞能力下降的原因。而且迁移的树突状细胞向生发中心呈递抗原的能力下降，可能也是导致体液和细胞免疫下降的原因。许多研究发现，老年人 APC 的抗原处理和呈递能力下降，老年小鼠和人皮肤 LCs 细胞数量都减少。但也有研究认为老年动物和人的抗原呈递细胞功能不受影响。有人利用粒细胞巨噬细胞集落刺激因子（GM-CSF）和 IL-4 扩增后青年人和老年人外周血树突状细胞，所得到的细胞具有典型的 DC 形态，并表达 HLA-Ⅰ、HLA-Ⅱ、CD23、CD32、CD40、CD44 和 CD54。在常规培养条件下，青年人和老年人的培养 DC 表型相似。在抗原刺激后青年和老年诱导产生的破伤风毒素特异性 T 淋巴细胞增殖能力也相等。但青年个体 DC 反应为 MHCⅡ和 CD54 上调，提示其功能成熟。这些细胞也能在 PBMC 启动 Th1 反应。相反，以感冒病毒刺激老年人 DC 时引起的反应则较低。研究表明在无应激的状态下，DC 可能功能正常，而有抗原刺激或应激要求更高时则难以应付。有趣的是，老年人外周血分离的 DC 数量比青年人多。这提示 DC 向外周淋巴器官的迁移可能受年龄影响，亦可解释皮肤 LCs 细胞较少的现象。

最新的研究发现老龄鼠和年青鼠的巨噬细胞在数量、大小、分化程度、DNA 含量和细胞表面标志物等方面是相似的，但在 IFN-γ 作用下，衰老巨噬细胞表面 MHCⅠ类基因 IA 复合物和细胞内 IA 蛋白的表达与年青巨噬细胞相比是减低的。在这样的内、外环境下，巨噬细胞可以发生功能失调，应对免疫事件的可塑性受到抑制。

第三节　免疫系统功能衰老的相关疾病

衰老时免疫功能的衰退由多方面因素所引起。除了胸腺萎缩退化及 T 细胞功能降低的原因之外，神经-内分泌因素也会造成免疫功能失调。并且，老年人的生活环境及营养状态也是不可忽视的因素。精神因素、孤独以及胃肠功能减弱而引起的营养不良、蛋白质摄入量不足、维生素缺乏（尤其是具有抗氧化作用的维生素 A、维生素 C、维生素 E 等）、微量元素供不应需（尤其是对免疫功能淋巴细胞增殖应答至关重要的锌、硒等）都会促使免疫功能衰退。还有一些老年人用药也会引起淋巴细胞及中性粒细胞减少，如解热镇痛药、非甾体抗炎药、类固醇药物、抗生素、抗抑郁症药物、降压药、别嘌醇（allopurinol）皆可抑制免疫功能。衰老时免疫功能衰退的最终结果是对疾病的易感性。

一、感染性疾病

感染性疾病是由于患者在治病期间，由于衰老和体质减弱及抵抗病菌能力较差，而被感染其他疾病的总称。是由病原体感染所导致的一类疾病，包括传染病以及非传染性感染性疾病。

（一）病因与发病的生理学机制

1. 老年人感染的原因　自身的原因，也就是内因。就是衰老和体质减弱引起自身抵抗力和免疫力下降，包括一过性下降，比如受凉或者劳累后所导致的一过性下降和存在免疫功能缺陷，比如器官移植、服用免疫抑制药物以及存在获得性免疫缺陷性疾病。

2. 感染的生理学机制　足够数量的病菌入侵，包括细菌、病毒、真菌、支原体、衣原体以及寄生虫等病原体入侵体内，当达到一定数量或者到达呼吸道、泌尿道、生殖道等特定的部位就会引起呼吸道、泌尿道、生殖道等感染，当外来病原体等感染、自身免疫功能缺陷或免疫功能异常亢进时，都会引起机体免疫系统功能发生改变，造成器官或组织损伤从而出现临床症状。

（二）老年人感染的特点

衰老时抗感染免疫能力下降已为众多研究所证实。动物实验及老年人的流行病学调查都得出一致的结论。据统计，即使当今广谱抗生素新产品不断开发的时代，85% 以上老年人还是最终死于感染。流感是目前威胁老年人生命健康的感染性疫病。在美国 65 岁以上的老年人在流感流行季节有很高的住院率，病死率高达 90%。资料表明，增龄与流感患病率并不相关，但与疾病的严重程度、高住院率相关。同时，由于老年人的免疫功能衰退常常导致流感疫苗免疫的失败。动物实验证明，老化导致对广谱微生物感染的防御能力降低与 T 细胞功能低下有关。例如，幼龄小鼠 T 细胞过继老龄小鼠就可提高对脊髓灰质炎病毒、结核分枝杆菌和李斯特菌（Listeria monocytogenes，一种兼性厌氧细菌）感染的抵抗力。

（三）治疗中的生理学原理

老年人感染应用抗菌药物的基本原则是安全有效。因为老年人组织器官呈生理性退行性变，免疫功能逐渐减退。治疗时应注意：根据病因诊断选择用药，严格遵循个体化用药，选择适宜的给药方法，注意不良反应的监测。

1. 抗菌药物　有菌性炎症最好可以应用对症治疗的方法，例如查明血常规和 C 反应蛋白，看是何种炎症导致，例如细菌、病毒，非典型性病原体如支原体和衣原体，分别采取对症治疗的方法。如细菌感染的炎症可采用抗生素等药物。

2. 抗炎药物 如非感染性炎症可应用非甾体抗炎药，如吲哚美辛类、氨林巴比妥类、氨基水杨酸类等都可减轻炎症反应。

3. 其他疗法 还可以用全身的方法，如物理治疗法（超短波理疗、微波理疗仪），可治疗非感染性炎症。

二、自身免疫性疾病

老年人血液中易出现某自身抗体或自身免疫现象，此乃老年人免疫失调，自身反应性淋巴细胞功能重新活跃所致。人体的免疫稳定性是由于抗原与免疫系统之间刺激和抑制相互作用的结果。衰老时对自身成分免疫耐受性降低容易产生自身抗体，如抗核抗体（antinuclear antibody，ANA）、类风湿因子（rheumatoid factor，RF）等。

（一）病因与发病的生理学机制

自身免疫在衰老过程中起着重要作用。某些自身免疫病在老年人群中发病率较高，如恶性贫血、甲状腺炎、无痛性类天疱疮、类风湿关节炎及颞动脉炎等。此说明自身抗体随增龄增高具有一定的临床意义。某些血管性疾病也常见于老年人，如巨细胞动脉炎（GCA）是一种退行性全身性血管疾病，另外，动脉粥样硬化也是一种免疫病理过程，巨噬细胞及细胞因子如 IL-1 都参与血管内皮细胞的损伤及斑块的形成。在一些患脉管系统疾病的老年人中可查到一定量的抗血管抗体。抗磷脂抗体（anti-phospholipid antibody，APLA）与几种血管性病理状态相关，包括卒中（stroke）、血管性痴呆、颞动脉炎及缺血性心脏病。尽管抗磷脂抗体引起血管损伤的确切机制尚不清楚，但此种自身抗体的随增龄增高以及同血管性疾病的相关性可以代表老年人免疫介导血管性疾病的一种预测性免疫因素。自身抗体对于老年人的血管损伤也是很重要的，并对正常抗血凝及胆固醇代谢中起着重要作用。

（二）自身免疫病的特点

老年人产生自身抗体，并不一定发生自身免疫病。然而，高水平的自身抗体常同高死亡率呈一致关系。当然，正常人也可产生一定量的类风湿因子（RF），其具有某些生理意义。IgM 型类风湿因子（IgM-RF）是一种有效的固体补体抗体，能溶解或杀死被 IgG 抗体所覆盖的传染源病原微生物。而且 IgM-RF 是低亲和性的，不易与血清中正常的 IgG 形成免疫复合物，而易与体液中或附着于固体表面上聚合的 IgG 结合。老年人只产生 IgM-RF，系由早期 B 细胞亚群产生的，而类风湿关节炎（rheumatoid arthritis，RA）患者可产生 IgM。IgG-RF、IgA-RF 是由成熟 B 细胞亚群产生的。说明老年人自身免疫状态与自身免疾病是不同的。除了 RF 之外，老年人还可产生多种自身抗体，也说明衰老时免疫系统自身监视功能失调，稳定性发生了反馈性变化。

独特型（idiotype，Id）是指同一个体不同 B 细胞克隆所产生的免疫球蛋白分子可变区有不同的抗原特异性，并由此而区分的型别。独特型不仅调节外源性抗原的抗体产生，也调节自身抗体的产生。老年人自身抗体的产生也显示着独特型抗调节障碍。

所谓独特型，系指免疫球蛋白（Ig）和淋巴细胞的抗原受体（TCR，BCR）可变区上的决定族。它们都具有双重性，既可识别抗原与之结合，又可作为自身抗原被体内其他淋巴细胞的抗原受体所识别，引起自身免疫反应。独特型是自身免疫原，因此 Id 抗 Id 网络的建立不依赖外来抗原的刺激。但是，当有外来抗原刺激时，经抗原选择与免疫细胞抗原受体发生特异性结合，刺激相应细胞大量增殖、克隆化，打破了原有网络的平衡。动物实验证明，衰老时免疫应答的显著变化之一是 Ab 产生增加。这些抗体的作用在于下调衰老时所产生的抗自身应答（anti-self-response），其结果可能招致衰老时对传染源抵抗力降低。这些抗体对机体的防御保护作用是很重要的。因此，也说明了老年人易患感染的原因。

（三）治疗中的生理学原理

自身免疫病多数属于结缔组织疾病，属于免疫功能紊乱所致的疾病，需要做相关的实验来判断其类型，如能确定是疾病类型和病因，可以选择针对性的药物进行治疗，必要时可以选用激素类药物和免疫抑制剂治疗。

1. 激素类药物 补充缺失的激素可维持正常生命活动，但不能阻止病情进展。如注射甲状腺激素治疗桥本甲状腺炎、注射胰岛素治疗糖尿病；泼尼松可抑制炎症反应，能缓解症状。

2. 非甾体抗炎药 如阿司匹林（aspirin）、布洛芬（ibuprofen），可消除炎症、缓解关节肿痛，但不能阻止病情进展。

三、老年人恶性肿瘤

人类肿瘤是宿主自身细胞经突变而衍生成的一种具有异常生长或恶性生物学特性的新生物。肿瘤细胞是既表达"正常"抗原，又表达"异常"（基因修饰）的自身细胞。肿瘤细胞其所以能够在体内增殖、转移或复发，提示机体免疫系统对肿瘤细胞的识别及有效攻击出现问题。肿瘤是老年人常见疾病，也是仅次于心脏病的第二位死因。在美国，12%大于 65 岁患肿瘤的老年人，占肿瘤人数的 60%。一些增龄相关性肿瘤（如前列腺癌、肺癌等）的发病率随增龄而增加。因此，肿瘤是危害老年人群健康及影响生活质量的重要疾病，老年人群的定期体检，采取必要的防治措施也是令人关注的问题。

（一）病因与发病的生理学机制

肿瘤发生机制仍未阐明。某些肿瘤病灶中存在明显的淋巴细胞浸润，淋巴细胞又能识别肿瘤特异抗原，而为什么不能杀灭肿瘤细胞呢？一些学者认为肿瘤细胞能够恶性增殖不是通过诱导 T 淋巴细胞免疫无反应，而是得益于它们可能被免疫系统长久忽视的免疫赦免组织，这种免疫赦免可能是肿瘤细胞通过多种主动或被动诱导机制获得的。其中包括 Fas-FasL 信号通路，抑制性细胞因子的分泌。另一方面，宿主免疫系统所表现的功能"缺陷"及免疫老化也是重要因素。

（二）老年人肿瘤的特点

老年人常见的肿瘤有肺癌、结肠癌、卵巢癌、肝癌、乳腺癌等。这些肿瘤细胞都表现 Fas-FasL 信号通路功能异常，即信号因子不表达或低表达，因而产生对死亡信号的抗拒和利用信号因子反向攻击的能力，而获得免疫赦免。最近研究显示，肿瘤浸润性淋巴细胞（tumor infiltrating lymphocyte，TIL）与外周血淋巴细胞（peripheral blood lymphocyte，PBL）相比，前者 Fas 因子表达水平显著升高。这就可能促进在肿瘤微环境中的 T 淋巴细胞对 FasL 因子敏感性升高。在肝癌及胃癌灶中，常见 TIL 的某些肿瘤细胞还通过自分泌（autocrine）及旁分泌（paracrine）而释放一些抑制性细胞因子。各种肿瘤细胞能自分泌 IL-10，它对抗原提呈细胞及特异性 T 淋巴细胞的增殖皆有抑制作用。

在抗肿瘤的免疫反应中的关键因素是宿主的免疫功能。老年人免疫功能随增龄衰退，尤其是细胞毒性 T 淋巴细胞（CTL）的功能降低是易发肿瘤的重要原因。研究发现，CTL 数量，尤其是质量，是有效抗肿瘤免疫反应的关键。当然，CD^{4+} T 细胞对 CTL 的功能起着重要的调节作用。

（三）治疗中的生理学原理

1. 手术治疗　手术治疗用于诊断和根治性治疗、缓解症状、改善生存，手术还能达到康复或者重建的作用，一些晚期恶性肿瘤的姑息治疗，如食管支架、胆管支架、胆管引流术、肠道造瘘、神经阻断等。早、中期癌症没有发生局部和远处转移，瘤体一般较小，首选手术治疗。缺点：手术治疗是把肿瘤局部予以切除，但已播散到远处、遍及全身还没有形成明显肿块的癌细胞却无法切尽，并且手术时一些癌细胞容易随着血管和淋巴管向他处扩散。

2. 放疗　肿瘤放射治疗是利用放射线治疗肿瘤的一种局部治疗方法。一些头颈部肿瘤、乳腺癌、肺癌、妇科肿瘤、骨肿瘤等结合实际情况可考虑放疗。放疗属于局部治疗方法，有一定局限性，单靠放疗不能解决广泛转移性病变。放疗采用特殊设备产生的高剂量射线照射癌变的肿瘤，杀死或破坏癌细胞，抑制它们的生长、繁殖和扩散。虽然一些正常细胞也会受到破坏，但是大多数都会恢复。与化疗不同的是，放疗只会影响肿瘤及其周围部位，不会影响全身。副作用：放射引起的正常组织反应一般分为早期原发反应和晚期继发反应。早期放射反应一般是指放射引起的组织细胞本身的损伤，还有可能并发炎症。而晚期放射反应是指放射引起的小血管闭塞和结缔组织纤维化而影响组织器官的功能，如腺体分泌功能减退引起口干，肺、皮肤及皮下组织的纤维化收缩等。

3. 化学疗法　化学疗法简称化疗，是用化学药物来对肿瘤进行治疗，化疗可使用单一药物，对有适应证的肿瘤（即绒毛膜上皮癌，毛细胞白血病，慢性淋巴细胞性白血病）可能治愈。常使用的是根据药物的不同作用机制，细胞内作用部位和毒性（以降低可能发生的毒性加合作用）而组成联合药物方案，这样做可显著提高治愈率（如急性白血病、膀胱癌、睾丸癌、恶性淋巴瘤、小细胞性肺癌和鼻咽癌）。单纯通过化疗，即能达到治愈的肿瘤仅占 5%。对大多数实体肿瘤而言，仍需要配合其他治疗手段。缺点：化疗对杀伤癌细胞没有选择性，在杀死癌细胞的同时也杀死大量的正常细胞，最后导致玉石俱焚。

4. 靶向治疗　肿瘤的靶向治疗全称是"分子靶向药物治疗"，就是使合适的抗癌药物瞄准癌细胞上的分子靶点，实施"精确打击"杀伤癌细胞的独特治疗。这种靶点仅存在于肿瘤细胞，是在分子水平对癌细胞的生存繁衍起重要作用的特定的蛋白分子、基因或通路，靶向药物就是针对这些靶点，可设计相应的治疗药物，药物进入体内会特异地选择致癌位点与之结合发生作用，使肿瘤细胞特异性死亡，而不会波及肿瘤周围的正常组织细胞，所以分子靶向治疗又被称为"生物导弹"，精准而温和，副作用小。缺点：靶向治疗需要进行基因检测，检测出对应突变靶点后选择对应靶向药治疗，靶向药只适用于基因发生突变、产生了特异性蛋白的癌细胞，那些并没有特异性蛋白的癌细胞是不能被识别的。如果发现有基因突变，就要选用靶向药物进行治疗，但是也有检测出基因突变点现阶段未有有效对应的靶向药。如果检测结果为阴性，服用靶向药物疾病进展风险和死亡风险就会增加。现阶段有一些抗血管生成广谱靶向药物不需要做基因检测，因为现在医学上还无法判断哪些基因突变和这些靶向药有相关性，同样也无法判断是否有疗效。靶向药物治疗也有一定不良反应，所以也不能盲目使用。

5. 免疫治疗　免疫治疗是继手术、放疗、化疗、靶向治疗后另一种目前新的肿瘤治疗的革命。免疫治疗通过调节机体的免疫功能，达到抗肿瘤的作用。目前应用最多的是程序性细胞死亡蛋白-1（programmed death-1，PD-1）抑制剂，如尼伏单抗（niv-olumab）、潘利珠单抗（pembrolizumab）。人体正常每天会产生肿瘤细胞，通过自身免疫清除，其中白细胞中的 T 细胞会起很大的作用。人体内的 T 细胞上有 PD-1 蛋白，而肿瘤细胞为了逃避 T 细胞的追杀产生 PD-L1 蛋白，肿瘤细胞上的 PD-L1 和 T 细胞上的PD-1 结合后，T 细胞就不能识别肿瘤，不能起到杀伤肿瘤的作用。抑制 PD-1 和 PD-L1相互作用，人体的 T 细胞就能够识别肿瘤细胞，杀灭肿瘤细胞。PD-1 常见副作用有皮疹、结肠炎、甲状腺功能紊乱、自身免疫性肝炎、免疫相关性肺炎等。

第四节　免疫系统功能退化的中医药相关研究

中医学理论中并无免疫的概念，但在中医治疗疾病与养生保健中，处处都体现了注重激发和保护患者自体抗病能力的意识。

一、中医学对免疫系统功能退化的理论研究

免疫系统的防御、识别、自稳等功能在中医理论体系中基本属于正气的范畴。在衰老过程中，免疫器官萎缩、免疫细胞和免疫因子功能退化可导致免疫功能低下，即正气虚衰，可导致感染、肿瘤、自身免疫性疾病等。与此同时，免疫功能衰退也是衰老的重要机制之一，因此抗衰老与调节免疫的方药之间存在一定程度的内在一致性。针对正气虚衰的根本病机，不管是中医方剂、单味中药或针灸治疗都总体遵循补益正气的原则，其机制涉及提升免疫器官的功能、调节免疫细胞和免疫因子的水平，以及发挥中医药调节多靶点的特点，通过"神经-内分泌-免疫网络"改善整体衰老状态等。

二、中医药防治免疫系统功能退化的治则

免疫系统功能退化常见免疫防御功能、抵抗和清除外来病原体侵袭的功能、中和毒素的功能减退，易患外感且自愈性差；免疫识别功能减退，清除衰老、突变、损伤和死亡的细胞能力减退，好发肿瘤；免疫自稳功能减退，表现为自身调节和耐受作用减退，好发自身免疫性疾病。中医补益正气的治法根据证候不同又分为补气、补血、补阴、补

阳，结合脏腑辨证又侧重补肾、健脾、固表等，结合相兼症、病理产物不同，又有活血、祛痰、解毒等辨证施治的方法。

(一) 补气法

中医认为气是构成世界和人体的物质本原，正如《素问·宝命全形论》中所说"人以天地之气生""天地合气，命之曰人"。人体精气随天地之气处于不断运动之中，气的运动称为气机，分为升、降、出、入四种类型。人体的各项生理功能，如血液运行、呼吸、水谷运化、抵御外邪等都依靠气的推动作用。人体之气按照功能和分布的不同，分为元气、宗气、营气、卫气、脏腑之气和经络之气等，可发挥推动、温煦、防御、固摄、气化、营养等作用。衰老过程中气的功能在减退，《素问·上古天真论》中提到人体生长、成熟和衰老存在明显的节律性，且与肾气和脾胃之气的关系最为密切，男性四十岁左右"肾气衰，发堕齿槁"，女性三十五岁左右开始"阳明脉衰，面始焦，发始堕"。现代研究多围绕"下丘脑-腺垂体-靶腺（性腺、肾上腺、甲状腺）轴"展开，可部分解释人体衰老的"神经-内分泌-免疫网络"机制。

1. 补肾固本法　在中医理论中，肾藏精，精化气，肾精和肾气亏虚是衰老的基本病机。衰老导致的全身性功能退化与肾虚有互为因果、相互促进的作用。现代研究显示，肾虚和衰老的机制都主要与神经内分泌功能、免疫功能、代谢和氧化应激等机制有关。

补肾固本法的方药有：①金匮肾气丸：现代药理研究表明，以金匮肾气丸为代表的经典补肾方，具有温肾补气的作用，能明显改善神经-体液调节，提高免疫力，达到延缓衰老的功效。②通补方：以人参叶、肉苁蓉、何首乌等为主要组成的中医通补方，也可以调节免疫、内分泌功能发挥类似延缓衰老作用。

衰老过程中免疫器官衰老、氧自由基（ROS）累积、自噬功能减退等都可以促进细胞免疫逃逸，进而促进肿瘤发生，因此脾肾虚弱导致自噬缺陷是"因虚生癌"的重要机制。"扶正治癌"从干预免疫衰老、免疫紊乱入手，为中医药综合防治老年肿瘤提供了理论指导。经典补肾方药如金匮肾气丸、首乌延寿丹、龟龄集、六味地黄丸等，可以通过调控细胞自噬、改善能量代谢等途径发挥抗癌作用。此外，补肾方剂还可以通过干预细胞自噬途径，增强溶酶体对细胞内受损细胞器的降解，促进细胞器的更新和修复，进而抗衰老。

2. 补中健脾法　基于中医脾胃理论，衰老会导致机体营卫气血产生不足、卫气不固、气血津液运行输布失调等，脾虚证容易产生瘀血、痰饮、湿浊等病理产物。

（1）补中健脾法的代表方：补中健脾法有 3 个代表方：①补中益气汤：是治疗脾虚证的代表方，经网络药理学研究显示，该方的活性成分达 143 种，关联靶点 162 个，可诱导小胶质细胞向 M2 型转化，保护神经元；提升胸腺指数，调节免疫，从整体-器官-细胞-分子多层面、多通路发挥系统性免疫调节和抗衰老作用。②四君子汤：是经典补气方，能干预衰老导致的糖、脂、氨基酸以及核苷酸代谢紊乱。蛋白质组学研究发现，四君子汤通过影响物质代谢、蛋白运输、细胞自噬等过程，进而影响"神经-内分泌-免疫网络"发挥多靶点、多环节的抗衰老作用。③玉屏风散：能干预胸腺发育、巨噬细胞分化、T 细胞稳态、细胞凋亡、氧化应激、炎症因子和趋化因子水平等，涉及多个免疫相关通路，改善全身免疫功能，增强皮肤的抗损伤能力。

（2）其他补中健脾方药：①参芪扶正注射液能明显改善老年气虚证气短、神疲、乏力等症状，缓解机体疲劳。②黄芪六一保健茶能有效清除羟自由基，发挥抗衰老作用。③健脾药膳能增强自由基清除能力，缓解氧化应激，降低骨骼肌中 Caspase-3 和 Caspase-8 表达，阻碍凋亡进程进而延缓衰老。④参黄冲剂具有类似清除自由基和抗氧化能力，改善衰老症状。

（二）补血法

血虚是中医常见证，往往表现为血液亏少，脏腑、组织、经络失于濡养等。现代研究显示，血虚证中白细胞、红细胞、血红蛋白和血小板等血细胞水平低，可导致免疫功能低下，且与造血干细胞功能有一定关系。

补血法的代表方药有：①四物汤：是补血经典方，能调节 HPG 轴，升高 E_2 水平，降低 FSH、LH 水平，从而使"神经-内分泌-免疫网络"发挥整体免疫调节作用，改善衰老所致的胸腺和脾脏萎缩。代谢组学研究显示，四物汤可影响糖代谢、氨基酸代谢、脂代谢，以及调节血浆、肾、脾和肝等组织的标志性蛋白，调控胰高血糖素等，进而改善因增龄导致的代谢和免疫功能紊乱。②复方扶芳藤合剂：对心血管、免疫、神经、生殖等系统衰老有改善作用。③八珍汤：通过干预糖、脂和氨基酸代谢等过程发挥调节免疫的作用。

血瘀是衰老常见的病理变化，补肾活血可调节"神经-内分泌-免疫网络"，清除自由基，改善脂代谢，进而延缓衰老。

（三）补阴法

滋阴补肾是延缓衰老的常用方法，滋阴药往往具有调节免疫功能和抗氧化的作用，经典方如六味地黄丸、左归丸、二至丸都具有类似作用。

1. 六味地黄丸 有研究显示六味地黄丸可有效提升衰老动物胸腺和脾脏等免疫器官指数，降低 FSH/LH 水平，提高 T、E_2 和 IL-2 水平。

2. 左归丸 左归丸可以通过与六味地黄丸相似的机制提高机体免疫功能，发挥延缓衰老作用。

3. 左归饮 左归饮可通过调节氧化应激、调节免疫功能、补充微量元素、调节卵巢功能等机制发挥抗衰老作用。

4. 二至丸 二至丸为平补肝肾之阴的代表方，能升高外周血 $CD4^+$ T 淋巴细胞，降低 $CD8^+$ T 淋巴细胞，升高胸腺和脾脏指数、IL-2 水平，发挥免疫调节作用。临床和药理研究提示，二至丸还具备调治亚健康阴虚证的作用。

5. 琼玉膏 琼玉膏可通过干预 NF-κB 和 PTPRC/CD45 等炎症信号通路蛋白，减轻下丘脑炎症反应，达到延缓机体衰老的目的。龟甲胶能提高 SOD 活力、降低 MDA 含量，增强机体阴虚状态下的抗氧化能力，同时下调干预衰老相关因子表达，进而调节全身免疫和抗衰老。

（四）补阳法

阳气主要与心脾肾三脏有关，其中肾阳为一身阳气之根。阳气具有温煦、化气等功能，因此"阳虚则寒"，临床表现以寒证为主。房事不节、劳倦过度都会诱发肾阳虚证。动物模型研究显示，肾阳虚证与"神经-内分泌-免疫网络"密切相关。

1. 右归丸　右归丸为温补肾阳的代表方，可多靶点改善阳虚证，提升免疫，改善衰老导致的各脏器和腺体萎缩；促进线粒体修复，使阳虚动物代谢和体温都有所升高；调节多个免疫相关基因和蛋白表达水平抑制细胞凋亡，提升免疫器官指数，增强免疫应答，抑制肿瘤发生。

2. 右归饮　右归饮补阳作用比右归丸弱，研究发现该方可调节 HIF 相关的通路蛋白升高 EPO，益精生血治疗肾阳虚证的贫血。桂附地黄丸同样为补肾助阳方，能增强骨髓造血，尤其是对白细胞作用明显，对放化疗所致骨髓抑制有治疗作用。

三、中医药延缓免疫系统功能退化的药物研究

衰老的重要机制之一是免疫功能衰退，正气虚衰为根本病机，因此治疗可以根据证候不同，通过调节"神经-内分泌-免疫网络"改善整体衰老状态。

（一）补肾填精药

传统抗衰老中药应用较多的是补肾药，比如何首乌、熟地黄、鹿茸、枸杞子、黄精、菟丝子、巴戟天、淫羊藿、五味子、刺五加等。

1. 鹿茸　鹿茸作为补肾填精的中药对脾、肾、心、肝、脑、胃、肠、肺、卵巢等器官发挥广泛的调节作用，而以肾和肝为主。

2. 黄精　黄精是一味药食同源的常用中药材，主要成分有多糖、皂苷和黄酮等，药理研究及临床复方应用中显示，具有调节免疫、调节血糖和血脂代谢、延缓衰老等功效，可应用于肾虚证和老年性疾病如骨质疏松、类风湿、糖尿病、阿尔茨海默病、脑血管性疾病等。

3. 刺五加　刺五加具有增加免疫器官重量，提高网状内皮系统的吞噬功能，降低过氧化脂质（LPO）含量等代谢和免疫调节作用。

4. 淫羊藿、女贞子　淫羊藿、女贞子通过抗氧化作用能够延缓脾脏和胸腺等免疫器官的衰老，且两药配伍联合使用的效果更好。

5. 桑葚　桑葚富含花青素和桑葚多糖，通过抗氧化能力发挥调节免疫、抗疲劳和抗衰老作用。

（二）补中益气药

针对气虚易患感冒、中气下陷、疮疡久不愈合等免疫系统功能低下的症状，中医往往注重从肺、脾气虚治疗，可收到良好效果。

1. 黄芪　黄芪作为补中益气汤的君药，富含黄芪多糖，能够改善免疫功能失衡，还可提高机体总抗氧化能力（T-AOC），发挥延缓衰老的作用。红芪和黄芪具有类似的补气升阳、固表止汗等功效，也可以促进免疫细胞增殖，调节全身免疫应答。

2. 人参　人参皂苷是人参的主要活性成分，同样具有抗衰老作用，调节免疫也是

其重要作用机制，此外还具有抗氧化、调节肠道菌群、调节衰老基因、调节神经系统等作用。

3. 其他 党参可通过抑制肿瘤坏死因子 Fas/FasL 信号转导通路，抑制细胞凋亡，抵抗皮肤衰老等。冬虫夏草主要有补肾益肺的功效，药理研究显示它具有类雌激素效应，能提升卵巢功能；同时能调节细胞免疫，改善血常规、肝肾功能（ALT、AST、Cr、BUN）等指标。茯苓作为健脾补中的常用药，富含茯苓糖和茯苓素，具有抗菌、抗炎、抗病毒、抗免疫排斥反应等广泛的免疫调节作用，对炎症、肿瘤、超敏反应以及衰老导致的退行性改变都具有较好的作用。

（三）其他单味中药

1. 天麻 现代药理研究显示，天麻不仅可以保护神经元，还具有镇静、催眠、镇痛、促智等作用，对心血管系统疾病如高血压、微循环障碍等也有治疗作用，同时具有提高免疫力和抗炎作用。

2. 黄芩 清热药黄芩的提取物黄芩苷可以促进内皮细胞自噬，清除内皮损伤，抑制动脉粥样硬化发展，增强斑块稳定性，有效干预衰老导致的心血管疾病。

3. 沙棘 沙棘叶提取的总黄酮具有抗衰老作用，其机制与减少氧化应激损伤、减少肝脏脂褐质（LF）含量、增强红细胞免疫、调节性腺、提高核酸代谢、促进其睾丸DNA 合成有关。

四、中医药延缓免疫系统功能退化的其他治法研究

1. 针灸、艾灸 针灸是中医抗衰老临床实践中颇具特色和优势的方法，灸法通过补脾、益肾、壮阳以调节免疫和抗衰老，常用穴位有肾俞、命门、关元、百会、大椎、悬钟、神阙、足三里等，灸法以艾条灸或温针灸为主。

2. 推拿、刮痧 枢经学说源于《黄帝内经》，重视足少阳胆经在延缓衰老和疾病治疗中的作用。内、外、妇、儿诸病，但见气机失调、阴阳不和都可以从枢理少阳枢机进行治疗，多选取手足少阳、手足少阴四条经脉的腧穴，辅以五输穴等，以推拿、刮痧等方法刺激，可起到抗氧化、延缓衰老等作用。

3. 穴位埋线 穴位埋线也可以达到类似针灸刺激的临床效果，研究显示选取双侧肾俞、足三里，加以百会、命门，作为埋线穴位处方，可提高胸腺和脾脏指数，提升免疫功能；增强自由基的清除能力，调节内分泌，减少慢性应激对海马的损伤；改善学习认知能力，从行为学、免疫功能、内分泌功能和脑功能等多方位发挥延缓衰老作用。

此外，壮医学、蒙医学等少数民族医学中也有针疗方法的研究报道，也可通过适当取穴以提高中枢神经递质，提高机体免疫能力和抗氧化能力，进而达到延缓衰老的效果。

主要参考文献 ▷▷▷▷

[1] 于普林. 老年医学 [M]. 2版. 北京：人民卫生出版社, 2018.

[2] 郝翠. 老年生物学 [M]. 2版. 北京：科学技术文献出版社, 2017.

[3] 董碧蓉. 老年病学 [M]. 成都：四川大学出版社, 2009.

[4] 谢幸, 孔北华, 段涛. 妇产科学 [M]. 北京：人民卫生出版社, 2018.

[5] 陈灏珠, 钟南山, 陆再英. 内科学 [M]. 北京：人民卫生出版社, 2018.

[6] 马永兴, 俞卓伟. 现代衰老学 [M]. 北京：科学技术文献出版社, 2008.

[7] 沈利亚. 实用临床老年病学 [M]. 长沙：湖南科学技术出版社, 2014.

[8] 汪耀. 实用老年病学 [M]. 北京：人民卫生出版社, 2019.

[9] 王艳苹. 实用临床老年病学 [M]. 沈阳：黑龙江人民出版社, 2007.

[10] 葛均波, 徐永健. 内科学 [M]. 8版. 北京：人民卫生出版社, 2013.

[11] 杨宝峰, 陈建国. 药理学 [M]. 9版. 北京：人民卫生出版社, 2019.

[12] 詹华奎. 诊断学基础 [M]. 3版. 上海：上海科学技术出版社, 2019.

[13] 汪耀. 实用老年病学 [M]. 北京：人民卫生出版社, 2014.

[14] 成蓓, 曾尔亢. 老年病学 [M]. 3版. 北京：科学出版社, 2018.

[15] 耿德章. 中国老年医学 [M]. 北京：人民卫生出版社, 2002.

[16] 张建, 范利, 华琦. 老年医学 [M]. 3版. 北京：人民卫生出版社, 2020.

[17] 王建枝, 钱睿哲. 病理生理学 [M]. 3版. 北京：人民卫生出版社, 2020.

[18] 刘黎青. 基础医学概论 [M]. 北京：中国中医药出版社, 2017.

[19] 柴金苗. 眼科疾病 [M]. 北京：科学出版社, 2011.

[20] 大地陆男. 生理学 [M]. 8版. 日本：文光堂出版社, 2017.

[21] 郭益民. 生理学 [M]. 北京：人民卫生出版社, 2009.

[22] 季钟朴. 现代中医生理学基础 [M]. 北京：学苑出版社, 1991.

[23] 李国彰. 生理学 [M]. 2版. 北京：人民卫生出版社, 2011.

[24] 李家邦. 中医学 [M]. 北京：人民卫生出版社. 2008.

[25] 王清任. 医林改错 [M]. 李天德, 张学文, 整理. 北京：人民卫生出版社, 2005.

[26] 王庭槐. 生理学 [M]. 9版. 北京：人民卫生出版社, 2018.

[27] 毋桂花. 耳鼻咽喉及口腔科疾病 [M]. 北京：科学出版社, 2010.

[28] 吴谦. 医宗金鉴 [M]. 郑金生, 整理. 北京：人民卫生出版社, 2005.

[29] 徐大椿. 医学源流论 [M]. 万芳, 注解. 北京：人民卫生出版社, 2007.

[30] 姚泰. 生理学 [M]. 北京：人民卫生出版社, 2009.

[31] 张志雄. 生理学 [M]. 2 版. 上海：上海科学技术出版社，2011.

[32] 张仲景. 伤寒论 [M]. 钱超尘，注解. 北京：人民卫生出版，2005.

[33] 赵铁建. 神经生理学 [M]. 北京：人民卫生出版社，2012.

[34] 赵铁建. 中西医结合生理学 [M]. 2 版. 北京：科学出版社，2020.

[35] 朱大年. 生理学 [M]. 7 版. 北京：人民卫生出版社，2008.

[36] 朱启文，高东明. 生理学 [M]. 2 版. 北京：科学出版社，2012.

[37] 《黄帝内经》影印本 [M]. 北京：人民卫生出版社，2013.

[38] 邓树勋. 运动生理学 [M]. 3 版. 北京：高等教育出版社，2021.

[39] LeryMN，SatonBA，KoepenBM. 生理学原理 [M]. 4 版. 梅岩艾，王建军，译. 北京：高等教育出版社，2000.

[40] 李玉姝. 老年甲状腺功能亢进症的诊治 [J]. 实用老年医学，2021，（35）4：338-340.

[41] 李慧，马向华，沈捷. 实用老年医学 [J]. 2011，（25）1：74-76.

[42] 曹毛毛，陈万青. 中国恶性肿瘤流行情况及防控现状 [J]. 中国肿瘤临床. 2019，46：145-149.